Hefte zur Zeitschrift „Der Unfallchirurg"

Herausgegeben von:
L. Schweiberer und H. Tscherne

266

Studie gefördert durch Mittel der AO-International, der Deutschen Sektion der AO und der Deutschen Gesellschaft für Unfallchirurgie

Springer
Berlin
Heidelberg
New York
Barcelona
Budapest
Hong Kong
London
Mailand
Paris
Santa Clara
Singapur
Tokio

Herausgeber: Arbeitsgruppe Becken (AO/DGU)
Leiter: Prof. Dr. H. Tscherne

Beckenverletzungen/ Pelvic Injuries

Ergebnisse einer prospektiven,
multizentrischen Studie/
Results of a German Multicentre Study Group

zusammengestellt von
T. Pohlemann, A. Gänsslen und S. Hartung

unter Mitarbeit von:

F. Baumgärtel · U. Bosch · F. Draijer · H.J. Egbers · E. Euler · M. Fell
A. Gänsslen · L. Gotzen · D. Havemann · E. Kuner · F. Maurer · E. Mayr
A. Meißner · H.J. Oestern · T. Pohlemann · W. Quirini · R. Rahmanzadeh
H. Reilmann · A. Rüter · W. Schlickewei · L. Schweiberer · H. Tscherne
T. Wachtel · A.M. Weinberg · S. Weller

Mit 91 Abbildungen und 224 Tabellen

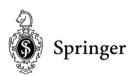 Springer

Reihenherausgeber:
Professor Dr. Leonhard Schweiberer
Direktor der Chirurgischen Universitätsklinik
München Innenstadt
Nußbaumstraße 20
D-80336 München

Professor Dr. Harald Tscherne
Medizinische Hochschule, Unfallchirurgische Klinik
Carl-Neuberg-Str. 1
D-30623 Hannover

Für die Autoren:
Prof. Dr. T. Pohlemann
MHH, Unfallchirurgische Klinik
Carl-Neuberg-Str. 1
D-30623 Hannover

ISSN 0945-1382
ISBN 3-540-63312-X Springer-Verlag Berlin Heidelberg New York

Die Deutsche Bibliothek – CIP Einheitsaufnahme
[Der **Unfallchirurg/ Hefte**] Hefte zur Zeitschrift "Der Unfallchirurg". – Berlin; Heidelberg; New York; Barcelona; Budapest; Hongkong; London; Mailand; Paris; Santa Clara; Singapur; Tokio: Springer
Früher Schriftenreihe
Reihe Hefte zu: Der Unfallchirurg
Bis 226 (1992) u.d.T.: Hefte zur Unfallheilkunde
ISSN 0945-1382
Tscherne, Harald: Beckenverletzungen: Ergebnisse einer prospektiven, multizentrischen Studie = Pelvic injuries/ H. Tscherne; T. Pohlemann; A. Gänsslen. - Berlin; Heidelberg; New York; Barcelona; Budapest; Hongkong; London; Mailand; Paris; Santa Clara; Singapur; Tokio: Springer, 1997 (Hefte zur Zeitschrift "Der Unfallchirutg"; 266)
ISBN 3-540-63312-X

Dieses Werk ist urheberrechtlich geschützt. Die dadurch begründeten Rechte, insbesondere die der Übersetzung, des Nachdrucks, des Vortrags, der Entnahme von Abbildungen und Tabellen, der Funksendung, der Mikroverfilmung oder der Vervielfältigung auf anderen Wegen und der Speicherung in Datenverarbeitungsanlagen, bleiben, auch bei nur auszugsweiser Verwertung, vorbehalten. Eine Vervielfältigung dieses Werkes oder von Teilen dieses Werkes ist auch im Einzelfall nur in den Grenzen der gesetzlichen Bestimmungen des Urheberrechtsgesetzes der Bundesrepublik Deutschland vom 9. September 1965 in der jeweils geltenden Fassung zulässig. Sie ist grundsätzlich vergütungspflichtig. Zuwiderhandlungen unterliegen den Strafbestimmungen des Urheberrechtsgesetzes.

© Sringer-Verlag Berlin Heidelberg 1998
Printed in Germany

Die Wiedergabe von Gebrauchsnamen, Handelsnamen, Warenbezeichnungen usw. in diesem Werk berechtigt auch ohne besondere Kennzeichnung nicht zu der Annahme, daß solche Namen im Sinne der Warenzeichen- und Markenschutzgesetzgebung als frei zu betrachten wären und daher von jedermann benutzt werden dürften. Produkthaftung: Für Angaben über Dosierungsanweisungen und Applikationsformen kann vom Verlag keine Gewähr übernommen werden. Derartige Angaben müssen vom jeweiligen Anwender im Einzelfall anhand anderer Literaturstellen auf ihre Richtigkeit überprüft werden.

Satz: Verlagsservice Teichmann, Mauer
SPIN 10530887   24/3135-5 4 3 2 1 0
Gedruckt auf säurefreiem Papier

Vorwort

„Der Bruch der Beckenknochen ist selten, ... daher auch immer eine große Gewalttätigkeit dazu erfordert wird, wodurch auch meisstentheils bedeutende Verletzungen der Weichteile, oder dieselben Zufälle, wie bei den Brüchen der Wirbelbeine, durch die Verletzungen des Rückenmarks hervorgebracht werden."

Diese Ausführungen finden sich 1843 in der 6. Auflage des Lehrbuches der Chirurgie des Maximilian Joseph Chelius, Professor für Chirurgie in Heidelberg. Obwohl diese Beobachtungen nun über 150 Jahre alt sind, haben sie auch in der modernen Traumatologie nicht an Aktualität verloren. Eine Häufigkeit von 3-8% aller Frakturen zeichnet die Beckenfraktur weiterhin als seltene Verletzung aus. Geht man weiterhin davon aus, daß die problematischsten Verletzungen mit mechanischer und hämodynamischer Instabilität im Maximum 3% des Krankengutes ausmachen, wird verständlich, daß eine ausreichende persönliche Erfahrung in der Behandlung dieser Frakturen allenfalls in großen Zentren und dort auch nur verteilt über einen großen Zeitraum gewonnen werden können.

In der wissenschaftlichen Betrachtung der Becken-und Acetabulumfrakturen findet derzeit ein Umbruch statt. Obwohl schon sehr früh – Lambotte 1895, Hirschberg 1919, Lehmann 1934 um nur einige zu nennen – operative Stabilisierungen am Beckenring durchgeführt wurden, setzte sich eine breite Anwendung chirurgischer Stabilisierungen erst Anfang der 70er Jahre durch. Nachdem der Einsatz des externen Fixateurs die Erwartungen in der Behandlung translatorisch instabiler Beckenringfrakturen nicht erfüllen konnte, erlaubte die Entwicklung standardisierter interner Osteosynthesen verläßlich anatomische Repositionen und eine ausreichende Stabilität zur Frühmobilisierung.

Grundlegende Untersuchungen von Judet und Letournel führten zu einem wesentlich erweiterten Verständnis der ebenfalls hochproblematischen Acetabulumfrakturen. Durch Standardisierung von Zugangswegen und operativen Techniken wurde auch hier eine hohe Rate von anatomischen Gelenkrekonstruktionen ermöglicht.

Diesem technischen Fortschritt stand aber immer wieder Ernüchterung bei der Beobachtung der klinischen Langzeitresultate gegenüber: trotz anatomischer Ausheilung des Beckenrings berichteten die Patienten über Schmerzen, klagten über Nervenschäden sowie urologische und sexuelle Defizite, trotz anatomischer Rekonstruktion des Hüftgelenks traten heterotope Ossifikationen, Hüftkopfnekrosen und Früharthrosen auf.

Vor diesem Hintergrund trat 1991 die Arbeitsgruppe Becken der AO und DGU zusammen. Durch das multizentrische Design der Studie wurde eine hohe Zahl von Verletzungen in kurzer Zeit erfaßt. Deren Analyse erlaubt einen soliden Überblick über den „derzeitigen Stand" von Epidemiologie, Therapie und Langzeitergebnis der Beckenfrakturen. Die Ergebnisse bestätigen, daß auch durch den gezielten Einsatz operativer

Techniken mit nahezu 80% ein sehr hohes Maß an anatomischen Ausheilungen erzielt werden konnte. Die Rate der guten und sehr guten klinischen Ergebnisse ließ sich trotzdem nicht über 60% anheben.

Basierend auf diesen Grundlagen wird es in Zukunft unumgänglich sein, neben dem Aspekt der Osteosynthesetechnik, Grundlagenuntersuchungen zur Genese und möglichen Therapie der Behinderungen verursachenden Begleitverletzungen wie z.B. nervalen Störungen, urologischen und sexuellen Störungen durchzuführen. Sie müssen klären helfen, inwieweit diese Beeinträchtigungen als schicksalhaft hingenommen werden müssen oder einer Therapie zugänglich sind. Weitergehende Analysen der Acetabulumfrakturen werden zeigen, welche Frakturtypen überhaupt als "rekonstruierbar" gelten können oder ob ausgeprägte Knorpelzerstörungen mit Gelenkimpressionen die Prognose so stark verschlechtern, daß sich die Frage der Zumutbarkeit ausgedehnter Zugänge zur operativen Therapie stellt. Auf der anderen Seite muß geprüft werden, ob die zwischenzeitlich explosionsartig weiterentwickelte bildgebende Diagnostik das Verständnis einzelner Frakturtypen so verbessert hat, daß ggf., trotz Minimierung von Zugangswegen und Stabilisierungsmethoden, eine anatomische Ausheilung erreicht werden kann.

Die vorliegende Studie dient dazu das derzeit Erreichte zu analysieren und Bewährtes festzuschreiben. Sie muß aber auch Grundlage dafür sein, neue Wege zu suchen, um das in großen Bereichen weiterhin unbefriedigende klinische Behandlungsergebnis zu verbessern. Aufgrund der Komplexität der Daten wendet sich das Buch v.a. an den Spezialisten, der detaillierte Informationen zu speziellen Verletzungskombinationen und Ergebnissen sucht.

Die Herausgeber danken dem Springer Verlag für die Möglichkeit die Ergebnisse der Studie in der vorliegenden Form publizieren zu können. Aufgrund des internationalen Interesses an den Daten wurde die Form einer primär zweisprachigen Publikation gewählt. Diese an sich ungewöhnliche Form macht die Ergebnisse sofort einem wesentlich größeren Interessentenkreis zugänglich und vereinfacht die internationale Diskussion der umfassenden Erhebung.

Die Darstellung hat deswegen zunächst einen deutschen Textabschnitt mit Tabellen und Graphiken, gefolgt von der englischen Übersetzung dieses Textes ebenfalls inklusive der Tabellen und Graphiken.

Der gemeinsame Anhang umfaßt die Originalerfassungsböden in deutscher Sprache, die Basisbögen wurden ebenfalls englisch übersetzt. Der Tabellenteil, der die detaillierten Gegenüberstellungen beinhaltet, ist im wesentlichen selbsterklärend und wurde daher bis auf die zweisprachigen Überschriften in englisch gehalten.

Hannover   T. POHLEMANN und H. TSCHERNE

Preface

"The fracture of a pelvic bone is a rare occasion,...therefore always a great amount of force is necessary to break the bone, a circumstance which in most occasions includes severe injuries to the soft tissues or is accompanied by the same observations which can be made after injuries to the spinal bones or the spinal cord..."

This was stated in 1843 in the 6th edition of the Textbook of Surgery, edited by Maximilian Joseph Chelius, in these times Professor of Surgery at the Heidelberg University in Germany. Although this statement was made over 150 years ago, it still hasn't lost relevance in modern trauma care. With an incidence of 3–8% of all fractures, pelvic fractures are still rare incidents. Presuming that the most critical injury, an unstable pelvic ring injury leading to an unstable circulation will occur at the maximum in 3% of the pelvic fractures, it becomes clear that a vast personal experience can only be collected in major trauma centers and even there only over a longer period of time.

The scientific evaluation of pelvic and acetabulur fractures actually is at a turning point. Despite the fact that surgical stabilizations of the pelvic ring had been inaugurated very early (Lambotte in 1895, Hirschberg in 1919, Lehmann in 1934) the wide acception of these methods and the distribution to general trauma care started only in the late 70's of this century. After an enthusiastic period of external fixations ended in the late 80's with disappointing results when applied to completely unstable pelvic ring fractures ("C-types"), the general introduction of standardized indications and techniques of internal fixation provided an increasing number of anatomic reductions of the pelvic ring combined with reliable stabilizations for early mobilisation of the patient.

In the field of acetabular surgery the basic research work of Judet and Letourne! let to a completely different attitude to the complicated problems related to acetabular fractures. The standardization of indications, approaches and surgical techniques provided an increasing number of anatomical reconstructions of the injured hip joint.

Despite this surgical progress, the critical analyses of the long-term result was sobering: following anatomic reconstruction of the pelvic girdle, a certain number of patients had pain, showed neurological deficits and complained of urological and sexual malfunctions; even after perfect anatomic reconstructions of the hip joint after acetabulum fractures some patients had problems related to heterotopic ossifications, to femoral head necroses and early posttraumatic osteorthritis.

With this background in mind the German Multicenter Study Group was founded as a workgroup of the German Chapter of AO-International and The German Trauma Association (DGU). The multicenter design of the study included 10 major trauma centers and allowed a rapid acquisition of a high number of patients within a short time period. Therefore these data represent a valid overview of the "present state of pelvic and acetabular fractures" with respect to epidemiology, therapy and long-term result. The results confirmed that the applied indications and techniques of operative and nonoperative treatment nowadays result in a high rate of perfect anatomical healings of the pelvic ring, the percentage approaching 80% after completely unstable fractures. On the other hand, it was not possible to improve the results in the same group of patients to more than 60% good and excellent clinical results.

Further investigations have to leave the problem of surgical techniques towards basic research to clarify the reasons for the poor results. In addition solutions have to be found to improve the sequelae of concomitant injuries like nerve injuries and urogenital injuries. Further studies will have to determine whether these deficits have to be accepted as untreatable or can be accessed by surgery at all.

Further analyses of the results after acetabular fractures will have to point out which specific fracture types are "reconstructable" or by the existence of cartilage damage, joint depressions and femoral head injuries will inevitably lead to an early posttraumatic osteosrthritis, even when extended surgery resulted in an anatomical reconstruction. Further clarification of the prognostic factors might reduce the rate of "unnecessary" extended approaches with a high rate of perioperative complications to these patients. For this group and other patients the rapid development of imaging techniques might provide the knowledge for realization of minimized surgery for at least "improvement" of the situation or even anatomical reconstruction.

The presented results should therefore be used for analyses of the present state of pelvic and acetabular treatment and should be a basis for further investigations. The results should confirm reliable techniques and promote further research with the goal of improving the results of the still unacceptable large group of patients suffering from late sequelae.

The editors want to thank the publisher for the chance of publishing the results of the German Multicenter Study Group in the presented form. As the group of surgeons with a special interest in pelvic and acetabular surgery is a somehow small and international community, a bilingual presentation was realized for a primary international distribution.

A section with the complete German text, including the figures, is followed by the complete English text with figures. In the appendix the basic evaluation forms are presented in both languages, whereas some summative tables had to be kept in German. With the English translation of the basic forms, interpretation of the results should be possible even for non-German-speaking readers. The statistical tables representing more detailed data are generally in the English language.

Hannover
T. Pohlemann and H. Tscherne

Danksagungen

Der Leiter und die Organisatoren der Arbeitsgruppe Becken möchte vor allem allen Mitgliedern der Arbeitsgruppe für ihre intensive und unermüdliche Mitarbeit danken, es wurde von den Teilnehmern teilweise ein sehr hoher persönlicher Einsatz und auch finanzieller Aufwand betrieben, um regelmäßig zu den häufigen Arbeitsgruppentreffs aus ganz Deutschland anzureisen, die Daten zeitgerecht zu übermitteln und damit ganz wesentlich zum Erfolg der Studie beizutragen.

Die Arbeitsgruppe Becken dankt der Deutschen Sektion der AO International sowie der Deutschen Gesellschaft für Unfallchirurgie, die die Gründung der Arbeitsgruppe ermöglicht haben und durch finanzielle Unterstützungen im Rahmen der Arbeitsgruppenförderung wesentlich zum Erfolg beigetragen haben.

Die Arbeitsgruppe Becken dankt weiterhin der AO International, die es durch Bereitstellung von Forschungsmitteln ermöglicht hat, Personal und Sachmittel zur Auswertung der Studie bereitzustellen.

Der Leiter und der Organisator der Arbeitsgruppe Becken dankt im Namen der gesamten Beckengruppe Frau Stefanie Hartung, sowie Herrn A. Gänsslen für die Hauptlast der Arbeit bei der Auswertung und dem Zusammenstellen der Daten und Ergebnisse.

In den Dank einzubeziehen ist Herr Steel, der in kurzer Zeit eine kompetente Übersetzung des doch recht komplizierten Fachtextes in die englischen Sprache ermöglichte.

Die Arbeitsgruppe Becken dankt dem Springer-Verlag, der die Publikation der Studienergebnisse in vorliegender Form ermöglicht hat und hier insbesondere Herrn Dr. U. Schiller und Frau G. Schröder.

Acknowledgments

The organizers of the "Pelvic Study Group" want to thank
- the active members of the study-group for their intense work and contributions during the time of data acquisition and preparation of the results. Besides time-consuming travelling efforts, a notable financial input was made by everybody to join the frequent meetings. Without these individual efforts the study would not have been completed.
- the German chapter of the AO-International and the German Trauma Society (DGU) for enabling the foundation of the group and for continuous funding of the study group.
- the AO-International for financial funding of the data aquisition and statistical evaluation.
- S. Hartung and A Gänsslen who faced the major load of the organisation and the multiple revisions of the raw-data and results into the presented form.
- F. Steel for the rapid translation of the complicated text into the English language.
- The team of Springer Heidelberg for enabling the publication in the present form.

Inhaltsverzeichnis / Contents

1.	Einleitung	1
2.	Methodik	3
2.1	Teilnehmer	3
2.2	Primärerfassung	3
2.3	Nachuntersuchungskonzept	4
2.4	Allgemeine Anmerkungen zu den Daten	5
2.4.1	Verteilung der erfaßten Patienten	5
2.4.2	Geschlechts- und Altersverteilung	6
2.4.3	Gewichts- und Größenverteilung	8
2.4.4	Jahreszeitliche Verteilung	8
2.4.5	Anteil der operativen Stabilisierungen in den Kliniken	9
3.	Ergebnisse	10
3.1	Epidemiologische Auswertung der Gesamtstudie	10
3.1.1	Unfallart	10
3.1.2	Unfallmechanismus	10
3.1.2.1	Allgemeiner Unfallmechanismus	11
3.1.2.2	Spezieller Unfallmechanismus	11
3.1.3	Einlieferungsart	13
3.1.3.1	Rettungsmittel der primär eingelieferten Patienten	14
3.1.4	Verletzungsschwere und Begleitverletzungen	14
3.1.4.1	Gesamtverletzungsschwere und Unfallart	16
3.1.4.2	Häufigkeit von Zusatzverletzungen	16
3.2	Diagnostik	17
3.3	Frakturklassifikation	18
3.4	Verletzte Regionen am Beckenring	19
3.4.1	Verletzungstyp A	20
3.4.1.1	Abrißfrakturen (Typ A1)	20
3.4.1.2	Beckenrand-, Scham- und/oder Sitzbeinfrakturen (Typ A2)	20
3.4.1.3	Sakrumquerfrakturen/Steißbeinfrakturen (Typ A3)	20
3.4.2	Verletzungstyp B	21
3.4.2.1	Außenrotations-Verletzung ("open book"), (Typ B1)	21
3.4.2.2	Innenrotationsverletzung ("lateral compression"), (Typ B2)	21
3.4.2.3	Bilaterale B-Verletzung (Typ B3)	22
3.4.3	Translatorische Instabilitäten, "vertical shear" (Typ C)	22
3.4.3.1	Unilaterale C-Verletzung (Typ C1)	22
3.4.3.2	Bilaterale C-Verletzung (Typ C2)	23
3.4.3.3	C-Verletzung mit Acetabulumfraktur (Typ C3)	23
3.5	Notfalltherapie und Komplextrauma Becken	24
3.5.1	Pelvine Zusatzverletzungen und Komplextrauma Becken	24

3.5.2	Notfalltherapie	27
3.5.3	Beckenverletzungen mit Kreislaufinstabilität	29
3.6	Therapie der Beckenfraktur	33
3.6.1	Nicht-operative und operative Therapie	33
3.6.2	Osteosyntheseverfahren in den Verletzungsregionen	33
3.6.2.1	Interne Stabilisierungen an der Symphyse	34
3.6.2.2	Stabilisierungen bei transpubischen Instabilitäten	34
3.6.2.3	Interne Stabilisierung bei transiliakalen Instabilitäten	34
3.6.2.4	Interne Stabilisierung bei transiliosakralen Instabilitäten	34
3.6.2.5	Interne Stabilisierung bei transsakralen Instabilitäten	35
3.6.2.6	Externe Stabilisierungen am Beckenring	35
3.6.3	Lokalisation der Osteosynthese	37
3.6.3.1	Ventrale, dorsale und kombinierte Stabilisierungen	37
3.6.3.2	Osteosyntheseverfahren beim Typ A	37
3.6.3.3	Osteosyntheseverfahren beim Verletzungstyp B	38
3.6.3.4	Osteosyntheseverfahren beim Verletzungstyp C	38
3.6.3.5	Osteosyntheseverfahren bei Komplextraumen	40
3.6.4	Operationszeitpunkt Beckenring	41
3.7	Verlauf und Komplikationen	43
3.7.1	Dauer des Aufenthalts auf der Intensivstation	43
3.7.2	Letalität	44
3.7.2.1	Letalität in Abhängigkeit zur Klassifikation	45
3.7.2.2	Letalität in Beziehung zur Gesamtverletzungsschwere (PTS)	45
3.7.2.3	Letalität in Beziehung zu Komplextrauma und PTS-Gruppe	45
3.7.2.4	Letalität nach Verletzungsmuster	46
3.7.2.5	Letalität nach Verletzungsregionen	46
3.7.2.6	Letalität nach nicht-operativer/operativer Therapie	47
3.7.2.7	Letalität nach Altersgruppe	47
3.7.3	Komplikationen	47
3.7.4	Mobilisation	49
3.7.5	Postoperatives radiologisches Ergebnis	49
3.7.5.1	Postoperatives radiologisches Ergebnis vorderer Beckenring	49
3.7.5.2	Postoperatives radiologisches Ergebnis hinterer Beckenring	50
3.7.5.3	Postoperatives radiologisches Ergebnis versus OP-Lokalisation	50
3.8	Acetabulumfrakturen	51
3.8.1	Geschlechts- und Altersverteilung	51
3.8.2	Unfallart	52
3.8.3	Unfallmechanismus	53
3.8.4	Einlieferungsart	53
3.8.5	Verletzungsschwere und Begleitverletzungen	53
3.8.6	Klassifikation der Acetabulumfraktur	54
3.8.6.1	Klassifikationsunterschiede bei isolierten und kombinierten Frakturen	54
3.8.6.2	Klassifikation der beidseitigen Acetabulumfraktur	55
3.8.7	Diagnostik bei Acetabulumfrakturen	56
3.8.7.1	Konventionelle Diagnostik	56
3.8.7.2	Erweiterte Diagnostik	56

3.8.8	Therapie der Acetabulumfraktur	57
3.8.8.1	Operative vs. nichtoperative Therapie	57
3.8.8.2	Therapie innerhalb der Klassifikationsgruppen	57
3.8.8.3	Epidemiologie isolierter Acetabulumfrakturen	58
3.8.9	Zugangswahl bei Acetabulumstabilisierung	59
3.8.9.1	Analyse der Zugangswahl in den einzelnen Gruppen der Acetabulumklassifikation	59
3.8.9.2	Operationsdauer	59
3.8.9.3	Operationsdauer in Abhängigkeit vom Zugang	60
3.8.9.4	Komplikationsrate nach operativer Versorgung	60
3.8.9.5	Blutverlust in Abhängigkeit vom Zugang	62
3.8.9.6	Letalität und Zugang	62
3.8.9.7	Postoperatives radiologisches Ergebnis Acetabulumfrakur	63
3.8.10	Spezielle Frakturtypen Acetabulum	63
3.8.10.1	Frakturen der hinteren Wand	63
3.8.10.2	Frakturen des hinteren Pfeilers	64
3.8.10.3	Frakturen der vorderen Wand	64
3.8.10.4	Frakturen des vorderen Pfeilers	64
3.8.10.5	Querfraktur	64
3.8.10.6	Frakturen des hinteren Pfeilers mit hinterer Wand	64
3.8.10.7	Querfrakturen mit Fraktur der hinteren Wand	65
3.8.10.8	T-Frakturen	65
3.8.10.9	Frakturen vordere Pfeiler mit hinterer Hemiquerfraktur	65
3.8.10.10	Komplette Fraktur beider Pfeiler	65
4.	Nachuntersuchung	66
4.1	Nachuntersuchungsrate	66
4.2	Nachuntersuchungsergebnisse nach isolierten A-Verletzungen	69
4.2.1	Schmerzen	69
4.2.2	Provokationstests	71
4.2.3	Neurologische Störungen	71
4.2.4	Urologische Störungen	72
4.2.5	Analsphinkterstörungen	72
4.2.6	Hüftgelenksbeweglichkeit	72
4.2.7	Merle d'Aubigné Score	73
4.2.8	Beinlängendifferenz	73
4.2.9	Radiologisches Ergebnis	73
4.2.10	Soziale Reintegration und Restitutio	75
4.2.11	Beurteilung des "Outcome" nach isolierten A-Verletzungen	76
4.2.11.1	Klinisches Gesamtergebnis nach isolierten A-Frakturen	76
4.2.11.2	Radiologisches Gesamtergebnis nach isolierten A-Frakturen	77
4.2.11.3	Restitutio ("soziale Reintegration") nach isolierten A-Frakturen	77
4.2.11.4	"Outcome" Becken nach isolierten A-Frakturen	77
4.3	Nachuntersuchungsergebnisse nach isolierten B-Verletzungen	78
4.3.1	Schmerzen	78
4.3.2	Provokationstests	81

4.3.3	Neurologische Störungen	82
4.3.4	Urologische Störungen	82
4.3.5	Analsphinkterstörungen	83
4.3.6	Hüftgelenksbeweglichkeit	83
4.3.7	Merle d'Aubigné Score	83
4.3.8	Beinlängendifferenz	83
4.3.9	Radiologisches Ergebnis	84
4.3.10	Soziale Reintegration und Restitutio	86
4.3.11	Beurteilung des "Outcome" nach isolierten B-Verletzungen	87
4.3.11.1	Klinisches Gesamtergebnis nach isolierten B-Frakturen	87
4.3.11.2	Radiologisches Gesamtergebnis nach isolierten B-Frakturen	88
4.3.11.3	Restitutio ("soziale Reintegration") nach isolierten B-Frakturen	88
4.3.11.4	"Outcome" Becken nach isolierten B-Frakturen	89
4.4	Nachuntersuchungsergebnisse nach isolierten C-Verletzungen	90
4.4.1	Schmerzen	90
4.4.2	Provokationstests	93
4.4.3	Neurologische Störungen	94
4.4.4	Urologische Störungen	94
4.4.5	Analsphinkterstörungen	95
4.4.6	Hüftgelenksbeweglichkeit	95
4.4.7	Merle d'Aubigné Score	95
4.4.8	Beinlängendifferenz	95
4.4.9	Radiologisches Ergebnis	96
4.4.10	Soziale Reintegration und Restitutio	98
4.4.11	Beurteilung des "Outcome" nach isolierten C-Verletzungen	99
4.4.11.1	Klinisches Gesamtergebnis nach isolierten C-Frakturen	99
4.4.11.2	Radiologisches Gesamtergebnis nach isolierten C-Frakturen	100
4.4.11.3	Restitutio ("soziale Reintegration") nach isolierten C-Frakturen	101
4.4.11.4	"Outcome" Becken nach isolierten C-Frakturen	101
4.5	Nachuntersuchungsergebnisse nach komplexem Beckentrauma und A-Verletzung des Beckens	103
4.6	Nachuntersuchungsergebnisse nach komplexem Beckentrauma und B-Verletzung des Beckens	103
4.6.1	Schmerzen	103
4.6.2	Provokationstests	105
4.6.3	Neurologische Störungen	105
4.6.4	Urologische Störungen	105
4.6.5	Analsphinkterstörungen	106
4.6.6	Hüftgelenksbeweglichkeit	106
4.6.7	Merle d'Aubigné Score	106
4.6.8	Beinlängendifferenz	106
4.6.9	Radiologisches Ergebnis	107
4.6.10	Soziale Reintegration und Restitutio	108
4.6.11	Beurteilung des "Outcome" nach Komplextrauma mit B-Verletzung	109
4.6.11.1	Klinisches Gesamtergebnis nach Komplextrauma mit B-Verletzung	109

4.6.11.2	Radiologisches Gesamtergebnis nach Komplextrauma mit B-Verletzung	110
4.6.11.3	Restitutio ("soziale Reintegration") nach Komplextrauma mit B-Verletzung	110
4.6.11.4	"Outcome" Becken nach Komplextrauma mit B-Verletzung	110
4.7	Nachuntersuchungsergebnisse nach komplexem Beckentrauma und C-Verletzung des Beckens	111
4.7.1	Schmerzen	111
4.7.2	Provokationstests	113
4.7.3	Neurologische Störungen	114
4.7.4	Urologische Störungen	116
4.7.5	Analsphinkterstörungen	116
4.7.6	Hüftgelenksbeweglichkeit	116
4.7.7	Merle d'Aubigné Score	116
4.7.8	Beinlängendifferenz	117
4.7.9	Radiologisches Ergebnis	117
4.7.10	Soziale Reintegration und Restitutio	118
4.7.11	Beurteilung des "Outcome" nach Komplextrauma mit C-Verletzung	119
4.7.11.1	Klinisches Gesamtergebnis nach Komplextrauma mit C-Verletzung	120
4.7.11.2	Radiologisches Gesamtergebnis nach Komplextrauma mit C-Verletzung	120
4.7.11.3	Restitutio ("soziale Reintegration") nach Komplextrauma mit C-Verletzung	120
4.7.11.4	"Outcome" Becken nach Komplextrauma mit C-Verletzung	120
4.8	Nachuntersuchungsergebnisse nach isolierten Acetabulumfrakturen	121
4.8.1	Schmerzen	121
4.8.2	Provokationstests	124
4.8.3	Neurologische Störungen	125
4.8.4	Urologische Störungen	125
4.8.5	Analsphinkterstörungen	126
4.8.6	Hüftgelenksbeweglichkeit	126
4.8.7	Merle d'Aubigné Score	126
4.8.8	Beinlängendifferenz	127
4.8.9	Radiologisches Ergebnis	128
4.8.10	Soziale Reintegration und Restitutio	129
4.8.11	Hüftprothesen	130
4.9	Nachuntersuchungsergebnisse nach kombinierten Acetabulum- und Beckenringfrakturen	131
4.9.1	Schmerzen	131
4.9.2	Neurologische Störungen	132
4.9.3	Urogenitale Störungen	132
4.9.4	Hüftgelenksbeweglichkeit und Merle d'Aubigné Score	132
4.9.5	Radiologisches Ergebnis	133
4.9.6	Soziale Reintegration und Restitutio	134
4.9.7	Beurteilung des "Outcome" kombinierter Beckenring- und Aceatbulumfrakturen	135

4.9.7.1	Klinisches Gesamtergebnis nach kombinierten Beckenring- und Acetabulumfrakturen	135
4.9.7.2	Radiologisches Gesamtergebnis nach kombinierten Beckenring- und Acetabulumfrakturen	135
4.9.7.3	Restitutio ("soziale Reintegration") nach kombinierten Beckenring- und Acetabulumfrakturen	136
4.9.7.4	"Outcome" Becken nach kombinierten Beckenring- und Acetabulumfrakturen	136
4.10	Nachuntersuchungsergebnisse nach beidseitigen Acetabulumfrakturen	137
4.11	Behandlung und "Outcome" von Patienten mit isoliert posterioren Beckenringverletzungen	139
4.12	Behandlung und "Outcome" von Patienten mit C-Verletzungen und ausschließlicher Behandlung mit Fixateur externe	140
5.	Übersicht der Nachuntersuchungsergebnisse	142
5.1	Schmerzen	142
5.2	Neurologische Spätschäden	144
5.3	Urologische Spätfolgen	145
5.4	Klinisches Gesamtergebnis	146
5.5	Radiologisches Gesamtergebnis	147
5.6	Restitutio ("soziale Reintegration")	148
5.7	"Outcome" Becken	149
5.8	Welche Faktoren haben einen Einfluß auf das Ergebnis ?	149
5.8.1	Welche Faktoren sind prädisponierend für starke Schmerzen ?	150
5.8.2	Welche Faktoren sind prädisponierend für neurologische Störungen ?	150
5.8.3	Welche Faktoren sind prädisponierend für urogenitale Störungen ?	151
5.8.4	Welche Faktoren sind prädisponierend für ein schlechtesradiologisches Ergebnis ?	152
5.8.5	Welche Faktoren sind prädisponierend für ein schlechtes klinisches Ergebnis?	153
5.8.6	Welche Faktoren sind prädisponierend für den Beckenoutcome?	154
5.9	Welchen Einfluß hat die Osteosyntheselokalisation auf das radiologische Ergebnis ?	155
5.10	Spezielle Patientengruppen	156
5.10.1	Patienten mit nicht-operativ behandelten instabilen Beckenringläsionen des Typs C	156
5.10.2	Patienten mit nicht-operativ behandelten Symphysenverletzungen	156
5.10.3	Patienten mit primärer posteriorer Dislokation > 10mm	157
6.	**Zusammenfassung der Kernaussagen**	**158**
6.1	Letalität	158
6.2	Notfallbehandlung	158
6.3	Operative Verfahren	159
6.4	Konservative Behandlung	160
6.5	Die wichtigsten Ergebnisse nach Beckenfrakturen auf einen Blick	161
6.6	Die wichtigsten Ergebnisse nach Acetabulumfrakturen auf einen Blick	162
6.7	Erfahrungen aus dem Studienkonzept	163

1.	Introduction	165
2.	Methodology	157
2.1	Participants	167
2.2	Primary record collection	167
2.3	The follow-up examination	168
2.4	General remarks on the data	169
2.4.1	Distribution of the patients recorded	169
2.4.2	Distribution according to age and sex	170
2.4.3	Distribution according to weight and height	172
2.4.4	Distribution according to time of year	172
2.4.5	Proportion of operative stabilizations in each hospital	173
3.	Results	174
3.1	Epidemiological evaluation of the entire study	174
3.1.1	Type of the accident	174
3.1.2	Physical details of the accident	174
3.1.2.1	General accident mechanism	175
3.1.2.2	Special types of accident mechanism	175
3.1.3	Type of admission	177
3.1.3.1	Prehospital treatment on primary admission	178
3.1.4	Injury severity and additional injuries	178
3.1.4.1	Injury severity and the type of accident	180
3.1.4.2	Frequency of additional injuries	180
3.2	Diagnostics	181
3.3	Classification of fractures	182
3.4	Location of fractures of the pelvic girdle	183
3.4.1	A-type fractures	184
3.4.1.1	Avulsion fractures (type A1)	184
3.4.1.2	Fractures of the pelvic rim, pubis or ischium (type A2)	184
3.4.1.3	Transverse sacral fracture/fracture of the coccyx type (type A3)	184
3.4.2	B-type fractures	184
3.4.2.1	External rotation injury - "open book" (type B1)	184
3.4.2.2	Internal rotation injury - "lateral compression" (type B2)	185
3.4.2.3	Bilateral B-injury (type B3)	185
3.4.3	Translational instability - "vertical shear" (type C)	185
3.4.3.1	Unilateral C-injury (type C1)	186
3.4.3.2	Bilateral C-injury (type C2)	186
3.4.3.3	C-injuries with fracture of the acetabulum (type C3)	187
3.5	Primary treatment and complex pelvic trauma	188
3.5.1	Complex trauma with additional pelvic injuries	188
3.5.2	Emergency treatment	190
3.5.3	Hemodynamic instability	192
3.6	Treatment of the pelvic fracture	194
3.6.1	Conservative and operative treatment	194
3.6.2	Procedures for producing osteosynthesis in the injured region	195

3.6.2.1	Internal fixation of symphyseal disruptions	195
3.6.2.2	Treatment of transpubic instabilities	195
3.6.2.3	Internal stabilization for transiliac instability	195
3.6.2.4	Internal stabilization for transiliosacral instability	196
3.6.2.5	Internal stabilization for transsacral instability	196
3.6.2.6	External stabilization of the pelvic girdle	196
3.6.3	Site of stabilization	198
3.6.3.1	Anterior, posterior and combined stabilization	198
3.6.3.2	Stabilizations used for type A injuries	198
3.6.3.3	Stabilizations used for type B injuries	198
3.6.3.4	Stabilizations used for type C injuries	199
3.6.3.5	Osteosynthetic procedures used for complex trauma	201
3.6.4	The time of the pelvic stabilization	202
3.7	Course and complications	204
3.7.1	Length of time spent in the intensive care unit	204
3.7.2	Mortality	205
3.7.2.1	Mortality rate related to classification	206
3.7.2.2	Mortality rate related to the general injury severity (PTS)	206
3.7.2.3	Mortality rate compared with complex trauma and PTS group	206
3.7.2.4	Mortality rate in terms of the pattern of injury	207
3.7.2.5	Mortality rate related to the region injured	207
3.7.2.6	Mortality rate related to the presence or absence of surgical intervention	207
3.7.2.7	Mortality rate related to age	208
3.7.3	Complications	208
3.7.4	Mobilization	210
3.7.5	Postoperative radiological evaluation	210
3.7.5.1	Quality of reduction anterior pelvic ring	210
3.7.5.2	Quality of reduction posterior pelvic ring	211
3.7.5.3	Quality of reduction compared to stabilization site	211
3.8	Fracture of the acetabulum	212
3.8.1	Sex and age distribution	212
3.8.2	Type of accident	213
3.8.3	Mechanism of accident	214
3.8.4	Type of admission	214
3.8.5	Severity of the injury and accompanying injuries	214
3.8.6	Classification of acetabular fractures	214
3.8.6.1	Classification differences in the isolated and combined fractures	215
3.8.6.2	Classification of bilateral acetabular fractures	216
3.8.7	Diagnosis of acetabular fractures	217
3.8.7.1	Conventional diagnostics	217
3.8.7.2	Extended diagnostics	217
3.8.8	The treatment of acetabular fractures	218
3.8.8.1	Surgical and non-surgical treatment	218
3.8.8.2	Treatment within the classification groups	218
3.8.8.3	Epidemiology of isolated acetabular fractures	219
3.8.9	Choice of the approach for stabilizing the acetabulum	220

3.8.9.1	Analysis of the choice of approach in the individual groups of the acetabulum classification	220
3.8.9.2	Length of the operation	220
3.8.9.3	Length of the operation related to type of approach	221
3.8.9.4	Postoperative complication rate	221
3.8.9.5	Hemorrhage related to approach selected	222
3.8.9.6	Mortality rate related to the approach	222
3.8.9.7	Postoperative radiological findings after treatment of acetabular fracture	223
3.8.10	Special types of acetabular fracture	223
3.8.10.1	Fracture of the posterior wall	223
3.8.10.2	Fracture of the posterior column	224
3.8.10.3	Fracture of the anterior wall	224
3.8.10.4	Fracture of the anterior column	224
3.8.10.5	Transverse fracture	224
3.8.10.6	Fractures of the posterior column and posterior wall	224
3.8.10.7	Transverse fractures and fractures of the posterior wall	225
3.8.10.8	T-type fractures	225
3.8.10.9	Fracture of the anterior wall/column and posterior hemitransverse fracture	225
3.8.10.10	Complete fracture of both columns	225
4.	Follow-up examinations	226
4.1	Details of follow-up	226
4.2	Results of the follow-up examinations of isolated type A injuries	229
4.2.1	Pain	229
4.2.2	Provocation tests	231
4.2.3	Impairment of neurological function	231
4.2.4	Urological disturbances	231
4.2.5	Disorders of the anal sphincter	232
4.2.6	Hip-joint mobility	232
4.2.7	Merle d'Aubigné Score	232
4.2.8	Differences in the leg length	232
4.2.9	Radiological results	232
4.2.10	Social reintegration and rehabilitation	234
4.2.11	Assessment of the "outcome" following isolated A type injuries	235
4.2.11.1	Total clinical results after isolated type A fractures	235
4.2.11.2	Total radiological results after isolated type A fractures	236
4.2.11.3	Rehabilitation ("social reintegration") following isolated fractures of type A	236
4.2.11.4	Assessment of the "outcome" of the pelvic injury following isolated A-type injuries	236
4.3	Results of the follow-up examinations of patients with an isolated Type B injury	237
4.3.1	Pain	237
4.3.2	Provocation tests	240
4.3.3	Neurological disturbances	240

4.3.4	Urological disturbances	241
4.3.5	Malfunction of the anal sphincter	241
4.3.6	Mobility of the hip joints	242
4.3.7	Merle d'Aubigné Score	242
4.3.8	Differences in length of legs	242
4.3.9	Radiological findings	242
4.3.10	Social reintegration and rehabilitation	244
4.3.11	Assessment of the "outcome" following isolated B type injuries	245
4.3.11.1	Total clinical results after isolated type B fractures	245
4.3.11.2	Total radiological results after isolated type B fractures	247
4.3.11.3	Rehabilitation ("social reintegration") following isolated fractures of type B	247
4.3.11.4	Assessment of the "outcome" of the pelvic injury following isolated B-type injuries	247
4.4	Results of the follow-up examinations of patients with an isolated Type C injury	248
4.4.1	Pain	248
4.4.2	Provocation tests	251
4.4.3	Neurological disturbances	251
4.4.4	Urological disturbances	252
4.4.5	Impaired functioning of the anal sphincter	252
4.4.6	Mobility of the hip joint	252
4.4.7	Merle d'Aubigné Score	253
4.4.8	Differences in the leg length	253
4.4.9	Radiological results	253
4.4.10	Social reintegration and rehabilitation	255
4.4.11	Assessment of the "outcome" following isolated C type injuries	256
4.4.11.1	Total clinical results after isolated type C fractures	256
4.4.11.2	Total radiological results after isolated type C fractures	257
4.4.11.3	Rehabilitation ("social reintegration") following isolated fractures of type C	258
4.4.11.4	Assessment of the "outcome" of the pelvic injury following isolated C-type injuries	258
4.5	The results of the follow-up examinations after complex pelvic trauma with Type A injury to the pelvis	260
4.6	The results of the follow-up examinations after complex pelvic trauma with Type B injury to the pelvis	261
4.6.1	Pain	261
4.6.2	Provocation tests	262
4.6.3	Impairment of neurological function	263
4.6.4	Urological disturbances	263
4.6.5	Disorders of the anal sphincter	263
4.6.6	Mobility at the hip joint	263
4.6.7	Merle d'Aubigné Score	264
4.6.8	Differences in the leg length	264
4.6.9	Radiological results	264

4.6.10	Social reintegration and rehabilitation	265
4.6.11	Assessment of the "outcome" following isolated B-type injuries	266
4.6.11.1	Total clinical results after complex trauma with Type B fractures	267
4.6.11.2	Total radiological results after complex pelvic trauma with B type fractures	267
4.6.11.3	Rehabilitation ("social reintegration") following isolated fractures of type B	267
4.6.11.4	Assessment of the "outcome" of the pelvic injury following complex trauma with B type injuries	268
4.7	The results of the follow-up examinations after complex pelvic trauma with Type C injury to the pelvis	268
4.7.1	Pain	268
4.7.2	Provocation tests	270
4.7.3	Impairment of neurological function	271
4.7.4	Urological disturbances	273
4.7.5	Disorders of the anal sphincter	273
4.7.6	Mobility at the hip joint	273
4.7.7	Merle d'Aubigné Score	273
4.7.8	Differences in the leg length	274
4.7.9	Radiological results	274
4.7.10	Social reintegration and rehabilitation	275
4.7.11	Assessment of the "outcome" after complex trauma with Type C injury	276
4.7.11.1	Total clinical results after complex trauma with Type C injuries	276
4.7.11.2	Total radiological results after complex trauma with Type C injury	277
4.7.11.3	Rehabilitation ("social reintegration") following complex trauma with Type C injuries	277
4.7.11.4	Assessment of the "outcome" of the pelvic injury following complex trauma with C-type injuries	277
4.8	Results of the follow-up examination after isolated fractures of the acetabulum	278
4.8.1	Pain	278
4.8.2	Provocation tests	281
4.8.3	Neurological disturbances	281
4.8.4	Urological disturbances	281
4.8.5	Malfunction of the anal sphincter	282
4.8.6	Mobility at the hip joint	282
4.8.7	The Merle d'Aubigné Score	283
4.8.8	Differences in the length of the legs	283
4.8.9	Radiological results	284
4.8.10	Social reintegration and rehabilitation	285
4.8.11	Total hip replacement after acetabular fractures	286
4.9	Results of the follow-up examination after combined fracture of acetabulum and pelvic girdle	287
4.9.1	Pain	287
4.9.2	Neurological disturbances	288
4.9.3	Urological disturbances	288

4.9.4	Mobility at the hip joint and the Merle d'Aubigné score	288
4.9.5	Radiological results	289
4.9.6	Social reintegration and rehabilitation	290
4.9.7	Assessment of the "outcome" following combined pelvic girdle and acetabular fractures	291
4.9.7.1	Total clinical results after combined pelvic and acetabular fractures	291
4.9.7.2	Total radiological results after combined pelvic and acetabular fractures	291
4.9.7.3	Rehabilitation ("social reintegration") following combined pelvic girdle and acetabular fractures	292
4.9.7.4	Assessment of the "outcome" of the pelvic injury following combined pelvic girdle and acetabular fractures	292
4.10	Follow-up examination after bilateral fractures of the acetabulum	293
4.11	Treatment and outcome for patients with isolated posterior pelvic girdle injuries	295
4.12	Treatment and outcome for patients with Type C injuries exclusively treated by external fixation	296
5.	Summary of the follow-up	298
5.1	Pain	298
5.2	Long-term neurologic disabilities	300
5.3	Long-term urologic disabilities	301
5.4	Clinical result	302
5.5	Radiological result	303
5.6	Rehabilitation ("social reintegration")	304
5.7	Pelvic "Outcome"	305
5.8	Which factors do influence the long-term result?	306
5.8.1	Predictive factors for "severe pain"	306
5.8.2	Factors predicting neurological deficits	307
5.8.3	Which factors predict urological deficits?	308
5.8.4	Which factors predispose for a poor radiological result?	308
5.8.5	Which factors predict a poor clinical result?	309
5.8.6	Which predict a poor pelvic outcome?	310
5.9	The influence of the location of stabilization to the radiological result	311
5.10	Evaluation of specific patient groups	312
5.10.1	Nonoperative treatment of C-type fractures	312
5.10.2	Nonoperative treatment of symphyseal disruptions	312
5.10.3	Primary posterior pelvic ring displacement > 10mm	313
6.	Summary and "key-notes"	314
6.1	Mortality	314
6.2	Emergency treatment	314
6.3	Techniques of stabilization	315
6.4	Nonoperative treatment	316
6.5	Short summary of the results after pelvic ring injuries	317
6.6	Short summary of results after acetabular fractures	318
6.7	Conclusions of the study design	319

Anhang I / Appendix I 321
Hannover Polytrauma-Schlüssel 322
Hannover Polytrauma-Score 323
Classification pelvic ring 324
Classification of acetabular fractures 325
Classification of sacrum fractures 326
Bogen 1 327
Bogen 2 328
Bogen 3 329
Bogen 4 330
Sheet 1 331
Sheet 2 332
Sheet 3 333
Sheet 4 334
Nachuntersuchungsbogen-Follow-up Sheet 335
Zusammenfassende Ergebnisbeurteilung ("Outcome") 348
Summary of assessment of the outcome 350

Anhang II/Appendix II 353

Anhang III / Appendix III 363
Explanation of the tables 364

Literatur/Literature 401

Abkürzungstabelle

OE	obere Extremität/upper extremity
UE	untere Extrimtät/lower extremity
WS	Wirbelsäule/spine
SHT	Schädel-Hirn-Trauma
HI	Head Injury
ARDS	Adult Respiratory Distress Syndrome
MOV/MOF	Multi-Organ-Versagen/Multiple Organ Failure
DVT	Deep Vein Thrombosis
PTS	Polytrauma-Score
ISS	Injury Severity Score
SI	Sacroiliakal
THR	Total Hip Replacement
MRI	Magnetic Resonance Imaging
MdA	Merle d'Aubign • Score
pw	posterior wall
pc	posterior column
aw	anterior wall
ac	anterior column
bc	both column

1. Einleitung

Die Beckenfraktur ist auch heutzutage noch eine "Problemfraktur" in der Unfallchirurgie. Da sie häufig in Verbindung mit schweren Allgemeinverletzungen auftritt, kann sie das behandelnde Team vor erhebliche Probleme stellen. Genannt seien nur Blutungskomplikationen während der Primärbehandlung und Schwierigkeiten bei der Indikationsstellung und Osteosynthesetechnik instabiler Beckenringfrakturen oder Acetabulumfrakturen. Darüberhinaus können in der späteren Behandlungsphase schwere lokale oder allgemeine Komplikationen bis hin zu korrekturbedürftigen Spätzuständen auftreten. Untersuchungen aus jüngerer Zeit lassen vermuten, daß auch nach anatomischer Rekonstruktion des Beckenrings mit einer hohen Rate an dauerhaften Spätschäden gerechnet werden muß (15). Hervorzuheben sind hier besonders die Schmerzen, neurologische Ausfälle, aber auch die vielfach vernachlässigten Einschränkungen auf urologischem und sexualmedizinischem Gebiet.

Aufgrund der Seltenheit von Beckenfrakturen - ihre Inzidenz wird mit 3% - 8% aller Frakturen angegeben (9, 11) - konnte bisher auch in großen Schwerpunktkliniken eine für statistische Analysen aussagefähige Anzahl von Patienten nur innerhalb eines langfristigen Zeitraumes beobachtet werden (14). Diese längsschnittartigen Untersuchungen haben den Nachteil, daß sich während des erforderlichen, langen Beobachtungszeitraumes Änderungen in der Therapie einstellen und auch die erheblichen Fortschritte in der Intensiv- und Notfallmedizin eine Vergleichbarkeit der einzelnen Gruppen einschränken.

Basierend auf dieser Problematik wurden im Sommer 1990 die ersten Überlegungen zur Gründung einer "Arbeitsgruppe Becken" angestellt. Das erklärte Ziel war es, durch eine multizentrische Studie innerhalb eines überschaubaren Zeitraumes, eine statistisch relevante Datenmenge zu erheben und damit einen fundierten Überblick über die derzeitige epidemiologische Verteilung der einzelnen Beckenverletzungen und ihrer Therapie zu gewinnen. Ein weiteres wesentliches Ziel bestand darin, das "Spätergebnis", den sogenannten "Outcome", nach den verschiedenen Beckenverletzungen festzustellen. Von besonderer Bedeutung war außerdem das Schicksal von Patienten, die aufgrund ihrer Allgemeinsituation, sei es hohes Alter, eines erlittenen Polytraumas oder aus anderen Gründen nicht der als "derzeitiger Standard" geltenden Therapie zugeführt werden konnten (z.B. Patienten mit instabilen Beckenverletzungen, die nicht-operativ versorgt wurden, Patienten mit nicht-operativ versorgten Symphysensprengungen oder Patienten mit dorsaler Stabilisierung, die als stabile Beckenringverletzungen gewertet wurden). Diese Patientengruppe wurde in den in der Literatur angegebenen Untersuchungen bisher nur unzureichend berücksichtigt.

Die prospektive Studie wurde in den 10 beteiligten traumatologischen Zentren (s. Seite 3) zum 01.01.1991 begonnen und am 31.12.1993 nach der Primärerfassung von 1722 Patienten mit Beckenverletzungen abgeschlossen. Sämtliche Daten wurden mittels mehrfach überprüfter und zwischenzeitlich bewährter Dokumentationsbögen erfaßt und in die elektronische Datenverarbeitung eingegeben (siehe Anhang I). Diese Daten bildeten die Grundlage für eine bisher einmalige epidemiologische Analyse einer konsekutiven Serie von Beckenverletzungen.

Da derzeit kein befriedigendes Konzept zur Evaluation des Spätergebnisses nach Beckenverletzungen besteht, wurde ein Nachuntersuchungskonzept entwickelt, das alle eingangs genannten Aspekte der "Outcome-Analyse" umfaßt. Um einen sicheren "Endzustand" zu beurteilen, wurde die Nachuntersuchungszeit auf im Minimum 2 Jahre festgelegt und damit lediglich die Patienten der Jahrgänge 1991 und 1992 zur Nachkontolle vorgesehen.

Trotz der derzeitigen strukturellen Schwierigkeiten im Gesundheitswesen, gelang es die Nachkontrollen mit einer hohen Nachuntersuchungsrate von 73% abzuschließen.

2. Methodik

2.1 Teilnehmer

Die Arbeitsgruppe Becken wurde im Dezember 1990 zunächst als Arbeitsgruppe in der Deutschen Sektion der AO International gegründet und im November 1991 als Arbeitsgruppe in der Deutschen Gesellschaft für Unfallchirurgie übernommen. Zehn unfallchirurgische Schwerpunktkliniken[1] beteiligten sich mit jeweils mehreren Mitarbeitern kontinuierlich an der Ausarbeitung des Studienkonzeptes, der Patientenerfassung und der Nachkontrolle. Neben vielfachen Arbeitstreffen zum Studienkonzept wurden im Verlauf der letzten 4 Jahre auch mehrere interne Workshops zur Vereinheitlichung der Klassifikation, zur Fallbesprechung und Optimierung der operativen Technik abgehalten.

2.2 Primärerfassung

Im ersten Schritt entwickelte die Arbeitsgruppe ein standardisiertes Erfassungs- und Dokumentationssystem für die Primärdokumentation von Becken- und Acetabulumfrakturen. Als Grundlage diente der seit 1989 an der Unfallchirurgischen Klinik der Medizinischen Hochschule Hannover zur Beckendokumentation eingesetzte Erfassungsbogen. Er wurde zur klinikunspezifischen Anwendung modifiziert und erweitert.

Es entstand damit ein Konzept von vier Primärerfassungsbögen, das eng an die maschinenlesbaren Bögen der AO-Dokumentation angelehnt wurde (s. Anhang I). Neben einem Basisbogen, der für alle Beckenverletzten ausgefüllt wird (Bogen 1), gibt es drei verschiedene Ergänzungsbögen: Bogen 2 (Acetabulumfrakturen), Bogen 3 (Notfallbehandlung) bei Beckenfrakturen mit komplizierendem Weichteilschaden bzw. lebensbedrohlichen Blutungen) und Bogen 4 (Sakrumfrakturen).

---

[1] **An der Studie beteiligte Kliniken der Arbeitsgruppe Becken:**
Unfallchirurgische Klinik der **Medizinischen Hochschule Hannover**
(Direktor Prof. Dr. H. Tscherne, Vorsitzender der Arbeitsgruppe)
Prof. Dr. T. Pohlemann, Prof. Dr. U. Bosch, A. Gänsslen
Klinik für Unfall- und Wiederherstellungschirurgie, **Zentralklinikum Augsburg**
(Direktor Prof. Dr. A. Rüter)
Dr. E. Mayr
Unfallchirurgische Klinik, **Städtisches Klinikum Braunschweig**
(Chefarzt Prof. Dr. H. Reilmann)
Dr. A. M. Weinberg, Dr. T. Wachtel
Abt. Unfallchirurgie,Chirurgische **Universitätsklinik Freiburg**
(Direktor Prof. Dr. E. Kuner)
PD Dr. W. Schlickewei
Klinik für Unfallchirurgie, Chirurgische **Universitätsklink Kiel**
(Direktor Prof. Dr. D. Havemann)
PD Dr. H.J. Egbers, Dr. F. Draijer
Abt. für Unfallchirurgie, Zentrum der Operativen Chirurgie I, **Universität Marburg**
(Direktor Prof. Dr. L. Gotzen)
PD Dr. F. Baumgärtel, Dr. Feld
Klinikum Innenstadt, Chirurgische Klinik und Chirurgische Poliklinik, **Ludwig-Maximilians-Universität München**
(Direktor Prof. Dr. L. Schweiberer)
PD Dr. E. Euler
BG-Unfallklinik Tübingen
(Direktor Prof. Dr. Dr. h.c. mult. S. Weller)
PD Dr. F. Maurer
Ab 1992: Abt. Unfall- und Wiederherstellungschirurgie, **Allgemeines Krankenhaus Celle**
(Chefarzt Prof. Dr. H. J. Oestern)
Dr. W. Quirini
Abt. Unfall- und Wiederherstellungschirurgie, **Freie Universität Berlin**
Klinikum Benjamin Franklin
(Direktor Prof. Dr. R. Rahmanzadeh)
Prof. Dr. A. Meißner, Dr. M. Fell

Die Primärdokumentation wurde konsekutiv für alle Patienten durchgeführt, die in den Jahren 1991 bis 1993 nach Beckenfrakturen in den einzelnen Kliniken behandelt wurden. Die anonymisierten Durchschläge der Bögen wurden zentral in Hannover gesammelt und manuell in ein speziell modifiziertes Datenbankprogramm eingegeben[2]. Diese Datenbank erlaubt die Durchführung einfacher Summationsstatistiken (s. Anhang II) und die Auswahl von bestimmten Patientengruppen. Für die statistische Auswertung und graphische Darstellung wurden die Daten über Exportfunktionen der Datenbank in ein handelsübliches Statistikpaket[3] übernommen.

2.3 Nachuntersuchungskonzept

Um innerhalb des gesetzten Zeitrahmens zu bleiben und da mit 1722 Patienten innerhalb der drei Jahre eine sehr hohe Anzahl von Beckenfrakturen dokumentiert werden konnte, war es nicht möglich, lückenlos alle Patienten nachzuuntersuchen. Der Literatur folgend, wurde zunächst ein Mindestnachuntersuchungszeitraum von 2 Jahren festgelegt (17). In die Nachuntersuchung eingeschlossen wurden die Patienten der Jahrgänge 1991 und 1992. Von diesen 1140 Patienten wurden alle Patienten mit Frakturen der Klassifikationsgruppen B und C nach Tile (10), alle Acetabulumfrakturen sowie die komplexen Beckenverletzungen zur Nachuntersuchung vorgesehen. Zusätzlich wurden über eine Zufallsauswahl 25% der Verletzungen des Types A (133 Patienten) zur Nachkontrolle randomisiert.

Zur Nachuntersuchung wurde ein fachübergreifendes Konzept entwickelt, das neben einer detaillierten klinischen Untersuchung ein neurologisches und urologisches Screening umfaßte (s.a. Anhang I). Zur Beurteilung des Ausheilungsergebnisses wurden Röntgenaufnahmen des Beckens (a.p. sowie Inlet- und Outlet-Aufnahmen nach Beckenringfrakturen bzw. Ala- und Obturator-Aufnahmen nach Acetabulumfrakturen) angefertigt.

Mit Hilfe eines Fragebogens, ergänzt durch ärztliche Befragung, wurde versucht, ein möglichst genaues Bild der aktuellen Patientenbeschwerden, der Arbeitsfähigkeit und der sozialen Reintegration der Patienten zu erhalten.

Sämtliche Befunde der Nachuntersuchung wurden zunächst als Einzelparameter ausgewertet und in einem zweiten Schritt im Rahmen einer "Outcome-Beurteilung" zu einem Scoring zusammengefaßt (s. Anhang I).

---

[2] FileMaker Pro für Apple MacIntosh, Fa. Claris
[3] Statistica/Mac Fa. StatSoft of Europe

2.4 Allgemeine Anmerkungen zu den Daten

Es wurden 1722 Patienten zur epidemiologischen Analyse und 486 Patienten zur "Outcomeanalyse" in die Studie aufgenommen. Bei einzelnen Parametern kann es durch die Eintragung "unbekannt" bzw. dadurch, daß parameterspezifisch Angaben nur bei einem Teilkollektiv möglich sind, zu unterschiedlichen Gesamtzahlen kommen. Aufgrund der insgesamt ausreichenden Datenmenge machte sich dieser Umstand für eine statistische Bearbeitung nicht weiter störend bemerkbar. Eventuelle Abweichungen von der Gesamtmenge sind in den Tabellen und Graphiken vermerkt.

Innerhalb des Textteils sind Graphiken und Tabellen nur dann eingefügt, wenn sie zum besseren Verständnis beitragen. Dabei wurde auf die unübersichtlichen Teilsummen und Prozentangaben soweit wie möglich verzichtet. Die zugrundeliegenden detaillierten Tabellen, die für spezielle Fragestellungen zusätzliche Informationen bieten, sind im Anhang III zusammengefaßt. Im Text wird in geschweiften {Klammern} auf zusätzliche Tabellen hingewiesen, die arabische Zahl danach bezeichnet den Abschnitt im Text, der der Tabelle zugeordnet ist, die 2. arabische Zahl die Tabellennummer (z.B. {III-2-1}, entspricht Anhang III, Tabelle 1 zu Abschnitt 2 Methodik). Zur Erläuterung des Tabellenaufbaus wird auf die Beispieltabelle zum Beginn des Anhang III verwiesen.

2.4.1 Verteilung der erfaßten Patienten

Durchschnittlich wurden 170 Patienten pro Klinik innerhalb der drei Jahrgänge behandelt. Die Anzahl der Patienten pro Klinik lag zwischen 105 und 349 und blieb innerhalb der Jahrgänge im wesentlichen konstant (Abb. 1).

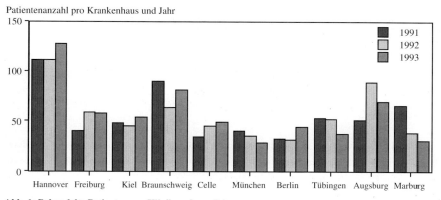

Abb. 1: Behandelte Patienten pro Klinik und pro Jahr
Pro Klinik wurden durchschnittlich 170 Patienten im 3-Jahres-Zeitraum behandelt (105 - 349), siehe auch Tabelle {III-2-1}.

2.4.2 Geschlechts- und Altersverteilung

45% der erfaßten Patienten waren Frauen, 55% Männer. Das Durchschnittsalter betrug insgesamt 47 Jahre (3-99 Jahre), bei den Frauen 55,1 Jahre (3-99 Jahre), bei den Männern 40,4 Jahre (3-96 Jahre), wobei in der Summe aller Patienten ein zweigipfliger Kurvenverlauf mit einer Häufung der Beckenfrakturen im Lebensabschnitt zwischen 20 und 35 Jahren sowie eine zweite Häufung um das 80. Lebensjahr besteht. Betrachtet man die Altersverteilung nach Geschlecht aufgeschlüsselt, so ist der erste Häufigkeitsgipfel der jungen Patienten sowohl für Männer als auch für Frauen darstellbar. Die männlichen Patienten zeigen um das 50. Lebensjahr einen zweiten Altersgipfel, während die Frauen mit einem deutlichen Altersgipfel um das 80. Lebensjahr den Großteil der Beckenfrakturen im höheren Alter ausmachen (Abb. 2).

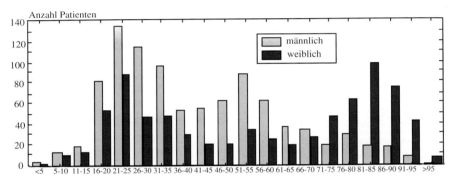

Abb. 2: Altersverteilung vs. Geschlecht
Die geschlechtsspezifische Altersverteilung ist dargestellt. Bei den männlichen Patienten kommt es nach einer initialen Häufung um das 25. Lebensjahr zu einem erneuten Anstieg um das 50. Lebensjahr. Bei den weiblichen Patienten kommt es nach einer weniger stark ausgeprägten Häufung um das 20. Lebensjahr erst ab dem 70. Lebensjahr zu einer deutlichen Zunahme der Häufigkeit der Beckenfrakturen.

Kindliche Beckenfrakturen waren insgesamt selten, nur 57 aller Beckenfrakturen (3,3%) betrafen Kinder bis zum 14. Lebensjahr. Grenzt man diese Patientengruppe weiter bis zum vollendeten 12. Lebensjahr ein, erlitten sogar nur 42 Kinder (2,4 %) eine Beckenfraktur.

Zur näheren Untersuchung der altersspezifischen Besonderheiten wurde das Patientenkollektiv in Frakturen des Beckens oder Beckenrings sowie isolierte Acetabulumfrakturen aufgeteilt. Die Beckenfrakturen wurden zusätzlich in die Klassifikationsgruppen A (stabiler Beckenring), B (teilweise erhaltene posteriore Stabilität) und C (translatorische Instabilität, d.h. komplette dorsale und ventrale Beckenring-unterbrechung) in der Klassifikation nach Tile (10) aufgeschlüsselt (s. Kapitel 3.3 Klassifikation).
Bezieht man diese Unterteilung auf die Altersverteilung, sind bis zum 60. Lebensjahr Verletzungen des Typs A, B, C und isolierte Acetabulumfrakturen anteilig gleich vertreten (Abb. 3). Alle Verletzungstypen haben in diesem Abschnitt ihren Häufigkeitsgipfel um das

2.4 Allgemeine Anmerkungen zu den Daten

20. bis 30. Lebensjahr. Ab dem 65. Lebensjahr nimmt der Anteil der einfacheren Verletzungen des Typs A zu, während die Verletzungen der Typen B und C und die isolierten Acetabulumfrakturen stark abnehmen.

Eine weitere Analyse des Kurvenverlaufs der Gruppen der Beckenringklassifikation in diesem Altersabschnitt zeigt, daß 77,3% der Beckenringfrakturen der über 65-jährigen der Untergruppe A2 nach Tile, also den unverschobenen Scham- und/oder Sitzbeinastfrakturen, angehören.

Um eventuellen klinikspezifischen Häufungen nachzugehen, wurden die Einzelverteilung nach Altersstufen und Klink aufgetragen (Abb. 4). Erkennbar ist eine Häufung der Altersfrakturen in

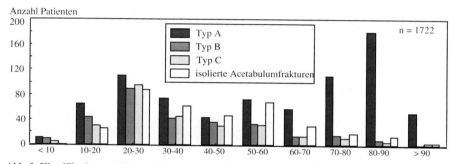

Abb. 3: Klassifikation vs. Altersverteilung
Bis zum 60. Lebensjahr liegt eine relativ homogene Verteilung in den Klassifikationsgruppen vor. Daran anschließend kommt es zu einer überproportionalen Häufung von A-Verletzungen.

den städtischen Schwerpunktkliniken Braunschweig und Celle, während in den anderen Traumazentren ein relativ höherer Anteil von jungen Patienten zu beobachten war und der zweite Altersgipfel weniger deutlich ausgeprägt ist.

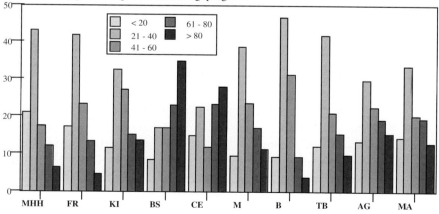

Abb. 4: Altersverteilung vs. Klinik
Es wurden Altersgruppen von 20 Jahren gebildet. In den Städtischen Klinken Braunschweig und Celle fand sich ein höherer Anteil älterer Patienten.

2.4.3 Gewichts- und Größenverteilung

Größen- und Gewichtsangaben lagen für 1010 Patienten vor. Das Patientenkollektiv dieser Studie ist normalgewichtig. Die Größen- und Gewichtsverteilung zeigt eine normale Verteilung. Spezifische Besonderheiten lassen sich nicht erkennen.

2.4.4 Jahreszeitliche Verteilung

Die Analyse der jahreszeitlichen Verteilung der Beckenfrakturen war aus den vorliegenden Daten nur begrenzt möglich. In 41,5% aller Fälle war das genaue Unfalldatum nicht angegeben, in den Bögen war nur das Unfalljahr eingetragen. Diesen Patienten wurde generell das Datum 1. Januar des jeweiligen Jahrganges zugeordnet, um die Vollständigkeit der Datenbank zu erhalten und die jahrgangsbezogene Auswertung zu ermöglichen. Eine Auswertung der verbleibenden 1007 Fälle nach Ausgrenzung des Datums 1. Januar zeigt eine erwartungsgemäße Verteilung mit einer deutlichen Häufung innerhalb der Sommermonate (Abb. 5).

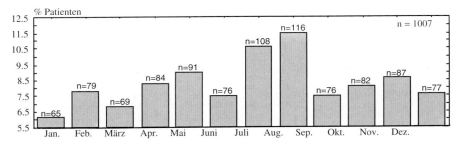

Abb. 5: Häufigkeitsverteilung vs. Monat
Prozentuale Verteilung der Patienten in Beziehung zum Unfall-Monat. 41.5% der Patienten konnten nicht bewertet werden, da das genaue Unfalldatum nicht bekannt war.

Jahreszeitliche Schwankungen in der Verteilung der einzelnen Klassifikationsgruppen (A, B und C ohne Komplextrauma, Komplextrauma und isolierte Acetabulumfrakturen) ergaben sich nicht (Tabelle {III-2-2}). Die jahreszeitliche Verteilung der Gesamtverletzungsschwere ausgedrückt im Hannover Polytrauma Score (PTS) zeigte leichte Schwankungen, aber keinen eindeutigen Trend {Tabelle III-2-3}.

2.4.5 Anteil der operativen Stabilisierungen in den Kliniken

Die operativen Stabilisierungen wurden unterteilt in alleinige Stabilisierung Beckenring, alleinige Stabilisierung Acetabulum und kombinierte Beckenring- und Acetabulumversorgungen. Insgesamt konnten somit in der Studie 516 operative Stabilisierungen am Becken analysiert werden (Tab. 1).

OP-Region	H	FR	KI	BS	CE	M	B	TÜ	AG	MA	gesamt
Beckenring	58	27	27	17	14	11	23	24	17	26	**244**
Acetabulum	61	15	20	8	15	16	25	18	36	24	**239**
BR + Acet	7	3	2	4	2	3	3	1	5	4	**33**
gesamt	**126**	**45**	**49**	**29**	**31**	**30**	**51**	**43**	**58**	**54**	**516**

Tab. 1: Anzahl operativ stabilisierter Patienten pro Klinik

Um klinikspezifische Besonderheiten zu evaluieren, wurde der prozentuale Anteil der operativen Stabilisierungen innerhalb der einzelnen Klassifikationsgruppen aufgetragen. Die Rate der operativen Stabilisierungen schwankte teilweise erheblich (Abb. 6).

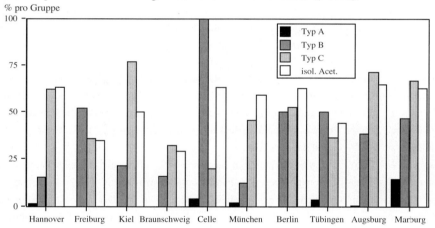

Abb. 6: Operationen vs. Klinik und Klassifikation
Die prozentuale Verteilung operativer Stabilisierungen innerhalb der Klassifikationsgruppen ist in Beziehung zur jeweiligen Klinik dargestellt.

3. Ergebnisse

3.1 Epidemiologische Auswertung der Gesamtstudie

Zur Darstellung der Ergebnisse wurden zunächst die einzelnen Parameter des Bogen 1 (siehe Anhang I) ausgewertet. Es erschien sinnvoll, das Gesamtkollektiv weiter zu unterteilen. Die Darstellung erfolgt jeweils aufgeschlüsselt in Patienten mit isolierten Beckenringverletzungen ohne zusätzlichen Weichteilschaden, in Patienten mit komplexem Beckentrauma, Patienten mit isolierten Acetabulumfrakturen sowie Patienten mit kombinierter Beckenring- und Acetabulumverletzung (1, 6, 10). Damit wird den Besonderheiten dieser spezifischen Verletzungen Rechnung getragen. Die isolierten Beckenringfrakturen werden weiter in die Frakturtypen A, B und C unterteilt.

3.1.1 Unfallart

Häufigste Verletzungsursache waren Verkehrsunfälle mit einem Anteil von 53,1%. 10,9% der Beckenfrakturen wurden durch Abstürze aus großer Höhe verursacht. Der Anteil der Stürze in suizidaler Absicht wurde nicht erhoben. Der "normale" Sturz als Ursache der Beckenfraktur betrug 29,9% des Gesamtkollektivs.

Untersucht man interessante Häufungen, so ist zu erkennen, daß Verletzungen des Typs A zu 53,8% nach Stürzen und nur zu 14,7% im Rahmen von PKW-Unfällen erlitten wurden. Verletzungen des Typs B traten zu 38,5%, Verletzungen des Typs C zu 42,8% nach PKW-Unfällen auf. Isolierte Acetabulumfrakturen wurden zu 47,2% bei PKW-Unfällen und zu 19,7% nach Stürzen erlitten. Komplexe Beckenverletzungen wurden zu 37,5% bei PKW-Unfällen, zu 18,8% von Fußgängern erlitten.

Nach PKW-, LKW- und Motorradunfällen fand sich eine relativ gleichmäßige Verteilung innerhalb der Klassifikationsgruppen. Bei Fahrradunfällen wurden zu 47,4% Verletzungen des Typs A erlitten, nach Verletzungen durch Sturz sogar zu 76,3%. Der Höhensturz führte in 35,3% zu A-Verletzungen, in 20,9% zu isolierten Acetabulumfrakturen. Nach Verschüttung lagen bei je 33,3% Verletzungen des Typs B und Komplextraumen des Beckens vor. Die genaue Aufschlüsselung der Unfallursachen für alle Patienten ist im Anhang wiedergegeben (siehe Tabelle {III-3-1}).

Insgesamt wurden für 49 Patienten andere als die im Fragebogen aufgeführten Unfallarten angegeben. Für 23 dieser Fälle wurden im Klartextfeld die folgenden speziellen Unfallursachen und Mechanismen angegeben (Tab. 2).

3.1.2 Unfallmechanismus

Im Rahmen der Auswertung wurde versucht, anhand der vorliegenden Angaben von Notärzten, Sanitätern und den Rettungsdienstprotokollen, Aufschlüsse über den Unfallmechanismus zu bekommen. Erwartungsgemäß war es in vielen Fällen nicht möglich, eine Analyse vorzunehmen. In 198 Fällen (11,5%) war keine verwertbare Einschätzung möglich.

Anprallverletzungen	von herunterfallendem Gitter getroffen von einem herunterfallenden Stein getroffen worden Stahlplatte gegen Becken beim Abladen eines LKW von herabrollenden Eisenrohren getroffen beim Fallschirmspringen gegen Telegrafenmast geprallt beim Polospielen mit der Symphyse gegen den Sattel geprallt
muskuläre Zugspannungen	Spagatversuch beim Tanzen beim Sprinten in der Schule plötzlich starke Schmerzen in der Leiste beim Laufen plötzlich Schmerzen plötzlich Schmerzen beim Fußballspielen Abrißverletzung beim Fußball Ausfallschritt beim Tennis beim Weitsprung plötzlich Schmerzen linke Hüfte
Einklemmungen	Einklemmung zwischen Gabelstapler und Container eingeklemmt worden unter Gabelstapler eingeklemmt zwischen Papierpresse geraten
sonstige	Tritt in die Leiste Impressionsfraktur, evtl durch Überlastung, kein eigentliches Trauma vom Zug überrollt worden in Rolltreppe gezogen worden zwei pathologische Beckenfrakturen supraacetabuläre Schußverletzung

Tab. 2: Zusätzliche, nicht klassifizierte Unfallursachen

3.1.2.1 Allgemeiner Unfallmechanismus

Unterteilt wurde in drei verschiedene Mechanismen: dem direkten *Anprall* (z.B. Fußgänger gegen PKW, Absturz etc.), der *Einklemmung*, d. h. einer dauerhaft einwirkenden Kraft auf den Beckenring (z.B. Einklemmung unter Maschinenteilen, Einklemmungen in Fahrzeugen) sowie dem *Überrolltrauma* mit wechselnden Krafteinwirkungen aus mehreren Richtungen auf den Beckenring.

Den weitaus größten Anteil nahmen Anpralltraumen mit 76,4% ein. Einklemmungen lagen bei 8,3%, Überrolltraumen bei 2,9% der Patienten vor. Die übrigen Patienten erlitten andere Unfallmechanismen oder der Mechanismus war nicht genau zu evaluieren.

Aufgeschlüsselt nach der Klassifikation war in allen Gruppen der Anprall die häufigste Unfallursache. Während der Anprall in 49,3% der Fälle zu Verletzungen des Typs A führte und in 20,8% zu isolierten Acetabulumfrakturen, wurden nach Überrollungen in 49% komplexe Beckenverletzungen beobachtet (vgl. Tabelle {III-3-2}).

3.1.2.2 Spezieller Unfallmechanismus

Eine weitere Aufschlüsselung des Unfallmechanismus war bei nur 55,5 % der Patienten möglich, da Angaben über den speziellen Mechanismus aus den Rettungsdienstprotokollen nur bedingt hervorgehen und das Design der Studie keine weiteren Nachforschungen erlaubte. Die speziellen Unfallmechanismen konnten in eine anterior-posteriore Kompression (25%), eine laterale Kompression (44,1%) und in eine axiale Stauchung (9,6%) unterschieden werden. In 21,3% der Fälle lag eine komplexe, d. h. mehrere Kraftfaktoren umfassende Gewalteinwirkung vor (Abb. 7). Der Anteil der nicht klassifizierbaren Unfallmechanismen ist mit 44,5% auch hier hoch. Bei 16 Patienten wurden Klartexteintragungen ergänzt (vgl. Tabelle {III-3-3}).

Ein verwertbarer direkter Zusammenhang zwischen dem speziellen Mechanismus und der Klassifikation ließ sich nicht erkennen, wie in Abb. 7 dargestellt.

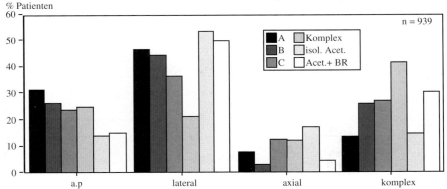

Abb. 7: Spezieller Unfallmechanismus vs. Klassifikation
In etwa der Hälfte der Fälle konnte der spezielle Unfallmechanismus retrospektiv nicht erhoben werden ("unbekannt"). B- und C-Verletzungen waren mit den klassischen Rotationsmechanismen vergesellschaftet. Laterale Kompressionen führten häufig zu isolierten Acetabulumfrakturen. "Komplexe" Unfallmechanismen traten bei allen Frakturtypen auf (s.a. Tabelle {III-3-3}).

Für 16 Patienten wurden andere als die aufgeführten Unfallmechanismen angegeben. Die in der Rubrik *"andere"* aufgeführten Mechanismen überschneiden sich mit denen, die zur Unfallart angegeben wurden. An dieser Stelle wird deshalb auf Tabelle 2 in Kapitel 3.1.1. Unfallart verwiesen.

Da die derzeit verwendeten Klassifikationssysteme im wesentlichen auf den von Pennal und Tile postulierten Verletzungsvektoren basieren (13), wurde versucht, anhand der Fälle, bei denen der spezielle Unfallmechanismus rekonstruierbar war, eine Korrelation zu den Untergruppen der AO-Klassifikation herzustellen (10). Unberücksichtigt blieben dabei isolierte Acetabulumfrakturen, Fälle mit unbekanntem Mechanismus und die Rubrik *"Verschiedenes"* (Tab. 3).

Die von Pennal und Tile 1980 postulierten Mechanismen der anterior-posterioren und der lateralen Kompression ließen sich im wesentlichen bestätigen. Die Verletzungen vom Typ B1, d. h. die "open book"-Verletzungen, traten in 48% nach a.p.-Kompression auf und nur in 14%.

nach einer seitlichen Kompression, wohingegen die Innenrotationsverletzung in 57% der Fälle nach einer seitlich einwirkenden Kraft nachzuweisen war und nur in 17,5 % nach einem in a.p.-Richtung einwirkenden Kraftvektor. Auffällig ist jedoch, daß auch für diese beiden Klassifikationsgruppen 30% bzw. 22% komplexe Unfallmechanismen angegeben wurden.

3.1 Epidemiologische Auswertung der Gesamtstudie

Klassifikation	a.p. Kompr.	lat. Kompr.	axial	komplex	total
A2	106	187	23	59	375
Column %	50.48%	58.44%	38.98%	34.30%	
Row %	28.27%	49.87%	6.13%	15.73%	
Total %	13.93%	24.57%	3.02%	7.75%	49.28%
A3	22	2	8	0	32
Column %	10.48%	0.62%	13.56%	0.00%	
Row %	68.75%	6.25%	25.00%	0.00%	
Total %	2.89%	0.26%	1.05%	0.00%	4.20%
B1	24	7	4	15	50
Column %	11.43%	2.19%	6.78%	8.72%	
Row %	**48.00%**	14.00%	8.00%	30.00%	
Total %	3.15%	0.92%	0.53%	1.97%	6.57%
B2	20	65	4	25	114
Column %	9.52%	20.31%	6.78%	14.53%	
Row %	17.54%	**57.02%**	3.51%	21.93%	
Total %	2.63%	8.54%	0.53%	3.29%	14.98%
B3	5	9	0	7	21
Column %	2.38%	2.81%	0.00%	4.07%	
Row %	23.81%	42.86%	0.00%	33.33%	
Total %	0.66%	1.18%	0.00%	0.92%	2.76%
C1	25	36	15	36	112
Column %	11.90%	11.25%	25.42%	20.93%	
Row %	22.32%	32.14%	13.39%	32.14%	
Total %	3.29%	4.73%	1.97%	4.73%	14.72%
C2	1	4	2	11	18
Column %	0.48%	1.25%	3.39%	6.40%	
Row %	5.56%	22.22%	11.11%	61.11%	
Total %	0.13%	0.53%	0.26%	1.45%	2.37%
C3	7	10	3	19	39
Column %	3.33%	3.12%	5.08%	11.05%	
Row %	17.95%	25.64%	7.69%	48.72%	
Total %	0.92%	1.31%	0.39%	2.50%	5.12%
Col.Tot.	210	320	59	172	761
Total %	27.60%	42.05%	7.75%	22.60%	100%

Tab. 3: Spezieller Unfallmechanismus vs. Klassifikationsuntergruppen.

3.1.3 Einlieferungsart

Anhand dieses Parameter wurde die Rate der sekundär den Kliniken zuverlegten Patienten bestimmt. Werden alle Patienten eingeschlossen, so ergibt sich eine Rate von 70,6% primär in die jeweilige Klinik eingelieferten Patienten. 26,4% wurden sekundär aus anderen Kliniken zuverlegt. Bei 3% waren die Eintragungen bezüglich des Einlieferungsmodus unvollständig. Auffällig war der Anstieg der sekundären Zuverlegungen bei höheren Instabilitätsgraden oder Beckenringläsion. Am häufigsten wurden Patienten mit begleitendem Weichteilschaden (Komplextrauma) und Acetabulumfrakturen sekundär verlegt (Tab. 4). Weiterhin auffällig bei der Analyse der Einlieferungsart waren 70 Verlegungen (9,6%) nach Verletzungen des Typs A. Die weitere Aufschlüsselung dieser Patienten zeigte, daß hierbei die Begleitverletzungen führend waren und nur wenige Patienten eine isolierte Beckenverletzung aufwiesen. Die Verlegungsgründe wurden im Rahmen der Studie nicht im einzelnen dokumentiert.

	Klassifikation						
	A	B	C	komplex	isol.Acet	AC + BR	total
primär	637	137	92	96	186	67	1215
Column %	87.38%	66.83%	64.34%	60.00%	51.67%	53.60%	----
Row %	52.43%	11.28%	7.57%	7.90%	15.31%	5.51%	100.00%
sekundär	70	58	47	64	165	51	455
Column %	9.60%	28.29%	32.87%	40.00%	45.83%	40.80%	----
Row %	15.38%	12.75%	10.33%	14.07%	36.26%	11.21%	100.00%
unbekannt	22	10	4	0	9	7	52
Column %	3.02%	4.88%	2.80%	0.00%	2.50%	5.60%	----
Row %	42.31%	19.23%	7.69%	0.00%	17.31%	13.46%	100.00%
Summe	729	205	143	160	360	125	1722
Total %	42.33%	11.90%	8.30%	9.29%	20.91%	7.26%	100.00%

Tab. 4: Primäre und sekundären Klinikaufnahme vs. Klassifikation

3.1.3.1 Rettungsmittel der primär eingelieferten Patienten

Schlüsselt man die primär in die versorgende Klinik eingelieferten Patienten nach dem zur Einlieferung verwendeten Rettungsmittel auf, erkennt man, daß erwartungsgemäß ca. 50% der Patienten durch arztbesetzte Rettungsmittel (RHS, NEF/NAW) eingeliefert wurden. Betrachtet man die schweren Verletzungen so liegt die Rate der arztbesetzten Rettungsmittel für die Verletzungen des Typs C bei 81%, für die komplexen Beckentraumen bei 89%. Eine detaillierte Gegenüberstellung bietet die Tabelle {III-3-4} im Anhang.

3.1.4 Verletzungsschwere und Begleitverletzungen

Eine instabile Beckenringverletzung ist in der Regel als Ausdruck einer schweren, allgemeinen Verletzung zu werten. In der vorliegenden Untersuchung lag zwar bei 1185 Patienten (68,8%) nur eine isolierte Verletzung des Beckenrings vor, die weitere Analyse ergab allerdings, daß es sich in 61,4% um Frakturen des Typs A, in 17,3% um Frakturen des Typs B und nur in einem geringen Anteil (12,4%) um Frakturen des Typs C handelte.

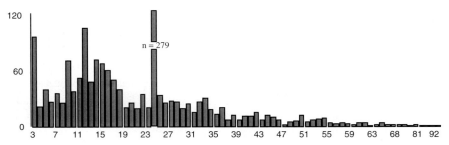

Abb. 8: Verteilung der PTS-Punkte
Aufgetragen ist die Häufigkeit aller PTS Punktnennungen. Häufungen entsprechen im wesentlichen den isolierten Beckenverletzungen, wobei die Häufung bei 24 Punkten in hohem Maße durch "Alterspunkte" der isolierten einfachen Verletzungen bedingt ist (s.a. Anhang I)

Zur Analyse der Verletzungsschwere wurde die Verteilung der einzelnen Punkte des Polytraumascores (PTS) (12) aufgetragen (Abb. 8 und Anhang I).
Es zeigt sich eine gleichmäßige Verteilung mit "Ausreißern" bei 3, 9, 12 und 24 Punkten, die dem Eintrag der isolierten Beckenverletzungen bzw. dem Erleiden von isolierten Beckenverletzungen im hohen Alter entsprachen.

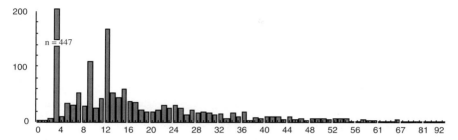

Abb. 9: Verteilung der PTS-Punkte unter Abzug der Punkte „Alter"
Werden die im Polytrauma Score für das "Alter" vergebenen Punkte abgezogen, verändert sich das Bild, die Häufung bei 24 Punkten (entsprechend Gruppe II) wird ersetzt durch den "Peak" bei 3 Punkten (Gruppe I, leichte Beckenfraktur)

Um den Einfluß des Alters näher zu untersuchen, wurde eine "alterskorrigierte" Übersicht unter Abzug der für das Alter vergebenen Punkte erstellt (Abb. 9). Die Häufungen bei 3, 9 und 12 Punkten bleiben bestehen. Die Häufung bei 24 Punkten (entsprechend PTS-Gruppe II) ist verschwunden, die Anzahl der Patienten mit 3 Punkten hat erheblich zugenommen. Diese Umverteilung entspricht den "einfachen" isolierten Beckenfrakturen, die durch das Alter der Patienten der PTS Gruppe 2 zugeordnet wurden.

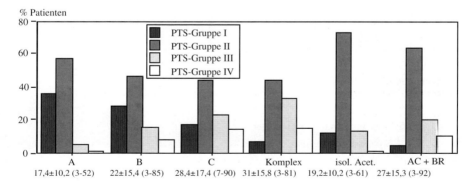

Abb. 10: PTS-Gruppen und durchschnittliche PTS-Werte vs. Klassifikation
Mit zunehmender Beckenringinstabilität kommt es zu einem Anstieg der Gesamtverletzungsschwere (PTS-Gruppen). Die Verletzungsschwere war nach C-Verletzungen und Komplextraumen signifikant höher als nach A-Verletzungen oder isolierten Acetabulumfrakturen.

Der durchschnittliche Hannover Polytrauma Score (PTS) aller Patienten lag bei 21,1 ± 13,4 Punkten (Minimum 3 Punkte, Maximum 92 Punkte). Auch zwischen den Klassifikationsgruppen Becken zeigte sich zwischen den Verletzungen des Typs A, B, C und Komplextraumen eine deutliche Zunahme der Gesamtverletzungsschwere (Abb. 10).

Zur besseren internationalen Vergleichbarkeit wurde zusätzlich der Injury Severety Score (ISS) berechnet. Angaben lagen für 1138 der Patienten (66,1%) vor. Der Durchschnitt liegt bei 15,14 ± 14,43 Punkten (2-75 Punkte). Eine detaillierte Korrelation zur Klassifikation ist in Tabelle {III-3-5} im Anhang wiedergegeben.

3.1.4.1 Gesamtverletzungsschwere und Unfallart

Die Gesamtverletzungsschwere, ausgedrückt durch den Hannover Polytrauma-Schlüssel (PTS), wurde in Bezug zu den einzelnen Unfallart-Gruppen hinsichtlich Verteilung der PTS-Gruppen analysiert (Abb. 11). Die Verteilung der PTS-Gruppen war bei PKW- und LKW-Unfällen ähnlich. Bei Fahrradfahrern gab es einen auffällig hohen Anteil von leichten Verletzungen der Gruppe I. Bei Fußgängern ist der Anteil der schweren und schwersten Verletzungen der Gruppe III und IV deutlich erhöht. Stürze aus der Höhe und Verschüttungstraumen führten in überwiegendem Maße zu leichteren Verletzungen der Gruppe I und II (s.a. Tabelle {III-3-6}).

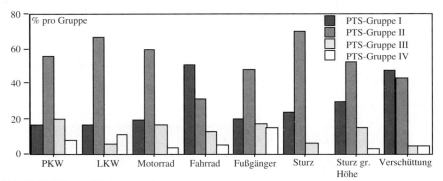

Abb. 11: Unfallart vs. Verletzungsschwere
Vergleich von Unfallart und Gesamtverletzungsschwere, ausgedrückt durch die PTS-Gruppen.

3.1.4.2 Häufigkeit von Zusatzverletzungen

Bei 41,4% (713 Patienten) lag eine isolierte Verletzung des Beckens vor. Die prozentuale Verteilung der Verletzungen zusätzlicher Körperregionen auch in Abhängigkeit von der Klassifikation sind in Tabelle 5 dargestellt. Bei den Beckenringläsionen kommt es mit zunehmender Instabilität zu einem Anstieg der Begleitverletzungen in den einzelnen Körperregionen. Ausnahme bilden hierbei die Verletzungen der oberen und unteren Extremitäten, die bei B- und C-Frakturen annähernd gleich häufig auftreten. Bei den komplexen Beckenverletzungen ist erwartungsgemäß eine höhere Inzidenz abdomineller

Begleitverletzungen zu finden. Im Vergleich dazu liegt die Begleitverletzungsrate bei isolierten Acetabulumfrakturen im allgemeinen Durchschnitt.

Die Verteilung von Kombinationen einzelner Zusatzverletzungen ist zusammenfassend in Tabelle III-3-7 im Anhang dargestellt.

Begleitverletzung (in %)	gesamt	Typ A	Typ B	Typ C	komplex	isol. Acet	AC + BR
SHT	28,1	15,1	43,9	46,9	45,0	25,6	42,3
Thorax	24,7	13,9	30,2	44,8	47,5	21,1	35,8
Abdomen	10,6	4,0	13,7	19,3	38,1	4,2	17,1
obere Extremität	20,3	15,6	29,3	21,4	23,8	19,3	29,3
untere Extremität	29,2	15,9	45,9	44,8	50,0	26,2	43,1
Wirbelsäule	8,1	6,4	10,2	16,6	10,6	5,1	11,4

Tab. 5: Begleitverletzungen (n = 1009)
Prozentuale Verteilung der Begleitverletzungen. Die häufigsten Begleitverletzungen waren Schädel-Hirn-Traumen sowie Verletzungen der unteren Extremitäten und des Thorax (durch Mehrfachnennungen beträgt die Summe >100%).

3.2 Diagnostik

Bei allen Patienten wurde zumindest eine Beckenübersichtsaufnahme erstellt. Bei 16,2% wurden zusätzlich Schrägaufnahmen (Inlet- oder Outletprojektionen), bei 19,1% Ala- oder Obturator-Projektionen) durchgeführt. 9,4% erhielten ergänzend zur Übersichtsaufnahme Inlet-/ Outlet- und Ala-/Obturatorprojektionen.

Die prozentuale Verteilung der zusätzlich durchgeführten Diagnostik innerhalb der einzelnen Klassifikationsgruppen ist in der nachfolgenden Tab. 6 dargestellt. Danach wird eine erweiterte Diagnostik bei instabilen Beckenringverletzungen in etwa 50% der Fälle durchgeführt. Ala- und Obturatoraufnahmen und die Computertomographie wurden im wesentlichen bei Acetabulumfrakturen eingesetzt. Eine CT-Untersuchung wurde ebenfalls bei 60% der translatorischen Beckeninstabilitäten angewendet.

Diagnostik (in %)	Typ A	Typ B	Typ C	komplex	Acet.isol.	AC + BR
Inlet/Outlet	14,4	39,5	49,0	40,0	17,0	45,5
Ala/Obturator	11,5	12,7	17,9	19,4	70,2	56,9
CT	8,1	42,0	56,6	46,9	59,5	65,0

Tab. 6: Radiologische Diagnostik (n = 1722)
Die vorgenomme Art der Röntgendiagnostik ist in Beziehung zur Klassifikation analysiert.

Eine computertomographische Untersuchung wurde bei 34,7% aller Patienten durchgeführt. Den Standard stellen hierbei die 2-D Aufnahmen dar, in lediglich 9,2% wurde eine zusätzliche dreidimensionale Darstellung errechnet.

In 4 Fällen wurde eine konventionelle Tomographie zum Ausschluß von Sakrumfrakturen (3mal) bzw. einer Acetabulumbeteiligung durchgeführt.

3.3 Frakturklassifikation

Zur Frakturklassifikation der Beckenringverletzung wurde die modifizierte *Tile*-Klassifikation zugrunde gelegt (siehe Anhang I) (10). Die Frakturen wurden zunächst in die isolierten Beckenringfrakturen der Typen A, B und C unterteilt. Ihnen werden isolierte Acetabulumfrakturen und Acetabulumfrakturen mit zusätzlicher Beckenringfraktur gegenübergestellt. Die Gruppe "Komplextrauma" umfaßt alle genannten Frakturtypen, wenn zusätzlich ein beckennaher Weichteil- oder Organschaden vorliegt (1). Die 160 komplexen Beckenverletzungen unterteilen sich in 21 A-, 44 B-, 89 C-Frakturen und 6 isolierte Acetabulumfrakturen. Die Verteilung dieser Klassifikationsgruppen ist in der Tabelle 7 wiedergegeben.

Klassifikation	n =	%
Typ A	728	42.27
Typ B	205	11.90
Typ C	143	8.30
Komplextrauma	160	9.29
Acetabulum isoliert	360	20.91
Acetabulum + Beckenring	126	7.31
isolierte Beckenringfrakturen: gesamt	1076	62.48
isolierte Acetabulumfrakturen: gesamt	366	21.25
Beckenringfrakturen (isoliert + Kombination mit Acetabulumfraktur)	1356	78.75
Acetabulumfrakturen: gesamt	537	31.18

Tab. 7: Klassifikation der Beckenverletzung

Problematisch ist die Einteilung der "Zweipfeilerfraktur" des Acetabulums, da hier jeweils auch eine Fraktur des Iliums, meist auch des Scham- und Sitzbeins vorliegt. Mit der folgenden Regelung wurde eine eindeutige Differenzierung erzielt:

Wenn auf der Seite der Acetabulumfraktur eine Luxation des SI-Gelenkes vorlag oder eine Symphysensprengung bestand, wurde eine zusätzliche Beckenringverletzung angenommen. Die Kombination der Acetabulumfraktur mit gleichseitigen transpubischen oder transiliakalen Instabilitäten wurde als isolierte Acetabulumfraktur gewertet.

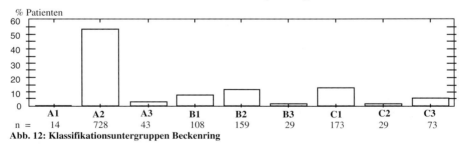

Abb. 12: Klassifikationsuntergruppen Beckenring

Die 1356 Beckenringfrakturen wurden weitergehend in die Frakturuntergruppen klassifiziert (10). Die mit über 50% weitaus größte Gruppe stellen die wenig dislozierten Scham- oder Sitzbeinbrüche bzw. unverschobenen vorderen Beckenringunterbrechungen entsprechend der Gruppe A2 dar. Wie schon in der Altersverteilung verdeutlicht, stellt dieser Verletzungstyp die typische Altersfraktur bei minimalem Trauma dar (Abb. 12).

3.4 Verletzte Regionen am Beckenring

Umfangreicher ist die Analyse der einzelnen Frakturen am Beckenring, da eine Vielzahl von Kombinationsmöglichkeiten sowie Mehrfachfrakturen im Beckenring möglich sind. Diese Analyse stellt die Häufigkeit einzelner Frakturtypen dar und gibt die Kombination verschiedener Läsionen am Beckenring innerhalb der Typen A, B und C der Frakturklassifikation an.

Zur Analyse der Verletzungsregionen im Becken wurden zunächst alle isolierten Beckenverletzungen unter Auslassung der Patienten mit isolierten Acetabulumfrakturen und mit Kombination von Beckenringfrakturen und Acetabulumfrakturen ausgewertet (1076 Fälle). Aufgrund der angesprochenen Mehrfachnennungen addiert sich die Summe der Einzelverletzungen über die maximale Gesamtzahl der betrachteten 1076 Beckenfrakturen. Bei den beidseitigen Frakturen liegen teilweise unterschiedliche Frakturtypen vor, so daß auch hier die Summation nicht zur Gesamtanzahl führt (Tab. 8). Die Sakrumfrakturen wurden dabei nach der Klassifikation von Denis unterteilt (siehe auch Anhang I) (3).

Frakturregion	Frakturart	total	bilateral
Symphyse		133	entfällt
transpubische Region		854	134
Ilium	Iliumfrakturen:	127	2
	Beckenrand	92	1
	Beckenring	32	1
	Trümmerfrakturen	11	0
SI-Gelenk	SI-Gelenk:	157	18
	SI-Sprengung	103	7
	transsakrale Luxationsfraktur	23	1
	transiliakale Luxationsfraktur	43	1
Sakrum	Sakrum:	186	33
	transalar	87	5
	transforaminal	75	5
	zentral	30	18

Tab. 8: Häufigkeit der Frakturart in Abhängigkeit von der Frakturregion
Berücksichtigt wurden nur Patienten mit Beckenringfrakturen, begleitende Acetabulumfrakturen wurden ausgeschlossen. Aufgrund von möglichen Mehrfachnennungen kann die Summe die Patientenanzahl übertreffen.

Zur weitergehenden Analyse wurden die isolierten Beckenringfrakturen in die Frakturtypen A, B und C und die Klassifikationsuntergruppen unterteilt und auf typische Verletzungen bzw. Verletzungskombinationen untersucht.

In den folgenden Tabellen (Tab. 9 - 17) sind die einzelnen Frakturuntertypen hinsichtlich Kombination ventraler und dorsaler Instabilitäten aufgelistet. Bei den mit "*" gekennzeichneten Patienten liegen beidseitige Frakturen der entsprechenden Verletzungsregion vor bzw. die Zahlen in Klammern beziehen sich auf die in der erstgenannten Zahl enthaltenen beidseitigen Frakturen der entsprechenden Verletzungsregion.

3.4.1 Verletzungstyp A

728 Patienten wiesen isolierte Verletzungen vom Typ A auf. Nach Tile können diese in **Abrißfrakturen (A1)**, Frakturen, die den **Beckenrand und/oder das Schambein** betreffen **(A2)** und **tiefe Sakrumquerfrakturen oder Steißbeinfrakturen (A3)** unterschieden werden.

3.4.1.1 Abrißfrakturen (Typ A1) (n = 14)

Kombinationen	vorderer Beckenring				Summe
hinterer Beckenring	Symphyse	Schambein	Symph/Scham	keine	
keine	0	1	0	0	1
Iliumrand	0	0	0	10	10
SI-Gelenk.+ transiliakal	0	0	0	1	1
SI-Gelenk	0	0	0	1	1
Sakrum	0	0	0	1	1
gesamt	0	1	0	13	14

Tab. 9: Einzelverletzungen in der Klassifikationsgruppe *Tile* A1
Am häufigsten wurden Abrißfrakturen des Iliums gefunden (z.B. Spina iliaca anterior superior).

3.4.1.2 Beckenrand-, Scham- und/oder Sitzbeinfrakturen (Typ A2) (n = 672)

Kombinationen	vorderer Beckenring				Summe
hinterer Beckenring	Symphyse	Schambein	Symph/Scham	keine	
keine	1	579 (47)*	6 (1)*	0	586
Iliumrand	0	5	0	70 (1)*	75
Iliumring	0	1	0	0	1
SI-Gelenk	0	0	0	0	0
Sakrum	0	5	0	5	10
gesamt	1	590	6	75	672

Tab. 10: Einzelverletzungen in der Klassifikationsgruppe *Tile* A2
Bei den A2-Verletzungen traten transpubische Frakturen am häufigsten auf, in knapp 10% lag bei diesem Frakturtyp eine Iliumrandfraktur vor. * Die Zahlen in Klammern beziehen sich auf die in der erstgenannten Zahl enthaltenen beidseitigen Frakturen der entsprechenden Verletzungsregion.

3.4.1.3 Sakrumquerfrakturen/Steißbeinfrakturen (Typ A3) (n = 42)

Kombinationen	vorderer Beckenring/Iliumrand				Summe
hinterer Beckenring	Symphyse	Symph/Scham	Iliumrand	keine	
SI-Gelenk	0	0	0	0	0
Steißbein	0	0	0	21	21
Sakrum	0	0	1	19	21
gesamt	0	1	1	40	42

Tab. 11: Einzelverletzungen in der Klassifikationsgruppe *Tile* A3
Steißbeinfrakturen und tiefe Sakrumquerfrakturen, d.h. Frakturen unterhalb des SI-Gelenkes, traten etwa gleich häufig auf.

3.4.2 Verletzungstyp B

205 Patienten wiesen isolierte Verletzungen vom Typ B auf. Nach Tile können diese in **Außenrotationsverletzungen (B1)**, **Innenrotationsverletzungen (B2)** und **bilaterale B-Verletzungen (B3)** unterschieden werden.

3.4.2.1 Außenrotations-Verletzung ("open book"), (Typ B1) (n = 76)

Kombinationen	vorderer Beckenring				Summe
hinterer Beckenring	Symphyse	Schambein	Symph/Scham	keine	
keine	29	0	5	0	34
Iliumrand	1	0	1	0	2
SI-Sprengung+Iliumrand	0	0	1	0	1
SI-Sprengung	20	13 (1)*	3 (1)*	0	36
transiliakale LuxFx	2	0	0	0	2
Sakrum transforaminal	0	0	0	1*	1
gesamt	52	13	10	1	76

Tab. 12: Einzelverletzungen in der Klassifikationsgruppe *Tile* B1*
Die typische Außenrotationsverletzung war die Symphysensprengung in Kombination mit einer SI-Gelenksverletzung. Eine posteriore Verletzung ließ sich in knapp 50% häufig radiologisch nicht nachweisen.

3.4.2.2 Innenrotationsverletzung ("lateral compression"), (Typ B2) (n = 112)

Kombinationen	vorderer Beckenring				Summe
hinterer Beckenring	Symphyse	Schambein	Symph/Scham	keine	
keine	0	1	2	0	3
Iliumring	0	6 (1)*	0	0	6
SI-Sprengung	1	16 (6)*	2	0	19
transiliakale LuxFx	0	2 (1)*	1	0	3
transsakrale LuxFx	0	6 (1)*	0	0	6
Sakrum transalar	3	28 (9)*	3	2	36
Sakrum transforaminal	0	30 (12)*	1*	1	32
Sakrum zentral	0	2	1*	0	3
transalar + Iliumrand ipsi	0	1	0	1	2
transfor + Iliumring ipsi	0	1	0	1	2
gesamt	4	93	10	5	112

Tab. 13: Einzelverletzungen in der Klassifikationsgruppe *Tile* B2*
Die typische B2-Verletzung war eine Sakrumfraktur in Kombination mit einer transpubischen Verletzung.

3.4.2.3 Bilaterale B-Verletzung (Typ B3) (n = 17)

Kombinationen	vorderer Beckenring			Summe
hinterer Beckenring	Symphyse	Schambein	Symph/Scham	
SI-Sprengung bds	5	1*	0	6
SI-Sprengung + transalar	0	0	1	1
transiliakale LuxFx bds	0	1	0	1
transsakrale LuxFx	0	1*	0	1
transsakrale LuxFx +ISG	0	1	0	1
transsakr.LuxFx + transalar	0	1	0	1
transiliak.LuxFx+transalar	0	0	1	1
transiliak.LuxFx+transfor	0	1	0	1
Sakrum transalar bds	0	2*	0	2
transfor. bds + transiliakale LuxFx	0	0	1	1
Sakrum transalar+zentral	0	1	0	1
gesamt	5	9	3	17

Tab. 14: Einzelverletzungen in der Klassifikationsgruppe *Tile* B3*
Eine typische B3-Verletzung konnte nicht identifiziert werden.

3.4.3 Translatorische Instabilitäten, "vertical shear" (Typ C)

143 Patienten wiesen isolierte Verletzungen vom Typ C auf. Nach Tile können diese in **einseitige (C1)** und **beidseitige (C2) Verletzungen** unterschieden werden.

3.4.3.1 Unilaterale C-Verletzung (Typ C1) (n = 122)

Kombinationen	vorderer Beckenring				Summe
hinterer Beckenring	Symphyse	Schambein	Symph/Scham	keine	
keine	0	0	1	0	1
Iliumring	0	16 (8)*	3	2	21
SI-Sprengung	3	6 (3)*	6	1	16
transiliakale LuxFx	2	4 (1)*	2	1	9
transsakrale LuxFx	2	10 (2)*	0	1	13
SI-Sprengung + Iliumrand	1	0	0	0	1
Sakrum transalar	2	15 (4)*	0	1	18
Sakrum transforaminal	1	18 (8)*	2	0	21
Sakrum zentral	0	1 (1)*	0	0	1
transalar + ISG ipsi	0	1	0	0	1
transalar (C) + ISG (B)	0	0	1	0	1
transfor.(C) + ISG (B)	0	2	0	0	2
ISG + transfor. ipsi	0	2	0	0	2
ISG (C) + zentral	0	1	0	0	1
transalar + ISG + Iliumrand	0	1	0	0	1
transiliak/transsakr.LuxFx	0	1	1	0	2
iliak.LuxFx (C) + zentral (B) ipsi	0	1	0	0	1
iliak.LuxFx + transalar ipsi	0	2	0	0	2
iliak.LuxFx (C) + transfor. (B) ipsi	0	1	1	0	2
transalar + transfor.	0	1	0	0	1
transalar (C) + transalar (B)	1	0	0	0	1
ISG + transiliak/transsakr.LuxFx	0	0	0	1	1
transiliak.LuxFx (C) + ISG (B)	0	2	0	0	2
gesamt	13	85	17	7	122

Tab. 15: Verletzungskombinationen bei Verletzungen vom Typ *Tile* C1
Am häufigsten waren transpubische Verletzungen in Kombination mit einer Sakrumfraktur vertreten.

3.4.3.2 Bilaterale C-Verletzung (Typ C2) (n = 21)

Kombinationen	vorderer Beckenring				Summe
hinterer Beckenring	Symphyse	Schambein	Symph/Scham	keine	
Iliumring bds	0	1	0	0	1
SI-Sprengung bds	1	0	0	0	1
SI-Sprengung + transforaminal	0	0	0	1	1
ISG + transsakr/iliak LuxFx	1	0	0	0	1
transiliakale LuxFx + ISG	0	1	1	0	2
transsforaminal bds	0	2*	0	0	2
transsakrale LuxFx +ISG	0	1*	0	0	1
transsakr.LuxFx + transalar	0	1	0	0	1
transsakr.LuxFx + zentral	0	0	1	0	1
transiliak.LuxFx+transforaminal	0	2	0	0	2
transalar + ISG + Iliumrand	1	0	0	0	1
transalar + ISG	0	1	1	0	2
Sakrum transalar bds	0	1	0	0	1
transfor. + transalar	1	1*	0	0	2
transfor. + zentral	0	0	0	1	1
transalar + Iliumring	0	1	0	0	1
gesamt	4	12	3	2	21

Tab. 16: Verletzungskombinationen bei Verletzungen vom Typ *Tile* C2
Eine typische C2-Verletzung konnte nicht identifiziert werden.

3.4.3.3 C-Verletzung mit Acetabulumfraktur (Typ C3) (n = 73)

Kombinationen	vorderer Beckenring				Summe
hinterer Beckenring	Symphyse	Schambein	Symph/Scham	keine	
Ilium	0	2	1*	1	4
Ilium bds	0	1	0	0	1
Ilium + SI-Gelenk	0	1	2	1	4
SI-Gelenk	10	9 (3)*	6 (1)*	4	29
SI-Gelenk bds	0	4 (1)*	3 (3)*	0	7
SI-Gelenk+ Sakrum	2	1*	1	0	4
SI-Gelenk bds.+ Sakrum	1	0	0	0	1
Sakrum	1	8 (3)*	0	3	12
Sakrum bds	1	4 (1)*	2 (1)*	1	8
Sakrum bds. + SI-Gelenk	0	1	0	0	1
Sakrum + Ilium	0	2 (1)*	0	0	2
gesamt	15	33	15	10**	73

Tab. 17: Verletzungskombinationen bei Verletzungen vom Typ Tile C3
Translatorisch instabile Beckenringverletzungen vom Typ C in Kombination mit Acetabulumfrakturen traten bei 73 Patienten auf. Die häufigste dorsale Läsion des Beckenringes war mit 46 Fällen das SI-Gelenk, gefolgt vom Sakrum mit 28 Fällen (Mehrfachnennungen möglich). Bei 10 Patienten wurde keine Verletzung am vorderen Beckenring angegeben.
** Für 10 Patienten wurden lediglich Verletzungen des hinteren Beckenrings ohne anteriore Verletzung angegeben. Diese Angaben wurden durch nochmalige Falldurchsicht bestätigt.

Die im Rahmen der Kombinationsverletzung vom Typ C3 aufgetretenen Acetabulumfrakturen wurden zusätzlich in der Klassifikation von Letournel klassifiziert (6) (Tab. 18).

Klassifikation Acetabulum	Anzahl	Prozent
Einfache Frakturtypen:		
Hintere Wand	4	5.48
Hinterer Pfeiler	5	6.85
Vordere Wand	1	1.37
Vorderer Pfeiler	7	9.59
Querfraktur	23	31.51
Zusammengesetzte Frakturtypen:		
Hintere Wand + Hinterer Pfeiler	4	5.48
Querfraktur + Hintere Wand	3	4.11
T-Fraktur	5	6.85
Zweipfeilerfraktur	13	17.81
Beidseitige Acetabulumfrakturen	7	9.59
Klassifikation unbekannt	1	1.37
Summe	**73**	**100**

Tab. 18: Klassifikation der Acetabulumfraktur beim Verletzungstyp C3
Die häufigsten beobachteten Einzelverletzungen waren Querfrakturen und Zweipfeilerfrakturen. Mit nahezu 10% sind die beidseitigen Acetabulumfrakturen bei begleitenden Beckenringfrakturen relativ häufig.

3.5. Notfalltherapie und Komplextrauma Becken

3.5.1 Pelvine Zusatzverletzungen und Komplextrauma Becken

Zusatzverletzungen die anatomisch der Beckenregion zuzuordnen waren, lagen bei 243 Patienten (14,1%) vor. Am häufigsten wurden Zusatzverletzungen des Urogenitalsystems und Nervenschäden beobachtet (Abb.13).

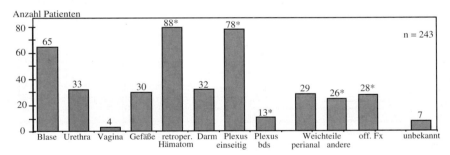

Abb. 13: Häufigkeit pelviner Begleitverletzungen
Die absolute Häufigkeit pelviner Begleitverletzungen ist aufgetragen. *: Verletzungen geringerer Art wurden teilweise nicht als Komplextrauma definiert (s. Abb. 14).

Nicht immer erfüllte das Vorhandensein einer pelvinen Zusatzverletzung die Definition eines "komplexen Beckentraumas" (Beckenverletzung mit zusätzlichem pelvinen Weichteilschaden wie Organläsionen, frakturbedingte Gefäß- und/oder Nervenschäden oder erhebliche pelvine Weichteilverletzungen (1)). In einigen Fällen lagen retroperitoneale Hämatome,

3.5 Notfalltherapie und Komplextrauma Becken

isolierte Nervenschäden oder mehr extrapelvin gelegene Weichteilverletzungen vor, ohne daß damit die Definition eines komplexen Beckentraumas erfüllt war.

Insgesamt wurden in den jeweiligen Kliniken 160 Patienten dem komplexen Beckentrauma zugeordnet (9,3%). Als komplexe pelvine Verletzungen lagen auch hier v.a. Läsionen des Urogenitalsystems und Nervenschäden vor. Die Verteilung der entsprechenden Verletzungen ist in Abb. 14 angegeben.

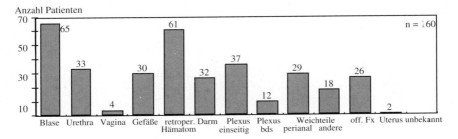

Abb. 14: Häufigkeit pelviner Begleitverletzungen beim Komplextrauma.
160 Patienten (9.3%) erfüllten die Kriterien des "komplexen" Beckentraumas. Die absoluten Häufigkeiten pelviner Begleitverletzungen sind für diese Untergruppe dargestellt.

Komplexe Beckenverletzungen wurden in allen Klassifikationsgruppen gesehen. Es bestand dabei eine signifikante Zunahme komplexer Beckentraumen in Abhängigkeit zum Instabilitätsgrad der Beckenringverletzung ($p < 0.0001$). Abbildung 15 zeigt die prozentuale Häufigkeit komplexer Beckenverletzungen in Abhängigkeit vom Frakturtyp. Die 160 komplexen Beckenverletzungen unterteilen sich in 21 A-, 44 B-, 89 C-Frakturen und 6 isolierte Acetabulumfrakturen. Unter den isolierten Acetabulumfrakturen traten Komplextraumen in 1,64% der Fälle auf, bei A-Verletzungen in 2,68%, bei B-Verletzungen in 14,86% und bei C-Verletzungen in 32,36%.

In den Klassifikationsuntergruppen waren Komplextraumen am häufigsten nach C1- (31,87%) und C3-Verletzungen (18,75%) aufgetreten.

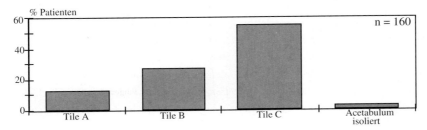

Abb. 15. Prozentualer Anteil der Klassifikationsgruppen bei 160 Komplextraumen

Innerhalb der Gruppe der Komplextraumen fand sich eine signifikante Häufung (p< 0.0001) pelviner Gefäß- und Nervenverletzungen in Abhängigkeit von der begleitenden Beckenringinstabilität, mit der höchsten Inzidenz in der Gruppe der Translationsinstabilitäten (Typ C). Für Blasen- und Urethrarupturen, pelvine Darmverletzungen, pelvine Weichteilverletzungen und beidseitige Plexusläsionen besteht ebenfalls ein Trend zur Häufung bei den instabileren Gruppen, ohne signifikant zu sein (Tab. 19).

Begleitverletzungen	Tile A	Tile B	Tile C	Acet. isol.
Blase	8	22	32	3
Urethra	7	12	14	0
pelvine Gefäße	1	3	26	0
pelviner Darm	2	7	23	0
Plexus unilateral	0	7	30	0
Plexus bilateral	0	2	10	0
pelvine Weichteile	4	8	15	2
offene Frakturen	5	4	16	2

Tab. 19: Anzahl pelviner Begleitverletzungen beim Komplextrauma Becken vs. Klassifikation.

Die Häufigkeit der Zusatzverletzungen bei allen Beckenverletzungen innerhalb der Klassifikationsuntergruppen ist in Tab. 20 dargestellt.

n = 1722	A1	A2	A3	B1	B2	B3	C1	C2	C3	ACi
Blase	0	8	0	3	13	6	19	4	9	3
Urethra	0	7	0	5	4	3	10	1	3	0
pelvine Gefäße	0	1	0	2	1	0	13	4	9	0
pelviner Darm	0	2	0	3	1	3	14	3	6	0
Plexus unilateral	0	4	0	2	4	5	22	4	17	21
Plexus bilateral	0	0	0	2	0	0	3	2	6	0
pelvine Weichteile	0	4	0	3	2	3	9	3	3	2
offene Frakturen	0	5	0	1	1	2	8	3	5	3
gesamt (Klass)	14	728	43	109	158	29	173	29	73	366

Tab. 20: Häufigkeit pelviner Begleitverletzungen innerhalb der Klassifikationsunter-gruppen.

Danach ist bei jedem fünften Patienten nach B3-Verletzung mit einer Blasenruptur zu rechnen, Urethrarupturen sind ebenfalls nach B3-Verletzungen am häufigsten (10%). Pelvine Gefäßverletzungen werden mit steigender Beckenringinstabilität gesehen, am häufigsten nach C2- und C3-Verletzungen (13.8 % und 12.3%). Darmverletzungen sind in etwa 10,3% der Fälle bei B3- und C2-Verletzungen zu finden. Einseitige Läsionen des Plexus lumbosacralis nehmen innerhalb der C-Verletzungen mit steigender Instabilität zu, aber auch nach beidseitiger Rotationsinstabilität haben immerhin 17% dieser Patienten Nervenschäden. Offene Beckenfrakturen kamen am häufigsten in Begleitung von beidseits translationsinstabilen Beckenringläsionen vor (Typ C2).
Insgesamt zeigt sich, daß die Rate der pelvinen Zusatzverletzungen innerhalb der Klassifikationsgruppen des Typ C am häufigsten auftreten. Bemerkenswert ist die erhöhte Inzidenz von Blasen-, Urethra- und pelvinen Weichteilverletzungen nach B3-Verletzungen.

3.5.2 Notfalltherapie

Unter dem Begriff Notfalltherapiemaßnahmen wurden die Maßnahmen zusammengefaßt, die innerhalb der ersten 6 Stunden nach Aufnahme durchgeführt wurden. Sie beinhalten die primäre Laparotomie, eine Notfallembolisation bei pelviner Blutung sowie die äußere oder interne Fixation der Beckenverletzung. Da nicht in jedem Fall eine hämodynamische Instabilität vorliegen muß, wird allgemein zwischen allen Patienten, bei denen eine Notfalltherapie durchgeführt wurde (s. 3.5.2) und den Patienten mit begleitender Kreislaufinstabilität (s. 3.5.3) unterschieden.

Insgesamt wurden Maßnahmen zur Notfalltherapie bei 165 Patienten durchgeführt. Bei 94 Patienten wurde eine Laparotomie durchgeführt, 19 Patienten wurde eine Beckenzwinge angelegt, 48 wurden notfallmäßig mittels Fixateur externe stabilisiert, 42 mittels interner Stabilisierung. Bei 3 Patienten war bei pelviner Gefäßverletzung eine Notfallembolisation zur Blutstillung notwendig (eine B-, zwei C-Verletzungen, alle Komplextraumata).

Insgesamt wurden 109 Notfallstabilisierungen des Beckens bei 102 Patienten vorgenommen.

1. Beckenzwinge

Bei 19 Patienten wurde als Notfallstabilisierung eine Beckenzwinge angelegt.
Bei 3 dieser Patienten wurde zusätzlich eine interne Stabilisierung des Beckens durchgeführt (2 Symphysenverplattungen, 1 SI-Gelenk-Verplattung). Alle drei Patienten wiesen große retroperitoneale Hämatome auf, zwei hatten zusätzlich pelvine Gefäßverletzungen erlitten.
Drei weitere Patienten wurden ventral mit einem Fixateur externe versorgt, bei zwei von ihnen wurden retroperitoneale Hämatome beschrieben.
Bei den übrigen 13 Patienten wurde die Beckenzwinge als alleinige Notfallstabilisierungsmaßnahme angewendet.
Bei 11 Patienten mit Beckenzwingen wurde zusätzlich eine Laparotomie durchgeführt.
Beckenzwingen wurden bei 2 Patienten mit isolierter Rotationsinstabilität (B-Verletzungen) und 6 Patienten mit isolierter Translationsinstabilität (C-Verletzungen) angelegt. Die übrigen 11 Zwingen wurden bei vorhandenem komplexen Beckentrauma verwendet (1 B-, 10 C-Verletzungen).
Als posteriore Verletzung lag bei diesen Patienten in 9 Fällen eine SI-Gelenk-Verletzung und in 10 Fällen eine Sakrumfraktur vor. Die Letalität bei den Patienten mit Beckenzwinge betrug 52,6% (10 Patienten).

2. Fixateur externe

Bei 48 Patienten erfolgte eine Notfallstabilisierung mittels Fixateur externe. Es handelte sich um zwei Patienten mit A-Verletzung, 13 Patienten mit B- und 33 Patienten mit C-Verletzungen, davon wiesen 21 Patienten ein komplexes Beckentrauma auf (1 A-, 4 B-, 16 C-Verletzungen). Bei drei dieser Patienten wurde, wie schon beschrieben, zusätzlich eine Beckenzwinge zur Stabilisierung des dorsalen Beckenringes angelegt (1 B, 2 C-Verletzungen). Bei einem Patienten erfolgte zusätzlich eine interne Stabilisierung einer Symphysensprengung mit Schrauben- und Cerclageosteosynthese.

Bei 13 Patienten war eine Laparotomie notwendig, bei einem Patienten eine Embolisation pelviner Gefäße. Bei 26 Patienten wurde die Beckenverletzung mit dem primären Notfallfixateur ausbehandelt. Bei den übrigen 22 Patienten erfolgte ein Verfahrenswechsel bzw. eine zusätzliche interne Stabilsierung. Hierbei handelte es sich um einen Patienten mit A-, 5 mit B- und 16 mit C-Verletzungen. Bei 8 Patienten erfolgte sekundär ausschließlich eine Symphysenverplattung (1 A-, 5 B-, 2 C-Verletzung). Bei den verbleibenden 14 Patienten mit C-Verletzung des Beckens erfolgte eine zusätzliche interne Stabilisierung des dorsalen Beckenringes, bei 13 Patienten auch eine ventrale. Die Letalität der Patienten nach externer Fixation betrug 16,7% (8 Patienten).

3. Primäre interne Fixation

Eine primäre interne Beckenringstabilisierung wurde bei 42 Patienten vorgenommen. Dabei wurden 2 A-Verletzungen (Beckenrandfrakturen) stabilisiert, 5 B-Verletzungen (Plattenosteosynthese von Symphysensprengungen) und 10 C-Verletzungen (4 Symphysenplatten, 2 Iliumosteosynthesen, eine isolierte SI-Verplattung und drei kombinierte Symphysen- und SI-Verplattungen). Als interne Notfallstabilisierung wurde bei 25 Komplextraumen (2 A-, 9 B-, 14 C-Verletzungen) 14 mal eine Symphysenplatte, 4 mal eine Plattenosteosynthese einer transpubischen Instabilität, 3 mal eine SI-Stabilisierung, einmal eine Iliumosteosynthese und zweimal eine kombinierte ventrale und dorsale Stabilisierung vorgenommen, davon 12 mal im Anschluß an eine Notfallaparotomie. Die Letalität bei den Patienten mit interner Beckenstabilisierung betrug 9,5% (4 Patienten).

4. Laparotomie

Eine Notfallaparotomie wurde bei 94 Patienten durchgeführt. Drei Patienten hatten eine isolierte Acetabulumfraktur erlitten, zwei von ihnen in Kombination mit einem Abdominaltrauma. Die Mehrzahl der Patienten (n = 60) hatten ein komplexes Beckentrauma erlitten (5 A-, 17 B-, 38 C-Verletzungen). Bei 26 dieser letztgenannten Patienten lag zusätzlich eine Abdominalverletzung vor. Vier Patienten hatten eine A-Verletzung und ein Abdominaltrauma erlitten, davon zwei in Kombination mit einer Acetabulumfraktur. Von den 12 Patienten mit B-Verletzungen hatten 11 ein zusätzliches Abdominaltrauma, 4 dieser Patienten wiesen eine zusätzliche Acetabulumfraktur auf. Von den 15 Patienten mit C-Verletzungen hatten 12 ein zusätzliches Abdominaltrauma, zwei dieser Patienten wiesen eine zusätzliche Acetabulumfraktur auf.

Die Häufigkeit von Notfallaparotomien zeigte somit eine signifikante Abhängigkeit zum Instabilitätsgrad der Beckenverletzung. Eine Notfallaparotomie war bei 0,8% der isolierten Acetabulumfrakturen, 0,3% der isolierten A-, 3,9% der isolierten B-, 7% der isolierten C-Verletzungen und 37,5% der Komplextraumen notwendig ($p < 0.0001$). Die Letalität bei den Patienten mit Notfallaparotomie betrug 37,2% (35 Patienten).

5. Embolisation

Von insgesamt 10 Patienten mit Angiographie wurde bei drei Patienten zur Kreislaufstabilisierung eine Embolisation bei pelviner Gefäßverletzung mehr als 6 Stunden nach dem Unfall durchgeführt. Bei zwei dieser Patienten war eine "Läsion der A. iliaca" angegeben. Bei einem Patienten wurde zusätzlich eine Laparotomie durchgeführt sowie ein Fixateur externe zur Beckenstabilisierung einer B-Verletzung angelegt. Die anderen beiden Patienten wiesen C-Verletzungen des Beckens auf. Alle Patienten überlebten.

Die Gesamtletalität dieser Patientengruppe, bei denen eine Notfalltherapie durchgeführt wurde, betrug 24,2% (40 Patienten).

3.5.3 Beckenverletzungen mit Kreislaufinstabilität

Im folgenden werden nur die Patienten berücksichtigt bei denen neben einer instabilen Beckenverletzung (Typ B oder C) zusätzlich eine hämpdynamische Kreislaufinstabilität vorlag bzw. mehr als 2 Blutkonserven initial verabreicht wurden. Für diese Gruppe Patienten wurde der Bogen 3 ausgefüllt (siehe auch Anhang I).

Bei 93 Patienten waren diese Kriterien erfüllt (5,4%), 87 dieser Patienten hatten ein komplexes Beckentrauma erlitten. Insgesamt lagen 32 B- und 61 C-Verletzungen vor. Der durchschnittliche PTS dieser Untergruppe betrug 36,8 Punkte bei einem Altersdurchschnitt von 34,9 Jahren. Somit handelte es sich hier um schwerstverletzte Patienten. Begleitende abdominelle Verletzungen lagen bei 49,5% der Patienten vor, Thoraxtraumata in 57% und Schädel-Hirn-Verletzungen in 48,4%.

Als diagnostische Maßnahmen wurden in allen Fällen eine klinische Untersuchung durchgeführt, zusätzlich wurden bei 73 Patienten Sonographien des Abdomens, in 7 Fällen eine abdominelle Lavage, bei 12 Patienten eine i.v.-Pyeolographie und bei 19 Patienten eine retrograde Zystographie durchgeführt. Von den Patienten mit urologischer Diagnostik konnte bei 20 von 25 Patienten eine Blasen- bzw. Urethraverletzung festgestellt werden Zur weiteren Diagnostik der Beckenverletzung wurde bei 19 Patienten ein CT angefertigt. 8 Patienten erhielten eine Becken-Angiographie. Durch die Beckenangiographie konnte bei allen 8 Patienten eine pelvine Gefäßläsion diagnostiziert werden, bei drei Patienten wurde eine Embolisation angeschlossen.

Als Notfallmaßnahmen wurden bei 12 Patienten eine Beckenzwinge und bei 14 ein Fixateur externe appliziert, bei 3 Patienten eine Embolisation durchgeführt, 53 Patienten wurden laparotomiert und 28 Patienten wurden sofort ohne weiteren Eingriff intensivmedizinisch behandelt. In dieser letztgenannten Gruppe verstarben 3 Patienten (10,7%).

Bei 4 Patienten war keine weitere spezielle Therapie durchgeführt worden. Bei den letztgenannten Patienten handelte es sich um:

- 31-jähriger Patient mit isolierter B1-Verletzung (Symphysensprengung, SI-Verletzung rechts) und Urethraruptur, nach Gabe von 4 EK Stabilisierung, keine weitere Primärtherapie, nach 4 Tagen Symphysenverplattung
- drei Patienten, die noch im Schockraum verstarben, zwei an pelviner Massenblutung, einer an schwerem Schädel-Hirn-Trauma

1. Beckenzwinge

Bei 12 Patienten wurde eine Beckenzwinge angelegt, bei 8 Patienten innerhalb von 60 Minuten nach Aufnahme. Die Zeitangaben beziehen sich auf die Zeit nach Aufnahme, Rettungszeiten wurden nicht dokumentiert. Nur in 4 Fällen konnte damit ein Kreislaufeffekt erzielt werden, je zwei Patienten waren nach Anlage der Beckenzwinge kreislaufstabil bzw. die Kreislaufsituation hatte sich deutlich gebessert. 8 Patienten blieben kreislaufinstabil. 6 dieser 8 Patienten wurden anschließend laparotomiert, 5 Patienten verstarben.

Bei 8 Patienten wurde zusätzlich zur Blutstillung eine Tamponade des Beckens durchgeführt. Durchschnittlich benötigten diese Patienten mehr als 5 Blutkonserven bis zur Anlage der Beckenzwinge. Insgesamt verstarben 7 der 12 Patienten, bei denen eine Beckenzwinge angelegt wurde. Bis auf einen Patienten mit B-Verletzung wiesen alle eine Translationsinstabilität auf. 11 Patienten hatten ein Komplextrauma erlitten. Als abdominopelvine Begleitverletzungen wurden angegeben: 6 pelvine Gefäßläsionen, 5 Milzrupturen, je 4 Blasenrupturen, Urethrarupturen, je 3 Leberrupturen, Rektumverletzungen, Plexus lumbosacralis-Läsionen und Sigmaverletzungen und eine Dünndarmruptur.

2. Fixateur externe

Bei 14 Patienten (3 B-, 11 C-Verletzungen) wurde ein Fixateur externe angelegt. 8 dieser Patienten wurden zusätzlich noch laparotomiert, bei einem Patienten wurde eine Embolisation durchgeführt. Die Anlage des Fixateurs erfolgte bei 9 Patienten innerhalb der ersten zwei Stunden nach Aufnahme. Bis auf drei Patienten mit einem Blutkonservenbedarf von mehr als 10 EK waren bis zur Anlage des Fixateurs im Mittel 5 EK notwendig. Bei 8 Patienten konnte der Kreislauf stabilisiert werden, bei 4 Patienten war eine deutliche Besserung eingetreten, zwei Patienten blieben kreislaufinstabil. Bei diesen beiden Patienten handelte es sich um:

- 30-jähriger Patient mit B1-Verletzung (Symphysensprengung und SI-Gelenks-Verletzung), retroperitonealem Hämatom und Verletzung der A. iliaca ohne intraabdominelle Verletzung. Der Fixateur wurde nach etwa 4 Stunden angelegt, die anschließende Embolisation führte dann zur Stabilisierung der Kreislaufsituation.
- 25-jähriger Patient mit C-Verletzung (Sakrumfraktur) und OS-Amputation beidseits, Urethraruptur und Blasenvorderwandruptur wurde nach Anlage von Fixateur und Beckenzwinge noch innerhalb der ersten Stunde nach Trauma laparotomiert. Tod nach 1 Woche im septischen Multiorganversagen.

3. Embolisation

Bei drei Patienten wurde eine Embolisation durchgeführt. Keine der Embolisationen wurde innerhalb von 6 Stunden durchgeführt. Der durchschnittliche Blutbedarf bis zur Embolisation lag bei über 15 Erythrozytenkonzentraten. Bei zwei Patienten trat eine Kreislaufstabilisierung ein, ein Patient blieb weiter kreislaufinstabil (s.o.). Alle drei Patienten überlebten.

4. Laparotomie

53 Patienten wurden laparotomiert. Die Laparotomien wurden in 2/3 der Fälle (n = 35) innerhalb von 90 Minuten nach Aufnahme begonnen. Bis zur Laparotomie wurden im Mittel 9 Erythrozytenkonzentrate gegeben. Intraabdominelle Verletzungen wurden bei 31 Patienten gefunden. Es lagen 14 Milzrupturen, 17 Leberrupturen, 13 Dünndarmläsionen, 2 Colonverletzungen und 10 Sigma-Verletzungen vor. Als Ergebnis konnte die Kreislauffunktion bei

3.5 Notfalltherapie und Komplextrauma Becken

17 Patienten stabilisiert bzw. bei 13 gebessert werden, bei 17 Patienten blieb sie instabil, 6 Patienten verbluteten. Die letztgenannten 6 Patienten im einzelnen:

- 28-jähriger Patient mit C1-Verletzung (Sakrumfraktur), pelviner Gefäßverletzung der A. iliaca mit retroperitonealem Hämatom, Leberruptur und Coloneinriß, zusätzlich Thoraxtrauma und Schädel-Hirn-Trauma und Frakturen der unteren und oberen Extremitäten (ISS = 66). Durchführung einer Notfallaparotomie nach Angiographie. Tod intraoperativ bei abdominopelviner Massenblutung.
- 19-jährige Patientin mit C1-Verletzung (Iliumfraktur), Milz- und Leberruptur, Dünndarmverletzung, Thoraxtrauma und Schädel-Hirn-Trauma und Frakturen der unteren Extremitäten (ISS = 66). Durchführung einer Notfallaparotomie. Tod innnerhalb der ersten Woche bei nicht beherrschbarer Kreislaufinsuffizienz.
- 19-jähriger Patient mit C1-Verletzung (Iliumfraktur), Blasenruptur, schwerer Milz- und Leberruptur, Thoraxtrauma und Schädel-Hirn-Trauma (ISS 50). Durchführung einer Notfallaparotomie. Tod intraoperativ bei abdomineller Massenblutung.
- 36-jähriger Patient mit offener C2-Verletzung (Iliumfraktur, Sakrumfraktur, transsakraler Luxationsfraktur), pelviner Gefäßverletzung mit retroperitonealem Hämatom, Rektumverletzung, schwerer Milz- und Leberruptur, Dünndarmverletzung, Thoraxtrauma und Schädel-Hirn-Trauma und Frakturen der oberen Extremitäten (ISS = 75). Durchführung einer Notfallaparotomie. Tod intraoperativ bei pelviner Massenblutung.
- 42-jähriger Patient mit offener C3-Verletzung (Iliumfraktur, Zwei-Pfeilerfraktur), pelviner Gefäßverletzung der Vasa iliaca mit retroperitonealem Hämatom und Rektumverletzung, Thoraxtrauma und Schädel-Hirn-Trauma und Frakturen der oberen Extremitäten (ISS = 69). Bei der Notfallaparotomie zeigte sich ein Abriß der Beckengefäße mit pelviner Massenblutung. Tod intraoperativ. Das Abdomen wurde nicht mehr exploriert.
- 6-jähriger Patient mit traumatischer Hemipelvektomie, pelviner Gefäßverletzung mit retroperitonealem Hämatom, Blasenruptur, Urethraruptur, Plexus lumbosacralis Läsion, Rektumverletzung und stumpfem Bauchtrauma (ISS = 50). Tod während der Notfallaparotomie.

Bei den laparotomierten Patienten hatten 48 ein beschriebenes retroperitoneales Hämatom. Die Ausdehnung war bei je 9 Patienten zentral bzw. bis zu den Nierengefäßen, bei 11 Patienten im kleinen Becken lokalisiert und bei 10 Patienten bis zum Zwerchfell reichend, bei 9 Patienten war die Ausdehnung nicht näher angegeben worden. Diese 48 Patienten hatten als Beckenverletzung in 45 Fällen ein komplexes Beckentrauma erlitten, insgesamt lag bei 13 Patienten eine B- und bei 35 eine C-Verletzung vor. Das retroperitoneale Hämatom wurde bei 66% der Patienten (n = 32) belassen, bei 11 Patienten teilweise und bei 3 Patienten komplett eröffnet, bei zwei Patienten lagen keine Angaben vor. Bei 5 Patienten lag eine arterielle, bei 8 eine lokal venöse, bei 24 eine diffus venöse und bei 7 eine Blutung aus Frakturflächen vor. Bei 17 Patienten wurde keine Blutungsursache angegeben. Als operative Maßnahmen wurden bei 3 Patienten eine Umstechung, bei je 5 Patienten eine Ligatur bzw. Gefäßnaht durchgeführt. Bei 21 Patienten wurden keine Maßnahmen ergriffen. Bei 19 Patienten erfolgte eine Tamponade im Bereich der Blutungsquellen. Die Tamponade wurde bei diesen Patienten 4 mal mit bis zu drei Bauchtüchern, 10 mal mit bis zu 5 Bauchtüchern und 4 mal mit bis zu 10 Bauchtüchern und einmal mit mehr als 10 Bauchtüchern vorgenommen.

Bei den 53 Patienten mit Laparotomie konnte das Abdomen in 41 Fällen verschlossen werden. Bei 5 Patienten wurde die Bauchwand offen gelassen und mit einem Netz verschlossen. 7 Patienten hatten ein klassisches Abdomen apertum.

Bei 19 der 53 Patienten war mindestens eine "second look" Operation notwendig (7 x eine, 8 mal zwei und 4 mal mehr als zwei).

Insgesamt verstarben 24 Patienten, die laparotomiert wurden.

5. Intensiv-Therapie

28 Patienten wurden primär intensivmedizinisch behandelt, eine operative Therapie des Beckens fand nicht statt. Der durchschnittliche Bedarf an Erythrozytenkonzentraten bis zum 3. Tag nach Aufnahme betrug 9,3 EK. Die Gesamtverletzungsschwere lag bei einem PTS von 30 Punkten, 3 Patienten verstarben in dieser Gruppe.

Zusammenfassend lagen bei diesen 93 Patienten mit instabiler Beckenverletzung und instabiler Kreislaufsituation folgende abdominopelvine Begleitverletzungen vor: 33 Blasenrupturen, 20 Urethrarupturen, 26 pelvine Gefäßläsionen (18 x Läsionen der A. iliaca oder ihrer Äste, 16 mal Läsionen der V. iliaca und ihrer Äste, davon 8 x kombiniert), 13 Rektumläsionen, 29 Plexus lumbosacralis Läsionen, 1 Ureterläsion und 1 Vaginalläsion. Als extrapelvine Verletzungen lagen vor: 23 Milzrupturen, 19 Leberrupturen, 13 Dünndarmläsionen, 2 Colonverletzungen und 11 Sigma-Verletzungen. Die Kreislauffunktion konnte insgesamt bei 39 Patienten stabilisiert bzw. bei 23 gebessert werden, bei 23 Patienten blieb sie instabil, 8 Patienten verbluteten.

Die Letalität war mit 33,3% deutlich erhöht, in 42% dieser Todesfälle war die Ursache beckenbedingt.

3.6 Therapie der Beckenfraktur

3.6.1 Nicht-operative und operative Therapie

Die Rate der operativen Stabilisierungen liegt im Gesamtkollektiv bei 30%, die anderen Patienten wurden nicht operativ behandelt.

Bei 278 Patienten wurden Stabilisierungen am Beckenring vorgenommen. Unter Einschluß der Acetabulumfrakturen wurden bei insgesamt 516 Patienten operative Stabilisierungen an Beckenring oder Acetabulum vorgenommen. Sie verteilten sich innerhalb der einzelnen Klassifikationsgruppen wie folgt (Tab. 21):

	gesamt	OP	%
Typ A	728	18	2,5%
Typ B	205	64	31,2%
Typ C	143	72	50,3%
Komplextrauma	160	92	57,5%
Acetabulum isoliert	360	199	55,3%
Acetabulum + Beckenring	126	71	56,3%

Tab. 21: Anzahl operativer Stabilisierungen vs. Klassifikationsgruppen

Zunächst wurde analysiert, inwieweit innerhalb der einzelnen Klassifikationsgruppen eine operative Therapie durchgeführt wurde. Bei der Analyse der operativen Therapie wurde zwischen einer ausschließlichen Stabilisierung des Beckenringes bzw. des Acetabulums und einer kombinierten Stabilisierung von Beckenring und Acetabulum unterschieden.

Erwartungsgemäß wurde bei dem weitaus überwiegenden Anteil der Verletzungen des Typs A die nicht-operative Therapie gewählt. Aber auch bei instabilen Verletzungen des Typs B und C wurde in 68,8% bzw. 49,7% eine nicht operative Therapie durchgeführt. Der Anteil der operativen Stabilisierung liegt nach Verletzungen des Typs C bei 50,3%, nach Komplextraumen bei 57,5% sowie nach isolierten Acetabulumfrakturen bei 55,3% (vgl. hierzu auch Tab.{III-3-8}). In Tab.{III-3-9} sind die operativen Stabilisierungen bei allen A-Verletzungen im Detail aufgeführt.

3.6.2 Osteosyntheseverfahren in den Verletzungsregionen

Im Folgenden werden die einzelnen Verletzungsregionen untersucht und die Häufigkeit der verschiedenen Osteosynthesemethoden dargestellt. Insgesamt wurden bei 278 Patienten Osteosynthesen zur Stabilisierung des Beckenringes und bei 272 Patienten Osteosynthesen zur Versorgung einer Acetabulumfraktur durchgeführt. Hier kommt es zu einer höheren Anzahl aller Osteosynthesen als oben angegeben, da in den Gruppen der kombinierten Beckenring- und Acetabulumfrakturen und Komplextraumen sowohl Beckenring- als auch Acetabulumosteosynthesen durchgeführt wurden.

3.6.2.1 Interne Stabilisierungen an der Symphyse

Es wurden 122 interne Stabilisierungen an der Symphyse durchgeführt. Nahezu ausschließlich wurden Plattenosteosynthesen durchgeführt, wobei 65 DC-Platten und 52 Rekonstruktionsplatten verwendet wurden. Andere Osteosynthesearten wurden nur in Einzelfällen durchgeführt (vgl. hierzu Tab.{III-3-10}).

Hierbei handelt es sich um:

- eine Cerclagenosteosynthese bei einem 7-jährigen Kind
- eine Rekonstruktionsplattenosteosynthese mit zusätzlicher Cerclagenstabilisierung bei einem 63-jährigen Mann
- eine Schrauben/Cerclagenosteosynthese in Kombination mit einem supraacetabulären Fixateur externe bei Symphysensprengung und Fraktur beider Schambeinäste rechts bei instabiler translatorischer Fraktur im Rahmen eines komplexen Beckentraumas
- eine weitere Rekonstruktionsplattenosteosynthese mit zusätzlicher Cerclagenstabilisierung
- ein nicht näher angegebenes Verfahren

3.6.2.2 Stabilisierungen bei transpubischen Instabilitäten

Insgesamt wurden 26 interne Stabilisierungen bei transpubischen Instabilitäten durchgeführt. Das am häufigsten verwendete Osteosyntheseverfahren war die Plattenosteosynthese (17 Patienten), gefolgt von der transpubischen Schraube (8 Patienten) (vgl. hierzu Tab.{III-3-11}).

In 44 Fällen wurde ein Fixateur externe als Notfallmaßnahme angelegt, dieser wurde bei 41 Patienten belassen, bei 3 Patienten wurde die begleitende Symphysensprengung sekundär plattenosteosynthetisch versorgt.

3.6.2.3 Interne Stabilisierung bei transiliakalen Instabilitäten

Transiliakale Instabilitäten wurden bei 54 Patienten offen reponiert und intern stabilisiert. Die einzelnen Osteosyntheseverfahren sind gleichmäßig verteilt, am häufigsten wurden Rekonstruktionsplatten allein (18 Fälle), gefolgt von der Kombination Platten- und Schraubenosteosynthese (16 Fälle) sowie DC-Platten (10 Fälle) und Schrauben allein (7 Fälle) verwendet (vgl. hierzu Tab.{III-3-12}).

3.6.2.4 Interne Stabilisierung bei transiliosakralen Instabilitäten

Verletzungen des SI-Gelenkes, also reine SI-Luxationen sowie transiliakale und transsakrale Luxationsfrakturen, wurden bei 60 Patienten operativ versorgt. Das überwiegend verwendete Osteosyntheseverfahren bestand in der ventralen Verplattung, wobei in 39 Fällen reine Plattenosteosynthesen, in 16 Fällen die Kombinationen aus Platten- und Schraubenosteosynthesen durchgeführt wurde. Die alleinige transiliosakrale Schraubenosteosynthese wurde bei 5 Patienten (8,3%) angewendet (vgl. hierzu Tab.{III-3-13}).

Bei reinen SI-Gelenkssprengungen (n = 41) wurden 3 SI-Verschraubungen, 27 ventrale Plattenosteosynthesen und 11 kombinierte Schrauben- und Plattenosteosynthesen vorgenommen.

Transsakrale Luxationsfrakturen wurden mit ventralen Platten (n = 3) oder kombinierter Osteosynthese (n = 2) versorgt.

Transiliakale Luxationsfrakturen wurden ebenfalls vorwiegend mittels ventraler Plattenosteosynthese versorgt (n = 9), 2 Patienten wurden transiliosakral verschraubt, bei 3 Patienten wurde eine kombinierte Platten- und Schraubenosteosynthese vorgenommen.

3.6.2.5 Interne Stabilisierung bei transsakralen Instabilitäten

Osteosynthesen am Os sacrum wurden ausschließlich bei Instabilitäten des Typs C mit und ohne begleitendem Komplextrauma durchgeführt. Insgesamt wurden 35 interne Stabilisierungen vorgenommen. Das am häufigsten angewandte Verfahren war die transiliosakrale Verschraubung (vgl. hierzu Tab. {III-3-14}).

- bei transalaren Frakturen kamen 3x Sakralstäbe und 5x transiliosakrale Schraubenosteosynthesen zur Anwendung, einmal wurde keine Angabe zum Osteosyntheseverfahren gemacht.
- bei den transforaminalen Frakturen wurden in je zwei Fällen quere DC-Platten bzw. Sakralstäbe verwendet, 7x wurde eine transiliosakrale Verschraubung, 8 x eine lokale Osteosynthese vorgenommen. In 3 Fällen kamen kombinierte Verfahren zur Anwendung
(1x SI-Schrauben und Harrington-Stäbe, 1x Sakrumkompression, 1x quere Reko-Platte und SI-Schrauben).
- die zentralen Sakrumfrakturen (n = 2) wurden mit lokalen Osteosynthesen versorgt.

3.6.2.6 Externe Stabilisierungen am Beckenring

Bei 93 Patienten wurden definitive Stabilisierungen des Beckenrings mit dem Fixateur externe durchgeführt. Die 44 Fixateuranlagen im Rahmen der Notfalltherapie blieben hierbei unberücksichtigt (siehe Kap. 3.5). In 20 Fällen wurde der Fixateur später durch ein internes Osteosyntheseverfahren ersetzt, bei 15 Patienten wurde die Symphysenruptur mittels Plattenosteosynthese sekundär versorgt (10x DCP, 5x Reko-Platte), bei drei Patienten wurde eine transpubische Instabilität mittels Plattenosteosynthese stabilisiert, zweimal mit transpubischen Schrauben, davon einmal zusätzlich eine Cerclagenstabilisierung einer begleitenden Symphysenruptur.

Die nachfolgende Tabelle 22 gibt Aufschluß über den Einsatz des Fixateur externe in den einzelnen Klassifikationstypen ohne Berücksichtigung der isolierten Acetabulumfrakturen. Differenziert wird auch die Schanzschraubenlage. Die Verankerung von Schanzschrauben in der Iliumsschaufel wurde nur noch in einer Minderheit der Fälle angewendet. Die deutlich überwiegende Lokalisation für die Schanzschrauben war supraacetabulär. In 42 Fällen wurde der Fixateur externe mit zusätzlichen internen Osteosynthesen kombiniert.

	Klassifikation					
Lokalisation	A	B	C	komplex	AC+BR	gesamt
supraacetabulär	0	13	28	30	12	83
Column %	0.00%	81.25%	96.55%	90.91%	92.31%	----
Row %	0.00%	15.66%	33.73%	36.14%	14.46%	100.00%
Total %	0.00%	13.98%	30.11%	32.26%	12.90%	89.25%
Ilium	2	3	1	3	1	10
Column %	100.00%	18.75%	3.45%	9.09%	7.69%	----
Row %	20.00%	30.00%	10.00%	30.00%	10.00%	100.00%
Total %	2.15%	3.23%	1.08%	3.23%	1.08%	10.75%
Summe	2	16	29	33	13	93
Total %	**2.15%**	**17.20%**	**31.18%**	**35.48%**	**13.98%**	**100.00%**

Tab. 22: Externe Fixation bei Beckenfrakturen
Dargestellt sind die durchgeführten Stabilisationen mit Fixateur externe (unterteilt nach der Lage der eingebrachten Schanzschrauben) in Abhängigkeit vom Klassifikationstyp.

Bei 51 Patienten wurde der Fixateur als alleinige Stabilisierungsmethode eingesetzt. Die nachfolgende Tabelle 23 gibt auch hierbei Auskunft über die Verteilung innerhalb der Klassifikationstypen und die Lage der Schanzschrauben.

Lokalisation	TYP A	TYP B	TYP C	Gesamt
supraacetabulär	0	23	20	**43**
Total %	0.00%	45.10%	39.22%	**84.31%**
Ilium	3	3	2	**8**
Total %	5.88%	5.88%	3.92%	**15.69%**
Summe	3	26	22	**51**
Total %	**5.88%**	**50.98%**	**43.14%**	**100%**

Tab. 23: Fixateur externe als alleinige Stabilisierung
Es wurden nur isolierte Beckenringverletzungen analysiert, Komplextraumen blieben unberücksichtigt.

Von den 22 Patienten mit alleiniger Fixateur Versorgung nach C-Verletzung wurden 11 in Kiel behandelt, wo eine spezielle Fixateurmontageform zur Stabilisierung von Translationsinstabilitäten zur Anwendung kommt (Abb. 16) (4). Bei den übrigen Patienten handelte es sich um 9 polytraumatisierte Patienten (PTS > 43 Punkte) sowie je einen Patienten mit Ilium- bzw. transsakraler Luxationsfraktur.

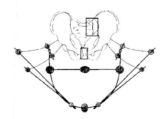

Abb. 16: "Kieler" Fixateurkonstruktion

3.6.3 Lokalisation der Osteosynthese

Die durchgeführten Stabilisierungen wurden zusammengefaßt in alleinige Stabilisierung des vorderen Beckenringes, alleinige Stabilisierung des hinteren Beckenringes sowie die Kombination von hinterer und vorderer Stabilisierung.

Im nächsten Abschnitt werden die einzelnen Osteosynthesen, besonders aber die Kombinationen der Osteosynthesen in den einzelnen Verletzungsregionen analysiert. Zum besseren Verständnis wird primär die Unterteilung in die Klassifikationsgruppen beibehalten und wenn erforderlich eine zusätzliche Aufgliederung in die Untergruppen vorgenommen.

3.6.3.1 Ventrale, dorsale und kombinierte Stabilisierungen

Es wurde zunächst untersucht, inwieweit innerhalb der einzelnen Klassifikationsgruppen rein anteriore Stabilisierungsverfahren, rein posteriore Verfahren oder kombinierte anteriore und posteriore Stabilisierungen am Beckenring durchgeführt wurden (Tab. 24).

verw. Material	Klassifikation					gesam
	A	B	C	Komplex	AC+BR	
nur ventral	6	61	13	40	23	143
Column %	33.33%	95.31%	18.06%	47.62%	60.53%	----
Row %	4.20%	42.66%	9.09%	27.97%	16.08%	100.00%
nur dorsal	12	2	20	23	8	65
Column %	66.67%	3.12%	27.78%	27.38%	21.05%	----
Row %	18.46%	3.08%	30.77%	35.38%	12.31%	100.00%
ventral + dorsal	0	1	39	21	7	68
Column %	0.00%	1.56%	54.17%	25.00%	18.42%	----
Row %	0.00%	1.47%	57.35%	30.88%	10.29%	100.00%
	18	64	72	84	38	276
Total %	6.52%	23.19%	26.09%	30.43%	13.77%	100.00%

Tab. 24: Lokalisation der operativen Stabilisierung am Beckenring
Lokalisation der Stabilisierung als rein ventral, rein dorsal oder kombiniert dorsal und ventral in Abhängigkeit von der Klassifikation.

3.6.3.2 Osteosyntheseverfahren beim Typ A

Insgesamt wurden 18 der 728 Patienten, bei denen die Beckenringverletzung als Typs A klassifiziert wurde, operativ stabilisiert. Die Anzahl der operativen Stabilisierungen nach Verletzungen des Typs A erschien relativ hoch, so daß zusätzlich das Alter, die Verletzungsregion und das Osteosyntheseverfahren im einzelnen gegenübergestellt wurden (Tabelle {III-3-9}).

3.6.3.3 Osteosyntheseverfahren beim Verletzungstyp B

Von insgesamt 205 Patienten mit isolierter Beckenringfraktur Typ B, wurden bei 64 Patienten Osteosynthesen durchgeführt. Es folgt eine genauere Spezifizierung der durchgeführten Ostheosynthesen, aufgelistet nach den Klassifikationsuntergruppen B1, B2, B3:

Osteosyntheseverfahren beim Typ B1, "Außenrotationsverletzung" (n = 42)
8 x	Fixateur externe:	6 x	supraacetabulär
		2 x	Ilium, davon 1x zusätzlich Symphysen-DCP
34 x	Symphyse:	16 x	nur DCP
		15 x	nur Rekonstruktionsplatte
		1 x	Spickdrahtstabilisierung
		1 x	Cerclage + Rekonstruktionsplatte + SI-Platte
		1 x	andere

Osteosyntheseverfahren beim Typ B2 "laterale Kompression" (n = 16)
7 x	Fixateur externe:	7 x supraacetabulär
5 x	Symphyse:	2 x nur DCP
		3 x nur Rekonstruktionsplatte
2 x	Schambein:	2 x Rekonstruktionsplatte
1 x	Ilium:	1 x Rekonstruktionsplatte
1 x	SI-Gelenk:	1 x Platte + Schraube

Osteosyntheseverfahren beim Typ B3 " beidseitige B-Verletzung" (n = 6)
1 x	Fixateur externe:	1 x Ilium
5 x	Symphyse:	3 x nur DCP
		2 x nur Rekonstruktionsplatte

3.6.3.4 Osteosyntheseverfahren beim Verletzungstyp C

Insgesamt wurden von 143 Patienten mit isolierten Beckenring-Verletzungen des Typ C 72 Patienten operativ versorgt. Im Folgenden werden die in den verschiedenen Regionen durchgeführten Ostheosynthesen in den Klassifikationsgruppen C1, C2 und C3 näher spezifiziert:

Osteosyntheseverfahren beim Typ C1 "einseitige Translationsinstab." (n = 58)
Ausschließlich externe Fixation:
8 x	Fixateur externe:	7 x supraacetabulär
		1 x Ilium

Ausschließliche Fixation des hinteren Beckenrings:
12 x	Ilium :	3 x DCP, davon 1 x + Fixateur supraacetabulär
		2 x Rekoplatte, davon 1 x + Fixateur supraacetabulär
		6 x Platte/Schraube + Fixateur supraacetabulär
		1 x Spickdrahtosteosynthese
10 x	SI-Gelenk:	5 x Platte, davon 2 x mit Fixateur supraacetabulär
		4 x Platte + Schrauben
		1 x Platte + Ilium Schrauben
5 x	Sakrum:	1 x Sakrum-Stäbe
		2 x SI-Schrauben
		1 x DCP+ Fixateur supraacetabulär
		1 x lokale Sakrumplatte + Fixateur supraacetabulär

3.6 Therapie der Beckenfraktur

Ausschließliche Fixation des vorderen Beckenrings:
4 x **Symphyse:** 1 x Rekonstruktionsplatte
3 x DCP

Kombinierte Osteosynthesen des vorderen und hinteren Beckenrings:
15 x **Symphyse:** 1 x DCP + Ilium-REKO-Platte
1 x DCP + Ilium-DCP + ISG-Platte
2 x DCP + Ilium-DCP
1 x DCP + Ilium-DCP + Pubis-Schrauben
2 x DCP + ISG-Platte
2 x DCP + ISG-Platte + Fixateur supraacetabulär
1 x DCP + ISG-Platte/Schrauben
1 x DCP + lokale Sakrumplatte
2 x Rekonstruktionsplatte + ISG-Platte
1 x Rekonstruktionsplatte + Pubis-Schrauben + DCP(Sakrum)
1 x Rekonstruktionsplatte + SI-Schrauben (Sakrum)
4 x **Schambein:** 1 x Rekonstruktionsplatte + ISG-Platte
2 x Rekonstruktionsplatte + ISG-Platte/Schrauben
1 x Rekonstruktionsplatte + SI-Schrauben (Sakrum)

Osteosyntheseverfahren beim Typ C2 "beids. C-Verletzung" (n=14)
2 x	Fixateur	2 x supraacetabulär
1 x		Symphysen-Rekonstruktionsplatte + Ilium: Platte/Schrauben + ISG: Platte/Schrauben + Sakrum: Platte/Schrauben
1 x		Symphysen-DCP + Sakral-Stäbe + Fixateur supraacetabulär
1 x		Symphyse DCP + Ilium: Rekonstruktionsplatte + ISG-Platte + Fixateur supraacetabulär
1 x		Pubis-DCP + ISG-Platte + Fixateur supraacetabulär
1 x SI-		Pubis-Rekonstruktionsplatte + Sakrum: quere REKO-Platte + Schrauben
4 x	Sakrum	3x Sakral-Stäbe
		1x lokale Sakrumplatte
1 x	SI- Gelenk	1 x SI-Schrauben
2 x	Ilium	1 x Platte/Schrauben + SI-Schrauben
		1 x Platte/Schrauben + ISG-Platte + Fixateur supraacetabulär

Osteosyntheseverfahren beim Typ C3 "C-Verletzung+Acetabulum" (n = 29)
Bei 19 Patienten dieses Frakturtyps wurden Acetabulumosteosynthesen durchgeführt, bei 5 dieser Patienten wurde auf eine Beckenringstabilisierung verzichtet.

Die Osteosynthesen im einzelnen:

5 x	Acetabulum	
2 x	Fixateur	2 x supraacetabulär, davon 1 x mit Acetabulumosteosynthese
13 x	Symphyse	2 x DCP, davon 1x mit Acetabulum
		1 x Symphyse DCP + ISG-Platte
		1 x Symphyse DCP + ISG-Platte + Fixateur supraacetabulär + Acetabulum
		1 x Symphyse DCP + Pubis-DCP + Acetabulum
		4 x Symphyse Rekonstruktionsplatte, davon 3x mit Acetabulum
		1 x Symphyse Rekonstruktionsplatte + Pubis-Rekontruktionsplatte + Sakral-Stäbe und Schrauben links, Sakral-Stäbe rechts+ Fixateur supraacetabulär

		1 x Symphyse Rekonstruktionsplatte + ISG-Platte/Schrauben + Acetabulum
		1 x Symphyse-Rekonstruktionsplatte + SI-Schrauben + Sakrum-DCP
		1 x Symphyse-Rekonstruktionsplatte + Pubis-Rekontruktionsplatte + Acetabulum
5 x	Ilium	1 x Ilium-Schrauben + Acetabulum
		3 x Ilium-Rekonstruktionsplatte, davon 1x mit Acetabulum
		1 x Ilium-Rekonstruktionsplatte,+ ISG-Platte/Schrauben
3 x	SI-Gelenk	2 x ISG-Platte + Fixateur supraacetabulär, davon 1x mit Acetabulum
		1 x ISG-Schrauben + Acetabulum
1 x	Sakrum	1 x SI-Schrauben + Acetabulum

3.6.3.5 Osteosyntheseverfahren bei Komplextraumen

Bei 92 der 160 Patienten nach Komplextrauma des Beckens wurden Osteosynthesen durchgeführt. Aufgeteilt nach Klassifikationsgruppen wurden im einzelnen folgende Stabilisierungen gewählt:

3 x	nur Acetabulumversorgung
5 x Typ A2:	1 x Fixateur Ilium
	1 x Symphysen-Rekonstruktionsplatte
	1 x Pubis-Rekonstruktionsplatte
	2 x Ilium: 1x Rekonstruktionsplatte, 1x Platte/Schrauben
12 x Typ B1:	1 x Fixateur supraacetabulär
	5 x Symphysen DCP
	4 x Symphysen Rekonstruktionsplatte
	1 x Symphysen Rekonstruktionsplatte + Fixateur supraacetabulär
	1 x Sakrum Dekompression
5 x Typ B2:	1 x nur Acetabulum
	3 x Fixateur supraacetabulär
	1 x Symphysen Rekonstruktionsplatte
8 x Typ B3:	2 x Fixateur supraacetabulär, davon 1x mit Acetabulum
	1 x Symphysen DCP + Pubis-Schrauben
	1 x Symphysen DCP
	1 x Symphysen Rekonstruktionsplatte
	1 x Pubis-Schrauben + Fixateur supraacetabulär
	1 x Pubis-Rekonstruktionsplatte + ISG-SI-Schrauben + Acetabulum
	1 x ISG-Platte + Acetabulum
33 x Typ C1:	6 x Fixateur supraacetabulär
	1 x Fixateur Ilium
	1 x Pubis-Rekonstruktionsplatte
	1 x Pubis-Rekonstruktionsplatte + ISG-Platte
	2 x Symphyse DCP
	1 x Symphyse DCP + ISG-Platte + Fixateur supraacetabulär
	1 x Symphyse DCP + ISG-Platte
	1 x Symphyse DCP + Ilium-DCP
	1 x Symphyse DCP + Ilium-Rekonstruktionsplatte
	1 x Symphyse DCP + Pubis-Schrauben + Ilium-Platte(n)/Schrauben
	1 x Symphyse Rekonstruktionsplatte + ISG-Platte

3.6 Therapie der Beckenfraktur

	1 x Symphysen Cerclage + Pubis Schrauben + ISG-Platte + Fixateur supraacetabulär
	1 x Ilium-Rekonstruktionsplatte
	1 x Ilium-Rekonstruktionsplatte + Sakrum-SI-Schrauben
	1 x Ilium-Rekonstruktionsplatte + Fixateur supraacetabulär
	1 x Ilium-Rekonstruktionsplatte + ISG-Platte/Schrauben
	1 x Ilium-Platte/Schrauben
	1 x Ilium-Platte/Schrauben + Fixateur supraacetabulär
	1 x Ilium-Schrauben + Fixateur supraacetabulär
	1 x ISG-Platte
	1 x ISG-Platte + Fixateur supraacetabulär
	1 x ISG-Platte/Schrauben
	2 x Sakrum: SI-Schrauben
	2 x lokale Sakrum-Platte + Fixateur supraacetabulär
5 x Typ C2:	1 x Fixateur supraacetabulär
	1 x Symphysen DCP + ISG-Platte + Fixateur supraacetabulär
	1 x Symphysen Rekonstruktionsplatte
	1 x Symphysen Rekonstruktionsplatte + Fixateur supraacetabulär
	1 x Sakrum: Wurzel freigelegt
21 x Typ C3:	1 x ISG-Platte
	1 x ISG-Platte + Acetabulum
	1 x ISG-Platte/Schrauben + Aetabulum
	2 x Fixateur supraacetabulär
	1 x Pubis-Schrauben + ISG-Platte + Fixateur supraacetabulär
	1 x Symphysen Rekonstruktionsplatte + SI-Schrauben (ISG)
	1 x Sakral-Stäbe + Acetabulum
	1 x Symphysen DCP + Ilium-Platte/Schrauben
	1 x lokale Sakrumplatte + Fixateur supraacetabulär
	1 x Symphysen DCP + Acetabulum
	1 x Ilium-Rekonstruktionsplatte + SI-Schrauben (Sakrum)
	1 x lokale Sakrumplatte
	1 x Symphyse + ISG-Platte + Fixateur supraacetabulär
	1 x Symphyse DCP

3.6.4 Operationszeitpunkt Beckenring

Insgesamt wurden 278 Patienten am Beckenring stabilisiert. Auswertbare Daten lagen bei ventraler Stabilisierung für 211 Fälle, bei dorsaler Stabilisierung bei 133 Fällen vor (Tab. 25).

	ventral		dorsal	
	n =	%	n =	%
< 24h	84	39.52	28	21.21
24-71h	33	15.71	16	12.12
3-7d	49	23.33	46	34.85
8-14d	27	12.86	28	20.45
>14d	18	8.57	15	11.36

Tab. 25: Zeitpunkt der operativen Stabilisierungen am Beckenring

Während bei der Summe der ventralen Stabilisierungen der größte Anteil (39,4%) innerhalb des ersten Tages nach Einlieferung durchgeführt wurde, wurde der Großteil der dorsalen Stabilisierungen (34,8%) sekundär, 3-7 Tage nach der Einlieferung durchgeführt.

In der nachfolgenden Tabelle 26 wird der Operationszeitpunkt der Patienten analysiert, die sowohl eine ventrale als auch eine dorsale Stabilisierung am Beckenring erhielten (68 Patienten). Die Stabilisierung des Beckenringes wurde bei 86,8% der Patienten "komplett" durchgeführt, d.h. zum gleichen Zeitpunkt bzw. unmittelbar aufeinanderfolgend. Bei 19% wurde diese Versorgung innerhalb der ersten 24 Stunden nach Einlieferung durchgeführt.

59 Patienten wurden gleichzeitig dorsal und ventral versorgt. In den 9 markierten Fällen erfolgte die dorsale Stabilisierung zu einem späteren Zeitpunkt. Bei diesen Patienten erfolgte die ventrale Stabilisierung innerhalb der ersten 48 Stunden.

OP	ventral					
dorsal	< 24 Std.	24-71 Std.	3-7>Tage	8-14Tage	>14Tage	Gesamt
< 24 Std.	13	0	0	0	0	13
Column %	61.90%	0.00%	0.00%	0.00%	0.00%	
Row %	100.00%	0.00%	0.00%	0.00%	0.00%	
Total %	19.12%	0.00%	0.00%	0.00%	0.00%	19.12%
24-71 Std.	1	10	0	0	0	11
Column %	4.76%	90.91%	0.00%	0.00%	0.00%	
Row %	9.09%	90.91%	0.00%	0.00%	0.00%	
Total %	1.47%	14.71%	0.00%	0.00%	0.00%	16.18%
3-7 Tage	5	1	18	0	0	24
Column %	23.81%	9.09%	100.00%	0.00%	0.00%	
Row %	20.83%	4.17%	75.00%	0.00%	0.00%	
Total %	7.35%	1.47%	26.47%	0.00%	0.00%	35.29%
8-14 Tage	2	0	0	11	0	13
Column %	9.52%	0.00%	0.00%	100.00%	0.00%	
Row %	15.38%	0.00%	0.00%	84.62%	0.00%	
Total %	2.94%	0.00%	0.00%	16.18%	0.00%	19.12%
>14 Tage	0	0	0	0	7	7
Column %	0.00%	0.00%	0.00%	0.00%	100.00%	
Row %	0.00%	0.00%	0.00%	0.00%	100.00%	
Total %	0.00%	0.00%	0.00%	0.00%	10.29%	10.29%
Col.Tot.	21	11	18	11	7	68
Total %	30.88%	16.18%	26.47%	16.18%	10.29%	100.00%

Tab. 26: Operationszeitpunkt bei ventraler und dorsaler Stabilisierung

3.7 Verlauf und Komplikationen

3.7.1 Dauer des Aufenthalts auf der Intensivstation

708 Patienten (41%) benötigten nach ihrer Verletzung eine Intensivbehandlung. Bei 21 Patienten lagen keine Angaben vor. Von den 708 Patienten starben 83, von den verbleibenden 625 Patienten konnten 54,9% nach spätestens 7 Tagen auf die Normalstation verlegt werden. 28,8% dieser Patienten wurden über 14 Tage intensivmedizinisch betreut (Abb. 17).

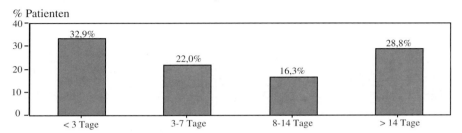

Abb. 17: Aufenthaltsdauer auf der Intensivstation
Bei 54,9% dieser Patienten erstreckte sich der Intensivaufenthalt über maximal 7 Tage.

Erwartungsgemäß kamen nach Typ A Verletzungen 80% der Verletzten ohne Intensivbehandlung aus, diese Rate lag nach B Verletzungen bei 47,3%, nach Typ C-Verletzungen bei 32,9% und nach Komplextraumen bei 20%. 55% der Patienten nach isolierten Acetabulumfrakturen blieben ohne Intensivbehandlung (siehe Anhang Tab. {III-3-15}).
Betrachtet man die Dauer des Intensivstationsaufenthaltes in Abhängigkeit zur Beckenklassifikation und hier nur orientierend unterteilt in isolierte Beckenringfrakturen, isolierte Acetabulumfrakturen sowie Kombinationsverletzungen aus Beckenring und Acetabulum ergibt sich das in Abb. 18 dargestellte Bild.

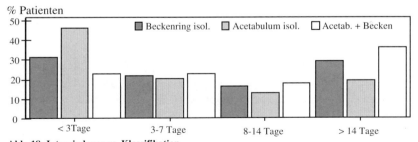

Abb. 18: Intensivdauer vs. Klassifikation
Auch innerhalb der Klassifikationsgruppen ist die Aufenthaltsdauer auf der Intensivstation relativ gleichmäßig verteilt. Lediglich bei den "Kurzliegern" ist der Anteil der Patienten mit isolierten Acetabulumfrakturen größer, in der Gruppe >14 Tage der der Kombinationsverletzungen und der isolierten Beckenringverletzungen.

Die Verteilung ist relativ gleichmäßig, lediglich der Anteil der Patienten nach isolierten Acetabulumfrakturen ist in der "Kurzliegergruppe" deutlich erhöht, während Kombinationsverletzungen und isolierte Beckenfrakturen einen Überhang in der Gruppe der "Langlieger" zeigen. Eine detaillierte Übersicht bietet Tabelle {III-3-16} im Anhang.

Eine weitere Gegenüberstellung zeigt die Abhängigkeit der Intensivliegedauer von der Gesamtverletzungsschwere, ausgedrückt in den 4 Gruppen des PTS. Erwartungsgemäß nimmt die Liegedauer mit der Verletzungsschwere zu (Tab. 27).

	Dauer Intensivstation				
	< 3 Tage	3 - 7 Tage	7 - 14 Tage	> 14 Tage	
PTS I	48	18	8	2	76
	23.41%	13.04%	7.84%	1.11%	----
	63.16%	23.68%	10.53%	2.63%	100.00%
	7.68%	2.88%	1.28%	0.32%	12.16%
PTS II	143	91	54	72	360
	69.76%	65.94%	52.94%	40.00%	----
	39.72%	25.28%	15.00%	20.00%	100.00%
	22.88%	14.56%	8.64%	11.52%	57.60%
PTS III	14	26	34	70	144
	6.83%	18.84%	33.33%	38.89%	----
	9.72%	18.06%	23.61%	48.61%	100.00%
	2.24%	4.16%	5.44%	11.20%	23.04%
PTS IV	0	3	6	36	45
	0.00%	2.17%	5.88%	20.00%	----
	0.00%	6.67%	13.33%	80.00%	100.00%
	0.00%	0.48%	0.96%	5.76%	7.20%
Gesamt	205	138	102	180	625
	32.80%	22.08%	16.32%	28.80%	100.00%

Tab. 27: Verweildauer auf der Intensivstation vs PTS-Gruppe

3.7.2 Letalität

Die Gesamtletalität betrug 7,9%. In Abhängigkeit vom Verletzungstyp ist eine deutliche Zunahme der Letalität zwischen den Beckenringfrakturen vom Typ A mit 3,3% zu den Verletzungen des Typs B mit 12,7% und den Verletzungen des Typs C mit 15,6% zu verzeichnen. In anderen Untersuchungen wird zwischen diesen Klassifkationsgruppen kein signifikanter Unterschied beschrieben (2). Deutlich wird aber nochmals der signifikante Unterschied in der Letalität zwischen allen Verletzungen vom Typ A, B, C ohne Weichteilschäden, die Gesamtletalität liegt hier bei 7,2% und den Patienten nach Komplextraumen mit 21,3%. In den einzelnen Klassifikationsgruppen ist ein signifikanter Letalitätsanstieg zwischen Verletzungen des Typs A gegen Komplextraumen nachzuweisen. Verletzungen des Typs B haben innerhalb einer 5%-igen Irrtumswahrscheinlichkeit (chi^2 p= 0.02) eine geringere Letalität als Komplextraumen, Verletzungen des Typs C weisen keinen signifikanten Letalitätsunterschied zu Komplextraumen auf (Abb. 19). In der Gruppe der Komplex-traumen lag die Letalität nach Verletzungen des Typ A bei 19%, nach Typ B bei 16% und nach Typ C bei 26%. Die Letalität der isolierten Acetabulumfraktur liegt bei 4,4 %.

Bei den verstorbenen Patienten nach Typ-A-Verletzungen handelte es sich vorwiegend um polytraumatisierte Patienten (Ø-PTS 33 Punkte).

3.7.2.1 Letalität in Abhängigkeit zur Klassifikation

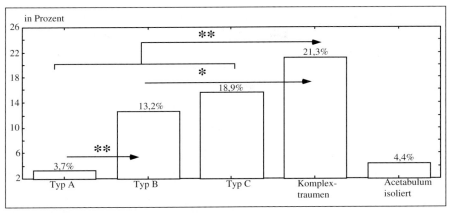

Abb. 19: Letalität in den einzelnen Klassifikationsgruppen
Komplexe Beckentraumen haben eine sigifikant höhere Letalität, als die Gesamtheit der Beckenfrakturen ohne pelvine Weichteilschäden. Mit ** ist ein Signifikanzniveau mit einer 1 %igen Irrtumswahrscheinlichkeit, mit * ein Niveau mit 5% iger Irrtumswahrscheinlichkeit bezeichnet (vgl. hierzu auch mit Tabelle {III-3-17}).

3.7.2.2 Letalität in Beziehung zur Gesamtverletzungsschwere (PTS)

Da die Letalität erfahrungsgemäß wesentlich von der Gesamtverletzungsschwere abhängt, wurde sie mit den PTS-Gruppen unter Einschluß aller Patienten korreliert. Es zeigt sich hier ein deutlicher Anstieg von 0,25% in der Gruppe I bis zu 43,7 % in der Gruppe IV (Tab. 28).

	PTS I	PTS II	PTS III	PTS IV
verstorben	1	48	49	38
% PTS-Gruppe	0.25%	4.83%	20.85%	43.68%

Tab. 28: Gesamtletalität in Beziehung zur PTS-Gruppe
Eingeschlossen wurden hier alle Patienten, d.h. auch Patienten nach isolierten Acetabulumverletzungen

3.7.2.3 Letalität in Beziehung zu Komplextrauma und PTS-Gruppe

Um Unterschiede in der Letalität in Abhängigkeit vom Vorliegen eines Komplextraumas innerhalb der PTS-Gruppen zu untersuchen, wurden diese Parameter in Tabelle 29 gegenübergestellt. Es zeigten sich deutliche Unterschiede zum Gesamtkollektiv. Während die Letalität in der PTS Gruppe II vergleichbar ist, liegt sie beim Komplextrauma in der PTS Gruppe III mit 35,2% deutlich über der der Patienten ohne komplexes Beckentrauma (16,7%). Ein erstaunlicher Unterschied zeigt sich in Gruppe IV: während ohne Vorliegen eines komplexen Beckentraumas nahezu 50% aller Patienten verstarben, ist die Letalität bei Komplextraumen mit 37,5% deutlich geringer. Zu berücksichtigen sind in diesen Gruppen allerdings auch die deutlich verringerten Stichprobenumfänge.

	PTS I	PTS II	PTS III	PTS IV
ohne Komplextrauma	1*	35	22	28
	0.28%	5.31%	16.67%	48.28%
Komplextrauma	0	6	19	9
	0%	8.45%	35.19%	37.50%

Tab. 29: Letatität des Komplextraumas nach PTS-Gruppen
Die Letalität in den PTS Gruppen wurde weiter nach Vorliegen oder Nichtvorliegen eines komplexen Beckentraumas aufgeschlüsselt. Isolierte Acetabulumfrakturen wurden aus dieser Gegenüberstellung ausgeschlossen. * Tod nach fulminanter Lungenembolie

3.7.2.4 Letalität nach Verletzungsmuster

Bezieht man die Letalität auf das Verletzungsmuster im Beckenring, so zeigen sich Unterschiede im wesentlichen zwischen „isolierten Acetabulumfrakturen" und Beckenringverletzungen. Die Letalität der isolierten Beckenringverletzung beträgt 8,4%, die der isolierten Acetabulumverletzung 4,4%. Bei der Kombination zwischen Beckenring- und Acetabulumverletzungen steigt die Letalität leicht auf 11,1% an (Tab. 30).

Letalität	Beckenring isoliert	Acetabulum isoliert	Acetabulum + Beckenring
verstorben	100	16	20
in Prozent	8.44%	4.37%	11.70%

Tab. 30: Letalität nach Verletzungsmuster im Beckenring

3.7.2.5 Letalität nach Verletzungsregionen

Die Letalität wurde weiterhin nach den Begleitverletzungen und Verletzungskombinationen aufgeschlüsselt. Die Letalität des isolierten Beckentraumas lag bei 1,7%, die aller Beckenverletzten bei 7,9%. Die höchste Letalität mit 21,1% -32,4% hatten Kombinationen von Beckenverletzungen mit Stammverletzungen und Schädel-Hirn-Trauma (Abb 20. genaue Aufschlüsselung siehe Tabelle {III-3-18} im Anhang).

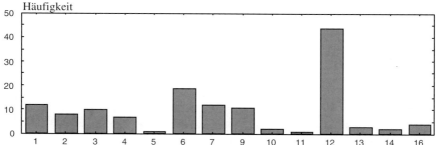

Abb. 20: Anzahl der verstorbenen Patienten innerhalb der Verletzungsregionen des Körpers
Legende: 1 = Becken isoliert 1,7%, 2 = SHT 9%, 3 = Tho/Abd 13%, 4 = OE/UE 3%, 5 = WS 3,1%, 6 = SHT+(Tho/Abd) 23,2%, 7 = SHT+(OE+UE) 10,7%, 8 = SHT+WS 0%, 9 = (Tho/Abd)+(OE/UE) 10,1%, 10 = (OE/UE)+WS 6,3%, 11 = (Tho/Abd)+WS 10%, 12 = SHT+(Tho/Abd)+(OE/UE) 28,6%, 13 = SHT+(Tho/Abd)+WS 25%, 14 = (Tho/Abd)+(OE/UE)+WS 9,5%, 15 = SHT+(OE/UE)+WS 0%, 16 = SHT+(Tho/Abd)+(OE/UE)+WS 21,1%

3.7.2.6 Letalität nach nicht-operativer/operativer Therapie

Untersucht man die Letalität in Abhängigkeit zum gewählten Therapieverfahren (operativ/nicht-operativ) so sind keine Unterschiede festzustellen. Nach nicht operativer Therapie verstarben 9,2% der Patienten, nach alleiniger Stabilisierung des Beckenrings 8,2%, nach alleiniger Stabilisierung des Acetabulums 1,7%, während nach kombinierter operativer Versorgung von Acetabulum und Beckenring kein Todesfall zu verzeichnen war.

3.7.2.7 Letalität nach Altersgruppe

Zwischen den verschiedenen Altersgruppen war kein signifikanter Unterschied bezüglich der Letalität festzustellen. Sie lag hier zwischen 14 und 26,5%. Die höchste Letalitätsrate bestand in der Gruppe der 20 bis 40-jährigen.

3.7.3 Komplikationen

Insgesamt wurden 246 Komplikationen angegeben. Mit einem Anteil von 26,4% hat das komplexe Beckentrauma den höchsten Anteil, gefolgt von 22,4% Komplikationsangaben nach Acetabulumfrakturen. Eine detaillierte Tabelle, aus der sich alle Quersummen ablesen lassen ist im Anhang wiedergegeben {III-3-19}. Im Folgenden werden nur die Komplikationen angegeben, die nach Beckenringfrakturen (n = 1185: 1076 isolierte Beckenringfrakturen, 109 Komplextraumata mit isolierten Beckenringfrakturen) auftraten.

1. Thrombosen

Anzumerken ist, daß es sich um die angegebenen Thrombosen handelt. Es ist jedoch anzunehmen, daß mehr als die nachgewiesenen Embolien und Thrombosen auftraten. Eine Aussage über die Inzidenz thrombembolischer Komplikationen war nicht Ziel dieser Studie. Bei insgesamt 9 Patienten (0,8%) wurde eine Thrombose dokumentiert, bei einem dieser Patienten war zusätzlich eine Lungenembolie nachgewiesen worden.

2. Embolien

Bei 11 Patienten (0,9%) wurden Embolien dokumentiert, in einem Fall mit zusätzlicher Thrombose. In 5 Fällen war die Embolie tödlich. Von den übrigen Patienten war nur ein Patient polytraumatisiert, zwei hatten eine isolierte Beckenverletzung erlitten. 4 dieser Patienten waren älter als 50 Jahre, bei 5 Patienten war eine Mobilisation erst nach frühestens einer Woche möglich.

3. ARDS/MOV

Insgesamt 48 Patienten (4,1%) entwickelten ein ARDS bzw. ein Multiorganversagen, von denen 28 Patienten an den Folgen verstarben. Auch hier war das Auftreten dieser Schockfolgeerkrankungen bedingt durch das schwere Allgemeintrauma, ausgedrückt in einem mittleren PTS-Wert von 41 Punkten. Bei 11 Patienten lag ein komplexes Beckentrauma vor, 12 Patienten wiesen große retroperitoneale Hämatome oder pelvine Gefäßverletzungen auf.

4. Pelvine Blutung

Bei 19 Patienten (1,6%) wurde eine Blutungkomplikation im Beckenbereich dokumentiert, von denen 12 Patienten verstarben. In zwei dieser Fälle war die Beckenblutung Haupttodesursache. Die genaue Art und Ursache der Blutung wurde in den meisten Fällen nicht dokumentiert.

5. Infekte

Insgesamt lagen bei 16 Patienten (1,4%) Infektionen im Beckenbereich vor. Einer dieser Patienten hatte eine offene Beckenfraktur erlitten, bei zwei Patienten lag ein geschlossenes Komplextrauma vor (ein Pin-Infekt Fixateur externe, ein Infekt nach Symphysenveroplattung). Bei insgesamt 13 Patienten war eine Osteosynthese durchgeführt worden. Es traten drei Pin-Infektionen nach Fixateur-Anlage auf, ein Infekt nach Iliumverschraubung, ein Infekt nach SI-Gelenk-Osteosynthese, 6 nach Sympyhsenstabilisierungen (davon 4 Verplattungen) und zwei nach Sakrumosteosynthesen (beide nach Sakralstäben). Für die einzelnen Osteosyntheseverfahren ergeben sich damit folgende Infektraten: Symphysenverplattung: 3,4%, Fixateur externe: 3,2%, Iliumstabilisierung: 1,9%, SI-Gelenk: 1,7%, Sakrum: 5,7%. Bei den verbliebenen drei Patienten lag einmal die angegebene offene Fraktur vor, eine Beckenstabilisierungerfolgte nicht.

6. Pelvine Weichteile

Insgesamt lagen bei 7 Patienten Weichteilkomplikationen (Hämatome, Serome, Nekrosen, etc.) im Beckenbereich vor. Ein Patient hatte eine offene Beckenfraktur bzw. ein Komplextrauma erlitten. Ein Patient wies eine suprapubische Hautnekrose nach externer Laparotomie auf, ein Patient hatte ein sakrales Decollement. Bei 5 Patienten war eine Osteosynthese durchgeführt worden. Es ließ sich jedoch nicht sicher eruieren, ob die operative Stabilisierung der Beckenverletzung jeweils ursächlich für das Auftreten der Weichteilkomplikation war, in einigen Fällen lag allerdings eine dokumentierte Weichteilkomplikation vor. Bei diesen 5 Patienten war zweimal ein Fixateur externe angelegt worden, einmal eine Symphysen-osteosynthese und dreimal eine Iliumosteosynthese durchgeführt worden.

7. Neurologische Komplikationen

Bei 11 Patienten war eine neurologische Komplikation aufgetreten. Insgesamt wiesen zwei Patienten Komplextraumen und 7 C-Verletzungen des Beckens auf. Die Art der neurologischen Komplikation war nur in Einzelfällen angegeben worden.

3.7.4 Mobilisation

Dargestellt ist der Zeitpunkt der Mobilisation der überlebenden Patienten. Es ergibt sich eine relativ gleichmäßige Verteilung in allen Gruppen bis zur 6. Woche (Abb. 21). Bei 4% der Patienten war der Mobilisationszeitpunkt unbekannt, bei 2.1% wurden Besonderheiten im Klartext dargestellt, 0,4% waren aufgrund von Begleitverletzungen nicht mobilisierbar und bei 2,7% wurde „keine" Mobilisation angegeben. Eine detaillierte tabellarische Aufschlüsselung in Beziehung zur Klassifikation der Verletzung befindet sich im Anhang, Tabelle {III-3-20}.

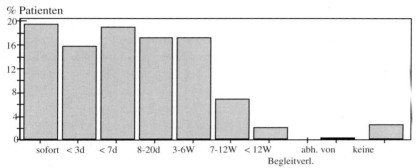

Abb. 21: Mobilisation der 1587 überlebenden Patienten
Erkennbar ist eine relativ gleichmäßige Verteilung aller Zeitabschnitte bis zu 6 Wochen

Um spezifische Unterschiede zu untersuchen wurde die Mobilisation nach Verletzungen des Typs C, unterschieden nach operativer und nichtoperativer Therapie, analysiert. Die nichtoperierten Patienten wurden eher später mobilisiert. Während je 50% der Patienten nach operativer Therapie innerhalb der ersten drei Wochen bzw. nach mehr als drei Wochen mobilisiert wurde, konnten nur 37% der nicht-operierten Patienten innerhalb der ersten drei Wochen nach dem Trauma mobilisiert werden.

3.7.5 Postoperatives radiologisches Ergebnis

Eine operative Stabilisierung des Beckenringes wurde bei insgesamt 20,5% (278/1356) der Patienten mit Beckenringfrakturen durchgeführt. In dieser Übersichtsanalyse wurde die „anatomische" Rekonstruktion, die „Dislokation < 1cm" und die „Dislokation > 1cm" abgefragt. Unterschieden wurden Fehlstellungen am vorderen und hinteren Beckenring.

3.7.5.1 Postoperatives radiologisches Ergebnis vorderer Beckenring

Eine anatomische Rekonstruktion im vorderen Beckenring wurde bei 212 der 278 operierten Patienten (76,3%) erreicht. Dislokationen über 1 cm waren nur bei 5 Patienten zu beobachten. Es handelt sich hierbei um eine Verletzung vom Typ B3, 2 des Typs C1, und eine vom Typ C3. Diese wurden alle mittels supraacetabulär eingebrachtem Fixateur externe behandelt. Bei einer Verletzung des Typs B1 wurde nach Symphysenverplattung eine Dislokation > 1cm belassen. Die ausführliche Darstellung der ventralen Rekonstruktionen ist in den Tabellen {III-3-21} und {III-3-22} wiedergegeben.

3.7.5.2 Postoperatives radiologisches Ergebnis hinterer Beckenring

Bei der Versorgung des hinteren Beckenringes wurden in 102 von 132 Fällen (77,3%) anatomische Rekonstruktionen erreicht. Dislokationen über 1 cm wurden nur bei einem Patienten angegeben. Es handelte sich hierbei um eine Verletzung vom Typ C1 bei einer im 6. Monat schwangeren Patientin, bei der eine Fixation in Diastase in Kauf genommen wurde. Eine ausführliche Darstellung erfolgt in den Tabellen {III-3-23} und {III-3-24} im Anhang.

3.7.5.3 Postoperatives radiologisches Ergebnis versus OP-Lokalisation

Nach operativer Versorgung des ventralen Beckenringes nach isolierten B-Verletzungen weisen alle Patienten einen dorsal anatomisch wiederhergestellten Beckenring auf. Der vordere Beckenring war bei 85,2% anatomisch rekonstruiert, bei 13,1% lag eine Fehlstellung bis zu einem Zentimeter vor, ein Patient hatte eine Dislokation > 1cm. 2 Patienten mit ausschließlicher dorsaler Osteosynthese (Stabilisierung einer transsakralen Luxationsfraktur und einer transiliakalen Instabilität) waren postoperativ sowohl ventral als auch dorsal anatomisch wiederhergestellt. Bei einem Patienten mit B1-Verletzung wurde neben der Symphysenstabilisierung das SI-Gelenk ebenfalls stabilisiert. Auch hier war der Beckenring postoperativ anatomisch wiederhergestellt.

Bei den C-Verletzungen, die ausschließlich von ventral stabilisiert wurden (n = 13), hatten 6 Patienten einen anatomischen dorsalen Beckenring, 4 eine Dislokation < 1cm und zwei eine Dislokation > 1cm, bei einem Patienten lagen keine Angabe vor. Der vordere Beckenring war bei 7 Patienten anatomisch, bei 5 lag eine Dislokation < 1cm, bei einem Patienten > 1cm vor. Nach kombinierter ventraler und dorsaler Osteosynthese (n = 39) hatten 32 Patienten einen anatomischen dorsalen Beckenring und 7 eine Dislokation bis zu 1cm, ventral entsprechend 29 und 10 Patienten.

20 Patienten wurden ausschließlich von dorsal versorgt. 13 Patienten waren sowohl ventral als auch dorsal postoperativ anatomisch, 4 wiesen Dislokationen bis 1cm auf, bei 3 Patienten lagen keine Angaben vor.

3.8 Acetabulumfrakturen

Im folgenden Abschnitt 3.8 werden die Patienten mit Acetabulumfrakturen in ihrer Gesamtheit betrachtet. Es erfolgt in den Unterpunkten zusätzlich eine Unterscheidung zwischen isoliert aufgetretenen Acetabulumfrakturen und Patienten mit zusätzlicher Beckenringläsion.

Im Beobachtungszeitraum wurden 537 Patienten mit Acetabulumfrakturen behandelt, davon hatten 21 Patienten beidseitige Acetabulumfrakturen und 51 eine Acetabulumfraktur im Rahmen eines Komplextraumas erlitten. 360 Patienten hatten "isolierte Acetabulumfrakturen", d.h. die Acetabulumfraktur war die einzige Läsion am Becken. 126 Acetabulumfrakturen waren mit weiteren Frakturen am Beckenring kombiniert. Insgesamt lagen 366 isolierte (+ 6 Komplextraumen) und 171 mit Beckenverletzungen kombinierte Acetabulumfrakturen vor. Überschneidungsmöglichkeiten ergeben sich bei Zweipfeiler-frakturen. Hier wurde, wie oben ausgeführt, definiert, daß gleichseitige transpubische Verletzungen und Frakturlinien im Ilium als isolierte Acetabulumfrakturen gelten, während Verletzungen der Symphyse oder dorsal eine Beteiligung des SI-Gelenks eine zusätzliche Verletzung des Beckenringes bedeuten.

3.8.1 Geschlechts- und Altersverteilung

Die Mehrzahl der Patienten (75,2%) waren männlich (404 Männer, 133 Frauen), entsprechend einem Geschlechtsverhältnis männlich/weiblich von 3:1. In der Gruppe der isolierten Acetabulumfrakturen lag das Geschlechtsverhältnis männlich/weiblich bei 3,7:1, in der Gruppe mit zusätzlicher Beckenringläsion bei 2:1.

Der jüngste Patient war 7 Jahre, der älteste 93 Jahre alt (7-93 Jahre bei den isolierten (Ø 42,9 Jahre), 9-91 Jahre (Ø 37,8 Jahre) bei den mit Beckenringläsionen kombinierten Acetabulumfrakturen. Das Durchschnittsalter lag insgesamt bei 41,3 Jahren.

Die Altersverteilung aller Patienten mit Acetabulumfrakturen zeigte einen Häufigkeitsgipfel zwischen dem 20. und 30. Lebensjahr (Abb. 22).

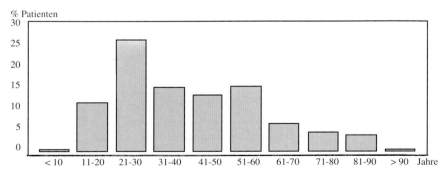

Abb. 22: Prozentuale Altersverteilung bei 530 Patienten mit Acetabulumfrakturen.

Die Altersverteilung in Abhängigkeit von isolierten oder mit Beckenringläsionen kombinierten Acetabulumfrakturen ist in Abb. 23 dargestellt. Kombinierte Acetabulum- und Beckenringfrakturen kommen demnach in den jüngeren Altersgruppen häufiger vor.

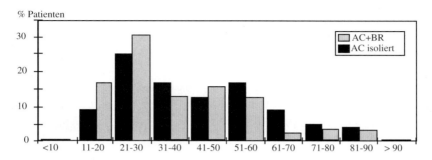

Abb. 23: Prozentuale Altersverteilung in Abhängigkeit von isolierten oder mit Beckenringläsionen kombinierten Acetabulumfrakturen.

3.8.2 Unfallart

69,1% aller Patienten zogen sich die Acetabulumfraktur bei einem Verkehrsunfall zu. Der PKW-Unfall war darunter mit 48% die häufigste Unfallursache. In 15,1% der Fälle zogen sich die Patienten die Acetabulumfraktur durch einen einfachen Sturz, in 11% durch einen Sturz aus großer Höhe zu. Bei 1,3% der Patienten blieb die Unfallart unbekannt. Die genaue prozentuale Verteilung ist in Tab. 31 dargestellt.

Unfallart	Acetabulum (gesamt)	Acetabulum (isoliert)	Acetabulum/ Beckenring
PKW	48,0%	47,5%	49,1%
LKW	1,7%	1,6%	1,8%
Motorrad	9,5%	9,8%	8,8%
Fahrrad	3,0%	3,8%	1,2%
Fußgänger	6,9%	3,8%	13,5%
Sturz (Hinfallen)	15,1%	19,4*	5,8%
Sturz aus großer Höhe	11,0%	10,7%	11,7%
Verschüttung	0,7%	-	2,3%
unbekannt	1,3%	1,4%	1,2%
andere	2,8%	1,9%	4,7%

Tab. 31: Unfallart bei Acetabulumfrakturen
Die hohe Rate an Stürzen betrifft im wesentlichen ältere Patienten, das mit * markierte Feld beinhaltet 44 PatientInnen >50 Jahre, darunter 25 über 70-jährige Patienten mit v.a. "einfachen" Acetabulumfrakturen (57,5%).

Unterschiede bei isolierten und kombinierten Acetabulumfrakturen bestanden v.a. bei Fußgängerunfällen und einfachen Stürzen. Nach Fußgängerunfällen traten wesentlich häufiger kombinierte Beckenring- und Acetabulumfrakturen auf, während isolierte Acetabulumfrakturen durch einfache Stürze häufiger verursacht waren.

3.8.3 Unfallmechanismus

Bei 462 Patienten konnte der allgemeine Unfallmechanismus anhand der Rettungsdienstprotokolle evaluiert werden. Bei 13,5% der Patienten blieb der Unfallmechanismus unbekannt. In 85,2% lag eine Anprallverletzung vor, 11% der Patienten waren eingeklemmt worden, in 3,2% lag eine Überrollung vor. Bei 0,6% der Patienten lag ein Mechanismus vor, der durch die o.a. Einteilung nicht beschrieben werden konnte.

Der spezielle Unfallmechanismus war schwieriger zu analysieren, entsprechend konnte er nur bei 51,6% (n = 277) der Patienten bestimmt werden. 15,2% der Patienten erlitten eine anteroposteriore Kompression, 48,7% eine laterale Kompression und 14,1% eine axiale Stauchung des Acetabulums. In 20,9% der Fälle lag ein komplexer Mechanismus vor. Bei 1,1% der Patienten lag ein Mechanismus vor, der durch die o.a. Einteilung nicht beschrieben werden konnte.

3.8.4 Einlieferungsart

Die Verteilung der primär eingelieferten Patienten mit Acetabulumfrakturen und der zuverlegten Patienten war in etwa gleich. 51,8% wurden primär aufgenommen, 45,2% wurden nach externer Vorbehandlung verlegt, bei 3% war die Einlieferungsart unbekannt.

Von den primär eingelieferten Patienten wurden 74,9% arztbegleitet von der Unfallstelle transportiert (Notarztwagen, Rettungshubschrauber), 21,4% wurden mit dem Rettungsdienst transportiert, 3,7% der Patienten kamen selbst oder wurden durch Angehörige/Laienhelfer in die Klinik gebracht.

3.8.5 Verletzungsschwere und Begleitverletzungen

Bei 191 der 537 Patienten lag eine Acetabulumfraktur als Einzelverletzung vor. Vor den übrigen Patienten hatten 171 Patienten ein begleitendes Schädel-Hirn-Trauma, 152 eine Verletzung im Bereich des Thorax, 57 eine abdominelle Verletzung und 34 eine Wirbelfraktur. Am häufigsten waren die Acetabulumfrakturen mit Extremitätenfrakturen kombiniert, insgesamt in 69,4% der Fälle. 121 Patienten hatten Frakturen der oberen und 181 Patienten Frakturen der unteren Extremitäten.

Der Hannover-Polytrauma-Score lag bei durchschnittlich 26,5 Punkten (3 - 92 Punkte). Entsprechend lagen 67,7% in der PTS-Gruppe II, 17,2% in der PTS-Gruppe III und 9,1% in der PTS-Gruppe I. In der PTS-Gruppe IV fanden sich nur 6% der Patienten.

Pelvine Begleitverletzungen lagen bei 18,8% der Patienten vor, in 9,5% als komplexe Acetabulumfraktur, d.h. als Acetabulumfraktur mit begleitender pelviner Gefäß-, Nerven- oder Organläsion. Sie verteilen sich u.a. auf 19 Blasenrupturen, 8 Urethrarupturen, 10 pelvine Gefäßläsionen, 8 Verletzungen der intrapelvinen Darmanteile (Sigma, Rektum).

3.8.6 Klassifikation der Acetabulumfraktur

Acetabulumfrakturen wurden nach der Klassifikation von Letournel eingeteilt (6). 21 der 537 Fälle wiesen beidseitige Frakturen des Acetabulums auf. Diese Gruppe wird gesondert betrachtet. 13 der verbleibenden 516 Frakturen konnten nicht klassifiziert werden (2,5%). Somit verblieben 503 klassifizierte Acetabulumfrakturen, die die Grundlage der folgenden Auswertungen bilden.

In die Gruppe der "einfachen Acetabulumfrakturen" (Fraktur der hinteren Wand, des hinteren Pfeilers, der vorderen Wand, des vorderen Pfeilers, Querfrakturen) wurden 56,7% der Frakturen, in die Gruppe der "komplexen Acetabulumfrakturen" (zusammengesetzte Frakturtypen) 43,3% der Frakturen eingeteilt.

Die Verteilung der einzelnen Frakturtypen bei allen 503 Patienten zeigt Abb. 24 (siehe auch Tabelle {III-3-25}).

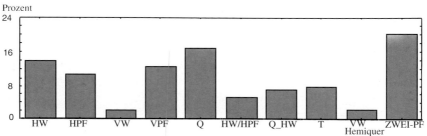

Abb. 24: Klassifikation der Acetabulumverletzungen (nach Letournel)

Die häufigste Untergruppe bei den isolierten Acetabulumfrakturen waren die 2-Pfeiler-Fraktur (21,2%), gefolgt von Frakturen der hinteren Wand (18,6%) und Querfrakturen (12,9%). Bei der Kombination von Acetabulum- und Beckenringverletzung wurde die Querfraktur mit 26,6% am häufigsten beobachtet, gefolgt von der 2-Pfeiler-Fraktur (18,2%) und der Fraktur des vorderen Pfeilers (16,2%). Insgesamt war die 2-Pfeiler-Fraktur mit 20,3% der häufigste Frakturtyp, gefolgt von der Querfraktur (17,1%) und der Fraktur der hinteren Wand (13,9%).

3.8.6.1 Klassifikationsunterschiede bei isolierten und kombinierten Frakturen

Untersucht wurden Besonderheiten bei der Verteilung der Frakturtypen bei isolierten und kombiniert mit Beckenringverletzungen aufgetretenden Acetabulumfrakturen. Unterschieden wurde in Frakturtypen, die im wesentlichen den hinteren Pfeiler/Wand betrafen ("dorsal"), die im wesentlichen den vorderen Pfeiler/Wand ("ventral") betrafen sowie Querfrakturen und Zweipfeilerfrakturen. In Abb. 25 erfolgt eine Gegenüberstellung.

3.8 Acetabulumfrakturen

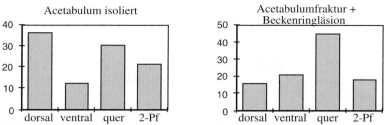

Abb. 25: Prozentuale Verteilung der Frakturtypen ohne bzw. mit begleitender Beckenringläsion.

Bei isolierten Acetabulumfrakturen lagen mehr als doppelt so häufig dorsale und 1,5-fach häufiger quere Frakturpathologien vor als bei den Acetabulumfrakturen, die mit einer Beckenringläsion kombiniert waren. Die Zwei-Pfeilerfrakturen traten etwa gleichhäufig auf, ventrale Frakturtypen kamen bei den mit Beckenringläsionen kombinierten Frakturen häufiger vor.

3.8.6.2 Klassifikation der beidseitigen Acetabulumfraktur

Insgesamt wurden 21 beidseitige Acetabulumfrakturen beobachtet, wobei diese in 7 Fällen als isolierte Verletzung im Beckenring auftraten, in 14 Fällen kombiniert mit Beckenringfrakturen. Die Analyse der einzelnen Klassifikationsgruppen zeigt eine gleichmäßige Verteilung, Häufungen sind nicht zu erkennen (Tab. 32).

Frakturtyp	Anzahl
Hintere Wand + vorderer Pfeiler	1
Hintere Wand + Querfraktur mit hinterer Wand	1
Hintere Wand + Hintere Wand	1
Hintere Wand + T-Fraktur	1
Hinterer Pfeiler + Hinterer Pfeiler	1
Hinterer Pfeiler + Zwei-Pfeiler-Fraktur	1
Vordere Wand + Querfraktur mit hinterer Wand	1
Vordere Wand + Hintere Wand/Hinterer Pfeiler	1
Vorderer Pfeiler + Vorderer Pfeiler	1
Vorderer Pfeiler + Zwei-Pfeiler-Fraktur	2
Querfraktur + Querfraktur	2
Querfraktur + Querfraktur mit hinterer Wand	2
Querfraktur + Zwei-Pfeiler Fraktur	1
Hintere Wand und Pfeiler + Hintere Wand und Pfeiler	1
Querfraktur mit hinterer Wand + Zwei-Pfeiler-Fraktur	1
T-Fraktur + T-Fraktur	2
Zwei-Pfeiler-Fraktur + unbekannte Acetabulumfraktur	1

Tab. 32: Kombination der Frakturtypen bei beidseiter Acetabulumfraktur.

Es handelte sich hier um ein relativ junges Patientenkollektiv mit einem Altersdurchschnitt von 32 Jahren. Die Gesamtverletzungsschwere war bei einem durchschnittlichen PTS-Wert von 37 Punkten hoch. Bis auf zwei Patienten waren alle mehrfachverletzt bzw. polytraumatisiert. In 12 Fällen wurde eine Acetabulumosteosynthese durchgeführt, davon in 3 Fällen beidseits.

3.8.7 Diagnostik bei Acetabulumfrakturen

3.8.7.1 Konventionelle Diagnostik

In 27% der Fälle wurde zur Diagnostik ausschließlich eine a.p.-Beckenübersichtsaufnahme angefertigt. An Spezialaufnahmen wurden 343 Ala-Aufnahmen und 336 Obturatoraufnahmen zusätzlich angefertigt.

Eine "komplette Standarddiagnostik" der Acetabulumfrakturen mit a.p.-Aufnahme, Ala- und Obturatoraufnahme wurde bei 65,2% der Patienten durchgeführt (Tab. 33).

	a.p.	a.p.+Inlet+Outlet	a.p.+Ala+Obt	a.p.+Inlet+Outlet+Ala+Obt	gesamt
AC isol.	94	10	192	53	349
Column %	66.67%	29.41%	84.21%	53.00%	----
Row %	26.93%	2.87%	55.01%	15.19%	100.00%
AC+BR	47	24	36	47	154
Column %	33.33%	70.59%	15.79%	47.00%	----
Row %	30.52%	15.58%	23.38%	30.52%	100.00%
Col.Tot.	141	34	228	100	503

Tab. 33: Radiologische Standarddiagnostik bei Acetabulumfrakturen

3.8.7.2 Erweiterte Diagnostik

Eine weitere Auswertung umfaßt den Anteil der Computertomographien bei Acetabulumfrakturen. Zur weiteren Diagnostik erhielten 326 Patienten ein zweidimensionales Computertomogramm. In einem Fall wurde zur erweiterten Diagnostik eine konventionelle Tomographie durchgeführt (wenig dislozierte hintere Pfeiler Fraktur). In 38,4% wurde keine computertomographische Diagnostik durchgeführt. Die dreidimensionale Darstellungsmöglichkeit wurde lediglich bei 7,2% der Patienten eingesetzt (Tab. 34).

	kein CT	2D-CT	3D-CT	2D+3D-CT	gesamt
AC isol.	137	188	3	21	349
Column %	70.98%	68.61%	60.00%	67.74%	----
Row %	39.26%	53.87%	0.86%	6.02%	100.00%
AC+BR	56	86	2	10	154
Column %	29.02%	31.39%	40.00%	32.26%	----
Row %	36.36%	55.84%	1.30%	6.49%	100.00%
Col.Tot.	193	274	5	31	503

Tab. 34: Erweiterte Diagnostik bei Acetabulumfrakturen

3.8.8 Therapie der Acetabulumfraktur

3.8.8.1 Operative vs. nichtoperative Therapie

Zunächst wurde analysiert, ob nur die Acetabulumfraktur oder nur die begleitende Beckenfraktur oder aber beide Verletzungen operativ stabilisiert wurden. 49,3% der Acetabulumfrakturen wurden nichtoperativ behandelt. Die genaue Aufschlüsselung ist in Tab. 35 wiedergegeben.

	keine	OP nur BR	OP nur AC	OP AC+BR	gesamt
AC isol.	156	0	193	0	349
Column %	70.59%	0.00%	86.16%	0.00%	---
Row %	44.70%	0.00%	55.30%	0.00%	100.00%
AC+BR	65	27	31	31	154
Column %	29.41%	100.00%	13.84%	100.00%	---
Row %	42.21%	17.53%	20.13%	20.13%	100.00%
Col.Tot.	221	27	224	31	503
Total %	43.94%	5.37%	44.53%	6.16%	100.00%

Tab. 35: Therapie der Acetabulumfraktur

3.8.8.2 Therapie innerhalb der Klassifikationsgruppen

In einer weitergehenden Analyse wurde die Klassifikation der Acetabulumfraktur in Beziehung zur gewählten Therapieform gesetzt (Tab. 36). Gegenübergestellt wurden die konservative Therapie, die alleinige operative Therapie des Acetabulums und die kombinierte operative Stabilisierung von Acetabulum und Beckenring. Unberücksichtigt blieben isolierte Stabilisierungen des Beckenringes.

Therapie	keine OP	OP	
Klassifikation		AC isol.	AC+BR
Hintere Wand	26	44	0
Hinterer Pfeiler	30	22	2
Vordere Wand	11	1	0
Vorderer Pfeiler	50	11	2
Querfraktur	53	22	11
Hintere W.+ Hinterer Pf.	6	20	1
Querfraktur + Hinterer Pf.	8	22	6
T- Fraktur	14	22	4
Vordere Wand +hemiquer	5	8	0
Zweipfeilerfraktur	45	52	5
Col.Tot.	**248**	**224**	**31**

Tab. 36: Therapie Acetabulumfraktur in Beziehung zur Klassifikation

3.8.8.3 Epidemiologie isolierter Acetabulumfrakturen

360 isolierte Acetabulumfrakturen ohne Berücksichtigung der Komplextraumen wurden ausgewertet. Aus diesem Kollektiv wurden 161 Patienten nichtoperativ behandelt, bei 199 Patienten wurde eine operative Stabilisierung am Acetabulum vorgenommen. Zunächst wurde versucht, Unterschiede in der Indikationsstellung herauszuarbeiten. Bei der Gegenüberstellung der Altersverteilung zur Therapiewahl ist erkennbar, daß in den Altersgruppen 10 - 60 Jahre die Rate der operativen Stabilisierungen überwiegen (Abb. 26 und Tabelle {III-3-26}).

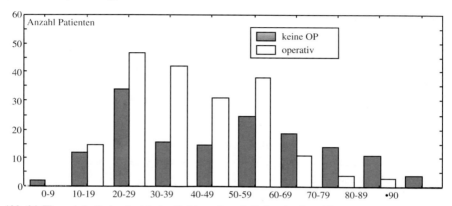

Abb. 26: Therapie isolierter Acetabulumfrakturen innerhalb der einzelnen Altersgruppen

In Abbildung 27 wurde die Verletzungsschwere, ausgedrückt in den PTS Gruppen der gewählten Therapieart bei isolierten Acetabulumfrakturen gegenübergestellt. Lediglich in Gruppe IV, die allerdings auch nur 5 Patienten umfaßte, wurde nur 1 Patient operativ versorgt, ansonsten schien die Gesamtverletzungsschwere den Therapieentscheid insgesamt nicht zu beeinflussen (s.a. Tabelle {III-3-27}).

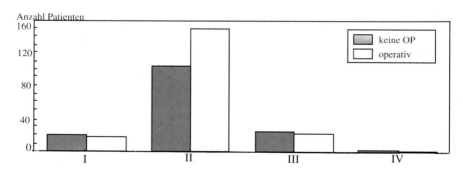

Abb. 27: Rate operativer Versorgungen isolierter Acetabulumfrakturen vs. PTS Gruppen

3.8.9 Zugangswahl bei Acetabulumstabilisierung

Im Beobachtungszeitraum wurden bei den 503 hier betrachteten Acetabulumfrakturen 255 operative Stabilisierungen durchgeführt (berücksichtigt sind nur Patienten mit einseitigen Acetabulumfrakturen). Die nachfolgende Analyse umfaßt die Zugangswahl in Abhängigkeit von den versorgten Bereichen. Es werden Fälle, die ausschließlich im Bereich des Acetabulums versorgt wurden, denen gegenübergestellt, bei denen sowohl das Acetabulum als auch der Beckenring stabilisiert wurden. Mit 58,8% ist der Kocher-Langenbeck-Zugang der am häufigsten gewählte Zugang. Es folgen mit 15,4% der ilioinguinale Zugang und mit 7% die Maryland-Modifikation des erweiterten iliofemoralen Zugangs (18). Bei dem Vergleich der Versorgung von isolierten Acetabulumfrakturen und kombinierten Acetabulum- und Beckenringfrakturen fiel auf, daß der Anteil des ilioinguinalen Zugangs auf 27,3% gegenüber 13,8% stieg. Der Anteil des Kocher-Langenbeck-Zugangs betrug 60,7% bei isolierten Acetabulumfrakturen und 45,5% bei kombinierten Acetabulum- und Beckenringfrakturen (vgl. Abb. 28 und Tabelle {III-3-28} im Anhang).

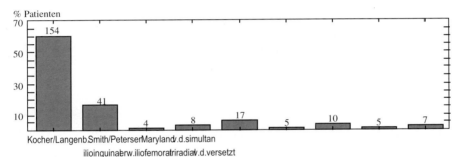

Abb. 28: Häufigkeit der verwendeten Zugänge bei Acetabulumstabilisationen.
In 14 Fällen wurden keine Angaben zum Zugang gemacht.

3.8.9.1 Analyse der Zugangswahl in den einzelnen Gruppen der Acetabulumklassifikation

In der umfangreichen Tabelle {III-3-29} wurde eine detaillierte Analyse der Zugangswahl in Beziehung zur Acetabulumklassifikation nach Letournel vorgenommen. Der Kocher-Langenbeck Zugang war der am häufigsten verwendete Zugang. Erweiterte Zugänge (erweiterter iliofemoraler Zugang, Maryland und Triradiate) wurden bevorzugt für T-Frakturen und Zweipfeilerfrakturen eingesetzt.

3.8.9.2 Operationsdauer

Die Operationsdauer wurde zunächst in Abhängigkeit von der Acetabulumklassifikation betrachtet. Bei 241 (94,5%) der 255 operativ versorgten Acetabulumfrakturen lagen vollständige Angaben zur Operationsdauer vor. Bei knapp der Hälfte der Patienten lag die OP-Dauer zwischen 2 und 3 Stunden (Tabelle {III-3-30}).

3.8.9.3 Operationsdauer in Abhängigkeit vom Zugang

Eine zusätzliche Analyse umfaßte die Operationsdauer in Abhängigkeit vom gewählten Zugang. Die entsprechenden Zeitspannen sind in Tabelle {III-3-31} dargestellt. Für Zugänge wie Kocher-Langenbeck oder ilioinguinalen Zugang wurden in der Mehrzahl der Fälle OP-Zeiten von bis zu 4 Stunden, am häufigsten (50% der Fälle) 2-3 Stunden gebraucht. Für erweiterte Zugänge wurden in der Regel mehr als 4 Stunden und für Doppelzugänge 3 bis 4 Stunden benötigt.

3.8.9.4 Komplikationsrate nach operativer Versorgung

Unter Berücksichtigung aller Patienten mit Acetabulumfrakturen (n = 537) wurden 272 operativ versorgt. Von diesen Patienten wurden insgesamt bei 62 Patienten Komplikationen nach operativer Versorgung einer Acetabulumfraktur genannt.

1. Thrombosen/Embolie

Einschränkend muß gesagt werden, daß das Design der Studie die Suche nach thromboembolischen Komplikationen nicht explizit einschloß. Es können deswegen nur die diagnostizierten thromboembolischen Komplikationen angegeben werden!

Bei insgesamt 5 Patienten (1,8%) wurde eine Thrombose dokumentiert, bei keinem dieser Patienten war zusätzlich eine Lungenembolie nachgewiesen worden. Alle 5 Patienten hatten als Beckenverletzung eine isolierte Acetabulumfraktur erlitten, drei von ihnen als isolierte Gesamtverletzung. Die anderen beiden Patienten hatten zusätzliche Verletzungen der unteren Extremitäten. Es handelte sich um 3 Zwei-Pfeiler-Frakturen, eine Fraktur des hinteren Pfeilers und eine Fraktur der hinteren Wand in Kombination mit einer Fraktur des hinteren Pfeilers. Bei 3 Patienten wurden Embolien ohne begleitende Thrombosen dokumentiert, davon in 2 Fällen tödlich. Der Patient, der die Embolie überlebte, war schwerstverletzt mit einem PTS von 54 Punkten. Diese drei Patienten hatten eine T-Fraktur und zweimal Querfrakturen mit zusätzlicher Fraktur der hinteren Wand erlitten. Zwei dieser drei Patienten hatten zusätzlich eine B- bzw. C-Verletzung des Beckens erlitten.

2. ARDS/MOV

Insgesamt 7 Patienten (2,6%) entwickelten ein ARDS bzw. ein Multiorganversagen, von denen ein Patient an den Folgen verstarb. Das Auftreten dieser Schockfolgeerkrankungen war v.a. bedingt durch das schwere Allgemeintrauma, ausgedrückt in einem mittleren PTS-Wert von 41 Punkten.

3. Pelvine Blutung

Bei einem Patienten (0,4%) wurde eine Blutungkomplikation im Beckenbereich dokumentiert. Die genaue Art und Ursache der Blutung wurde nicht dokumentiert.

4. Infekte

Insgesamt lagen bei 13 Patienten (4,8%) Infektionen im Acetabulumbereich nach operativer Stabilisierung vor. Eine Patientin hatte eine offene Beckenfraktur erlitten. Bei allen Patienten war die Acetabulumversorgung als ursächlich im Klartext aufgeführt. Sieben dieser Patienten

3.8 Acetabulumfrakturen

hatten eine Zwei-Pfeiler-Fraktur erlitten. Die Infekte traten in 6 Fällen nach Kocher-Langenbeck-Zugang (3,6%), 5 mal nach erweiterten Zugängen (16,1%) und je einmal nach ilioinguinalem (2,2%) bzw. Smith-Peterson-Zugang auf (n = 4).

5. Pelvine Weichteile

Insgesamt lagen bei 10 Patienten Weichteilkomplikationen (3,7%) vor. Bei 8 Patienten war die operative Versorgung der Acetabulumfraktur ursächlich. In zwei weiteren Fällen lag einmal eine perianale Wunde vor, der zweite Patient wies zusätzlich eine ipsilaterale dorsale Beckenringverletzung auf, die ebenfalls operativ versorgt wurde, so daß hier nicht eindeutig festzulegen war, ob die Weichteilkomplikation acetabulumbedingt war.

6. Neurologische Komplikationen

Bei 23 Patienten (8,5%) war eine neurologische Komplikation (iatrogen) aufgetreten. In zwei Fällen war nicht sicher beurteilbar, ob die zusätzliche Beckenringstabilisierung ursächlich für den Nervenschaden war. Bei einigen Patienten war die Art des Nervenschadens nicht näher angegeben. Diese übrigen 21 Patienten mit operativer Acetabulumstabilisierung im Überblick:

- 32-jährige Patientin, Zwei-Pfeilerfraktur, Kocher-Langenbeck-Zugang
- 36-jähriger Patient, Quer-, hintere Wand-Fraktur, Kocher-Langenbeck-Zugang, Teilläsion N. ischiadicus
- 25-jährige Patientin, Zwei-Pfeilerfraktur, Kocher-Langenbeck-Zugang, Ischiadicus-Läsion
- 40-jähriger Patient, Quer-, hintere Wand-Fraktur, Kocher-Langenbeck-Zugang, passagere peroneal betonte Ischiadicusparese
- 23-jähriger Patient, T-Fraktur, zeitversetzter vorderer und hinterer Zugang
- 20-jähriger Patientin, Zwei-Pfeilerfraktur, nicht-operativ versorgte SI-Sprengung ipsilateral (C-Verletzung), ilioinguinaler Zugang, Druckschaden N.femoralis
- 29-jähriger Patient, Fraktur hinterer Pfeiler, Kocher-Langenbeck-Zugang
- 20-jähriger Patient, Querfraktur, ventrale Plattenosteosynthese einer ipsilateralen SI-Sprengung (C-Verletzung), ilioinguinaler Zugang mit Osteotomie der Spina iliaca anterior superior und postoperativem Schaden des N. cutaneus femoris lateralis
- 41-jährige Patientin, Zwei-Pfeilerfraktur, Kocher-Langenbeck-Zugang, Ischiadicusparese
- 46-jähriger Patient, Zwei-Pfeilerfraktur, Kocher-Langenbeck-Zugang, partiell v.a. peroneal betonte Ischiadicusläsion
- 27-jähriger Patient, Querfraktur und Fraktur der hinteren Wand, Symphysenverplattung (B-Verletzung), Kocher-Langenbeck-Zugang
- 60-jähriger Patient, Querfraktur, Stabilisierung einer kontralateralen Iliumfraktur (C-Verletzung), Kocher-Langenbeck-Zugang, Peronaeusschaden
- 39-jähriger Patient, Querfraktur mit Fraktur der hinteren Wand, Kocher-Langenbeck-Zugang, Ischiadicusläsion
- 23-jähriger Patient, Zwei-Pfeiler-Fraktur, erweiterter iliofemoraler Zugang, Ischiadicusläsion
- 28-jähriger Patient, Zwei-Pfeilerfraktur, simultane Versorgung über ventralen und dorsalen Zugang, passagere Läsion des N. obturatorius, femoralis et cutaneus femoris lateralis
- 46-jähriger Patient, Zwei-Pfeilerfraktur, simultane Versorgung über ventralen und dorsalen Zugang, Peronaeusschaden, zusätzlich A-Verletzung des Beckens
- 23-jähriger Patient, Zwei-Pfeiler-Fraktur, simultane Versorgung über ventralen und dorsalen Zugang
- 55-jähriger Patient, Querfraktur, ilioinguinaler Zugang, Ischiadicusläsion, zusätzlich A-Verletzung des Beckens
- 36-jähriger Patient, Fraktur der hinteren Wand, Kocher-Langenbeck-Zugang, Peronaeusschaden
- 25-jähriger Patient, T-Fraktur, Kocher-Langenbeck-Zugang, zusätzlich ipsilaterale B-Verletzung des Beckens (SI-Sprengung)
- 53-jähriger Patient, T-Fraktur, Kocher-Langenbeck-Zugang, zusätzlich ipsilaterale B-Verletzung des Beckens (SI-Sprengung), postoperativ minimale Läsion N. femoralis et ischiadicus

3.8.9.5 Blutverlust in Abhängigkeit zum gewählten Zugang

Analysiert wurde der Blutverlust bei den einzelnen Zugängen. Während bei den erweiterten Zugängen hohe Blutverluste in Kauf genommen werden mußten (> 1250ml), lag der Verlust nach Zugängen wie Kocher-Langenbeck oder ilioinguinal im wesentlichen unter 1250ml (s. Tab. {III-3-32}).

3.8.9.6 Letalität und Zugang

In der Gruppe der 503 Acetabulumfrakturen verstarben 35 Patienten (7%). Nach operativer Versorgung von Acetabulumfrakturen verstarben 5 von 255 (2%) Patienten. Die Todesfälle traten nach jeweils einem Kocher-Langenbeck, erweiterten iliofemoralen, ilioinguinalen, ventral und dorsal zeitversetzt durchgeführtem Zugang sowie einem anderen Zugang auf. In einem Fall war der Tod auf die Operation zurückzuführen. Die Todesursachen im Einzelnen waren folgende:

- Pneumonie + Herzkreislaufstillstand
- fulminante Lungenembolie + akutes Nierenversagen, OP abgebrochen, Embolektomie, nachfolgend apallisches Syndrom
- Zweipfeilerfraktur, Coxarthrose, an internistischen Komplikationen gestorben
- 1. OP: iloinguinaler Zugang, 1000ml Blutverlust,
  2. OP: KL; 600ml Blutverlust , Todesursache vermutlich Lungenembolie
- ARDS / MOV

3.8.9.7 Postoperatives radiologisches Ergebnis Acetabulumfraktur

Das postoperative Ergebnis nach operativer Versorgung von Acetabulumfrakturen zeigt, daß eine vollständige anatomische Wiederherstellung mit maximal 1mm Dislokation bei 190 von 252 Fällen erreicht wurde. Operative Fehlschläge mit über 3mm Rest-Dislokation waren 13mal zu verzeichnen (Tab. 37).

Postoperatives Ergebnis	Acetabulum isoliert	Acetabulum+ Beckenring	gesamt
Disl. 0-1mm	141	46	187
Column %	75.00%	74.19%	----
Row %	75.40%	24.60%	100.00%
Total %	56.40%	18.40%	74.80%
Disl. 1-3mm	36	13	49
Column %	19.15%	20.97%	----
Row %	73.47%	26.53%	100.00%
Total %	14.40%	5.20%	19.60%
Disl.>3mm	10**	3***	13
Column %	5.32%	4.84%	----
Row %	76.92%	23.08%	100.00%
Total %	4.00%	1.20%	5.20%
Klartext	1	0	1*
Column %	0.53%	0.00%	----
Row %	100.00%	0.00%	100.00%
Total %	0.40%	0.00%	0.40%
Col.Tot.	188	62	250
Total %	75.20%	24.80%	100.00%

Tab. 37: Postoperatives radiologisches Ergebnis vs. Typ der Acetabulumfraktur
* TEP bzw. TEP-Luxation, ** Isolierte Acetabulumfrakturen: 8 Zweipfeilerfrakturen : 4x DCP, 4x Schrauben, 1 Hinterer Pfeiler: DCP, 1 Hintere Wand: Rekoplatte; ***Acetabulum und Beckenring verletzt: C3: Querfraktur: AC-Rekoplatte + SI-Schrauben + transpubische Schraube, C3: Querfraktur: AC-Schrauben + SI-Platte/Schraube, A2: Schambeinastfraktur: AC-Rekoplatte

3.8.10 Spezielle Frakturtypen Acetabulum

Im Folgenden werden nur die 503 Patienten betrachtet, bei denen die Acetabulumfraktur nach Letournel (6) eindeutig klassifiziert werden konnte. Die 13 nicht klassifizierten Patienten und die 21 Patienten mit beidseitigen Acetabulumfrakturen bleiben unberücksichtigt.

3.8.10.1 Frakturen der hinteren Wand

Von den 70 "Hintere Wand"-Frakturen wurden 44 operativ versorgt, von den 26 nicht operativ versorgten Patienten verstarben drei (2 x Polytrauma). 30 Patienten wurden in Seitenlagerung, 11 in Bauchlagerung versorgt und bei 3 Patienten war die Lagerung nicht markiert. Bei 2 Patienten war der Zugang nicht bekannt, die übrigen wurden über einen Kocher-Langenbeck-Zugang versorgt. 39 Patienten hatten postoperativ ein anatomisches Ergebnis, 4 eine verbleibende Stufe oder Dislokation bis zu 3mm, ein Patient hatte eine Dislokation/Stufe > 3mm.

3.8.10.2 Frakturen des hinteren Pfeilers
Von den 54 "Hintere Pfeiler"-Frakturen wurden 24 operativ versorgt. 17 Patienten wurden in Seitenlagerung, 5 in Bauchlagerung versorgt, bei 2 Patienten war der Zugang nicht bekannt. Die Art des verwendeten operativen Zugangs war 22 mal ein Kocher-Langenbeck und je einmal ein erweiterter iliofemoraler Zugang bzw. ein simultanes Vorgehen ventral und dorsal. 18 Patienten hatten postoperativ ein anatomisches Ergebnis, 5 eine verbleibende Stufe oder Dislokation bis zu 3mm, ein Patient hatte eine Dislokation/Stufe > 3mm.

3.8.10.3 Frakturen der vorderen Wand
Von den 12 Patienten mit Fraktur der vorderen Wand wurde nur einer operativ versorgt. Die Versorgung erfolgte in Rückenlage über einen Smith-Petersen Zugang, der Patient hatte postoperativ ein anatomisches Ergebnis.

3.8.10.4 Frakturen des vorderen Pfeilers
Von den 63 "Vordere Pfeiler"-Frakturen wurden 13 operativ versorgt. Ein Patient wurde in Seitenlagerung und 11 in Rückenlagerung versorgt. Bei einem Patienten war der Zugang nicht bekannt. 10 mal erfolgte die Versorgung über einen ilioinguinalen Zugang, je einmal über einen Smith-Petersen und über einen anderen Zugang. Ein Patient wurde über einen Kocher-Langenbeck-Zugang primär mittels Hüft-TEP versorgt. Das postoperative Ergebnis war bei 10 Patienten anatomisch, bei 2 Patienten lag eine Stufe/Dislokation von 1-3mm vor. Der Patient mit der Hüft-TEP wurde hier nicht berücksichtigt.

3.8.10.5 Querfraktur
Von den 86 "Quer"-Frakturen wurden 33 operativ versorgt. 18 Patienten wurden in Seitenlagerung, 5 in Bauchlagerung und 9 in Rückenlagerung versorgt. Bei einem Patienten war der Zugang nicht bekannt. Ein Kocher-Langenbeck-Zugang wurde bei 17 Patienten, ein ilioinguinaler Zugang bei 9 Patienten angewendet. 3 Patienten wurden über einen erweiterten Zugang (2x Maryland, 1x Triradiate), ein Patient über simultan kombinierte Zugänge und 3 Patienten über andere Zugänge versorgt. 21 Patienten hatten postoperativ ein anatomisches Ergebnis, 9 eine verbleibende Stufe oder Dislokation bis zu 3mm, drei Patienten hatten eine Dislokation/Stufe > 3mm.

3.8.10.6 Frakturen des hinteren Pfeilers mit hinterer Wand
Von den 27 "Hinterer Pfeiler und Hintere Wand"-Frakturen wurden 21 operativ versorgt. 19 Patienten wurden in Seitenlagerung, ein Patient in Bauchlagerung und einer in Rückenlagerung versorgt. 20 mal wurde ein Kocher-Langenbeck-Zugang gewählt, einmal ein ilioinguinaler Zugang. 16 Patienten hatten ein anatomisches Ergebnis, 5 eine postoperative Stufe/Dislokation von 1-3mm.

3.8.10.7 Querfrakturen mit Fraktur der hinteren Wand
Von den 36 "Quer und Hintere Wand"-Frakturen wurden 28 operativ versorgt. 19 Patienten wurden in Seitenlagerung, 5 in Bauchlagerung und 4 in Rückenlagerung versorgt. Bei 2 Patienten war der Zugang nicht bekannt. Ein Kocher-Langenbeck-Zugang wurde bei 20 Patienten, ein ilioinguinaler Zugang bei 3 Patienten angewendet. 4 Patienten wurden über einen erweiterten Zugang (1x erweiterter iliofemoraler, 1x Maryland, 2x Triradiate) und ein Patient über simultan kombinierte Zugänge versorgt. 23 Patienten hatten ein anatomisches postoperatives Ergebnis, bei 5 Patienten blieb eine Stufe/Dislokation von 1-3mm.

3.8.10.8 T-Frakturen
Von den 40 "T"-Frakturen wurden 26 operativ versorgt. 19 Patienten wurden in Seitenlagerung, ein Patient in Bauchlagerung und 3 in Rückenlagerung versorgt. Bei 3 Patienten war der Zugang nicht bekannt. Ein Kocher-Langenbeck-Zugang wurde bei 12 Patienten, ein ilioinguinaler Zugang bei einem Patienten angewendet. 8 Patienten wurden über einen erweiterten Zugang (1x erweiterter iliofemoraler, 6x Maryland, 1x Triradiate), ein Patient über simultan kombinierte Zugänge und 3 Patienten über zeitversetzte Kombination eines ventralen und dorsalen Zuganges versorgt. 18 Patienten hatten ein anatomisches postoperatives Ergebnis, bei 5 Patienten verblieb eine Stufe/Dislokation von 1-3mm.

3.8.10.9 Frakturen vordere Pfeiler mit hinterer Hemiquerfraktur
Von den 13 Frakturen des Typs "Vordere Wand/Pfeiler mit hinterer Hemitransversfrakturen" wurden 8 operativ versorgt. 4 Patienten wurden in Seitenlagerung, und 3 in Rückenlagerung versorgt. Bei einem Patienten wurde kein Zugang angegeben. Ein Kocher-Langenbeck-Zugang wurde bei einem Patienten, ein ilioinguinaler Zugang bei 3 Patienten angewendet. 3 Patienten wurden über einen erweiterten Zugang (2x Maryland, 1x Triradiate), ein Patient über simultan kombinierte Zugänge versorgt. Alle Patienten hatten ein anatomisches postoperatives Röntgenbild.

3.8.10.10 Komplette Fraktur beider Pfeiler
Von den 102 "Zweipfeiler"-Frakturen wurden 57 operativ versorgt. 33 Patienten wurden in Seitenlagerung, 5 in Bauchlagerung und 16 in Rückenlagerung versorgt. Bei 3 Patienten war der Zugang nicht bekannt. Ein Kocher-Langenbeck-Zugang wurde bei 20 Patienten, ein ilioinguinaler Zugang bei 17 Patienten und ein Smith-Petersen bei 2 Patienten angewendet. 11 Patienten wurden über einen erweiterten Zugang (5x erweiterter iliofemoraler, 6x Maryland), fünf Patienten über simultan kombinierte Zugänge und 2 Patienten über zeitversetzte Kombination eines ventralen und dorsalen Zuganges versorgt. 39 Patienten hatten postoperativ ein anatomisches Ergebnis, 11 eine verbleibende Stufe oder Dislokation bis zu 3mm, 8 Patienten hatten eine Dislokation/Stufe > 3mm.

4. Nachuntersuchung

4.1 Nachuntersuchungsrate

Laut Studienprotokoll waren Patienten der Jahrgänge 1991 und 1992 zur Nachuntersuchung vorgesehen. In diesem Zeitraum wurden insgesamt 1140 Patienten behandelt.
100 verstarben während des stationären Aufenthalts, davon 9 aufgrund der Beckenverletzung.

Acht der letztgenannten Patienten hatten ein komplexes Beckentrauma mit einer C-Verletzung erlitten, ein Patient starb im Multiorganversagen nach einer B1-Verletzung. Von den anderen 91 Patienten starben 27 im Multiorganversagen oder ARDS. Der durchschnittliche Polytraumascore war mit 39,6 Punkten in diesem Kollektiv deutlich erhöht.

Zur Nachuntersuchung vorgesehen wurden alle Patienten nach Verletzungen des Typs B und C, Komplextraumen und Acetabulumfrakturen. Von den Verletzungen des Typs A wurden 25% über eine Zufallsauswahl zur Nachuntersuchung vorgesehen.
Die primär Verstorbenen und die nicht randomisierten A-Verletzungen ausgenommen, blieben 705 nachzuuntersuchende Patienten: Klassifikationsgruppen isolierte B- und C-Verletzungen (n=185), Patienten nach Acetabulumfrakturen (n=299), alle Patienten nach komplexen Beckenverletzungen (n=88) und 133 der Patienten (25,6%) nach A-Frakturen.
Weitere 46 dieser Patienten verstarben innerhalb der 2 Jahre bis zur Nachuntersuchung (6,5%).
15 Patienten erhielten innerhalb der ersten 2 Jahren nach einer Acetabulumfraktur bei posttraumatischer Arthrose oder Hüftkopfnekrose eine Hüftprothese. Diese Patienten wurden in den Nachuntersuchungen nicht berücksichtigt. Zur Analyse der Acetabulumfrakturen wurden sie als "schlecht" bewertet, da das Behandlungsziel, die dauerhafte Rekonstruktion der Hüftpfanne nicht erreicht wurde. Diese Untergruppe von Patienten wird gesondert dargestellt (s. Kap. 4.8.11).
Von den somit 644 nachuntersuchbaren Patienten konnten 486 nachuntersucht werden (75,5%). Bei 56 Patienten (davon 32 nach A-Verletzungen) wurde auf eine Röntgenuntersuchung verzichtet. 158 Patienten konnten nicht nachuntersucht werden. Die von den Kliniken genannten Gründe, sofern angegeben, sind im Anhang III summarisch aufgelistet (Tabelle III-4-0). Eine detaillierte Übersicht der Nachuntersuchungspatienten in den einzelnen Kliniken zeigt Abb. 29.
Die Ergebnisse der Nachuntersuchungen werden in den folgenden Abschnitten geordnet nach den einzelnen Klassifikationsgruppen dargestellt. Zur besseren Vergleichbarkeit und um eine bessere Homogenität der Gruppen zu erreichen, werden zunächst nur isolierte Beckenringverletzungen getrennt nach den Klassifikationsgruppen A- (n = 90), B- (n = 87) und C-Verletzungen (n = 53) behandelt.
Das komplexe Beckentrauma (n = 62) wird gesondert aufgeführt, ebenfalls unterteilt in die einzelnen Klassifikationsgruppen.

Gesonderte Betrachtungen erfahren ebenfalls die isolierten Acetabulumfrakturen (n = 145) und die Gruppe der Patienten, die sowohl eine Beckenring- als auch Acetabulumfraktur (n = 48) erlitten hatten.

Bei einem Patienten lag eine Symphysensprengung und eine SI-Gelenksverletzung vor, die Verletzung wurde von der behandelnden Klinik als Verletzung des Typs B eingestuft. Nach Symphysenverplattung als alleinige Osteosynthese resultierte zunächst eine anatomische Stellung im Beckenring. Bei der Nachuntersuchung nach 2 Jahren wurde eine dorsale Fehlstellung von 2cm festgestellt. Nach Meinung der Autoren müßte diese Verletzung der Gruppe "C" zugeordnet werden. Dieser Patient wurde in der "Outcome"-Analyse nicht berücksichtigt, so daß insgesamt 87 B-Verletzungen resultieren.

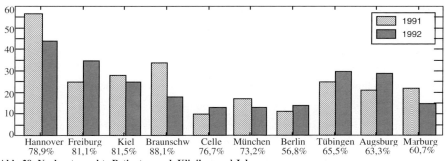

Abb. 29: Nachuntersuchte Patienten nach Kliniken und Jahrgang
Die Prozentzahlen geben die von der jeweiligen Klinik insgesamt erreichte Nachuntersuchungsrate an.

Innerhalb der einzelnen Unterkapitel werden im wesentlichen zunächst die einzelnen Parameter des Nachuntersuchungsbogens dargestellt. Zusammenfassend folgt im Anschluß die Auswertung der Gesamtbeurteilung, des sogenannten "Outcome" (Bewertungschema s. Anhang I).

Im Rahmen der Nachuntersuchung wurde zunächst von den Patienten ein Fragebogen ausgefüllt, der insbesondere Daten über die Themenkomplexe Schmerz, Aktivitätsniveau, Sozialstatus und Berufsfähigkeit umfaßte. Zusätzlich wurde auch ein Screening über urologische und sexuelle Defizite angeschlossen. Dieser Fragebogen wurde dann zusammen mit den Patienten zur näheren Erläuterung nochmals durchgegangen.

Die klinische Untersuchung umfaßte im wesentlichen die Festlegung der Hüftgelenksbeweglichkeit, der Beinlängenunterschiede, des Muskelstatus sowie eine neurologische Untersuchung. Zur radiologischen Untersuchung wurden Beckenübersichtsaufnahmen sowie Schrägaufnahmen (Inlet- und Outletaufnahmen, Ala- und Obturatoraufnahmen) angefertigt. Zusätzlich standen die kompletten klinischen und radiologischen Verläufe des stationären Aufenthaltes zur Verfügung. Es wurden folgende Parameter ausgewertet:

Schmerz: Die von den Patienten angegebenen Schmerzen im Bereich der distalen LWS und des Beckens wurden wie folgt graduiert: keine Schmerzangaben, Schmerz nach intensiver

Belastung, Schmerz nach leichter Belastung (z.B. Anheben eines 10 kg schweren Wassereimers), sowie Ruheschmerz.

Neurologie: Das neurologische Screening umfaßte neben der Untersuchung der unteren Extremitäten auf motorische Ausfälle, eine genaue Evaluation von Sensibilitätsstörungen.

Urologische Defizite: Sowohl im Fragebogen als auch durch den Untersucher wurde eingehend nach Traumafolgen und Beschwerden im urologischen Bereich gefragt. Die Befunde wurden in folgende Gruppen unterteilt: Erhöhte Miktionsfrequenz, Miktionsschmerz, Blasenfunktionsstörungen und Inkontinenz. Diese Befunde wurden mit den laut Anamnese und Akte vorbestehenden urologischen Einschränkungen verglichen und festgestellt, ob im Rahmen des Unfalles eine Verletzung des Urogenitaltraktes aufgetreten war oder primär keine Verletzung diagnostiziert wurde.

Sexuelle Einschränkungen: Männliche Patienten wurden danach befragt, ob eine erektile Dysfunktion oder anderweitige Störung des Sexuallebens vorliegt. Bei weiblichen Patienten wurde nach Schmerzen beim Geschlechtsverkehr oder anderweitigen sexuellen Einschränkungen gefragt.

Radiologisches Resultat:: Zur Evaluation des radiologischen Ergebnisses wurden bei der Nachuntersuchung angefertigte Röntgenaufnahmen vermessen. Die maximale in der ap; der Inlet- oder der Outlet-Projektion festgestellte Dislokation wurde als Meßwert genommen. Die Meßwerte wurden in 5mm-Schritten zusammengefaßt. Zusätzlich wurden implantatbedingte Komplikationen, (wie z.B. Schraubenbrüche) und Pseudarthrosenbildungen erfaßt.

Sozial- und Berufsstatus: Basierend auf den Antworten im Fragebogen, sowie der Befragung des Patienten, wurde die soziale und berufliche Situation des Patienten eingeschätzt. Die Daten wurden zusammengefaßt als: unveränderte Situation im Vergleich zu der Zeit vor dem Unfall, Einschränkungen durch Unfallfolgen, sowie Arbeitsunfähigkeit und soziale Desintegration.

Zusammenfassende Ergebnisbeurteilung ("Outcome"): Um alle gewonnenen Ergebnisse zusammenzufassen und vergleichend abzuschätzen, wurden drei Themenbereiche gebildet und darin jeweils minimal 1 bis maximal 3 bzw. 4 Punkte vergeben.

(I) Radiologisches Resultat: Hier wurde im wesentlichen der Frage nachgegangen, ob das Ziel der chirurgischen Behandlung, d.h. die anatomische Wiederherstellung des Beckenrings realisiert wurde. Die Einschätzung erfolgte von 1 Punkt (Minimum) bis 3 Punkten (Maximum).

(II) Klinische Resultat: Es wurde die Frage beantwortet, inwieweit der Patient durch die Folgen der Beckenverletzung eingeschränkt ist. Aufgrund der größeren Wertigkeit der klinischen Beschwerden wurde hier 1 Punkt (Minimum) bis 4 Punkte (Maximum) vergeben.

(III)Soziale Reintegration Hier wurde evaluiert, inwieweit der Patient durch die Folgen des Unfalls, also der Gesamtverletzung, in seiner Lebensführung behindert ist. Neben der Beckenverletzung gehen hier auch allgemeine Verletzungsfolgen ein. Zu diesem Themenkomplex wurden hier als Minimum 1 Punkt, als Maximum 3 Punkte vergeben.

Um das Gesamtergebnis nach der Beckenverletzung einzuschätzen, wurden die Punktewerte der Gruppen I und II addiert und die resultierende 7 Punkte-Skala wie folgt beurteilt: 7 Punkte stellte ein ausgezeichnetes Resultat dar, 6 Punkte ein gutes Resultat, 4 und 5 Punkte ein ausreichendes Resultat sowie 3 und 2 Punkte ein schlechtes Resultat.

4.2 Nachuntersuchungsergebnisse nach isolierten A-Verletzungen

Die Auswertung folgt im wesentlichen den einzelnen Parametern des Nachkontrollbogens.

4.2.1 Schmerzen

1. Schmerzbewertung durch den Untersucher

Die überwiegende Mehrzahl (86,7%) der Patienten gab keine (51 Patienten) oder lediglich leichte Schmerzen (27 Patienten) in der Beckenregion an. 11 klagten über mittelgradige Schmerzen nach Belastung.

> Bei einer 28-jährigen Patientin wurden durch den Untersucher starke Schmerzen festgestellt, die Patientin klagte nach beidseitigen Frakturen des oberen und unteren Schambeinastes bei der Nachuntersuchung über starke Schmerzen in der Glutealregion und am Sakroiliakalgelenk sowie dem Auftreten eines unspezifischen tiefen Rückenschmerzes ("low back pain"). Zusätzlich war der Außenrotations- und Innenrotationsprovokationstest positiv. Begleitende Verletzungen der Wirbelsäule oder der unteren Extremitäten bestanden bei dieser Patientin nicht, der Beckenring war anatomisch ausgeheilt. Die Patientin selbst schätzte ihre Schmerzintensität auf der Visual-Analog-Skala zwischen "61% und 70%" entsprechend einer "mittelgradigen Intensität" ein (s. Tabelle 37).

2. Subjektive Schmerzbewertung

Das subjektive Schmerzempfinden wurde anhand einer Visual-Analog-Skala beurteilt. Im Nachhinein erfolgte eine Skalierung in 10%-Schritten und eine Gruppierung in 30%-Intervallen. Angaben von 0% wurden als keine Schmerzen, 1 - 30% als leichte, 31 - 70% als mittelgradige und 71 - 100% als starke Schmerzen bewertet. Nach dieser Einteilung hatten 51 Patienten keine, 28 leichte, 11 mittelgradige und kein Patient starke Schmerzen. Die subjektive Einschätzung war somit tendenziell etwas besser als die Einschätzung durch den Untersucher ("objektive Einschätzung"). Es bestand jedoch weitestgehend eine Übereinstimmung zwischen subjektiver und objektiver Einschätzung (Tab. 38).

3. Schmerzlokalisation

a) Schmerzen im Bereich der **Symphyse** wurden von 3 Patienten angegeben. Alle drei Patienten hatten primär Frakturen der Schambeinäste erlitten, eine Symphysenverletzung lag nicht vor. In allen drei Fällen heilte der Beckenring anatomisch aus. Die Intensität der Schmerzen wurde zweimal als leicht und einmal als mittelgradig bewertet.

b) Schmerzen in der **Scham- und Sitzbeinregion** wurden von 9 Patienten nach ein- oder beidseitigen transpubischen Frakturen angegeben. Ein Patient wies eine Fehlstellung eines Schambeinastes von 10mm in craniocaudaler Richtung auf, alle übrigen Patienten hatten, sofern radiologisch nachuntersucht, einen anatomisch ausgeheilten Beckenring. Die Intensität der Schmerzen wurde sechsmal als leicht und dreimal als mittelgradig bewertet.

"subjektive" Schmerzen		Einschätzung durch den Untersucher			
"Visual Analog Skala"		keine	leichte	mittel	stark
0%	"KEINE"	50	1	0	0
1 - 10%		1	10	0	0
11 - 20%	"LEICHT"	0	9	0	0
21 - 30%		0	6	2	0
31 - 40%		0	1	4	0
41 - 50%		0	0	3	0
51 - 60%	"MITTEL"	0	0	2	0
61 - 70%		0	0	0	1
71 - 80%		0	0	0	0
81 - 90%	"STARK"	0	0	0	0
91 - 100%		0	0	0	0

Tab. 38: Schmerzen bei Verletzungen des Typ A nach der "Visual-Analog-Skala" vs. Einschätzung durch den Untersucher

c) 24 Patienten gaben Schmerzen der **Leistenregion** und der **Hüfte** an. Die Intensität wurde 15x als leicht und 9x als mittelgradig bewertet. 16 Patienten hatten transpubische Frakturen, 6 Patienten Iliumrandfrakturen und ein Patient sowohl eine Fraktur des oberen und unteren Schambeinastes und eine Iliumrandfraktur erlitten. Bei einem Patienten lag dorsal eine transalare Sakrumfraktur vor. Bei 14 Patienten lagen radiologische Daten vor, alle wiesen einen anatomisch ausgeheilten Beckenring auf. Bei zwei Patienten (67 und 89 Jahre) lagen degenerative Veränderungen der Hüftgelenke der betroffenen Seite vor, die die Schmerzen erklären können.

d) In der **Glutealregion** und **im Bereich des SI-Gelenkes** gaben 16 Patienten Schmerzen an. Die Intensität wurde 11x als leicht, 4x als mittelgradig und einmal als stark bewertet. Die Angabe der starken Schmerzen stammte von der schon oben näher beschriebenen Patientin mit zusätzlichen mittelgradigen Symphysenschmerzen und einer subjektiven Schmerzbeurteilung von 70%.

10 dieser Patienten hatten transpubische Frakturen, 2 Patienten Iliumrandfrakturen, ein Patient sowohl eine Fraktur des oberen und unteren Schambeinastes und eine Iliumrandfraktur erlitten und 2 Patienten eine Sakrumquerfraktur. Bei einem Patienten lag als einzige Verletzung eine Sakrumfraktur in der Pars lateralis des Os sacrum vor.

Bei 14 Patienten lagen zur Nachuntersuchung radiologische Daten vor. Bis auf zwei Patienten war der Beckenring bei allen anatomisch ausgeheilt. Ein Patient wies eine Fehlstellung eines Schambeinastes von 13mm und einer von 10mm auf. Zwei Patienten hatten unfallunabhängig degenerative Hüftgelenksveränderungen. Bei einem Patienten war primär ausschließlich eine Sakrumfraktur beschrieben und bei einem Patienten beidseitige transpubische Frakturen sowie eine ipsilaterale Iliumring- und transiliakale Luxationsfraktur.

e) Einen tiefen Rückenschmerz (*"low back pain"*) oder **Sakrumschmerzen** gaben 12 Patienten an. Die Intensität wurde 9x als leicht, 2x als mittelgradig und einmal als stark bewertet. Neun Patienten hatten transpubische Frakturen, einer dieser Patienten hatte sowohl eine Fraktur des oberen und unteren Schambeinastes und eine Iliumrandfraktur erlitten und zwei Patienten Sakrumquerfrakturen. Bei einem Patienten lag als dorsale Verletzung eine transalare Sakrumfraktur vor. Bei allen Patienten war der Beckenring anatomisch ausgeheilt.

4.2.2 Provokationstests

1. Provokationstest Innenrotation

Bei 4 Patienten (4,4%) war der Provokationstest für die Innenrotation positiv. Drei Patienten gaben die Schmerzen dabei als mittelgradig, einer als stark an.

- Ein Patient hatte eine Iliumrandfraktur erlitten.
- Ein weiterer Patient gab zusätzlich auch Oberschenkel-, Knie- und Leistenschmerzen an.
- Ein Patient klagte über Schmerzen im Glutealbereich.
- Bei der vierten Patientin handelt es sich um die bereits erwähnte, die nach transpubischer Fraktur zusätzlich in mehreren weiteren Regionen am Beckenring starke Schmerzen angab (s. 4.2.1).

2. Provokationstest Außenrotation

9 Patienten (10%) gaben Schmerzen bei der Außenrotation an. Nur einer dieser Patienten hatte eine Iliumrandfraktur erlitten, bei den übrigen lagen ausschließlich transpubische Frakturen vor.

3. Mennel-Zeichen

Ein positives Mennel-Zeichen, d.h. der Schmerz im Bereich des SI-Gelenkes bei Kompression und Hyperextension, wurde von zwei Patienten angegeben. Beide Patienten waren über 70 Jahre alt und wiesen transpubische Frakturen auf. Die Beschwerden waren vom klinischen Standpunkt her am ehesten als degenerative Beschwerden zu werten.

4.2.3 Neurologische Störungen

Bei der Nachuntersuchung war lediglich bei 4 der 90 Patienten (4,4%) eine neurologische Störung nachweisbar:

- bei einem Patienten bestand nach Sakrumquerfraktur an neurologischen Ausfällen eine erektile Dysfunktion sowie eine vesikale und anale Sphinkterinkontinenz.
- ein 36-jähriger Patient wies nach transpubischer Fraktur im Rahmen einer isolierten Beckenverletzung eine erektile Dysfunktion sowie Miktionsstörungen auf.
- ein 56-jähriger Patient gab nach Stabilisierung einer beidseitigen transpubischen Fraktur durch einen am äußeren Beckenkamm eingebrachten Fixateur eine subjektiv störende Sensibilitätsstörung an.

- bei der schon erwähnten 28-jährigen Patientin (s. 4.2.1), die starke Schmerzen angab, wurde zusätzlich eine Sensibilitätsstörung bzw. eine funktionell nicht behindernde motorische Störung angegeben.

Bei keinem dieser genannten Patienten war im Rahmen der Primärerfassung ein Nervenschaden dokumentiert worden.

4.2.4 Urologische Störungen
Urologische Störungen (Miktionsstörungen, erektile Dysfunktion) wurden von insgesamt 13 Patienten (14,3%) angegeben. Es handelte dabei ausschließlich um subjektiv als nicht störend eingeschätzte Langzeitfolgen.

1. Miktionsstörungen
11 Patienten (12,1%) mit A-Verletzungen gaben Miktionsstörungen an. Acht dieser Patienten waren älter als 65 Jahre, ein Patient hatte eine Sakrumquerfraktur erlitten.

2. Erektile Dysfunktion (nur Männer, n=38)
Fünf Patienten gaben eine erektile Dysfunktion bei der Nachuntersuchung an:

- Je ein 76- und ein 86-jähriger Mann hatten eine Iliumrandfraktur erlitten, bei beiden lag neben der erektilen Dysfunktion eine Miktionsstörung vor. Bei beiden Patienten war der Status vor dem Unfall nicht zu erheben, so daß eine unfallunabhängige Ursache nicht auszuschließen ist.
- Bei zwei Patienten nach transpubischer Fraktur blieb die Ursache der erektilen Dysfunktion unbekannt.
- Ein Patient (30 Jahre) hatte eine Sakrumquerfraktur erlitten und wies sowohl neurologische Einschränkungen als auch eine erektile Dysfunktion auf.

3. Dyspareunie (nur Frauen, n=52)
Eine 36-jährige Patientin gab schmerzhafte Mißempfindungen während des Geschlechtsverkehrs an. An Verletzungen am Becken hatte sie lediglich eine Iliumrandfraktur erlitten.

4.2.5 Analsphinkterstörungen
Bei dem Patienten mit der Sakrumquerfraktur lag wie schon erwähnt eine leichte anale Sphinkterinkontinenz vor, die als subjektiv nicht beeinträchtigend eingeschätzt wurde.

4.2.6 Hüftgelenksbeweglichkeit
Ein Patient nach Oberschenkelamputation wurde nicht gewertet. Bei lediglich 3 Patienten (3%) bestanden erhebliche, über 20% betragende Seitendifferenzen des Bewegungsumfangs im Vergleich zur Gegenseite. Die Ursache hierfür blieb bei diesen 3 Patienten letztendlich unklar. 13 Patienten (15%) hatten Seitendifferenzen bis zu 20%, 73 Patienten (82%) wiesen vollkommen seitengleiche Bewegungsausmaße auf.

4.2.7 Merle d`Aubigné Score
Der durchschnittliche Wert des Merle d`Aubigné Score lag bei 16,7 Punkten. Er wurde zusätzlich seitengetrennt erhoben. 86 Patienten (95,6%) wiesen seitengleiche Punktwerte bzw. Punktwertdifferenzen von maximal einem Punkt auf.

4.2.8 Beinlängendifferenz
Bei 85 Patienten (94,4%) war die Beinlänge seitengleich bzw. wies einen Unterschied von bis zu maximal 1cm auf. 5 Patienten wiesen Unterschiede von 2-3cm auf, davon drei nach Verletzungen der unteren Extremitäten. Nähere Angaben zur Ursache wurden nicht gemacht.

4.2.9 Radiologisches Ergebnis
Bei 57 Patienten nach isolierten A-Verletzungen wurden im Rahmen der Nachuntersuchung Röntgenuntersuchungen des Beckens vorgenommen.

1. Fehlstellungen im Symphysenbereich
Im Bereich der Symphyse wurden Diastasen und craniocaudale Fehlstellungen bewertet. Bei 54 der 57 Patienten (94,7%) bestand eine anatomische Situation an der Symphyse. Bei drei Patienten waren Diastasen angegeben worden (1mm, 4mm und 5mm). Alle drei Patienten hatten ausschließlich transpubische Frakturen erlitten. Eine craniocaudale Fehlstellung war nicht nachzuweisen.

2. Fehlstellungen im Bereich der Scham- und/oder Sitzbeinäste
Bei 52 von 57 Patienten (91,2%) waren die transpubischen Frakturen anatomisch ausgeheilt. 6 Patienten wiesen Fehlstellungen von bis zu maximal 13mm auf. Es lagen bei diesen Patienten ausschließlich transpubische Frakturen vor, in einem Fall kombiniert mit einer transalaren Sakrumfraktur:

- zwei Patienten hatten anteroposteriore Fehlstellungen (2mm, 10mm),
- 5 Patienten hatten craniocaudale Fehlstellungen, in zwei Fällen ≥ 10mm. Der Patient mit 13mm Fehlstellung wies beidseitige transpubische Frakturen auf und war als einziger operativ stabilisiert worden (Fixateur externe).

Alle 6 Patienten mit Fehlstellung gaben bei der Nachuntersuchung Schmerzen an (zweimal leicht, dreimal mittelgradig und einmal stark). Die Schmerzangabe der Patienten bezog sich aber nur bei drei Patienten auf den Symphysen- oder Schambeinbereich.

3. SI-Gelenksveränderungen
Pathologische Veränderungen des SI-Gelenkes (Arthrose, ventrale Osteophyten oder Ankylosen) wurden bei keinem Patienten gesehen.

4. Weitere radiologische Veränderungen Beckenring
Bei 7 Patienten waren heterotope Ossifikationen am Beckenring angegeben worden, die in keinem Fall funktionell beeinträchtigend waren. In keinem Fall fand sich eine Pseudarthrose, ebensowenig wie Zeichen einer Osteomyelitis.

5. Ossifikationen Hüftgelenk
Bei 55 der 57 Patienten (96,5%) lagen keine Angaben zu Ossifikationen der Hüftgelenke vor. Zwei Patienten wiesen periartikuläre Ossifikationen der Hüftgelenke im Stadium I und II nach Brooker auf. In einem Fall wurden zusätzlich leichte degenerative Veränderungen des Hüftgelenkes beschrieben.

6. Arthrosezeichen Hüftgelenk
Bei 50 der 57 Patienten (87,7%) lagen Angaben zu Arthrosezeichen an der Hüfte vor. Bei drei Patienten bestanden einseitige Hüftgelenksarthrosen. Zwei Patienten hatten beidseits leichte bis mittelgradige Veränderungen. Alle müssen als unfallunabhängig eingestuft werden. Die übrigen Patienten zeigten keinerlei degenerative Veränderungen der Hüftgelenke.

7. Hüftkopfnekrose
Veränderungen des proximalen Femur im Sinne einer Hüftkopfnekrose lagen bei 2 von 55 Patienten (4%) vor. Beide Patienten wiesen zusätzlich arthrotische Veränderungen des Acetabulums auf. Ein Zusammenhang mit dem Unfall ließ sich nichtweisen.

8. Fehlstellungen nach A-Verletzungen
Zusammenfassend bestanden nach A-Verletzungen bei 8 Patienten (14,0%) Fehlstellungen im Bereich des vorderen Beckenringes (Symphysen- und Scham-/Sitzbeinbereich). Bei allen Patienten war der hintere Beckenring bei der Nachuntersuchung anatomisch ausgeheilt.

4.2.10 Soziale Reintegration und Restitutio

1. Subjektive Zufriedenheit

Auf ihre subjektive Einschätzung ihres Gesamtzustandes nach der erlittenen Beckenfraktur befragt, wurde von 37 Patienten (41%) die eigene Situation als "sehr zufrieden" bewertet. 16 Patienten (18%) äußerten sich "zufrieden" und 21 Patienten (23%) "neutral'. Eine "unzufriedene" oder "sehr unzufriedene" Einschätzung gaben 15 Patienten (17%) an. Bei einem Patienten lagen keine Angaben zu diesem Punkt vor.

Damit äußerten sich 82% der Patienten neutral bis positiv.

2. Karnofsky-Index

Der Karnofsky-Index wurde als Maß für die allgemeine Leistungsfähigkeit und Selbständigkeit der Patienten herangezogen. Bei 86 der 90 Patienten lagen verwertbare Angaben vor. Bei 49 Patienten (57%) wurden Werte von 100%, bei 14 (16%) Patienten Werte von 90%, bei 11 Patienten (13%) Werte von 80% und bei 7 Patienten (8%) Werte von 70% angegeben. Schwerste Einschränkungen mit Werten ≤ 60% waren in 5 Fällen (6%) zu beobachten.

> Es handelte sich dabei um einen 80-jährigen Patienten nach transpubischer Fraktur mit Angabe von leichten Schmerzen am Becken, um zwei Patienten mit Iliumrandfraktur ohne Schmerzangaben (80 + 67 Jahre), sowie zwei Patienten (80 + 81 Jahre) nach transpubischer Fraktur ohne Schmerzangaben. Alle hatten ein unauffälliges Gesamtergebnis am Beckenring ohne radiologische Fehlstellung oder Angabe von wesentlichen klinischen Beschwerden. Die Ursache für die schlechte Bewertung ist damit eher in der unfallunabhängigen Gesamtsituation der Patienten zu sehen.

Zusammenfassend erreichten somit 73% der Patienten Werte von über 80%, einen Wert, der keinen oder nur minimalen Einschränkungen entspricht.

3. Berufliche Reintegration

77 Patienten (86%) übten den gleichen Beruf wie vor dem Unfall aus oder hatten einen unauffälligen Ausbildungswerdegang. 9 Patienten (10%) waren arbeitsfähig, wurden aber unfallbedingt umgeschult oder hatten Einschränkungen im alten Beruf. Vier Patienten (4%) waren unfallbedingt berufsunfähig, in Rente oder arbeitslos bzw. noch arbeitsunfähig.

> Bei den letztgenannten handelte es sich um ein 11-jähriges Mädchen mit Schulunfähigkeit, die nach isolierter Verletzung des Beckens ein sonst unauffälliges 2-Jahres-Ergebnis aufwies, eine 28-jährige Frau mit stärksten Schmerzen im Beckenbereich nach transpubischer Fraktur (s. 4.2.1), ein 55-jähriger Patient mit Frakturen der Wirbelsäule und der unteren Extremitäten und unauffälligem Beckenbefund sowie um einen 74-jährigen Patienten nach SHT.

Somit wurden nach isolierten A-Verletzungen des Beckenringes 96% der Patienten wieder arbeitsfähig.

4. Sportliche Betätigung

Zu ihren sportlichen Aktivitäten befragt, gaben 71 Patienten (79%) an, durch den Unfall keine Änderung erfahren zu haben. Leichte unfallbedingte Einschränkungen gaben 12 Patienten (13%) an, erhebliche Einschränkungen wurden von 7 Patienten (8%) angegeben.

5. Ausübung von Hobbies

Zu ihren Hobbies befragt gaben 80 Patienten (89%) an, diese unverändert ausüben zu können, leichte Einschränkungen wurden von 9 Patienten (10%) angegeben, nur ein Patient gab deutliche Einschränkungen an.

6. Veränderungen der sozialen Kontakte

Insgesamt gaben 88 Patienten (97,8%) an, daß sich ihr soziales Umfeld und die sozialen Kontakte durch den Unfall nicht verändert hatten. Ein Patient klagte über einen unfallbedingten Verlust von sozialen Kontakten, eine 67-jährige Patientin wurde als sozial desintegriert eingeschätzt. Diese Patientin gab im Bereich des Beckens mäßige Schmerzen der Glutealregion und der Hüftgelenke an.

4.2.11 Beurteilung des "Outcome" nach isolierten A-Verletzungen

Das folgende Kapitel stellt die zusammenfassende Wertung des Nachuntersuchungsergebnisses dar. Die folgende Tabelle 39 gibt zunächst eine orientierende Übersicht über die Punkteverteilung in den einzelnen Untergruppen der Beurteilung an. Interessante Einzelbefunde werden in den anschließenden Unterkapiteln ausführlicher dargestellt.

	isolierte A-Verletzungen		
	Klinischer Score	Radiologischer Score	Restitutio
4 Punkte	45,6%		
3 Punkte	35,6%	96,5%	47,8%
2 Punkte	12,2%	0%	17,8%
1 Punkt	6,6%	0%	34,4%

Tab. 39: Zusammenfassung des "Outcome" nach isolierten A-Verletzungen (n = 90)

4.2.11.1 Klinisches Gesamtergebnis nach isolierten A-Frakturen

Bei 90 Patienten lagen vollständige Daten vor. Die klinische Gesamtbeurteilung war bei 46% der Patienten (n = 41) sehr gut, bei 36% (n = 32) gut, bei 12% (n = 11) mäßig und bei 6% der Patienten (n = 6) schlecht.

Somit wiesen 81% der Patienten ein gutes bis sehr gutes Ergebnis auf.

Bei den 6 Patienten mit schlechtem klinischen Ergebnis handelt es sich um:

- einen 21-jährigen Patienten mit transpubischer Fraktur, der neben einem Schädel-Hirn-Trauma (SHT) ein Thorax- und Abdominaltrauma erlitten hatte (PTS = 25). Er gab bei der Nachuntersuchung leichte Schmerzen an. Ausschlaggebend für die schlechte klinische Bewertung waren Miktionsstörungen, die möglicherweise vom SHT herrühren.
- eine 81-jährige Patientin mit isolierter transpubischer Fraktur hatte im Merle d´Aubigné Score eine erheblich eingeschränkte Gehfähigkeit unter ständiger Verwendung zweier Unterarmgehstützen. Eine radiologische Kontrolle lag nicht vor, daher waren degenerative Hüftgelenksveränderungen als Ursache der Einschränkung nicht sicher zu beurteilen.
- ein 24-jähriger Patient nach Fraktur des oberen Schambeinastes und leichtem Thoraxtrauma (PTS = 10), hatte in allen Bereichen des Nachuntersuchungsbogens sehr gute Resultate bis auf die Gehfähigkeit im Merle d´Aubigné Score. Hier wurde ein vollständiges Fehlen der Gehfähigkeit dokumentiert. Es muß von einer Fehleintragung ausgegangen werden.

4.2 Nachuntersuchungsergebnisse nach isolierten A-Verletzungen

- ein 30-jähriger Patient mit isolierter Sakrumquerfraktur hatte bei der Nachuntersuchung neben leichten Schmerzen im dorsalen Beckenring, neurologische und urogenitale Beschwerden (anale und vesicale Sphinkterinsuffizienz, erektile Dysfunktion) als Ursache des schlechten Gesamtergebnisses.
- ein 65-jähriger Patient nach Platten- und Schraubenstabilisierung einer isolierten Beckenrandfraktur links hatte in allen Bereichen des Nachuntersuchungsbogens sehr gute Resultate bis auf die Gehfähigkeit im Merle d´Aubigné Score. Hier wurde ein vollständiges Fehlen der Gehfähigkeit dokumentiert. Es muß von einer Fehleintragung ausgegangen werden.
- die letzte Patientin ist die schon mehrfach erwähnte 28-jährige Patientin (s. 4.2.1) mit transpubischen Frakturen beidseits und zusätzlicher Verletzung des Thorax und eines Armes (PTS = 16). Sie gab bei der Nachuntersuchung als einzige starke Schmerzen im gesamten Beckenbereich an. Weiterhin waren eine subjektiv störende Sensibilitätsstörung bzw. störende motorische Störung dokumentiert. Beide Hüftgelenke waren seitengleich beweglich, der Merle d´Aubigné Score lag bei 15 und 16 Punkten. Ein klare Ursache für die angegebenen Beschwerden war nicht zu erkennen.

Somit ist zusammenfassend anzunehmen, daß starke klinische Beschwerden nur bei zwei Patienten (2,2%), bedingt durch die Beckenfraktur, vorlagen.

4.2.11.2 Radiologisches Gesamtergebnis nach isolierten A-Frakturen

Alle Patienten mit radiologischer Verlaufskontrolle wiesen ein ausgezeichnetes radiologisches Gesamtergebnis im radiologischen Score auf. Es blieben nur unbedeutende Fehlstellungen im Bereich des vorderen Beckenringes.

4.2.11.3 Restitutio ("soziale Reintegration") nach isolierten A-Frakturen

Die Restitutio der Patienten als Maß für das Gesamtergebnis nach dem Unfall wurde bei 47,8% der Patienten (n = 43) als sehr gut (3 Punkte), bei 17,8% (n = 16) als mäßig und bei 34,4% (n = 31) als schlecht beurteilt.

4.2.11.4 "Outcome" Becken nach isolierten A-Frakturen

Um das "Gesamtergebnis" der Beckenverletzung einzuschätzen, wurden das radiologische und das klinische Ergebnis zu dem "Outcome" Becken zusammengefaßt (s. Anhang I). Für 56 Patienten lagen vollständige Daten sowohl für das klinische als auch für das radiologische Ergebnis vor. Danach hatten 26 Patienten (46%) ein sehr gutes (7 Punkte) Ergebnis, 20 (36%) ein gutes (6 Punkte), 10 (18%) ein mäßiges (4-5 Punkte) und kein Patient ein schlechtes Ergebnis (2-3 Punkte).

Insgesamt war somit bei 82% der Patienten das Endergebnis mit gut bis sehr gut zu bewerten. Da das radiologische Ergebnis in über 90% der Fälle anatomisch war, hatte demnach das klinische Ergebnis bei den Patienten mit isolierten A-Verletzungen des Beckenringes den wesentlichen Einfluß auf das Gesamtergebnis.

4.3 Nachuntersuchungsergebnisse nach isolierten B-Verletzungen

Im Folgenden werden die Ergebnisse zunächst entsprechend der einzelnen Parameter des Nachuntersuchungsbogens dargestellt und im Anschluß eine zusammenfassende Wertung vorgenommen.

4.3.1 Schmerzen
1. Schmerzbewertung durch den Untersucher

79,3% der Patienten gaben keine oder nur leichte Schmerzen im Beckenring an. Im einzelnen gaben 39 Patienten (45%) keine Schmerzen an, 30 Patienten (34%) klagten über leichte und 14 Patienten (16%) über mittelgradige Schmerzen. 4 Patienten (5%) gaben starke Schmerzen an. Bei diesen Patienten lagen folgende Verletzungsfolgen vor:

- Ein 48-jähriger Patient hatte ein Polytrauma mit SHT, Thoraxtrauma und Verletzung der unteren Extremitäten sowie eine "open book"-Verletzung (Typ B1) des Beckens mit rechtsseitiger SI-Gelenksverletzung erlitten (PTS=45). Das Becken wurde durch Symphysenverplattung anatomisch rekonstruiert. In der Nachuntersuchung gab der Patient starke Schmerzen der gesamten linken Körperhälfte an (subjektiv Einschätzung auf der Visual Analog Scala von "55%"). Die Wertung im Merle d´Aubigné Score lag linksseitig bei 11 Punkten, rechtsseitig bei 15 Punkten. Zusätzlich bestanden als subjektiv nicht störend eingestufte neurologische Ausfälle sowie eine erektile Dysfunktion und Miktionsstörungen. Der knöcherne Beckenring war anatomisch verheilt.
- Ein 26-jähriger Patient hatte eine Mehrfachverletzung mit SHT, Thoraxtrauma und Verletzung der unteren Extremitäten sowie eine "open book"-Verletzung (Typ B1) mit rechtsseitiger SI-Gelenksverletzung erlitten (PTS = 24). Das Becken wurde durch Symphysenverplattung anatomisch rekonstruiert. Er gab starke Schmerzen im Bereich des betroffenen SI-Gelenkes sowie einen unspezifischen tiefen Rückenschmerz ("low back pain") an. Zusätzlich lag eine Miktionsstörung vor. Der knöcherne Beckenring war anatomisch verheilt.
- Ein 24-jähriger Patient hatte eine Wirbelsäulenverletzung und eine B2-Verletzung des Beckenrings mit Sakrumkompressionsfraktur rechts und ipsilateraler transpubischer Fraktur sowie Symphysensprengung erlitten. Nach nicht-operativer Therapie des Beckens gab dieser Patient starke Schmerzen im Symphysen- und Schambeinbereich der betroffenen Seite an. Weiterhin bestand eine rechtsseitige Ischiadicusläsion und eine erektile Dysfunktion.
- Eine 20-jährige Patientin hatte eine beidseitige Sakrumfraktur im Bereich der Foramen ohne zusätzliche Läsion im vorderen Beckenring erlitten. Sie war mehrfachverletzt mit Schädel-Hirn-Trauma (SHT) und Verletzung der unteren Extremitäten (PTS = 20) und benötigte einen über 14 Tage dauernden Intensivstationsaufenthalt. Nach nicht-operativer Therapie der Beckenverletzung gab sie bei der Nachuntersuchung einen starken, tiefgelegenen Rückenschmerz ("low back pain") an. Der knöcherne Beckenring war anatomisch ausgeheilt.

Schmerzangaben in Beziehung zur Klassifikationsgruppe

Von den nachuntersuchten Patienten hatten 31 Patienten eine B1-Verletzung ("open book"), 49 eine B2-Verletzung (laterale Kompressionsfraktur) und 7 Patienten eine B3-Verletzung (beidseitige Rotationsinstabilität) erlitten. Der Vergleich der B1- mit den B2-Verletzungen zeigt, daß nach lateralen Kompressionsfrakturen (B2) weniger Patienten Schmerzen angaben bzw. die Schmerzintensität geringer als nach den Außenrotationsverletzungen des Typ B1 war (Abb. 30). Eine mögliche Erklärung könnte im unterschiedlichen Grad der Beckeninstabilität bestehen: während laterale Kompressionsfrakturen häufig stabil eingestaucht sind, kann dieses Phänomen nach Außenrotationsverletzungen nicht auftreten. Dieser Umstand erklärt auch die höhere Rate operativer Stabilisierungen nach Außenrotationsverletzungen von 67,7% gegenüber 12,2% nach lateraler Kompressionsverletzung.

4.3 Nachuntersuchungsergebnisse nach isolierten B-Verletzungen

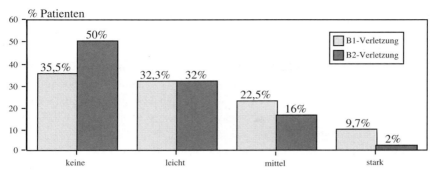

Abb. 30: Schmerzintensität in Abhängigkeit der Klassifikationsgruppe des Typ B

2. Subjektive Schmerzbewertung

Das subjektive Schmerzempfinden wurde anhand einer Visual-Analog-Skala beurteilt. Nach entsprechender Skalierung hatten 37 Patienten keine, 28 leichte, 21 mittelgradige und ein Patient starke Schmerzen angegeben. Es bestand weitestgehend eine Übereinstimmung zwischen "subjektiver" Einschätzung durch den Patienten und Einschätzung durch den Untersucher (Tab. 40).

| "subjektive" Schmerzen | | Einschätzung durch den Untersucher | | | |
"Visual Analog Skala"		keine	leichte	mittel	stark
0%	"KEINE"	36	1	0	0
1 - 10%		3	12		
11 - 20%	"LEICHT"	0	6	0	0
21 - 30%		0	3	3	1
31 - 40%		0	2	2	0
41 - 50%		0	4	3	0
51 - 60%	"MITTEL"	0	0	3	2
61 - 70%		0	2	2	1
71 - 80%		0	0	1	0
81 - 90%	"STARK"	0	0	0	0
91 - 100%		0	0	0	0

Tab. 40: Gegenüberstellung der "subjektiven" Einschätzung und der Einschätzung durch den Untersucher.

3. Schmerzlokalisation

a) *Symphysenschmerzen* wurden von 16 Patienten angegeben. Die Intensität wurde 12mal als leicht und je zweimal als mittelgradig bzw. stark bewertet. 13 dieser Patienten hatten eine Symphysenverletzung erlitten, bei drei Patienten lag lediglich eine transpubische Fraktur vor. 10 der Patienten nach Symphysenverletzung wurden mit einer Plattenosteosynthese versorgt, drei Patienten wurden nicht-operativ behandelt. Von den drei Patienten, die ausschließlich transpubische Frakturen aufwiesen, wurden zwei nicht-operativ behandelt, in einemFall eine Plattenosteosynthese durchgeführt.

Vier Patienten wiesen Fehlstellungen der Symphyse nach Symphysenverletzung auf. Ein Patient war nicht-operativ, die anderen mittels Symphysenplatte versorgt worden. Der dorsale Beckenring heilte in allen 16 Fällen anatomisch aus.

b) Schmerzen der **Scham- und Sitzbeinregion** lagen bei 9 Patienten vor. Die Intensität wurde 6 mal als leicht, einmal als mittelgradig und zweimal als stark bewertet. 4 Patienten hatten ausschließlich transpubische Frakturen und 5 isolierte Symphysensprengungen erlitten. Bei 4 Patienten war die Symphyse verplattet worden (je zweimal B1- und B2-Verletzung). Transpubische oder dorsale Fehlstellungen fanden sich nicht.

c) 19 Patienten gaben Schmerzen der **Leistenregion** und der **Hüfte** an. Die Intensität wurde 13x als leicht und 5x als mittelgradig und einmal als stark bewertet. Dorsale Fehlstellungen fanden sich nicht. 8 Patienten wiesen Fehlstellungen des vorderen Beckenringes auf, davon viermal bis zu 5mm, die übrigen mit Fehlstellungen lagen zwischen 6 und 20mm. Bei vier Patienten lagen unfallunabhängig leichte degenerative Veränderungen der Hüftgelenke vor.

d) In der **Iliumregion** gaben 9 Patienten Schmerzen an. Die Intensität wurde 6x als leicht, 1x als mittelgradig und zweimal als stark bewertet. Iliumfrakturen lagen bei diesen Patienten nicht vor: je 4 Patienten hatten SI-Gelenksverletzungen und Sakrumfrakturen erlitten, bei einem Patienten mit Symphysensprengung und "open book"-Verletzung war im dorsalen Beckenring keine Verletzung angegeben worden. Bei keinem dieser Patienten lag eine dorsale Fehlstellung vor.

e) **"Gluteale" Schmerzen** gaben 19 Patienten an. Die Intensität wurde 9x als leicht, 9x als mittelgradig und einmal als stark bewertet. 10 Patienten hatten SI-Gelenksverletzungen, 6 Patienten Sakrumfrakturen und ein Patient eine Iliumfraktur erlitten, bei zwei Patienten mit "open book"-Verletzung war dorsal keine Verletzung angegeben worden. Bei keinem Patienten lag eine dorsale Fehlstellung vor.

Bei einem Patienten wurde als dorsale Verletzung eine transsakrale Luxationsfraktur angegeben, die als B-Verletzung eingestuft wurde. Das Ausheilungsergebnis dieses Patienten war nach ventraler SI-Verplattung anatomisch.

f) Schmerzen über den **SI-Gelenken** wurden von 23 Patienten angegeben. Die Intensität wurde 16x als leicht, 6x als mittelgradig und einmal als stark bewertet. 14 Patienten hatten SI-Gelenksverletzungen und 6 Patienten Sakrumfrakturen erlitten, bei einem Patienten nach "open book"-Verletzung war dorsal keine Verletzung angegeben worden. Zwei Patienten mit B3-Verletzung wiesen dorsal sowohl eine SI-Gelenksverletzung als auch eine Sakrumfraktur auf. Bis auf einen Patienten mit a.p.-Fehlstellung dorsal von 2mm war der dorsale Beckenring in allen anderen Fällen anatomisch verheilt.

g) **Sakrumschmerzen** gaben 28 Patienten an. Die Intensität wurde 20x als leicht und 8x als mittelgradig bewertet. 14 Patienten hatten eine SI-Gelenksverletzung, 6 Patienten eine Sakrumfraktur und ein Patient eine Iliumfraktur erlitten, bei 3 Patienten mit "open book"-Verletzung war dorsal keine Verletzung angegeben worden. Zwei Patienten mit B3-Verletzung hatten sowohl eine SI-Gelenksverletzung als auch eine Sakrumfraktur erlitten, ein

Patient wies auf einer Seite eine transiliakale Luxationsfraktur und eine Sakrumfraktur auf. Bei vier Patienten lag dorsal eine Fehlstellung bis zu 5mm vor, keiner dieser Patienten war dorsal stabilisiert worden.

h) Einen tiefen Rückenschmerz, den sogenannten *"low back pain"*, gaben 11 Patienten an. Die Intensität wurde 10x als leicht und einmal als mittelgradig bewertet. Fünf Patienten hatten eine SI-Gelenksverletzung und 6 Patienten eine Sakrumfraktur erlitten. Bei keinem Patienten lag eine dorsale Fehlstellung vor. Zwei Patienten hatten eine begleitende Wirbelfraktur erlitten.

f) *Trochanterschmerzen* und *Oberschenkelschmerzen* bzw. *Knieschmerzen* wurden insgesamt von 11 Patienten (12,6%) angegeben, Oberschenkelschmerzen von 7 Patienten (8%) und Knieschmerzen von 3 Patienten (3%). 7 der Patienten mit Trochanterschmerzen, 4 der Patienten mit Oberschenkelschmerzen und alle drei Patienten mit Knieschmerzen hatten zusätzlich begleitende Verletzungen der unteren Extremitäten.

Zusammenfassend gaben nach Typ B Verletzungen 4 Patienten (4,6%) isoliert Schmerzen im Bereich des vorderen Beckenrings an (transsymphysär/ transpubisch), während dorsale Schmerzen (transiliakal/ transiliosakral/ trans-sakral) isoliert bei 30 Patienten (34,5%) vorlagen. 14 Patienten (16,1%) hatten sowohl ventrale und dorsale Schmerzen.

4.3.2 Provokationstests
Bei 86 Patienten lagen vollständige Angaben zur Durchführung der Provokationstests vor.

1. Provokationstest Innenrotation

Bei 9 von 86 Patienten (10,5%) lag ein positiver Provokationstest für die Innenrotation des Beckens vor. Vier Patienten hatten leichte, drei mittelgradige und zwei keine Schmerzen im Gluteal- bzw. SI-Bereich. 7 dieser Patienten hatten SI-Gelenksverletzungen erlitten (6x B1, 1x B2-Verletzung) und ein Patient eine Sakrumfraktur nach B2-Verletzung des Beckens. Bei einem Patienten mit Symphysensprengung und "open book"-Verletzung war am dorsalen Beckenring keine Verletzung angegeben. Der hintere Beckenring heilte in allen Fällen anatomisch aus.

2. Provokationstest Außenrotation

Bei 7 von 86 Patienten (8,1%) lagen Außenrotationsbeschwerden vor. Vier Patienten hatten SI-Gelenksverletzungen, ein Patient eine Sakrumfraktur erlitten, bei zwei Patienten war nach "open book"-Verletzung im dorsalen Beckenring keine Verletzung angegeben worden. Dorsale Fehlstellungen lagen bei keinem dieser Patienten vor. Drei Patienten klagten über mittelgradige bis starke Schmerzen im Gluteal- oder SI-Gelenksbereich, einer gab leichte und drei Patienten keine Schmerzen in diesem Bereich an.

3. Mennel-Zeichen

Das Mennel-Zeichen, d.h. der Schmerz im Bereich des SI-Gelenkes bei Kompression und Hyperextension, wurde von 11 der 86 Patienten (13%) angegeben. Drei Patienten klagten über leichte, vier über mittelgradige und einer über starke "gluteale" Schmerzen bei der klinischen Untersuchung. Drei Patienten gaben keine Schmerzen an. Vier Patienten hatten SI-Gelenksverletzungen erlitten. Der hintere Beckenring heilte in allen Fällen anatomisch aus. Zwei Patienten wiesen ventrale SI-Gelenks-Osteophyten auf, einer eine SI-Gelenks-Arthrose.

4.3.3 Neurologische Störungen

Bei 12 Patienten (14%) wurden bei der Nachuntersuchung noch Folgen von Nervenschäden diagnostiziert. Gemäß Übereinkunft wurden nur Nervenschäden dokumentiert, die durch die Beckenfraktur bedingt waren. Die Graduierung der Nervenschäden war in 6 Fällen "leicht", in 3 Fällen "mittelgradig" und in weiteren 3 Fällen "schwer", entsprechend der Einteilung im Anhang, vorgenommen worden. In 4 Fällen wurden die Nervenschäden als Schäden mit peripherer Ischiadicussymptomatik näher klassifiziert. Die Patienten mit schweren Nervenschäden werden im Folgenden genauer analysiert:

- ein 24-jähriger Patient nach transforaminaler Sakrumfraktur, transpubischer Fraktur und Symphysensprengung sowie Wirbelfraktur hatte zum Nachuntersuchungszeitpunkt einen als "schwer" eingestuften Nervenschaden und zusätzlich eine erektile Dysfunktion.
- ein 49-jähriger Patient nach SHT, Wirbelfraktur und Symphysensprengung (PTS = 18) hatte einen schweren Nervenschaden bei ansonsten unauffälligem klinischem Gesamtergebnis.
- Ein 47-jähriger Patient mit isolierter "open book"-Verletzung hatte nach 2 Jahren neben dem schweren Nervenschaden eine erektile Dysfunktion.

4.3.4 Urologische Störungen

91% der Patienten (39 Frauen, 48 Männer) gaben bei der Nachuntersuchung keinerlei Langzeitfolgen auf urologischem Gebiet an. Urologische Störungen (Miktionsstörungen, erektile Dysfunktion) wurden von 8 Patienten (9%) angegeben. Bis auf einen Patienten mit einer als subjektiv störend beschriebenen Behinderung lagen ausschließlich als subjektiv nicht störend eingestufte Langzeitfolgen vor. Die Rate der urologischen Spätschäden lag damit bei den Männern bei 13% und bei den Frauen bei 5%.

1. Miktionsstörungen

5 Patienten (4 Männer, 1 Frau) nach B-Verletzungen gaben Miktionsstörungen an. Alle 5 Patienten hatten eine Symphysensprengung erlitten. Bei 4 dieser Patienten lag eine "open book"-Verletzung des Beckens mit zusätzlicher rein ventral gelegener SI-Gelenksverletzung vor, ein Patient hatte eine Innenrotationsverletzung mit überlappender Symphysenruptur und dorsalseitiger Sakrumkompressionsfraktur erlitten. Zwei Patienten hatten zusätzlich ein SHT erlitten.

2. Erektile Dysfunktion (nur Männer betrachtet)

Fünf Patienten gaben eine erektile Dysfunktion bei der Nachuntersuchung an. Bis auf einen Patienten (71 Jahre) waren alle Patienten jünger als 50 Jahre. Drei Patienten hatten eine B1- und zwei eine B2-Verletzung erlitten. Auch hier lag bei allen Patienten eine Symphysensprengung vor, davon einmal überlappend und einmal begleitend mit einer transpubischen Fraktur. Drei Patienten wiesen zusätzlich Miktionsstörungen auf.

3. Dyspareunie (nur Frauen)
Eine 56-jährige Patientin mit transpubischer Trümmerfraktur und SI-Gelenksverletzung (B2-Verletzung) gab schmerzhafte Mißempfindungen während des Geschlechtsverkehrs an.

4.3.5 Analsphinkterstörungen
Drei Patienten (3,5%) gaben Störungen des analen Sphinkters an. Einer dieser Patienten mit SI-Gelenksverletzung war polytraumatisiert (PTS = 45) mit SHT. Die beiden anderen Patienten waren 17 und 71 Jahre alt und hatten als dorsale Verletzung eine Sakrumfraktur bzw. SI-Gelenksverletzung erlitten.

4.3.6 Hüftgelenksbeweglichkeit
Nahezu alle Patienten (98%) hatten eine weitestgehend seitengleiche Hüftgelenksbeweglichkeit (Seitendifferenz <20%). 74 Patienten (85%) wiesen seitengleiche Bewegungsausmaße auf, 11 Patienten (13%) hatten leichte Seitendifferenzen mit Unterschieden bis zu 20%. Bei zwei Patienten bestand ein deutlicher Seitenunterschied, eine beckenbedingte Ursache war hierbei nicht zu finden.

> Einer dieser Patienten hatte nach isolierter Beckenfraktur einen Merle d´Aubigné Score von 17 Punkten für beide Hüftgelenke, eine Beinlängendifferenz fand sich bei ihm nicht. Der andere Patient war polytraumatisiert (PTS = 45 Punkte) mit Schädel-Hirn-Trauma, Thoraxtrauma und Verletzungen der unteren Extremitäten, der Merle d´Aubigné Score betrug 15 bzw. 11 Punkte. Signifikante heterotope Ossifikationen lagen allerdings ebenfalls nicht vor.

4.3.7 Merle d`Aubigné Score
Der durchschnittliche Score-Wert lag bei 17 Punkten. 72 Patienten (83%) wiesen seitengleiche Punktwerte bzw. Punktwertdifferenzen von maximal einem Punkt im Merle d`Aubigné Score auf. Bei den 15 Patienten mit deutlichen Seitendifferenzen im Score lag bei zwei Patienten eine unfallunabhängige leichte Arthrose des betroffenen Hüftgelenkes im Vergleich zur Gegenseite vor, 7 Patienten hatten Verletzungen der unteren Extremitäten erlitten, fünf dieser Patienten hatten eine deutliche Einschränkung der Gehfähigkeit sowie Punktverluste durch Schmerzen im Merle d`Aubigné Score. Bei den übrigen Patienten standen die schmerzbedingten Einschränkungen im Vordergrund.

4.3.8 Beinlängendifferenz
Bei 84 Patienten (97%) bestanden seitengleiche Beinlängen bzw. nur Differenzen bis zu 1cm. Drei Patienten wiesen Unterschiede von 1,5-2cm auf, bei allen lagen Verletzungen der unteren Extremitäten vor. Eine beckenbedingte Ursache ließ sich bei keinem der drei Patienten nachweisen.

4.3.9 Radiologisches Ergebnis

Für 78 Patienten mit isolierten B-Verletzungen lagen vollständige radiologische Datensätze vor.

1. Fehlstellungen im Symphysenbereich

Es wurden vermehrte Symphysendiastasen und craniocaudale Fehlstellungen im Symphysenbereich bewertet. Insgesamt war bei 59 Patienten (76%) keine Fehlstellung bzw. Diastase im Symphysenbereich nachweisbar.

Bei 9 Patienten lagen Diastasen bzw. Dislokationen von 1 bis 5mm vor.
- Bei 4 dieser Patienten war die Symphysensprengung mittels Plattenosteosynthese stabilisiert worden, eine dorsale Fehlstellung lag hier nicht vor.
- Die anderen 5 Patienten waren nicht-operativ behandelt worden, nur bei einem dieser Patienten war primär eine Symphysensprengung dokumentiert worden, die übrigen hatten ausschließlich transpubische Frakturen.

Zehn weitere Patienten hatten Diastasen bzw. Dislokationen von mehr als 5mm. Das Ausmaß der Diastase betrug maximal 20mm, das der Dislokation maximal 15mm.
- Sieben dieser Patienten hatten eine B1-Verletzung mit Symphysensprengung erlitten, alle waren operativ versorgt worden (4x Fixateur externe, 1x Symphysenplatte, 2x Symphysenplatte mit zusätzlicher Cerclagenstabilisierung). Die maximale Fehlstellung betrug bei diesen 7 Patienten 10mm.
- Bei den drei Patienten mit lateraler Kompressionsverletzung (Typ B2) war in allen Fällen eine nicht-operative Therapie durchgeführt worden. Bei zwei dieser Patienten lag eine Symphysensprengung vor. Das Ausmaß der Fehlstellung lag zwischen 6 und 20mm.

Bei 3 der Patienten mit Diastasen bzw. Fehlstellungen von mehr als 5mm lag zusätzlich eine dorsale Fehlstellung von 5-7mm vor.

2. Fehlstellungen im Bereich Scham- und/oder Sitzbein

Bei 74 Patienten (95%) lagen keinerlei Fehlstellungen im Bereich der Scham- und Sitzbeinäste vor. 4 Patienten wiesen Fehlstellungen bis zu 10mm auf. Bei zwei dieser Patienten lag primär keine transpubische Verletzung vor. Schmerzen wurden von den Patienten in diesem Bereich nicht angegeben. Bei einem Patienten war die transpubische Fraktur mit einem Fixateur externe behandelt worden. Bei zwei anderen Patienten lag eine Symphysensprengung vor, die ebenfalls mittels Fixateur externe stabilisiert wurde, bei einem weiteren kombiniert mit einer Symphysenplatte.

3. SI-Gelenksveränderungen

67 Patienten (86%) wiesen keine SI-Gelenksveränderungen (ventrale Osteophyten, Arthrose oder Ankylosen) auf. Bei 7 Patienten (9%) waren ventrale Osteophyten nachweisbar, es handelte sich um 4 Männer und 3 Frauen mit einem Durchschnittsalter von 45 Jahren. Bei sechs dieser Patienten lag auf der betroffenen Seite eine Verletzung des SI-Gelenkes oder des Os sacrum vor. Kein Patient hatte beidseitige Osteophyten. Drei Patienten (4%) wiesen SI-Gelenksarthrosen auf, ein Patient beidseitig. Ein 19-jähriger Patient hatte radiologische Zeichen einer SI-Gelenksankylose nach kontralateraler transalarer Sakrumfraktur und ipsilateraler Iliumfraktur. Eine funktionelle Einschränkung (Schmerzen etc.) bestand nicht.

4. Weitere radiologische Veränderungen Beckenring

Bei 9 Patienten waren funktionell nicht störende Ossifikationen am Beckenring angegeben worden. Ein Patient mit einer transiliakalen Luxationsfraktur und transpubischer Fraktur klagte über funktionell störende Ossifikationen, er gab mittelgradige Schmerzen im Hüftbereich der betroffenen Seite an. Zeichen einer Osteomyelitis fanden sich ebensowenig wie Pseudarthrosen.

5. Ossifikationen Hüftgelenk

Bei 73 Patienten (93,6%) waren keinerlei periartikuläre Ossifikationen am Hüftgelenk nachzuweisen. Fünf Patienten hatten periartikuläre Ossifikationen der Hüftgelenke im Stadium I und II nach Brooker. In 4 Fällen lagen unfallunabhängig zusätzlich leichte Degenerationen des Hüftgelenkes vor. Das Durchschnittsalter dieser Patienten betrug 60 Jahre, der durchschnittliche Wert im Merle d´Aubigné Score lag bei 13,6 Punkten.

6. Arthrosezeichen Hüftgelenk

72 Patienten (92%) wiesen radiologisch unauffällige Hüftgelenke ohne Arthrosezeichen auf. Sechs Patienten wiesen unfallunabhängig leichte Arthrosezeichen auf, in 3 Fällen war die Arthrose beidseits nachzuweisen. Das Durchschnittsalter dieser Patienten betrug 58 Jahre, der durchschnittliche Merle d´Aubigné Score lag bei 13,8 Punkten.

7. Hüftkopfnekrose

Eine Hüftkopfnekrose wurde bei einem Patienten diagnostiziert. Es handelte sich um einen 58-jährigen Patienten mit B2-Verletzung ohne begleitende Verletzung der unteren Extremitäten, der im Merle d´Aubigné Score beidseits aufgrund von Schmerzen und einer deutlichen Einschränkung der Gehfähigkeit nur mit 9 Punkten eingeschätzt wurde. Bei ihm lagen unfallunabhängig leichte degenerative Veränderungen beider Hüftgelenke vor.

8. Fehlstellungen nach isolierten B-Verletzungen

Zusammenfassend bestanden bei der Nachuntersuchung bei 22 Patienten (28%) Fehlstellungen im Bereich des vorderen Beckenringes (Symphysen- und Scham-/Sitzbeinbereich). In 11 Fällen (14%) war das Ausmaß gering (Dislokationen/Diastasen bis 5mm). Von den 11 Patienten mit Fehlstellungen/Diastasen ≥ 10mm hatten 8 Patienten eine B1-Verletzung erlitten, die operativ stabilisiert wurde (5 Fixateur externe Anlagen und 4 Symphysenverplattungen (einmal Fixateur und Symphysenverplattung)) sowie 3 Patienten eine B2 Verletzung, die nicht-operativ behandelt wurde.

Bei 72 Patienten (90%) war der dorsale Beckenring anatomisch ausgeheilt. 6 Patienten wiesen Fehlstellungen auf. Zwei dieser Patienten hatten "open book"-Verletzungen mit SI-Gelenksverletzung und Symphysensprengung erlitten, bei allen wurde die Symphyse operativ stabilisiert (4x Symphysenplatte, je einmal Fixateur externe bzw. Rekonstruktionsplatte kombiniert mit einer Symphysencerclage). Die Verletzungen waren mit Fehlstellungen von 5 und 7mm ausgeheilt. Drei Patienten mit B2-Verletzungen und einer mit B3-Verletzung, durch laterale Kompression verursacht, waren alle nicht-operativ behandelt worden. Die posterioren Fehlstellungen betrugen 2-5mm.

4.3.10 Soziale Reintegration und Restitutio

1. Subjektive Zufriedenheit

Die subjektive Einschätzung des Gesamtzustandes nach der erlittenen Beckenfraktur wurde von 39 Patienten mit "sehr zufrieden" bewertet. 28 äußerten sich "zufrieden" und 10 "neutral". Eine "unzufriedene" oder "sehr unzufriedene" Einschätzung gaben 10 Patienten an. Insgesamt äußerten sich damit 88,5% der Patienten neutral oder positiv über ihren Zustand.

2. Karnofsky-Index

Der Karnofsky-Index wurde als Maß für die allgemeine Leistungsfähigkeit und Selbständigkeit der Patienten herangezogen. Bei 37 Patienten (42%) wurde ein Wert von 100%, bei 18 Patienten (21%) ein Wert von 90%, bei 17 Patienten (20%) ein Wert von 80% und bei 8 Patienten (9%) ein Wert von 70% angegeben. Damit hatten 63% der Patienten Werte von über 80%, was keinen oder nur minimalen Einschränkungen entspricht.

Schwerste Einschränkungen mit Werten unter 70% wurden bei 6 Patienten (7%) gefunden. Vier dieser Patienten waren primär polytraumatisiert, 5 hatten ein begleitendes SHT, 4 hatten beckenbedingte neurologische Ausfälle. Bei keinem dieser Patienten bestand eine Beckenfehlstellung. Drei Patienten gaben keine Schmerzen im Beckenbereich an, 3 Patienten hatten eine seitengleiche Hüftgelenksbeweglichkeit mit einer Einschätzung im Merle d´Aubigné Score von 18 Punkten.

3. Berufliche Reintegration

64 Patienten (74%) übten den gleichen Beruf wie vor dem Unfall aus oder befanden sich in einem unverändertem Ausbildungsgang. 12 Patienten (14%) waren zumindest teilweise arbeitsfähig, hatten aber eine unfallbedingte Umschulung hinter sich oder hatten Einschränkungen im alten Beruf erlitten. 11 Patienten (13%) waren unfallbedingt berufsunfähig, in Rente oder arbeitslos geworden bzw. waren noch arbeitsunfähig.

Somit wurden nach isolierten B-Verletzungen des Beckenringes 87% der Patienten wieder arbeitsfähig.

4. Sportliche Betätigung

Bei 60 Patienten (69%) blieb die sportliche Betätigung nach dem Unfall unverändert, 10 Patienten (11%) gaben leichte unfallbedingte Einschränkungen an und 17 Patienten (20%) berichteten über unfallbedingt erhebliche Einschränkungen.

5. Ausübung von Hobbies

61 Patienten (70%) gaben unfallbedingt keine Einschränkungen bei der Ausübung von Hobbies an, 17 Patienten (20%) gaben leichte Einschränkungen und 9 Patienten (10%) deutliche Einschränkungen an.

6. Veränderungen der sozialen Kontakte

Insgesamt gaben 78 Patienten (89,7%) an, daß sich ihr soziales Umfeld und die sozialen Kontakte durch den Unfall nicht verändert hatten. Neun Patienten gaben einen unfallbedingten Verlust sozialer Kontakte an, ohne sich aber als sozial desintegriert zu bezeichnen.

4.3.11 Beurteilung des "Outcome" nach isolierten B-Verletzungen

Das folgende Kapitel stellt die zusammenfassende Wertung der Nachuntersuchungsergebnisse dar. Die folgende Tabelle 41 gibt zunächst eine orientierende Übersicht über die Punkteverteilung in den einzelnen Untergruppen der Beurteilung an. Einzelne Befunde werden in den anschließenden Unterkapiteln ausführlicher dargestellt.

	isolierte B-Verletzungen		
	Klinischer Score	Radiologischer Score	Restitutio
4 Punkte	41,4%		
3 Punkte	42,5%	91,3%	50,6%
2 Punkte	3,5%	7,5%	20,7%
1 Punkt	12,6%	1,2%	28,7%

Tab. 41: Zusammenfassung des "Outcome" nach isolierten B-Verletzungen (n=87)

4.3.11.1 Klinisches Gesamtergebnis nach isolierten B-Frakturen

Das klinische Gesamtergebnis wurde bei 41,4% der Patienten (n = 36) als sehr gut, bei 42,5% (n = 37) als gut, bei 3,5% (n = 3) als mäßig und bei 12,6% der Patienten (n = 11) als schlecht bewertet. Somit wiesen 84% der Patienten nach B-Verletzungen ein gutes bis sehr gutes Ergebnis auf.

Ein schlechtes klinisches Gesamtergebnis war in 5 Fällen durch urologische Spätschäden bedingt, starke Schmerzen und deutliche funktionelle Einschränkungen mit regelmäßiger Benutzung von Gehhilfen führten in 4 Fällen zu einer schlechten Beurteilung, neurologische Spätschäden mit analer Sphinkterinkontinenz in einem weiteren Fall.

Die 11 Patienten mit schlechtem klinischen Ergebnis im einzelnen:

- Ein 48-jähriger Patient wurde polytraumatisiert mit SHT, Thoraxtrauma und Verletzungen der unteren Extremitäten (PTS = 45) sowie einer "open book"-Verletzung des Beckens (SI-Gelenk-Verletzung rechts). Die Symphyse wurde mittels DC-Platte stabilisiert, der Beckenring war anatomisch rekonstruiert. Zur Nachuntersuchung bestanden starke Schmerzen der gesamten linken Beckenhälfte und des Oberschenkels, eine subjektiv nicht störende beckenbedingte Nervenschädigung sowie eine erektile Dysfunktion, Miktionsstörung und anale Sphinkterinkontinenz. Der Merle d´Aubigné Score betrug links 13, rechts 18 Punkte. Der Beckenring war anatomisch ausgeheilt. Linksseitig fanden sich leichte degenerative Veränderungen des Hüftgelenkes.
- Ein 24-jähriger Patient erlitt eine transalare Sakrumfraktur rechts, eine transpubische Fraktur rechts und eine Symphysensprengung sowie eine zusätzliche Wirbelsäulenverletzung (PTS = 12). Die Therapie des Beckens war nicht-operativ. Bei der Nachuntersuchung gab er starke Schmerzen am rechten Ilium und an der Symphyse an, sowie leichte Sakrumschmerzen und einen tiefen Rückenschmerz ("low back pain"). Es waren starke neurologische Störungen nachweisbar sowie eine erektile Dysfunktion. Der Beckenring selbst war anatomisch ausgeheilt.
- Ein 71-jähriger Patient erlitt Verletzungen der unteren Extremitäten (PTS = 19) sowie eine nicht-operativ versorgte "open book"-Verletzung des Beckens. Im Primärverlauf war ein 14-tägiger Intensivstationsaufenthalt notwendig. Bei der Nachuntersuchung gab er leichte Schmerzen der linken Beckenhälfte an, zusätzlich lag ein Nervenschaden sowie eine erektile Dysfunktion, Miktionsstörung und anale Sphinkterinkontinenz vor. Der Merle d´Aubigné Score betrug links 13, rechts 15 Punkte. Der Beckenring war anatomisch ausgeheilt.
- Eine 17-jährige Patientin erlitt Verletzungen der oberen Extremitäten (PTS = 15) sowie eine B2-Verletzung des Beckens (transalare Sakrumfraktur links, transpubische Fraktur beidseits), die nicht-operativ behandelt wurde. Zur Nachuntersuchung bestanden mittelgradige Schmerzen als "low back pain" und SI-GelenksSchmerzen links sowie eine anale Sphinkterinkontinenz. Der Beckenring heilte anatomisch aus.
- Ein 26-jähriger Patient erlitt ein SHT, Thoraxtrauma und Verletzungen der unteren Extremitäten (PTS = 24) sowie "open book"-Verletzung des Beckens (SI-Gelenks-Verletzung rechts). Die Symphyse wurde

mittels Rekonstruktionsplatte stabilisiert, der Beckenring wurde damit anatomisch rekonstruiert. Zur Nachuntersuchung bestanden starke Schmerzen am rechten SI-Gelenk und tiefe Rückenschmerzen ("low back pain") sowie eine Miktionsstörung. Der Beckenring heilte anatomisch aus.
• Ein 56-jähriger Patient wurde polytraumatisiert mit SHT, Thoraxtrauma, Bauchtrauma und Verletzungen der unteren Extremitäten (PTS = 51) sowie B2-Verletzung des Beckens (transalare Sakrumfraktur links und Schambeinastfraktur rechts). Der Verlauf war durch ein Multiorganversagen kompliziert. Das Schambein wurde verplattet. Zur Nachuntersuchung bestanden mittelgradige Schmerzen rechts gluteal. Der Merle d´Aubigné Score betrug links 12, rechts 9 Punkte. Der Beckenring heilte anatomisch aus.
• Eine 59-jährige Patientin erlitt ein SHT, Thoraxtrauma und Verletzungen der oberen Extremitäten (PTS = 33) sowie eine "open book"-Verletzung des Beckens (SI-Gelenks-Verletzung links). Die Symphyse wurde mittels Fixateur externe stabilisiert, am Beckenring bestand postoperativ eine Dislokation ventral ≤ 1cm. Die Patientin mußte aufgrund pulmonaler Komplikationen länger als 14 Tage auf der Intensivstation verbleiben. Bei der Nachuntersuchung gab sie einen als mittelgradig eingeschätzten tiefen Rückenschmerz ("low back pain") an. Am Beckenring bestand eine craniocaudale Symphysenverschiebung von 10mm, bei anatomisch ausgeheiltem dorsalen Beckenring.
• Ein 47-jähriger Patient erlitt eine isolierte "open book"-Verletzung des Beckens (SI-GelenksVerletzung links). Die Symphyse wurde mittels Rekonstruktionsplatte und Fixateur externe stabilisiert, der Beckenring wurde damit anatomisch rekonstruiert. Zur Nachuntersuchung bestanden mittelgradige Schmerzen am linken SI-Gelenk und an der Symphyse, es lag ein als stark eingestufter Nervenschaden mit Ischiadicussymptomatik sowie eine erektile Dysfunktion vor. Der Merle d´Aubigné Score betrug links 14, rechts 18 Punkte. Der Beckenring heilte anatomisch aus.
• Ein 58-jähriger Patient wurde polytraumatisiert mit SHT, Thoraxtrauma und Verletzungen der oberen Extremitäten (PTS = 39) sowie einer B2-Verletzung des Beckens (SI-Gelenks-Verletzung rechts, transpubische Fraktur beidseits). Das Becken wurde nicht-operativ behandelt, es war ein über 14-tägiger Intensivstationsaufenthalt nötig. Zur Nachuntersuchung bestanden mittelgradige Schmerzen gluteal beidseits und ein tiefer Rückenschmerz ("low back pain") sowie eine als subjektiv nicht störend eingestufte beckenbedingte Nervenschädigung. Der Merle d´Aubigné Score betrug beidseits 9 Punkte. Der Beckenring heilte anatomisch aus.
• Eine 21-jährige Patientin erlitt ein SHT, Verletzungen der unteren Extremitäten (PTS = 20) sowie transforaminale Sakrumfrakturen beidseits (keine Läsion vorderer Beckenring). Das Becken wurde nicht-operativ versorgt, es war ein über 14-tägiger Intensivstationsaufenthalt nötig. Zur Nachuntersuchung bestand ein starker tiefer Rückenschmerz ("low back pain"). Der Beckenring war anatomisch ausgeheilt.
• 49-jähriger Patient mit SHT, Wirbelsäulenverletzung (PTS = 18) sowie einer B1-Verletzung des Beckens (Symphysensprengung). Das Becken wurde mittels Symphysenplatte anatomisch stabilisiert. Zur Nachuntersuchung bestand ein schwerer Nervenschaden bei sonst unauffälliger Klinik. Der Merle d´Aubigné Score betrug beidseits 18 Punkte. Eine radiologische Verlaufskontrolle lag nicht vor.

4.3.11.2 Radiologisches Gesamtergebnis nach isolierten B-Frakturen

Bei 80 Patienten lagen vollständige Angaben zum radiologischen Verlauf vor. 73 Patienten (91%) wiesen zum Nachuntersuchungszeitpunkt einen anatomisch ausgeheilten Beckenring auf, 6 Patienten wiesen eine leichte Fehlstellung auf (maximale posteriore Fehlstellung 5 mm und/oder maximale Fehlstellung vorderer Beckenring Symphyse 6-10 mm und/oder maximale Fehlstellung Scham-/Sitzbein 10-15 mm). Bei einem Patienten bestand eine starke Fehlstellung des hinteren Beckenringes. Es handelte sich um:

• einen 14-jährigen Jungen, der eine SI-Gelenksverletzung links und eine Symphysensprengung (B1-Verletzung) erlitt. Er wurde mittels Fixateur externe versorgt. Es fand sich eine anteroposteriore Fehlstellung des hinteren Beckenringes von 7mm. Der Junge war klinisch vollständig beschwerdefrei.

4.3.11.3 Restitutio ("soziale Reintegration") nach isolierten B-Frakturen

Unter Berücksichtigung aller Patienten wurde die "Restitutio" nach dem Unfall nur bei 51% der Patienten (n = 44) als sehr gut (3 Punkte), bei 21% (n = 18) als mittelgradig und bei 28% (n = 25) als schlecht bewertet. Von 25 als schlecht eingestuften Patienten waren 6 ursprünglich polytraumatisiert, 14 gaben mittlere bis starke Schmerzen am Becken an und 6 hatten ausgeprägte neurologische oder urogenitale Spätschäden.

4.3.11.4 "Outcome" Becken nach isolierten B-Frakturen

Um das "Gesamtergebnis" der Beckenverletzung einzuschätzen, wurden das radiologische und das klinische Ergebnis zu dem "Outcome" Becken zusammengefaßt. Für 80 Patienten lagen vollständige Daten sowohl für das klinische als auch für das radiologische Ergebnis vor. Danach hatten 28 Patienten (35%) ein sehr gutes (7 Punkte) Ergebnis, 34 Patienten (42,5%) ein gutes (6 Punkte) und 18 Patienten (22,5%) ein mäßiges (4-5 Punkte) Ergebnis. Ein schlechtes Gesamtergebnis war bei keinem Patienten zu finden.

Insgesamt lagen somit bei 77,5% der Patienten nach B-Verletzungen des Beckens gute bis sehr gute Endergebnisse vor. Keiner der 10 Patienten mit schlechtem klinischen Ergebnis wurde im Becken-Outcome als schlecht bewertet. Ein schlechtes klinisches Ergebnis wurde verfahrensbedingt teilweise durch ein sehr gutes radiologisches Ergebnis verbessert, führte aber in keinem Fall zu einer guten oder sehr guten Gesamteinschätzung.

Von den 18 Patienten mit mäßigem Ergebnis im Becken-Outcome hatten 5 Patienten Einschränkungen im radiologischen Ergebnis (4 x 2 Punkte, 1 x 1 Punkt), das klinische Ergebnis lag bei diesen Patienten im guten bis sehr guten Bereich (3 und 4 Punkte).

Bei den übrigen 13 Patienten war das klinische Ergebnis des Beckens ausschlaggebend für das nur mäßige Gesamtresultat. Insgesamt lag in dieser Gruppe bei 8 Patienten ein Nervenschaden vor (bei 4 Patienten subjektiv störend bewertet) und in 8 Fällen eine urologische Langzeitkomplikation (erektile Dysfunktion, Miktionsstörung). Die Mehrzahl der Patienten war jedoch durch störende Schmerzen im Beckenbereich (mittelgradige: 6 und stark: 4) eingeschränkt.

4.4 Nachuntersuchungsergebnisse nach isolierten C-Verletzungen

53 Patienten mit isolierten C-Verletzungen wurden in die Analyse eingeschlossen. Die Verletzung vom Typ C3, als Kombination einer Beckenringfraktur mit Acetabulumfraktur, wurde ausgeschlossen. Im ausgewählten Kollektiv hatten 44 Patienten eine C1-Verletzung und 9 eine C2-Verletzung erlitten. Als dorsale Verletzung am Beckenring lag bei den C1-Verletzungen bei 9 Patienten eine Iliumfraktur, bei 19 Patienten eine SI-Gelenksverletzung und bei 15 eine Sakrumfraktur vor. Die Ergebnisse werden zunächst entsprechend der einzeln erhobenen Parameter des Nachuntersuchungsbogens analysiert und zusätzlich zusammenfassend das Gesamtergebnis ("Outcome") dargestellt.

4.4.1 Schmerzen

1. Schmerzbewertung durch den Untersucher

Von den 53 Patienten gaben zum Zeitpunkt der Nachuntersuchung 37 Patienten (70%) keine bzw. nur leichte Schmerzen an. 15 Patienten (28%) gaben keine Schmerzen an, 22 Patienten (42%) klagten über leichte und 15 Patienten (28%) über mittelgradige Schmerzen. Ein Patient gab starke Schmerzen an. Bei diesem Patienten lag folgender Befund vor:

- Ein 26-jähriger Patienten erlitt eine isolierte Beckenverletzung (PTS = 9) mit transiliakaler Luxationsfraktur links, Fraktur des oberen Schambeinastes rechts und Symphysensprengung. Die Notfallstabilisierung erfolgte primär mit der Beckenzwinge. Sekundär wurde eine Plattenosteosynthese von SI-Gelenk und Symphyse durchgeführt mit anatomischer Rekonstruktion des Beckenringes. Nach 2 Jahren gab der Patient starke Schmerzen der linken Beckenhälfte an, sowie eine deutlich eingeschränkte Mobilisation und Gehfähigkeit, im wesentlichen bedingt durch eine schwere Nervenschädigung links. Der Beckenring war anatomisch verheilt.

Die Therapieform (operativ/nicht-operativ) hatte keinen Einfluß auf die Schmerzausprägung.

2. Subjektive Schmerzbewertung

Das subjektive Schmerzempfinden wurde anhand einer Visual-Analog-Skala beurteilt. Nach entsprechender Skalierung hatten 14 Patienten keine, 19 leichte, 18 mittelgradige und zwei Patienten starke Schmerzen. Es bestand weitestgehend eine Übereinstimmung zwischen "subjektiver" Einschätzung und Einschätzung durch den Untersucher (Tab. 42).

3. Schmerzlokalisation

a) **Symphysenschmerzen** wurden von 10 Patienten angegeben. Die Intensität wurde 9mal als leicht und einmal als mittelgradig bewertet. Bei 7 Patienten lag eine Symphysensprengung vor, drei Patienten hatten als vordere Beckenringläsion transpubische Frakturen.
Drei dieser 10 Patienten waren nicht operativ behandelt worden, zwei hatten transpubische Frakturen, einer eine Symphysensprengung. Beim letztgenannten Patienten lag eine Symphysenfehlstellung von 18mm bzw. eine Diastase von 22mm vor, während der dorsale Beckenring anatomisch ausgeheilt war.

4.4 Nachuntersuchungsergebnisse nach isolierten C-Verletzungen

"subjektive" Schmerzen "Visual Analog Skala"		Einschätzung durch den Untersucher			
		keine	leichte	mittel	stark
0%	"KEINE"	13	1	0	0
1 - 10%		2	4		
11 - 20%	"LEICHT"	0	4	0	0
21 - 30%		0	7	2	0
31 - 40%		0	3	3	0
41 - 50%		0	2	4	0
51 - 60%	"MITTEL"	0	1	1	0
61 - 70%		0	0	3	1
71 - 80%		0	0	1	0
81 - 90%	"STARK"	0	0	0	0
91 - 100%		0	0	1	0

Tab. 42: Gegenüberstellung der subjektiven Schmerzeinschätzung und der Einschätzung durch den Untersucher.

Bei 7 Patienten war eine Stabilisierung der Beckenverletzung erfolgt (6x ventral und dorsal, einmal nur dorsal), 6 dieser Patienten hatten eine Symphysensprengung erlitten, die anatomisch ausheilte. Die Art der ventralen Stabilisierung umfaßte zwei Symphysenverplattungen, drei Anlagen eines Fixateur externe, bei zwei dieser Patienten wurde ein Verfahrenswechsel auf eine Symphysenplatte vorgenommen und eine ventrale Plattenosteosynthese bei Schambeinfraktur in Kombination mit einer Symphysensprengung.

b) Schmerzen der *Scham-* und *Sitzbeinregion* gaben 7 Patienten an, mit ausschließlich leichter Intensität. Vier dieser Patienten hatten transpubische Frakturen erlitten, dreimal in Kombination mit einer Symphysensprengung. Zwei Patienten hatten isolierte Symphysenverletzungen erlitten, bei einem weiteren Patienten lag keine Verletzung des vorderen Beckenringes vor. Insgesamt war bei 6 Patienten eine Stabilisierung des Beckens durchgeführt worden (5x ventral und dorsal, einmal nur dorsal). Eine Fehlstellung in der Region der Scham- und Sitzbeinäste trat lediglich bei einem Patienten auf. Hier war der ventrale Beckenring mit Fixateur externe, der dorsale durch interne Osteosynthese stabilisiert worden.

c) Schmerzen der *Leistenregion* und Region des *Hüftgelenkes* wurden von 18 Patienten angegeben. Die Intensität wurde 12x als leicht, 5x als mittelgradig und einmal als stark bewertet. Verletzungen in diesem Bereich lagen nicht vor.

9 dieser Patienten hatten einen vollständig anatomischen Beckenring, 4 dieser Patienten erhielten ventral und dorsal eine interne Stabilisierung, bei einem Patienten war nur der dorsale Beckenring stabilisiert worden. Die übrigen 4 Patienten wurden nicht-operativ behandelt.

Von den übrigen 9 Patienten waren nur drei operativ stabilisiert worden. Ein Patient mit ventralem Fixateur externe wies eine dorsale Dislokation von 20mm auf, ein Patient nach ausschließlicher dorsaler interner Stabilisierung hatte eine 4mm betragende posteriore Fehlstellung. Ein Patient mit kombinierter ventraler und dorsaler interner Stabilisierung wies ventral eine 3mm und dorsal eine 1mm Fehlstellung auf. Die übrigen 6 Patienten wurden nicht-operativ behandelt. Alle hatten zumindest kleinere Fehlsstellungen im Beckenring zurückbehalten:

- Vier Patienten hatten posteriore Fehlstellungen zwischen 8 und 22mm
- Bei 2 Patienten war der dorsale Beckenring anatomisch ausgeheilt, anterior bestanden Fehlstellungen von 5 und 22mm.

Drei der 18 Patienten hatten unfallunabhängige leichte degenerative Veränderungen der Hüftgelenke.

d) In der *Iliumregion* gaben 15 Patienten Schmerzen an. Die Intensität wurde 12x als leicht und 3x als mittelgradig bewertet. Eine Iliumfraktur lag nur bei drei Patienten vor, die übrigen Patienten hatten insgesamt 9mal Verletzungen des SI-Gelenkes und 2 Sakrumfrakturen erlitten. Bei einem Patienten war keine dorsale Beckenringverletzung dokumentiert.

Einer der drei Patienten mit Iliumfrakturen wurde operativ stabilisiert. Eine dorsale Fehlstellung von 10mm lag bei einem der Patienten mit nicht-operativ behandelter Iliumfraktur vor.

e) *"Gluteale" Schmerzen* gaben 17 Patienten an. Die Intensität wurde 6x als leicht, 10x als mittelgradig und einmal als stark bewertet. Verletzungen des SI-Gelenkes lagen bei 10 Patienten, des Sakrums bei 4 Patienten und des Iliums bei 3 Patienten vor. Von den 11 Patienten, die mittelstarke und starke "gluteale" Schmerzen angaben, waren 7 Patienten am dorsalen Beckenring intern stabilisiert worden. Bei drei dieser Patienten lagen dorsale Fehlstellungen zwischen 12 und 20mm vor. Von den 4 nicht-operativ behandelten Patienten wiesen zwei dorsale Fehlstellungen von 8 und 22mm auf.

f) Schmerzen über dem *SI-Gelenk* gaben 19 Patienten an. Die Intensität wurde 10x als leicht und 9x als mittelgradig bewertet. Verletzungen des SI-Gelenkes lagen bei 11 Patienten, des Sakrums bei 5 Patienten und des Iliums bei 2 Patienten vor. Bei einem Patienten war keine dorsale Beckenringverletzung dokumentiert. Von den 9 Patienten mit mittelgradigen Schmerzen über dem SI-Gelenk waren 6 Patienten dorsal intern stabilisiert worden, ein weiterer Patient war nur ventral mittels Symphysenverplattung versorgt worden. Nach dorsaler operativer Versorgung lagen Fehlstellungen von 10 und 11mm vor, nach der isolierten ventralen Stabilisierung betrug sie 7mm. Die übrigen Patienten heilten anatomisch aus. Von den zwei nicht-operativ behandelten Patienten hatte einer eine dorsale Fehlstellung von 8mm.

g) *Sakrumschmerzen* gaben 22 Patienten an. Die Intensität wurde 14x als leicht und 8x als mittelgradig bewertet. 6 dieser Patienten hatten eine Sakrumfraktur erlitten, einer eine Iliumfraktur und 15 eine SI-Gelenksverletzung. Von den 8 Patienten mit mittleren Sakrumschmerzen waren 4 Patienten dorsal intern stabilisiert worden, ein weiterer Patient war nur ventral mittels Symphysenverplattung stabilisiert worden. Nach dorsaler operativer Versorgung lag bei einem Patienten eine Fehlstellung von 20mm vor, nach der isolierten ventralen Stabilisierung eine von 7mm. Die übrigen Patienten heilten anatomisch aus. Von den drei nicht-operativ behandelten Patienten wies eine Patientin eine dorsale Fehlstellung von 8mm auf.

h) Einen tiefen Rückenschmerz (*"low back pain"*) gaben 12 Patienten an. Die Intensität wurde 9x als leicht und dreimal als mittelgradig bewertet. Bei drei Patienten lag eine dorsale

Fehlstellung von 7-9mm vor, die übrigen Patienten wiesen einen anatomischen dorsalen Beckenring auf. Drei Patienten hatten eine begleitende Wirbelsäulenverletzung erlitten.

f) *Trochanterschmerzen* und *Oberschenkelschmerzen* bzw. *Knieschmerzen* wurden insgesamt von 17 Patienten (32,1%) angegeben, Oberschenkelschmerzen von 14 Patienten (26,4%) und Trochanterschmerzen von 9 Patienten (17%), Knieschmerzen von keinem Patienten. 3 der Patienten mit Trochanterschmerzen und 7 der Patienten mit Oberschenkelschmerzen hatten begleitende Verletzungen der unteren Extremitäten.

Zusammenfassend gab nach den Verletzungen des Typs C kein Patient isoliert Schmerzen im Bereich des vorderen Beckenrings an (transsymphysär/ transpubisch), während dorsale Schmerzen (transiliakal/transiliosakral/ transsakral) isoliert bei 20 Patienten (37,7%) vorlagen. 13 Patienten (24,5%) hatten ventrale und dorsale Schmerzen.

4.4.2 Provokationstests

1. Provokationstest Innenrotation

Bei 10 Patienten (19%) lag ein positiver Provokationstest für die Innenrotation vor. Je zwei Patienten hatten keine oder leichte Schmerzen gluteal oder im SI-Gelenksbereich, 6 Patienten gaben mittelgradige Schmerzen an. 6 Patienten hatten SI-Gelenksverletzungen erlitten und je zwei Patienten Sakrumfrakturen bzw. Iliumfrakturen. Nur 3 Patienten wiesen einen anatomisch ausgeheilten dorsalen Beckenring auf, bei 7 Patienten lagen erhebliche Fehlstellungen zwischen 7 und 24mm vor.

2. Provokationstest Außenrotation

Bei 10 Patienten (19%) lagen Schmerzen bei der provozierten Außenrotation vor. 7 Patienten hatten instabile SI-Gelenksverletzungen erlitten, zwei Patienten instabile Iliumfrakturen und einer eine instabile Sakrumfraktur. Zwei Patienten hatten keine, einer leichte Schmerzen im Gluteal- oder im SI-Gelenksbereich, 7 Patienten gaben mittelgradige Schmerzen an. 5 Patienten wiesen einen anatomisch ausgeheilten dorsalen Beckenring auf, bei 5 Patienten lagen erhebliche Fehlstellungen zwischen 8 und 24mm vor.

3. Mennel-Zeichen

Das Mennel-Zeichen, d.h. der Schmerz im Bereich des SI-Gelenkes bei Kompression und Hyperextension wurde von 10 Patienten angegeben. Von diesen Patienten gab zusätzlich einer starke Gluteal- oder SI-Gelenksschmerzen an, 7 mittelgradige, aber auch je ein Patient leichte bzw. keine Schmerzen. 8 Patienten hatten SI-Gelenksverletzungen erlitten. Vier Patienten wiesen einen anatomisch ausgeheilten dorsalen Beckenring auf, bei 6 Patienten lagen signifikante Fehlstellungen von 7-20mm vor. Je zwei Patienten wiesen ventrale SI-Gelenks-Osteophyten bzw. eine SI-Gelenks-Arthrose auf.

4.4.3 Neurologische Störungen

Bei 18 Patienten (34%) lagen Nervenschäden vor. Gemäß Übereinkunft wurden nur beckenbedingte Nervenschäden dokumentiert. Es lagen 5 leichte, 9 mittelgradige und 4 schwere Nervenschäden vor. In 7 Fällen wurden die Nervenschäden als Schäden mit peripherer Ischiadicussymptomatik näher klassifiziert. Im Folgenden werden die 4 Patienten mit schweren Nervenschäden beschrieben:

- 47-jähriger Patient erlitt transpubische Frakturen beidseits, eine transiliakale Luxationsfraktur rechts und eine zentrale Sakrumfraktur sowie zusätzlich Frakturen der oberen und unteren Extremitäten und ein Thoraxtrauma (PTS = 32). Nach nicht-operativer Therapie der Beckenfraktur heilte diese mit 8mm craniocaudaler Fehlstellung im dorsalen Beckenring aus. Nach 2 Jahren bestehen mittelgradige Schmerzen der rechten Beckenhälfte, keine urogenitalen Spätschäden. Eine Angabe zur Lokalisation der schweren Nervenverletzung lag nicht vor.
- Ein 26-jähriger Patient erlitt eine isolierte Beckenverletzung (PTS=9) (transiliakale Luxationsfraktur links, Fraktur oberer Schambeinast rechts und Symphysensprengung). Die Primärbehandlung erfolgte durch Notfallstabilisierung mit der Beckenzwinge. Sekundär wurde eine SI-Gelenks- und Symphysenverplattung mit anatomischer Rekonstruktion des Beckenringes durchgeführt. Nach 2 Jahren lagen starke Schmerzen der linken Beckenhälfte vor sowie eine durch eine schwere Nervenschädigung bedingte, deutlich eingeschränkte Mobilisation und Gehfähigkeit.
- Bei einem 20-jährigen Patienten nach SHT I° und Iliumfraktur sowie transpubischer Fraktur rechts, (PTS=13), wurde das Os ilium mit einer Platte und Schrauben fixiert und die transpubische Instabilität durch Fixateur externe versorgt. Postoperativ bestand eine Fehlstellung ventral und dorsal jeweils unter 1cm. Nach 2 Jahren lagen mittelgradige Schmerzen der rechten Beckenhälfte vor sowie eine Läsion des N. cutaneus femoris lateralis und des N. peroneus. Bis auf eine Schambeinfehlstellung von 10mm wurden anatomische Verhältnisse im Beckenring angegeben.
- Ein 20-jähriger Patient wurde polytraumatisiert mit SHT, Thoraxtrauma und Verletzungen der oberen Extremitäten sowie C2-Verletzung des Beckens (PTS = 54). Am Becken lag eine SI-Gelenkssprengung links, eine transiliakale Luxationsfraktur rechts, eine Symphysensprengung und eine transpubische Fraktur rechts vor. Nach Notfallanlage eines Fixateur externe, erfolgte nach 48h die definitive Versorgung mit Stabilisierung der Symphyse und des Schambeins durch eine Rekonstruktionsplatte sowie einer ventraler SI-Gelenk-Verplattung und Plattenosteosynthese des rechten Iliums. Der Beckenring wurde anatomisch rekonstruiert. Bei der 2-Jahres-Kontrolle wurde eine schwere Nervenläsion mit Ischiadicusbeteiligung links angegeben, urogenitale Störungen fanden sich nicht. Der Beckenring war anatomisch verheilt.

4.4.4 Urologische Störungen

Von den 53 Patienten (22 Frauen, 31 Männer) wiesen 92% keine urologischen Langzeitstörungen auf. Urologische Störungen (Miktionsstörungen, erektile Dysfunktion) wurden von 4 Patienten (8%) angegeben. Bis auf einen Patienten mit subjektiv störenden Langzeitfolgen (Miktionsstörungen mit Restharnbildung oder subjektiv störende erektile Dysfunktion) lagen ausschließlich als subjektiv nicht störend eingestufte Langzeitfolgen vor. Die Rate der urologischen Spätschäden lag demnach nach C-Verletzungen bei den Männern bei 13%, während Frauen keine urologische Langzeitfolgen aufwiesen.

1. Miktionsstörungen

Ein 54-jähriger Patient, polytraumatisiert (schweres SHT und Thoraxtrauma) mit transforaminaler Sakrumfraktur und transpubischer Fraktur links (PTS = 41), war mittels transiliosakraler Verschraubung in anatomischer Stellung fixiert worden. Neben einem subjektiv nicht störenden Nervenschaden bestand eine Miktionsstörung und eine erektile Dysfunktion. Eine anale Sphincterläsion lag nicht vor.

2. Erektile Dysfunktion (nur Männer betrachtet)
Vier Patienten gaben eine erektile Dysfunktion bei der Nachuntersuchung an. Neben dem bereits erwähnten Patienten hatten die anderen drei Patienten ebenfalls transforaminale Sakrumfrakturen erlitten. Begleitende Nervenschäden lagen bei 3 dieser Patienten vor. Anale Sphincterläsionen lagen nicht vor. Bei zwei dieser Patienten war der dorsale Beckenring intern anatomisch stabilisiert worden, die anderen beiden Patienten wiesen eine dorsale Fehlstellung ≥ 5mm auf.

3. Dyspareunie (nur Frauen)
Schmerzhafte Mißempfindungen während des Geschlechtsverkehrs wurden von Frauen nach Beckenverletzungen des Typs C (Translationsinstabilität) in diesem Kollektiv nicht angegeben.

4.4.5 Analsphinkterstörungen
Eine 46-jährige Patientin nach transforaminaler Sakrumfraktur gab Störungen des analen Sphinkters an. Der Beckenring war nach nichtoperativer Therapie anatomisch ausgeheilt.

4.4.6 Hüftgelenksbeweglichkeit
96% der Patienten wiesen eine seitengleiche Hüftgelenksbeweglichkeit bzw. bis maximal 20% betragende Seitendifferenzen auf. 37 Patienten (70%) wiesen absolut seitengleiche Bewegungsausmaße auf, 14 Patienten (26%) hatten leichte Seitendifferenzen mit Differenzen bis zu 20%. Bei zwei Patienten (4%) bestand ein darüber hinausgehender Seitenunterschied, eine beckenbedingte Ursache war hier nicht zu eruieren.

4.4.7 Merle d`Aubigné Score
41 Patienten (77%) wiesen seitengleiche Punktwerte bzw. Punktwertdifferenzen von maximal einem Punkt im Merle d`Aubigné Score auf. 12 Patienten wiesen deutliche Seitendifferenzen im Score auf. Bei zwei Patienten lag eine unfallunabhängige leichte Arthrose des betroffenen Hüftgelenkes im Vergleich zur Gegenseite vor, 5 Patienten hatten Verletzungen der unteren Extremitäten erlitten. Im wesentlichen standen die schmerzbedingten Einschränkungen im Vordergrund. Der durchschnittliche Score-Wert bei diesen 12 Patienten lag bei 15,7 Punkten.

4.4.8 Beinlängendifferenz
Bei 49 Patienten (93%) war die Beinlänge seitengleich bzw. bestanden Differenzen bis zu maximal 1 cm. Vier Patienten wiesen Unterschiede von 1,5-2cm auf, bei drei dieser Patienten lagen Verletzungen der unteren Extremitäten vor. Angaben bezüglich der Ursache lagen nicht vor. Eine craniocaudale Fehlstellung des dorsalen Beckenringes (8mm und 22mm) lag bei zwei Patienten vor.

4.4.9 Radiologisches Ergebnis

Bei 52 Patienten mit isolierten C-Verletzungen lagen vollständige radiologische Datensätze vor.

1. Fehlstellungen im Symphysenbereich

Es wurden Symphysendiastasen und craniocaudale Fehlstellungen im Symphysenbereich bewertet. Bei 45 Patienten (87%) wurden keine Fehlstellungen bzw. Diastasen im Symphysenbereich beobachtet.

Bei 4 Patienten lagen Diastasen bzw. Dislokationen von 3 bis 5mm vor.

- Ein Patient hatte keine Symphysenverletzung erlitten, es lag hier im vorderen Beckenring eine transpubische Fraktur vor, dieser Patient war in keiner Region am Beckenring operativ stabilisiert worden.
- Die anderen drei Patienten wurden operativ stabilisiert, bei zwei Patienten war nur die Symphysensprengung mittels Plattenosteosynthese versorgt worden, beim dritten Patienten wurde zusätzlich dorsal das SI-Gelenk von ventral verplattet.

Drei weitere Patienten hatten Diastasen bzw. Dislokationen von mehr als 5mm. Das Ausmaß der Diastase betrug maximal 22mm, das der Fehlstellung maximal 18mm. Alle drei Patienten hatten eine Symphysensprengung erlitten. Ein Patient mit zusätzlicher SI-Gelenksverletzung war nicht-operativ behandelt worden, er wies die größte Diastase von 22mm und craniocaudale Dislokation von 18mm auf. Die anderen beiden Patienten wurden ventral mit einem Fixateur externe stabilisiert, bei einem Patienten wurde zusätzlich der hintere Beckenring intern stabilisiert.

Schmerzen im Symphysenbereich lagen nur bei einem Patienten als leichte Schmerzen vor, es handelte sich um den Patienten, der die 18mm Fehlstellung in craniocaudaler Richtung und die Symphysendiastase von 22mm aufwies.

2. Fehlstellungen im Bereich Scham- und/oder Sitzbein

Bei 45 Patienten (87%) lagen keine Fehlstellungen an den Scham- und Sitzbeinästen vor. 7 Patienten wiesen Fehlstellungen bis zu 10mm auf. Alle Patienten hatten transpubische Frakturen erlitten. Zwei Patienten gaben leichte Schmerzen in diesem Bereich an. Bei drei der 7 Patienten war die transpubische Fraktur mittels ventralem Fixateur externe stabilisiert worden, bei einem Patienten wurde nur die zusätzlich vorliegende Symphysensprengung mit einer Platte versorgt, bei drei Patienten erfolgte keine Stabilisierung. Bei den 4 Patienten mit ventraler Stabilisierung wurde zusätzlich der hintere Beckenring intern stabilisiert.

3. SI-Gelenksveränderungen

35 Patienten (66%) wiesen keine SI-Gelenksveränderungen (ventrale Osteophyten, Arthrose oder Ankylosen) auf. 8 Patienten (15%) wiesen ventrale Osteophyten auf. In 5 Fällen lag auf der betroffenen Seite eine SI-Gelenksverletzung vor. Kein Patient hatte beidseitige Osteophyten. 6 Patienten (11,3%) wiesen SI-Gelenksarthrosen auf, bei einem Patienten beidseitig. Vier dieser Patienten hatten SI-Gelenksverletzungen erlitten. Nur zwei Patienten gaben mittelgradige Schmerzen im Glutealbereich oder SI-Gelenksbereich an, die übrigen hatten keine oder leichte Beschwerden. Bei 3 von 4 Patienten mit radiologischen Zeichen einer SI-Gelenksankylose (7,5%) lag eine SI-Gelenksverletzung vor. Eine funktionelle

Einschränkung (starke Schmerzen etc.) bestand nicht. In einem Fall trat eine beidseitige Ankylose auf.

Insgesamt handelte es sich bei den Patienten mit SI-Gelenksveränderungen um 13 Männer und 5 Frauen mit einem Durchschnittsalter von 30,5 Jahren.

4. Weitere radiologische Veränderungen Beckenring

Bei 14 Patienten waren funktionell nicht störende Ossifikationen am Beckenring angegeben worden. Zeichen einer Osteomyelitis oder Pseudarthrosen traten nicht auf.

5. Ossifikationen Hüftgelenk

49 Patienten (93%) wiesen keine periartikulären Ossifikationen am Hüftgelenk auf. Vier Patienten hatten periartikuläre Ossifikationen der Hüftgelenke im Stadium I und II nach Brooker. In 3 Fällen lagen unfallunabhängig leichte Degenerationen des Hüftgelenkes vor. Das Durchschnittsalter dieser Patienten betrug 30 Jahre, der durchschnittliche Merle d´Aubigné Score lag bei 15,3 Punkten.

6. Arthrosezeichen Hüftgelenk

47 Patienten (89%) wiesen radiologisch normale Hüftgelenke ohne Arthrosezeichen auf. Sechs Patienten wiesen unfallunabhängig leichte Arthrosezeichen auf, davon in 2 Fällen beidseits. Das Durchschnittsalter dieser Patienten betrug 39 Jahre, der durchschnittliche Merle d´Aubigné Score lag bei 14,6 Punkten.

7. Hüftkopfnekrose

Hüftkopfnekrosen lagen bei zwei Patienten vor. Bei beiden Patienten lagen leichte degenerative Veränderungen des betroffenen Hüftgelenkes vor.

8. Fehlstellungen nach isolierten C-Verletzungen

Zusammenfassend bestanden bei 15 Patienten (28,8%) Fehlstellungen im Bereich des vorderen Beckenringes (Symphysen- und Scham-/Sitzbeinbereich), davon in 9 Fällen (17%) unter 5mm und bei 6 Patienten ≥ 5mm.

Bei 38 Patienten (73%) war der dorsale Beckenring anatomisch ausgeheilt. Ein Patient mit Iliumfraktur war nur mit einem ventralen Fixateur externe versorgt worden. 6 Patienten waren ausschließlich dorsal intern und 15 ventral und dorsal stabilisiert worden. Bei den übrigen 16 Patienten wurde das Becken nicht-operativ behandelt.

14 Patienten wiesen Fehlstellungen auf. Bei drei Patienten lagen Fehlstellungen dorsal bis 5mm vor, die übrigen hatten Fehlstellungen von ≥ 5mm.

Drei Patienten mit C1-Verletzung hatten Iliumfrakturen als posteriore Komponente der Beckenverletzung erlitten:

- ein Patient mit zusätzlichen transpubischen Frakturen beidseits war nur am Ilium mit Platten stabilisiert worden. Postoperativ lag eine Fehlstellung des vorderen und hinteren Beckenringes von ≤ 1cm vor. Bei der Nachuntersuchung lag eine dorsale Fehlstellung von 2mm in a.p.-Richtung und 4mm craniocaudal vor. Schmerzen im dorsalen Beckenbereich bestanden nicht.
- zwei Patienten waren nicht-operativ behandelt worden. Bei ihnen lag eine craniocaudale Fehlstellung von 10mm bzw. eine a.p.-Fehlstellung von 22mm vor. Beide hatten Schmerzen im Glutealbereich oder SI-Gelenksbereich.

Acht Patienten mit C1-Verletzung hatten SI-Gelenksverletzungen erlitten (3 reine SI-Sprengungen, eine transsakrale und 4 transiliakale Luxationsfrakturen). Bis auf einen Patienten mit 8mm craniocaudaler Fehlstellung waren alle operativ stabilisiert worden. 3 Patienten waren nur ventral (2x Fixateur externe, 1 Symphysenverplattung) stabilisiert worden und wiesen Fehlstellungen dorsal von 3, 7 und 20mm auf. Bei 4 Patienten mit dorsaler interner Stabilisierung lagen Fehlstellungen von 11-24 mm vor. Bei diesen Patienten kam zur Stabilisierung des vorderen Beckenrings in zwei Fällen ein Fixateur externe zur Anwendung, bei einem Patienten eine Symphysenplatte, ein weiterer Patient wurde ventral nicht stabilisiert. Vier dieser acht Patienten wiesen mittelgradige und einer starke Schmerzen im dorsalen Beckenbereich auf.

Von den zwei Patienten mit Sakrumfrakturen im Rahmen der C1-Verletzung war ein Patient nichtoperativ (1mm craniocaudale Fehlstellung), der andere ventral mit Fixateur externe und dorsal intern stabilisiert worden (10mm craniocaudale Fehlstellung). Bei keinem Patienten wurden Schmerzen im Beckenbereich bei der klinischen Untersuchung festgestellt.

Ein Patient mit einer C2-Verletzung mit nicht-operativ behandelter transforaminaler Sakrumfraktur und transiliakaler Luxationsfraktur hatte einen leichten tiefen Rückenschmerz ("low back pain"), er wies eine craniocaudale Fehlstellung von 9mm und eine a.p.-Fehlstellung von 5mm auf.

4.4.10 Soziale Reintegration und Restitutio

1. Subjektive Zufriedenheit
Die subjektive Einschätzung des Gesamtzustandes nach der erlittenen Beckenfraktur wurde von 13 Patienten mit "sehr zufrieden" bewertet. 19 äußerten sich "zufrieden" und 14 "neutral". Eine "unzufriedene" oder "sehr unzufriedene" Einschätzung gaben 7 Patienten an. Insgesamt lag damit die allgemeine Einschätzung bei 86,8% der Patienten im neutralen oder positiven Bereich.

2. Karnofsky-Index
Bei 11 Patienten (21%) wurden Werte von 100%, bei 11 Patienten (21%) Werte von 90%, bei 18 Patienten (34%) Werte von 80% und bei 12 Patienten (23%) Werte von 70% angegeben. Schwerste Einschränkungen mit Werten unter 70% lagen nur bei einem Patienten vor. Dieser hatte neben der operativ anatomisch rekonstruierten Beckenfraktur eine Wirbelfraktur erlitten. Bei den 12 Patienten mit 70%-Werten lag der durchschnittliche PTS bei 36,1 Punkten, wobei keiner dieser Patienten älter als 55 Jahre war, was somit auf sehr schwere Begleitverletzungen hindeutet.

3. Berufliche Reintegration
32 Patienten (60%) übten den gleichen Beruf wie vor dem Unfall aus oder hatten einen unveränderten Ausbildungswerdegang. 12 Patienten (23%) waren zwar arbeitsfähig, hatten aber eine unfallbedingte Umschulung hinter sich oder unfallbedingte Einschränkungen im

alten Beruf erlitten. Neun Patienten (17%) zeigten eine unfallbedingte Berufsunfähigkeit, Rente oder Arbeitslosigkeit bzw. waren noch arbeitsunfähig.
Somit wurden nach isolierten C-Verletzungen des Beckenringes 83% der Patienten wieder arbeitsfähig.

4. Sportliche Betätigung

22 Patienten (41,5%) gaben ihre sportliche Situation unverändert im Vergleich zur Zeit vor dem Unfall an, 17 Patienten hatten leichte unfallbedingte Einschränkungen und bei 14 Patienten bestanden erhebliche Einschränkungen.

5. Ausübung von Hobbies

Bei der Mehrzahl der Patienten (n = 27) blieben die Hobbies wie vor dem Unfall, 21 Patienten hatten leichte Veränderungen, 5 Patienten gaben deutliche Einschränkungen an. Somit hatten 91% keine wesentliche Einschränkung bei der Ausübung ihrer Hobbies.

6. Veränderungen der sozialen Kontakte

Insgesamt gaben 45 Patienten (85%) an, daß sich ihr soziales Umfeld und die sozialen Kontakte durch den Unfall nicht verändert hatten. Acht Patienten gaben einen unfallbedingten Verlust sozialer Kontakte an, ohne sich als sozial desintegriert zu bezeichnen.

4.4.11 Beurteilung des "Outcome" nach isolierten C-Verletzungen

Das folgende Kapitel stellt die zusammenfassende Wertung der Nachuntersuchungsergebnisse dar. Die folgende Tabelle 43 gibt eine Übersicht über die Punkteverteilung in den einzelnen Gruppen der Outcome-Beurteilung.

	isolierte C-Verletzungen		
	Klinischer Score	Radiologischer Score	Restitutio
4 Punkte	24,5%		
3 Punkte	54,7%	71,2%	26,5%
2 Punkte	7,6%	9,6%	22,6%
1 Punkt	13,2%	19,2%	50,9%

Tab. 43: Zusammenfassung des "Outcome" nach isolierten C-Verletzungen (n=53)

4.4.11.1 Klinisches Gesamtergebnis nach isolierten C-Frakturen

Das klinische Gesamtergebnis war nur bei 24,5% der Patienten (n = 13) sehr gut, bei 54,7% (n = 29) gut, bei 7,6% (n = 4) mittelgradig und bei 13,2% der Patienten (n = 7) schlecht. Somit wiesen 79% der Patienten ein gutes bis sehr gutes Ergebnis auf.
Im folgenden sind die 7 Patienten mit schlechtem klinischen Ergebnis aufgeführt:

- 19-jähriger Patient, polytraumatisiert mit SHT, Thorax- und Bauchtrauma und Verletzungen der oberen Extremitäten (PTS = 42) sowie nicht-operativ versorgter C2-Verletzung mit transforaminaler Sakrumfraktur, transiliakaler Luxationsfraktur und transpubischer Fraktur beidseits. Zur Nachuntersuchung bestanden leichte dorsale Beckenschmerzen, eine subjektiv vorhandene Sensibilitätsstörung mit Verlust der Schutzsensibilität und motorische Störung ohne Funktionsbehinderung sowie eine subjektiv störende erektile Dysfunktion. Der Beckenring war ap in 5mm und craniocaudal in 9mm Fehlstellung verheilt.
- 47-jähriger Patient mit Thoraxtrauma und Verletzungen der oberen und unteren Extremitäten (PTS = 32) sowie nicht-operativ versorgter C1-Verletzung mit zentraler Sakrumfraktur und transiliakaler Luxations-

fraktur rechts sowie transpubischer Fraktur beidseits. Zur Nachuntersuchung bestanden mittelgradige rechtsseitige Beckenschmerzen, eine sensible Nervenstörung mit Verlust der Schutzsensibilität und moto-rischer Störung mit Funktionsbehinderung. Der Beckenring war craniocaudal in 8mm Fehlstellung verheilt.
- 26-jähriger Patient mit isolierter Beckenverletzung (PTS = 9) (transiliakaler Luxationsfraktur links, Fraktur oberer Schambeinast rechts und Symphysensprengung), bei dem primär der Beckenring mit einer Beckenzwinge stabilisiert wurde. Sekundär wurde eine SI-Gelenks- und Symphysenverplattung mit anatomischer Rekonstruktion des Beckenringes durchgeführt. Nach 2 Jahren lagen starke Schmerzen der linken Beckenhälfte vor sowie eine deutlich eingeschränkte Mobilisation und Gehfähigkeit bei schwerem Nervenschaden.
- 20-jähriger Patient mit SHT I° und Iliumfraktur und transpubischer Fraktur rechts, (PTS = 13), bei dem das Ilium mit einer Platte und Schrauben fixiert und die transpubische Instabilität mittels Fixateur externe versorgt wurde. Postoperativ bestand eine Fehlstellung ventral und dorsal < 1cm. Nach 2 Jahren lagen mittelgradige Schmerzen der rechten Beckenhälfte vor sowie eine Läsion des N. cutaneus femoris lateralis und des N. peroneus. Bis auf eine Schambeinfehlstellung von 10mm lagen anatomische Verhältnisse vor.
- 20-jähriger Patient, polytraumatisiert mit SHT, Thoraxtrauma und Verletzungen der oberen Extremitäten sowie C2-Verletzung des Beckens (PTS = 54). Am Becken lag eine SI-Gelenkssprengung links, eine transiliakale Luxationsfraktur rechts, eine Symphysensprengung und eine transpubische Fraktur rechts vor. Nach Notfallanlage eines Fixateur externe erfolgte nach 48h die definitive Versorgung mit Rekonstruktionsplatte an der Symphyse und am Schambein sowie ventraler SI-Gelenksverplattung und Plattenosteosynthese des rechten Iliums in anatomischer Stellung. Bei der 2-Jahres-Kontrolle lag eine schwere Nervenläsion mit Ischiadicusbeteiligung links vor, urogenitale Störungen fanden sich nicht. Der Beckenring war anatomisch verheilt.
- 42-jährige Patientin mit Fraktur der unteren Extremitäten (PTS = 18) und nicht-operativ versorgter C1-Verletzung mit transiliakaler Luxationsfraktur und ipsilateraler transforaminaler Sakrumfraktur sowie transpubischer Fraktur rechts. Bei der 2-Jahres-Kontrolle fanden sich mittelgradige Schmerzen rechtsseitig und es lag eine leichte Nervenläsion mit Ischiadicusbeteiligung auf der betroffenen Seite vor. Zusätzlich bestand eine anale Sphinkterinkontinenz. Der Beckenring war anatomisch verheilt.
- 78-jährige Patientin, polytraumatisiert mit Fraktur der oberen und unteren Extremitäten, SHT und Thoraxtrauma (PTS = 53) sowie nicht-operativ versorgter C1-Verletzung mit ventraler SI-Sprengung und ipsilateraler transforaminaler Sakrumfraktur sowie transpubischer Fraktur links. Bei der 2-Jahres-Kontrolle fanden sich nur leichte Schmerzen rechtsseitig, es lag keine Nervenläsion oder urogenitale Störung vor. Der Beckenring war anatomisch verheilt. Es fand sich jedoch eine deutlich eingeschränkte Mobilität mit einem Merle d´Aubigné Score rechts von 11 Punkten ohne radiologisches Korrelat.

Zusammenfassend fanden sich bei den Patienten mit schlechtem klinischen Gesamtergebnis v.a. Schäden von Nerven sowie urogenitale Funktionsstörungen mit resultierenden funktionellen Einschränkungen.

4.4.11.2 Radiologisches Gesamtergebnis nach isolierten C-Frakturen

Bei 52 Patienten lagen vollständige Angaben zum radiologischen Verlauf vor. 37 Patienten (71,2%) wiesen zum Nachuntersuchungszeitpunkt ein perfektes radiologisches Ergebnis auf, 5 Patienten wiesen als leicht bewertete Fehlstellungen auf (maximale posteriore Fehlstellung 5mm und/oder maximale Fehlstellung vorderer Beckenring Symphyse 6-10mm und/oder maximale Fehlstellung Scham-/Sitzbein 10-15mm). Bei 10 Patienten bestanden signifikante Fehlstellungen des vorderen bzw. hinteren Beckenringes.

Drei dieser Patienten waren nicht-operativ versorgt worden:

- zwei Patienten mit Iliumfrakturen und transpubischen Frakturen heilten in 10mm craniocaudaler bzw. 22mm a.p.-Fehlstellung aus. Einer hatte leichte, der zweite mittelgradige dorsale Beckenschmerzen.
- ein Patient mit einer transiliakalen Luxationsfraktur und ipsilateralen zentralen Sakrumfraktur sowie beidseitigen transpubischen Frakturen hatte eine craniocaudale Fehlstellung von 8mm bei mittelgradigen Schmerzen in diesem Bereich.

Sieben Patienten wurden operativ versorgt, zwei ausschließlich von ventral, einer nur von dorsal und 4 von ventral und dorsal:

- bei einem Patienten mit transsakraler Luxationsfraktur und Symphysensprengung wurde die Symphyse verplattet, der Beckenring war anatomisch rekonstruiert. Nach 2 Jahren bestand eine craniocaudale Symphysenfehlstellung von 4mm und eine a.p.-Fehlstellung dorsal von 7mm.
- bei einem polytraumatisierten Patienten mit transiliakaler Luxationsfraktur und transalarer Sakrumfraktur sowie transpubischer Fraktur erfolgte eine Notfallstabilisierung mit einem supraacetabulären Fixateur. Es erfolgte keine weitere Versorgung, das Becken wies ventral und dorsal eine Fehlstellung von ≤ 1cm auf. Nach 2 Jahren fand sich dorsal eine 10mm craniocaudale und 20mm a.p.-Fehlstellung bei leichten Schmerzen.
- bei einer Patientin mit transpubischer Fraktur und SI-Sprengung erfolgte eine ausschließliche Stabilisierung des SI-Gelenkes. Der Beckenring war postoperativ anatomisch. Nach 2 Jahren bestand dorsal eine 12mm craniocaudale und 10mm a.p.-Fehlstellung bei leichten Schmerzen.
- bei einem Patienten mit transiliakaler Luxationsfraktur, Symphysensprengung und Schambeinastfraktur wurde der vordere Beckenring mit einer Rekonstruktionsplatte fixiert und das SI-Gelenk verplattet. Zur Nachuntersuchung lagen starke Schmerzen der betroffenen Seite und eine a.p.-Fehlstellung von 11mm vor.
- ein Patient mit einer transforaminalen Sakrumfraktur und transpubischer Fraktur wurde mit einem ventralen Fixateur externe und einer lokalen Sakrumosteosynthese stabilisiert, ventral bestand postoperativ eine Fehlstellung ≤ 1cm. Nach 2 Jahren fand sich dorsal eine craniocaudale Dislokation von 10mm ohne Angabe von Schmerzen.
- bei einem Patienten mit transiliakaler Luxationsfraktur mit Symphysensprengung und transpubischer Fraktur wurde das Ilium verplattet und ein ventraler Fixateur externe angelegt. Ventral und dorsal bestand postoperativ eine Fehlstellung ≤ 1cm. Nach 2 Jahren lagen mittelgradige Schmerzen vor bei einer dorsalen Fehlstellung craniocaudal von 20mm und a.p. von 17mm, an der Symphyse lag eine craniocaudale Fehlstellung von 14mm vor.
- bei einem Patienten mit SI-Sprengung und transpubischer Fraktur wurde das SI-Gelenk verplattet und ein ventraler Fixateur externe angelegt. Ventral bestand postoperativ eine Fehlstellung ≤ 1cm. Nach 2 Jahren lagen leichte Schmerzen vor bei einer dorsalen Fehlstellung craniocaudal von 24mm und a.p. von 16mm.

4.4.11.3 Restitutio ("soziale Reintegration") nach isolierten C-Frakturen

Unter Berücksichtigung aller Patienten war das "soziale" Gesamtergebnis nur bei 26,4% der Patienten (n = 14) sehr gut (3 Punkte), bei 22,6% (n = 12) mittelmäßig und bei 50,9% (n = 27) schlecht. Es fand sich hier in den einzelnen Gruppen eine Zunahme der Gesamtverletzungsschwere: sehr gut Ø PTS 23,7 Punkte, mittelgradig Ø 24,1 Punkte, schlecht Ø 29,4 Punkte.

4.4.11.4 "Outcome" Becken nach isolierten C-Frakturen

Um das "Gesamtergebnis" der Beckenverletzung einzuschätzen, wurden das radiologische und das klinische Ergebnis zu dem "Outcome" Becken zusammengefaßt. Für 52 Patienten lagen vollständige Daten sowohl für das klinische als auch für das radiologische Ergebnis vor. Danach hatten 11 Patienten ein sehr gutes (7 Punkte) Ergebnis, 20 ein gutes (6 Punkte), 17 ein mäßiges (4-5 Punkte) und 4 Patienten ein schlechtes Ergebnis (2-3 Punkte). Insgesamt lagen somit bei 59,6% der Patienten gute bis sehr gute Endergebnisse vor.

Im folgenden werden die vier Patienten mit schlechtem Becken-Outcome einzeln analysiert:

- 35-jähriger Patient, Polytrauma mit SHT, Thorax-, Bauchtrauma und Verletzung der unteren Extremitäten (PTS = 52) sowie transsakraler Luxationsfraktur und Symphysensprengung. Die Symphyse wurde verplattet, der Beckenring war anatomisch rekonstruiert. Nach 2 Jahren bestand eine craniocaudale Symphysenfehlstellung von 4mm und eine a.p.-Fehlstellung dorsal von 7mm bei mittelgradigen dorsalen Beckenschmerzen. Zusätzlich lag eine erektile Dysfunktion vor.
- 19-jähriger Patient, polytraumatisiert mit SHT, Thorax- und Bauchtrauma und Verletzungen der oberen Extremitäten (PTS = 42) sowie nicht-operativ versorgter C2-Verletzung mit transforaminaler Sakrumfraktur, transiliakaler Luxationsfraktur und transpubischer Fraktur beidseits. Zur Nachuntersuchung bestanden leichte dorsale Beckenschmerzen, eine subjektiv vorhandene Sensibilitätsstörung ohne Verlust der

Schutzsensibilität und motorische Störung ohne Funktionsbehinderung sowie eine subjektiv störende erektile Dysfunktion. Der Beckenring war a.p. in 5mm und craniocaudal in 9mm Fehlstellung verheilt.
• 47-jähriger Patient mit Thoraxtrauma und Verletzungen der oberen und unteren Extremitäten (PTS = 32) sowie nicht-operativ versorgter C1-Verletzung mit zentraler Sakrumfraktur und transiliakaler Luxationsfraktur rechts sowie transpubischer Fraktur beidseits. Zur Nachuntersuchung bestanden mittelgradige rechtsseitige Beckenschmerzen, eine sensible Nervenstörung mit Verlust der Schutzsensibilität und motorischer Störung mit Funktionsbehinderung. Der Beckenring war craniocaudal in 8mm Fehlstellung verheilt.
• 26-jähriger Patient mit isolierter Beckenverletzung (PTS = 9) (transiliakaler Luxationsfraktur links, Fraktur oberer Schambeinast rechts und Symphysensprengung), bei dem primär der Beckenring mit einer Beckenzwinge stabilisiert wurde. Sekundär wurde eine SI-Gelenks- und Symphysenverplattung mit anatomischer Rekonstruktion des Beckenringes durchgeführt. Nach 2 Jahren lagen starke Schmerzen der linken Beckenhälfte vor sowie eine deutlich eingeschränkte Mobilisation und Gehfähigkeit bei schwerem Nervenschaden.

Zusammenfassend fanden sich somit schlechte Ergebnisse im Becken-Outcome bei Vorliegen von Nervenschäden und urologischen Spätschäden sowie posteriorer Fehlstellung des Beckenringes.

Von den 17 Patienten mit mittelgradigem Ergebnis war dieses in 7 Fällen durch das schlechte radiologische Ergebnis bedingt bei gleichzeitig gutem klinischen Resultat. In 7 Fällen mit gutem radiologischen Score (3 Punkte) hatte das mäßige bzw. schlechte klinische Ergebnis den entscheidenden Einfluß auf das Gesamtergebnis.

Nachuntersuchungsergebnisse nach komplexem Beckentrauma

Es werden zunächst die drei Patienten mit Komplextrauma und isolierter A-Verletzung einzeln betrachtet, danach die 41 Patienten mit isolierten B- und C-Verletzungen nach den einzelnen Parametern des Nachuntersuchungsbogens analysiert.

4.5 Nachuntersuchungsergebnisse nach komplexem Beckentrauma und A-Verletzung des Beckens

Alle Patienten nach A-Verletzungen mit komplexem Beckentrauma hatten ein exzellentes Langzeitergebnis, obwohl 2 Patienten ein Polytrauma erlitten hatten.

Da nur bei 3 Patienten diese Kombination vorlag, werden diese Patienten einzeln analysiert:

- Eine 30-jährige Patientin erlitt ein Polytrauma mit SHT, Thorax- und Bauchtrauma, Wirbelfraktur und transpubischer Beckenfraktur mit Blasenruptur (PTS = 45). Versorgung durch Laparotomie und Blasennaht, es war die Gabe von 20 Erythrozytenkonzentraten (EK) zur Stabilisierung notwendig. Die Beckenfraktur wurde nicht-operativ behandelt. Nach 2 Jahren ist die Patientin vollständig beschwerdefrei und klinisch unauffällig. Der Beckenring ist anatomisch ausgeheilt. In der zusammenfassenden Wertung des "Beckenoutcome" erfolgte die Einschätzung als "sehr gut". (Klin. 4Pkt., Rad. 3Pkt.)
- Ein 29-jähriger Patient erlitt Verletzungen am Thorax sowie oberen und unteren Extremitäten sowie eine beidseitige transpubische Fraktur mit einer perianalen Weichteilläsion (PTS = 9). Die Beckenfraktur wurde nicht-operativ behandelt, es war keine Blutgabe notwendig. Zur Nachuntersuchung war der Patient vollständig beschwerdefrei und klinisch unauffällig. Der Beckenring war anatomisch ausgeheilt. In der zusammenfassenden Wertung des "Beckenoutcome" erfolgte die Einschätzung als "sehr gut". (Klin. 4Pkt., Rad. 3Pkt.)
- Ein 19-jähriger Patient erlitt ein Polytrauma (PTS = 34) mit Thoraxtrauma, Verletzungen der oberen und unteren Extremitäten und offener Iliumrandfraktur, die mittels Schraubenosteosynthese stabilisiert wurde . Es war am ersten Tag eine Blutsubstitution von 12 Erythrozytenkonzentraten nötig. In der Nachuntersuchung war der Patient vollständig beschwerdefrei und klinisch unauffällig. Der Beckenring war anatomisch ausgeheilt. In der zusammenfassenden Wertung des "Beckenoutcome" erfolgte die Einschätzung als "sehr gut". (Klin. 4Pkt., Rad. 3Pkt.)

4.6 Nachuntersuchungsergebnisse nach komplexem Beckentrauma und B-Verletzung des Beckens

12 Patienten mit Komplextrauma wiesen eine isolierte B-Verletzung auf. Als pelvine Begleitverletzungen lagen 7 Blasenrupturen, 2 Urethrarupturen, eine pelvine Darmverletzung, zwei Plexus lumbosacralis Läsionen und eine perianale Weichteilverletzung vor. Im Folgenden werden die Ergebnisse der einzelnen Parameter des Nachuntersuchungsbogens für dieses Patientenkollektiv dargestellt.

4.6.1 Schmerzen

1. Schmerzbewertung durch den Untersucher

Die Mehrzahl der 12 Patienten hatte keine oder nur leichte Schmerzen (58%). Im einzelnen gab ein Patient (8%) keine Schmerzen an, 6 Patienten (50%) klagten über leichte und 3 Patienten (25%) über mittelgradige Schmerzen. Zwei Patienten (16%) gaben starke Schmerzen an.

Die beiden Patienten mit starken Schmerzen im einzelnen:

- Eine 28-jährige Patientin erlitt Frakturen der oberen und unteren Extremitäten sowie eine B2-Verletzung des Beckens mit einem Dammriß (transpubische Fraktur beidseits, Symphysensprengung, SI-Verletzung rechts). Der PTS betrug 36 Punkte. Die Symphyse wurde verplattet, der Beckenring damit anatomisch rekonstruiert. Nach 2 Jahren gab die Patientin am dorsalen Beckenring mittelgradige Schmerzen an, die Gehfähigkeit war eingeschränkt. Die Wertung im Merle d´Aubigné Score betrug beidseits 12 Punkte. Weiterhin gab die Patientin eine Dyspareunie und Miktionsstörungen an. Der Beckenring selbst war anatomisch ausgeheilt. An den Hüftgelenken hatten sich beidseits heterotope Ossifikationen III. Grades nach Brooker entwickelt. Es bestanden mittelgradige Arthrosezeichen an beiden Hüftgelenken.
- Eine 17-jährige Patientin erlitt eine beidseitige transforaminale Sakrumfraktur mit einer primären Plexusläsion (PTS=9) bei Spinalkanaleinengung in Höhe S1. Es wurde eine Sakrumdekompression durchgeführt, die Neurologie war postoperativ rückläufig. Nach 2 Jahren bestanden starke Sakrumschmerzen und ein mittelgradiger tiefer Rückenschmerz ("low back pain"). Neurologisch bestand noch ein als subjektiv nicht störend eingestufter Schaden . Die starken Schmerzen führten zu Funktionsbeeinträchtigungen, die Wertung im Merle d´Aubigné Score betrug 14 Punkte beidseits.

2. Subjektive Schmerzbewertung

Das subjektive Schmerzempfinden wurde anhand einer Visual-Analog-Skala beurteilt. Nach entsprechender Skalierung hatten 2 Patienten keine, 5 leichte und 5 mittelgradige Schmerzen.

3. Schmerzlokalisation

a) Zwei Patienten mit Symphysensprengung gaben leichte **Symphysenschmerzen** an. Die übrigen 10 Patienten, 7 davon hatten keine Symphyenverletzung erlitten, waren schmerzfrei.

b) Kein Patient gab Schmerzen in der **Scham**- und **Sitzbeinregion** an.

c) Drei Patienten gaben Schmerzen der **Leistenregion** und im Bereich der **Hüfte** an. Die Intensität wurde 1x als leicht und 2x als mittelgradig bewertet. Bei zwei dieser Patienten lagen degenerative Veränderungen der Hüftgelenke vor, der dritte Patient hatte eine deutlich eingeschränkte Hüftgelenksfunktion (Merle d´Aubigné Score = 8 Punkte) nach Läsion des Plexus lumbosacralis.

d) In der *Iliumregion* gab lediglich ein Patient leichte Schmerzen an, er hatte eine Iliumrandfraktur erlitten. Es bestand hier ein lokaler Druckschmerz.

e) Ein 19-jähriger Patient mit einseitiger transiliakaler Luxationsfraktur gab beidseitige mittelgradige *"gluteale"* Schmerzen an, die die Hüftgelenksfunktion mitbeeinträchtigten. Der Beckenring war anatomisch ausgeheilt.

f) Mittelgradige *SI-Gelenksschmerzen* gaben zwei Patienten an, jeweils nach einseitiger SI-Gelenksverletzung. Beide wiesen einen anatomisch ausgeheilten Beckenring auf. Auch hier war es zu einer Beeinträchtigung der Hüftgelenksfunktion gekommen.

g) *Sakrumschmerzen* gaben drei Patienten an. Die Intensität wurde 2x als leicht und einmal als mittelgradig bewertet. Alle drei Patienten hatten Sakrumfrakturen erlitten, eine Fehlstellung des Beckens lag nicht vor.

h) Ein tiefer Rückenschmerz (**"low back pain"**) wurde von 2 Patienten angegeben. Die Intensität wurde einmal als mittelgradig und einmal als stark bewertet. Ein Patient hatte eine beidseitige transforaminale Sakrumfraktur mit Plexusläsion erlitten, der andere eine ventrale

SI-Sprengung. Keiner hatte eine begleitende Wirbelsäulenverletzung. Das Becken war jeweils anatomisch ausgeheilt.

f) Schmerzen *Trochanter major / Oberschenkel / Knie*
Je ein Patient gab Trochanterschmerzen und Oberschenkelschmerzen an. Knieschmerzen wurden nicht angegeben. Kein Patient hatte begleitende Verletzungen der unteren Extremitäten.

4.6.2 Provokationstests
Bei 11 Patienten lagen vollständige Angaben vor.
1. Provokationstest Innenrotation
Schmerzen bei provozierter Innenrotation wurden nicht angegeben.
2. Provokationstest Außenrotation
Ein Patient mit transforaminaler Sakrumfraktur gab Schmerzen bei provozierter Außenrotation an, eine dorsale Fehlstellung des Beckenrings lag nicht vor.
3. Mennel-Zeichen
Das Mennel-Zeichen, d.h. der Schmerz im Bereich des SI-Gelenkes bei Kompression und Hyperextension wurde von zwei Patienten angegeben. Ein Patient gab zusätzlich Glutealoder SI-Gelenksschmerzen an. Ein Patient hatte eine beidseitige transforaminale Sakrumfraktur mit Plexusläsion erlitten, der andere eine ventrale SI-Sprengung. Beide wiesen einen anatomisch ausgeheilten dorsalen Beckenring auf. Bei einem der beiden Patienten bestanden ventrale Osteophyten am SI-Gelenk.

4.6.3 Neurologische Störungen
Bei 10 der 12 Patienten (83,3%) war zum Nachuntersuchungszeitpunkt kein Nervenschaden nachweisbar. Bei 2 Patienten lagen Nervenschäden vor. Gemäß Übereinkunft wurden nur durch die Beckenfraktur bedingte Nervenschäden dokumentiert. Es lagen ausschließlich leichte Nervenschäden vor (subjektiv nicht bemerkte Sensibilitätsstörung).
Es handelte sich einerseits um einen Patienten mit beidseitiger transforaminaler Sakrumfraktur mit primärer Plexusläsion und Spinalkanaleinengung, andererseits um einen weiteren Patienten mit beidseitiger transforaminaler Sakrumfraktur. Bei diesem lagen zusätzlich transpubische Frakturen beidseits vor sowie eine Blasenruptur. Das Becken wurde mit einem supraacetabulären Fixateur stabilisiert, am vorderen Beckenring verblieb eine Fehlstellung ≥1cm. In der Nachuntersuchung wurde der Beckenring allerdings als anatomisch ausgeheilt beurteilt. Art und Ursache für diesen Nervenschaden waren nicht zu evaluieren.

4.6.4 Urologische Störungen
9 der 12 Patienten (75%) wiesen bei der Nachuntersuchung keine Zeichen einer urologischen Langzeitstörungen auf. Urologische Störungen (Miktionsstörungen, erektile Dysfunktion) wurden von drei Patienten (25%) angegeben. Bis auf einen Patienten mit subjektiv störenden

Folgen lagen subjektiv nicht störende Veränderungen bei zwei Patienten vor. Als primäre urologische Begleitverletzungen lagen bei diesen Patienten je eine Blasenruptur, eine Urethraruptur und eine Verletzung der perianalen Weichteile vor. Alle diese Patienten hatten in der Nachuntersuchung sowohl Miktionsstörungen als auch eine erektile Dysfunktion. Die einzelnen Verläufe stellten sich wie folgt dar:

- Ein 55-jähriger Patient wurde nach SI-Gelenksprengung links und transpubischer Fraktur beidseits und einer Blasenruptur zunächst mit einem Fixateur externe notfallstabilisiert. Zusätzlich lag ein stumpfes Bauchtrauma vor, der PTS lag bei 15 Punkten. Bei der Nachuntersuchung war das Becken anatomisch ausgeheilt, klinisch lagen mittelgradige Schmerzen im Bereich der SI-Gelenke beidseits sowie eine Funktionseinschränkung des linken Hüftgelenkes (Merle d´Aubigné Score 15 Punkte) vor.
- Eine 28-jährige Patientin erlitt eine SI-Gelenksverletzung rechts, transpubische Frakturen beidseits und eine Symphysensprengung. Zusätzlich bestand ein Dammriß mit Vaginalverletzung und Verletzungen der oberen und unteren Extremitäten (PTS = 36). Es erfolgte primär eine Symphysenverplattung mit anatomischer Rekonstruktion des Beckenringes. Nach 2 Jahren klagte die Patientin über mittelgradige dorsale Beckenschmerzen sowie eine deutlich eingeschränkte Mobilisation und Gehfähigkeit mit Werten von beidseits 12 Punkten im Merle d´Aubigné Score. Neben einer Miktionsstörung litt die Patientin an einer Dyspareunie. An den Hüftgelenken hatten sich beidseits heterotope Ossifikationen III. Grades nach Brooker entwickelt, außerdem bestanden mittelgradige Arthrosezeichen an beiden Hüftgelenken.
- Ein 51-jähriger Patient erlitt beidseitige SI-Gelenksverletzungen mit einer lateralen Sakrumkom-pressionsfraktur, eine Symphysensprengung und transpubischen Frakturen beidseits sowie eine Blasen-ruptur. Der Beckenring wurde durch Symphysenverplattung und beidseitige transpubische Schrauben anatomisch rekonstruiert. Außer einem leichten tiefen Rückenschmerz ("low back pain") lag zur Nach-untersuchung nur die störende erektile Dysfunktion und eine subjektiv nicht störende Miktionsstörung vor.

4.6.5 Analsphinkterstörungen

Störungen des analen Sphinkters wurden von keinem Patienten angegeben.

4.6.6 Hüftgelenksbeweglichkeit

11 der 12 Patienten hatten eine seitengleiche oder bis zu maximal 20% seitendifferente Hüftgelenksbeweglichkeit. Ein Patient nach primärer Nervenplexusläsion hatte eine deutliche Funktionseinschränkung eines Hüftgelenkes. Die eigentliche Ursache blieb letzlich unklar.

4.6.7 Merle d`Aubigné Score

10 der 12 Patienten wiesen seitengleiche Punktwerte bzw. Punktwertdifferenzen von maximal einem Punkt im Merle d`Aubigné Score auf. Bei zwei Patienten lag eine deutliche Seitendifferenz im Score vor. Der eine Patient litt an der oben schon beschriebenen primären Plexusläsion, der andere hatte eine Beinlängendiffenrenz von 2cm unklarer Ursache, d.h. es lag keine begleitende Verletzung der unteren Extremität vor und der Beckenring wurde als anatomisch ausgeheilt klassifiziert. Beim letztgenannten Patienten war der niedrige Score-Wert im wesentlichen durch den geringen Punktwert bei der Mobilität und Gehfähigkeit bedingt.

4.6.8 Beinlängendifferenz

Zwei Patienten wiesen Beinlängendifferenzen von 2cm auf. Bei einem dieser Patienten hatte die Beinlängendifferenz funktionelle Auswirkungen.

4.6.9 Radiologisches Ergebnis
Bei 10 Patienten lagen vollständige radiologische Auswertungen vor.

1. Fehlstellungen im Symphysenbereich

Es wurden Symphysendiastasen und craniocaudale Fehlstellungen im Symphysenbereich bewertet.

5 Patienten wiesen keinerlei Symphysenfehlstellungen auf. 3 dieser Patienten waren nichtoperativ behandelt wurden. Nur bei zwei Patienten lag eine Symphysenverletzung vor. Bezogen auf die Beckenringklassifikation lagen 4 B2-Verletzungen und eine B3-Verletzung (Außenrotationsverletzung beidseits mit SI-Sprengung) vor.

5 Patienten zeigten Fehlstellungen im Symphysenbereich. Alle Patienten waren operativ stabilisiert worden.

- Bei zwei dieser Patienten ohne Symphysenverletzung wurde der vordere Beckenring mittels Fixateur externe stabilisiert, zur Nachuntersuchung wurden Symphysenfehlstellungen von 1mm und 3mm angegeben.
- Ein Patient hatte nach Symphysenverplattung in der Nachuntersuchung eine Fehlstellung von 1mm.
- Ein Patient nach einer B1-Verletzung entwickelte nach Verplattung der Symphyse einen Infekt. Nach 2 Jahren war die die Symphyse in 11mm Diastase ausgeheilt.
- Bei einem weiteren Patienten wurde die Symphysensprengung mit einem Fixateur externe behandelt, es entwickelte sich ein Infekt der Schanzschraube. In der Nachuntersuchung betrug die Fehlstellung 11mm in craniocaudaler Richtung bei einer Diastase von 12mm.

2. Fehlstellungen im Bereich Sitz- und Schambeinäste

Kein Patient hatte Fehlstellungen im Bereich der Sitz- und Schambeinäste.

3. SI-Gelenksveränderungen

8 der 12 Patienten (67%) wiesen keine radiologischen Veränderungen am SI-Gelenk (ventrale Osteophyten, Arthrose oder eine Ankylose) auf. Drei Patienten hatten nach primären Verletzungen des SI-Gelenkes ventrale Osteophyten. Bei einem Patienten mit beidseitiger SI-Gelenksverletzung entwickelte sich auf der einen Seite eine Arthrose und auf der anderen Seite eine Ankylose des SI-Gelenkes.

4. Weitere radiologische Veränderungen am Beckenring

Bei einem Patienten lagen funktionell nicht störende Ossifikationen am Beckenring vor. Ein Patient nach Symphysenverplattung und sekundärem Wundinfekt hatte bei der Nachuntersuchung Zeichen einer Osteomyelitis. Pseudarthrosen wurden nicht beobachtet.

5. Ossifikationen Hüftgelenk

Eine 28-jährige Patientin wies beidseits periartikuläre Ossifikationen der Hüftgelenke im Stadium III nach Brooker auf. Gleichzeitig lagen mittelgradige Degenerationen der Hüftgelenke vor. Der Merle d´Aubigné Score lag bei 12 Punkten. Diese Patientin hatte einen längeren Intensivaufenthalt (> 14 Tage) hinter sich, ein SHT lag nicht vor. Am Becken lag eine SI-Gelenkverletzung, eine transpubische Fraktur und eine Symphysensprengung in Kombination mit einem Dammriß mit vaginaler Beteiligung vor.

6. Arthrosezeichen Hüftgelenk

Ein 51-jähriger und ein 55-jähriger Patient wiesen beidseits leichte Arthrosezeichen auf. Bei einem Patienten war der Merle d´Aubigné Score mit 15 Punkten leicht eingeschränkt (Gegenseite 17 Punkte). Bei der dritten Patientin handelt es sich um die schon oben angeführte Patientin mit beidseitigen mittelgradigen Arthrosen der Hüftgelenke.

7. Hüftkopfnekrose

Veränderungen des proximalen Femur im Sinne einer Hüftkopfnekrose lagen nicht vor.

8. Fehlstellungen Beckenring

Zusammenfassend lagen Fehlstellungen im Bereich des vorderen Beckenringes nur im Symphysenbereich vor. Von den 5 Patienten mit Fehlstellungen betrugen diese lediglich bei 2 Patienten ≥ 5mm.

Ein Patient mit transsakraler Luxationsfraktur und transpubischer Fraktur, die nicht operativ behandelt wurde, wies bei der Nachuntersuchung eine dorsale Fehlstellung von 8mm in craniocaudaler und 5mm in a.p.-Richtung auf. Schmerzen oder eine Beinlängendifferenz resultierten klinisch nicht.

4.6.10 Soziale Reintegration und Restitutio

1. Subjektive Zufriedenheit

Die subjektive Einschätzung ihres Gesamtzustandes nach der erlittenen Beckenfraktur wurde von zwei Patienten (17%) mit "sehr zufrieden" bewertet. Je 4 Patienten (33%) äußerten sich "zufrieden" und "neutral". Eine "unzufriedene" oder "sehr unzufriedene" Einschätzung gaben 2 Patienten (17%) an. Insgesamt lag damit die allgemeine Einschätzung bei 83,3% der Patienten im neutralen oder positiven Bereich.

2. Karnofsky-Index

Bei 5 Patienten (42%) wurden Werte von 100%, bei 2 Patienten (17%) 90%, bei 2 Patienten (17%) 80% und bei 2 weiteren Patienten(17%) 70% angegeben. Schwerste Einschränkungen mit Werten unter 70% lagen nur bei einer Patientin vor:

> • Es handelte sich um die 28-jährige Patientin mit SI-Gelenksverletzung rechts, transpubischer Fraktur beidseits und Symphysensprengung, Dammriß mit Vaginaverletzung sowie Verletzungen der oberen und unteren Extremitäten (PTS=36). Es erfolgte eine Symphysenverplattung mit anatomischer Rekonstruktion des Beckenringes. Nach 2 Jahren lagen mittelgradige dorsale Beckenschmerzen sowie eine deutlich eingeschränkte Mobilisation und Gehfähigkeit mit einem Merle d´Aubigné Score von beidseits 12 Punkten vor. Neben einer Dyspareunie bestand eine Miktionsstörung. An den Hüftgelenken hatten sich beidseits heterotope Ossifikationen III. Grades nach Brooker sowie mittelgradige Arthrosezeichen entwickelt.

3. Berufliche Reintegration

6 Patienten (50%) arbeiteten im gleichen Beruf wie vor dem Unfall oder hatten einen unveränderten Ausbildungswerdegang, 3 Patienten (25%) waren arbeitsfähig, hatten aber eine unfallbedingte Umschulung hinter sich oder arbeiteten unfallbedingt mit Ein-schränkungen im alten Beruf. Drei weitere Patienten (25%) waren unfallbedingt berufs-unfähig, in Rente, arbeitslos bzw. waren noch arbeitsunfähig. Somit wurden insgesamt 75% der Patienten nach Komplextraumen des Typs B wieder arbeitsfähig.

4. Sportliche Betätigung
Bei 7 Patienten (58%) blieb der Grad der sportlichen Betätigung unverändert zur Zeit vor dem Unfall, 3 Patienten (25) hatten leichte unfallbedingte Einschränkungen und bei 2 Patienten (17%) bestanden erhebliche Einschränkungen.

5. Ausübung von Hobbies
10 der 12 Patienten (83%) gaben an, durch den Unfall keine Einschränkungen in der Ausübung ihrer Hobbies erlitten zu haben, 2 Patienten (17%) gaben deutliche Einschränkungen an. Es handelt sich einerseits um die bereits oben erwähnte Patientin mit dem stark reduzierten Karnofsky-Index und um einen weiteren polytraumatisierten Patienten nach Plexusschädigung und Osteomyelitis im Symphysenbereich nach Infektion des Symphysenplattenlagers.

6. Veränderungen der sozialen Kontakte
Insgesamt gaben 10 Patienten (83,3%) an, daß sich ihr soziales Umfeld und die sozialen Kontakte durch den Unfall nicht verändert hatten. Zwei Patienten gaben einen unfallbedingten Verlust sozialer Kontakte an ohne sich als sozial desintegriert zu bezeichnen.

4.6.11 Beurteilung des "Outcome" nach Komplextrauma mit B-Verletzung

Das folgende Kapitel stellt die zusammenfassende Wertung der Nachuntersuchungsergebnisse nach Komplextraumen des Klassifikationstyps B dar. Die folgende Tabelle 44 gibt zunächst eine orientierende Übersicht über die Punkteverteilung in den einzelnen Untergruppen der Beurteilung an. Einzelne Befunde werden in den anschließenden Unterkapiteln ausführlicher dargestellt.

	B-Verletzungen mit Komplextrauma		
	Klinischer Score	Radiologischer Score	Restitutio
4 Punkte	8,3%		
3 Punkte	58,3%	70%	33,3%
2 Punkte	8,3%	30%	33,3%
1 Punkt	25%	0%	33,3%

Tab. 44: Zusammenfassung des "Outcome" nach B-Verletzungen mit Komplextrauma (n=12)

4.6.11.1 Klinisches Gesamtergebnis nach Komplextrauma mit B-Verletzung

Das klinische Gesamtergebnis wurde nur bei einem Patienten (8%) als "sehr gut", bei 7 Patienten (58,3%) als "gut", bei einem Patienten (8%) als "mäßig" und bei 3 Patienten (25%) als "schlecht" bewertet. Somit wiesen 64% der Patienten ein gutes bis sehr gutes Ergebnis auf.

Im folgenden sind die 3 Patienten mit schlechtem klinischen Ergebnis aufgeführt:
- Eine 28-jährige Patientin erlitt ein Polytrauma mit SI-Gelenksverletzung rechts, transpubischer Fraktur beidseits und eine Symphysensprengung, einen Dammriß mit Vaginalverletzung sowie Verletzungen der oberen und unteren Extremitäten (PTS = 36). Es erfolgte eine Symphysenverplattung mit anatomischer Rekonstruktion des Beckenringes. Nach 2 Jahren lagen mittelgradige dorsale Beckenschmerzen sowie eine deutlich eingeschränkte Mobilisation und Gehfähigkeit mit einem Merle d´Aubigné Score von beidseits 12 Punkten vor. Neben einer Dyspareunie bestand eine Miktionsstörung. An den Hüftgelenken hatten sich

beidseits heterotope Ossifikationen III. Grades nach Brooker sowie mittelgradige Arthrosezeichen entwickelt.
- Eine 17-jährige Patientin erlitt eine beidseitige transforaminale Sakrumfraktur und eine primäre Plexusläsion (PTS = 9) bei Spinalkanaleinengung in Höhe S1. Es wurde eine Sakrumdekompression durchgeführt, die neurologischen Ausfälle waren postoperativ rückläufig. Nach 2 Jahren bestanden starke Sakrumschmerzen und ein mittelgradiger tiefer Rückenschmerz ("low back pain"). An neurologischen Schäden ließ sich ein als subjektiv nicht störend klassifizierter Schaden nachweisen. Es bestanden funktionelle Störungen am Becken bedingt durch die starken Schmerzen mit einem Merle d´Aubigné Score von 14 Punkten beidseits.
- Ein 51-jähriger Patient erlitt eine beidseitige SI-Gelenksverletzung mit zusätzlicher lateraler Sakrumkompressionsfraktur, sowie eine Symphysensprengung und transpubische Frakturen beidseits mit Blasenruptur. Der Beckenring wurde durch Symphysenverplattung und beidseitiger transpubischer Schrauben-osteosynthese anatomisch rekonstruiert. Außer einem leichten tiefen Rückenschmerz ("low back pain") lag zur Nachuntersuchung eine störende erektile Dysfunktion und eine als nicht störend angegebene Miktionsstörung vor

Zusammenfassend war das schlechte klinische Gesamtergebnis dieser Patienten vor allem auf urogenitale Funktionsstörungen und funktionelle Einschränkungen zurückzuführen.

4.6.11.2 Radiologisches Gesamtergebnis nach Komplextrauma mit B-Verletzung

Bei 10 Patienten lagen vollständige Angaben zum radiologischen Verlauf vor. 7 Patienten (70%) wiesen zum Nachuntersuchungszeitpunkt einen anatomisch ausgeheilten Beckenring auf, 3 Patienten (30%) wiesen als leicht bewertete Fehlstellungen auf (maximale posteriore Fehlstellung 5 mm und /oder maximale Fehlstellung vorderer Beckenring Symphyse 6-10 mm und/oder maximale Fehlstellung Scham-/Sitzbein 10-15 mm). Bei keinem Patienten bestanden darüber hinausgehende Fehlstellung des vorderen bzw. hinteren Beckenringes.

4.6.11.3 Restitutio ("soziale Reintegration") nach Komplextrauma mit B-Verletzung

Unter Berücksichtigung aller Patienten wurde der Grad der „Restitutio" in je 4 Fällen (33%) als „sehr gut", „mäßig" und „schlecht" bewertet. Die Patienten mit schlechtem Ergebnis werden nochmals einzeln aufgeführt:
- 28-jährige Patientin: s. klinisches Gesamtergebnis
- 17-jährige Patientin: s. klinisches Gesamtergebnis
- 31-jähriger Patient mit Symphysendiastase von 11mm nach Symphysenverplattung
- Ein 19-jähriger Patient erlitt ein SHT, ein Thoraxtrauma sowie eine transiliakale Luxationsfraktur und Schambeinastfrakturen beidseits mit einer Blasenruptur (PTS = 25). Der Beckenring wurde nicht operativ stabilisiert. Es bestand nach 2 Jahren eine unfallbedingte Arbeitslosigkeit mit nachfolgender Berentung.

4.6.11.4 "Outcome" Becken nach Komplextrauma mit B-Verletzung

Um das "Gesamtergebnis" der Beckenverletzung einzuschätzen, wurden das radiologische und das klinische Ergebnis zu dem "Outcome" Becken zusammengefaßt. Für 10 Patienten lagen vollständige Daten sowohl für das klinische, als auch für das radiologische Ergebnis vor. Danach hatte kein Patient ein sehr gutes (7 Punkte) Ergebnis, 5 Patienten (50%) ein gutes (6 Punkte) und 5 Patienten (50%) ein mäßiges (4-5 Punkte) Ergebnis. Kein Patient zeigte im Beckenoutcome ein schlechtes Ergebnis (2-3 Punkte).

Insgesamt lag somit bei nur bei 5 Patienten (50%) der Patienten nach Komplextrauma des Typs B ein gutes bis sehr gutes Beckengesamtergebnis vor.

4.7 Nachuntersuchungsergebnisse nach komplexem Beckentrauma und C-Verletzung des Beckens

Von den Patienten mit komplexem Beckentrauma hatten 24 Patienten eine isolierte C-Verletzung erlitten. Als pelvine Begleitverletzung lagen 7 Blasenrupturen, 2 Urethrarupturen, 4 Verletzungen der pelvinen großen Blutgefäße, 7 pelvine Darmverletzung, 11 Läsionen des Plexus lumbosacralis , 9 perianale Weichteilverletzungen und 6 offene Frakturen vor. 21 Patienten hatten C1- und 3 Patienten C2-Verletzungen erlitten. Im Folgenden werden die Ergebnisse der einzelnen Parameter des Nachuntersuchungsbogens für dieses Patientenkollektiv dargestellt.

4.7.1 Schmerzen
1. Schmerzbewertung durch den Untersucher
Die Mehrzahl der Patienten gaben keine oder leichte Schmerzen an (63%). Sieben Patienten gaben keine Schmerzen an, 8 klagten über leichte und 7 über mittelgradige Schmerzen. Zwei Patienten gaben starke Schmerzen an.
Bei den Patienten mit starken Schmerzen handelte es sich um:

- Ein 50-jähriger Patient erlitt ein Polytrauma mit SHT, Thorax-, Bauchtrauma, transforaminaler Sakrumfraktur und transpubischer Fraktur links mit Einriß der V. iliaca und ausgedehntem retroperitonealem Hämatom (PTS = 46). Lokale Sakrumosteosynthese und Anlage eines ventralen supraacetabulären Fixateur externe mit dorsal anatomischer Beckenringrekonstruktion. Nach 2 Jahren bestanden starke Schmerzen im Bereich des linken SI-Gelenkes, des Sakrums und sowie ein tiefer Rückenschmerz ("low back pain"). Keine neurologischen oder urogenitalen Spätschäden, anatomischer Beckenring. Eine Kernspintomographie des dorsalen Beckens zeigt multiple Weichteilnarben ohne Anhalt für Nervenverletzung.
- Ein 46-jähriger Patient erlitt ein Polytrauma (PTS = 24) mit Thorax-, Bauchtrauma, multiplen Frakturen der linken unteren Extremität, SI-Sprengung links, transpubischen Frakturen beidseits, pelviner Darmverletzung und linksseitiger Läsion des Plexus lumbosacralis. Ventrale SI-Gelenksverplattung ohne zusätzliche Stabilisierung des vorderen Beckenringes mit anatomischer Beckenringrekonstruktion erst nach 3 Wochen aufgrund eines komplizierten Intensivverlaufes. Nach 2 Jahren bestehen starke Schmerzen der linken Beckenhälfte, bei verbliebener, als mittelgradig eingestufter, Läsion des Plexus lumbosacralis links mit Ischiadicussymptomatik und Miktionsstörungen. Radiologisch ist der Beckenring in anatomischer Stellung ausgeheilt, an beiden SI-Gelenken finden sich ventrale Osteophyten. Aufgrund der starken Schmerzen und der Nervenlähmung besteht eine deutlich eingeschränkte Funktion (Merle d´Aubigné Score links 9, rechts 14).

2. Subjektive Schmerzbewertung
Das subjektive Schmerzempfinden wurde anhand einer Visual-Analog-Skala beurteilt. Im nachhinein erfolgte eine Skalierung in 10%-Schritten und eine Gruppierung in 30%-Intervallen. Angaben von 0% wurden als keine Schmerzen, 1 - 30% als leichte, 31 - 70% als mittelgradige und 71 - 100% als starke Schmerzen bewertet. Nach dieser Einteilung hatten 8 Patienten (33%) keine, 5 Patienten (21%) leichte, 9 Patienten (38%) mittelgradige Schmerzen und 2 Patienten (8%) starke Schmerzen.

3. Schmerzlokalisation
a) Drei Patienten gaben **Symphysenschmerzen** an. Keiner dieser Patienten hatte eine Symphysenverletzung erlitten, es lagen ausschließlich transpubische Frakturen vor. Es handelte

sich einerseits um die beiden Patienten, die unter der Überschrift "*Schmerzbewertung durch den Untersucher* " mit starken Schmerzen in dieser Region genauer dargestellt wurden sowie um eine 20-jährige Patientin mit transpubischen Frakturen und Vaginaleinriß. Auch bei ihr war der Beckenring in anatomischer Stellung ausgeheilt .

b) Zwei Patienten gaben Schmerzen in der der **Scham- und Sitzbeinregion** an. Beide hatten auf der betroffenen Seite transpubische Frakturen erlitten. Die Schmerzen wurden je einmal als mittelgradig und stark beschrieben.

c) Vier Patienten gaben Schmerzen der **Leistenregion** und der **Hüfte** an. Die Intensität wurde 2x als leicht und je einmal als mittelgradig und stark bewertet. Bei einem Patienten lagen degenerative Veränderungen der Hüftgelenke vor, drei Patienten wiesen Nervenläsionen auf.

d) In der **Iliumregion** gaben vier Patienten Schmerzen an - je ein Patient leichte und mittelgradige und zwei Patienten starke Schmerzen.
Einer dieser Patienten hatte auf einer Seite eine traumatische Hemipelvektomie erlitten, auf der verbliebenen Beckenseite lag eine Iliumfraktur vor. Zwei Patienten hatten SI-Gelenkssprengungen, einer eine transforaminale Sakrumfraktur. Bei den drei letztgenannten Patienten war der Beckenring anatomisch ausgeheilt, bei dem Patienten nach Hemipelvektomie war die Iliumfraktur in anatomischer Stellung ausgeheilt.

e) Schmerzen in der **Glutealregion** lagen bei 10 Patienten vor. Die Intensität wurde 3x als leicht, 5x als mittelgradig und zweimal als stark bewertet. 7 Patienten hatten SI-Gelenksverletzungen, zwei Sakrumfrakturen und einer eine Iliumfraktur erlitten. Zwei Patienten wurden nicht-operativ behandelt, bei einem dieser beiden Patienten lag kein Röntgenverlauf vor, bei dem anderen Patienten war der Beckenring anatomisch ausgeheilt. Insgesamt waren 8 Patienten operativ stabilisiert worden. In 5 Fällen lag keine dorsale Fehlstellung vor. Ein Patient nach Plattenosteosynthese des Schambeinastes wies im vorderen und und hinteren Beckenring (SI-Sprengung) eine leichte Fehlstellung bis 5mm auf. Bei zwei Patienten, bei denen kombinierte ventrale und dorsale interner Stabilisierungen durchgeführt worden waren, wurden transiliakale Luxationsfrakturen primär in Fehlstellung bis zu 1cm fixiert. Bei einem Patienten war dieses Ausmaß der Fehlstellung auch bei der Nachuntersuchung nachweisbar, bei dem anderen Patienten kam es zu einer Zunahme der Fehlstellung auf 20mm.

f) Schmerzen im Bereich des **SI-Gelenkes** lagen bei 11 Patienten vor. Die Intensität wurde 6x als leicht, 3x als mittelgradig und zweimal als stark bewertet. Von den Patienten mit mittelgradigen und starken Schmerzen wiesen zwei eine Fehlstellung des dorsalen Beckenringes von 12 bzw. 20mm auf. Bei beiden war eine interne dorsale Stabilisierung in Fehlstellung bis zu 1cm erfolgt. Die übrigen Patienten waren anatomisch ausgeheilt. 4 dieser Patienten hatten eine SI-Sprengung, einer eine Sakrumfraktur erlitten.

g) **Sakrumschmerzen** gaben 13 Patienten an. Die Intensität wurde 5x als leicht, 7x als mittelgradig und einmal als stark bewertet. Fünf Patienten hatten Sakrumfrakturen erlitten, die übrigen Patienten Verletzungen der SI-Gelenke. Bei 8 Patienten lag keine Fehlstellung des dorsalen Beckenringes vor. 5 Patienten, alle nach dorsaler interner Stabilisierung, wiesen Fehlstellungen zwischen 6 und 20mm auf.

h) Ein *tiefer Rückenschmerz* ("low back pain") wurde von 5 Patienten angegeben. Die Intensität wurde je zweimal als leicht bzw. mittelgradig und einmal als stark bewertet. Drei Patienten hatten Sakrumfrakturen erlitten, zwei SI-Gelenksverletzungen. Ein Patient wies eine begleitende Wirbelsäulenverletzung auf. Nur ein Patient hatte eine dorsale Fehlstellung von 10mm nach interner Stabilisierung, bei den übrigen 4 Patienten heilte der Beckenring anatomisch aus (1x nicht-operative Therapie).

f) *Trochanterschmerzen* und *Oberschenkelschmerzen* bzw. *Knieschmerzen* wurden insgesamt von 4 Patienten angegeben, Oberschenkelschmerzen von 4 Patienten und Trochanterschmerzen von 2 Patienten, Knieschmerzen von keinem Patienten. Ein Patient hatte begleitende Verletzungen der unteren Extremitäten.

4.7.2 Provokationstests

1. Provokationstest Innenrotation

Bei 4 Patienten (17%) lag ein positiver Provokationstest für die Innenrotation vor. Je zwei Patienten hatten leichte oder mittelgradige Schmerzen im Gluteal- oder im SI-Gelenksbereich. Je zwei Patienten hatten SI-Gelenksverletzungen bzw. Sakrumfrakturen. 3 Patienten wiesen einen anatomisch ausgeheilten Beckenring auf, bei einem Patienten lag nach alleiniger interner Stabilisierung einer transiliakalen Luxationsfraktur eine dorsale Fehlstellung von 12mm vor, der vordere Beckenring war mit einer Fehlstellung der Schambeinäste von 10mm ausgeheilt.

2. Provokationstest Außenrotation

Bei 6 Patienten (25%) lagen Schmerzen bei der Provokation der Außenrotation vor. 4 Patienten hatten instabile SI-Gelenksverletzungen erlitten und zwei Patienten eine instabile Sakrumfraktur. Ein Patient gab keine, einer weiterer leichte Schmerzen im Gluteal- oder im SI-Gelenksbereich an, 3 Patienten gaben mittelgradige Schmerzen an, einer starke Schmerzen. 3 Patienten wiesen einen anatomisch ausgeheilten dorsalen Beckenring auf, bei 3 Patienten lagen Fehlstellungen zwischen 10 und 20mm nach interner Stabilisierung des dorsalen Beckenrings vor.

3. Mennel-Zeichen

Das Mennel-Zeichen, d.h. der Schmerz im Bereich des SI-Gelenkes bei Kompression und Hyperextension wurde von 4 Patienten angegeben. Drei Patienten hatten leichte Schmerzen, einer mittelgradige Schmerzen im SI-Gelenksbereich. Drei Patienten hatten eine Sakrumfraktur, einer eine transiliakale Luxationsfraktur erlitten. Zwei Patienten wiesen einen anatomisch ausgeheilten dorsalen Beckenring auf, zwei wiesen Fehlstellungen von 12 und 13mm nach interner Stabilisierung des hinteren Beckenrings auf. Bei dem Patienten nach transiliakaler Luxationsfraktur waren am SI-Gelenk der betroffenen Seite ventrale Osteophyten nachweisbar.

4.7.3 Neurologische Störungen

Bei 14 Patienten (58%) war zum Nachuntersuchungszeitpunkt kein Nervenschaden nachweisbar, bei 10 Patienten (42%) lagen Nervenschäden vor. Gemäß Übereinkunft wurden nur beckenfrakturbedingte Nervenschäden dokumentiert. Es lagen zwei leichte (subjektiv nicht bemerkte Sensibilitätsstörungen), 5 mittelgradige und zwei schwere Nervenschäden vor.

Von den 12 Patienten nach primärer Läsion des Plexus lumbosacralis zeigten 3 Patienten (30%) bis zur Nachuntersuchung eine vollständige Remission der peripheren Nervenstörung. Ein 3-jähriger und ein 6-jähriger Patient nach traumatischer Hemipelvektomie blieben unberücksichtigt. Die verbleibenden 3 Patienten wiesen im Einzelnen folgenden Verlauf auf:

- Ein 23-jähriger Patient nach SI-Sprengung und Iliumrandfraktur links, transpubischer Fraktur beidseits und Plexusläsion links wurde durch ventrale SI-Verplattung chirurgisch versorgt und wies postoperativ einen anatomisch rekonstruierten Beckenring auf. Nach 2 Jahren besteht außer der Nervenstörung ein klinisch und radiologisch vollständig unauffälliger Befund.
- Ein 35-jähriger Patient erlitt ein SHT, Verletzungen der oberen und unteren Extremitäten, eine transiliakale Luxationsfraktur links, transpubische Frakturen beidseits, eine pelvine Darmverletzung und eine Läsion des Plexus lumbosakralis. Die dorsale Beckenfraktur wurde intern stabilisiert, eine ventrale Stabilisierung erfolgte nicht. Der Beckenring wies postoperativ ventral und dorsal eine Fehlstellung von ≤ 1cm auf. Nach 2 Jahren bestanden mittelgradige Schmerzen im Bereich des linken SI-Gelenks einschließlich positiver Provokationstests. Radiologisch bestand eine craniocaudale Fehlstellung im Bereich der Schambeinäste von 10mm, eine Fehlstellung im dorsalen Beckenring von 12mm sowie Osteophyten in den ventralen SI-Gelenkanteilen.
- Ein 54-jähriger Patient erlitt eine Verletzung der unteren Extremitäten, eine transiliakale Luxationsfraktur rechts, eine transpubische Fraktur beidseits, eine Blasenruptur und eine Plexusläsion. Das Becken wurde ventral mittels Fixateur externe und transpubischer Plattenosteosynthese und dorsal durch ventrale Verplattung des SI-Gelenkes stabilisiert. Der Beckenring wies postoperativ ventral und dorsal jeweils eine Fehlstellung von ≤ 1cm auf. Nach 2 Jahren bestanden mittelgradige Schmerzen im Bereich der SI-Gelenke und der Glutealregion. Radiologisch bestand eine craniocaudale Fehlstellung transpubisch von 21mm und dorsal von 20mm sowie ventrale Osteophyten des SI-Gelenkes.

Sieben Patienten mit primär dokumentierter Läsion des Plexus lumbosacralis wiesen auch zum Nachuntersuchungszeitpunkt noch Nervenschäden auf. Es handelte sich um 5 als "mittelgradig" und zwei als "stark" eingeschätzte Nervenschäden. In 5 Fällen stellten sich diese Schäden als periphere Ausfälle des Nervus ischiadicus dar. Die Patienten hatten im einzelnen folgende Verläufe:

- Eine 22-jährige Patientin erlitt eine SI-Sprengung und eine transpubische Fraktur links mit zusätzlicher Zerreißung der A. iliaca communis rechts und des Plexus sacralis in Kombination mit einer perianalen Weichteilverletzung. Die Beckenfrakturen wurden nicht stabilisiert. Es kam zu einem Infekt ausgehend von der Weichteilwunde. Nach 2 Jahren lag noch eine als "stark" eingestufte Nervenschädigung vor, zusätzlich eine anale Sphinkterinkontinenz und Miktionsstörungen.
- Eine 39-jährige Patientin mit Verletzungen der oberen Extremität, Wirbelfraktur, einer transforaminalen Sakrumfraktur rechts, Iliumfraktur rechts, Schambeinastfraktur rechts und Läsion des Plexus lumbosacralis rechts. Primär wurde das Ilium verplattet und die Sakrumfraktur mit transiliosakraler Verschraubung operativ versorgt. Der Beckenring war damit anatomisch rekonstruiert. Nach 2 Jahren bestehen leichte rechtsseitige Beckenschmerzen und eine mittelgradige Nervenläsion mit peripherer Ischiadicus-symptomatik bei weiterhin anatomischer Stellung des Beckenrings.
- Ein 38-jähriger Patient erlitt ein Polytrauma (PTS = 57) mit SHT, Thoraxtrauma, Frakturen der oberen und unteren Extremitäten, transforaminaler Sakrumfraktur links, ventraler SI-Sprengung links, trans-pubischer Fraktur beidseits und Symphysensprengung sowie Plexusläsion links. Die Notfallstabilisierung des Beckens wurde mit Fixateur externe durchgeführt, die Stellung des Beckenringes war damit anatomisch. Der Fixateur wurde zur definitiven Therapie belassen, es erfolgte keine interne Stabilisierung der Beckenfraktur. Nach 2 Jahren bestehen mittelgradige Schmerzen im dorsalen Beckenring und eine mittelgradige Nervenläsion bei weiterhin anatomischer Stellung im Beckenring.

4.7 Nachuntersuchungsergebnisse nach komplexem Beckentrauma und C-Verletzung des Beckens

- Ein 51-jähriger Patient erlitt ein SHT, Thoraxtrauma, Frakturen der unteren Extremitäten, transiliakale Luxationsfraktur rechts, Symphysensprengung sowie eine Plexusläsion (PTS = 22). Es erfolgte die Plattenosteosynthese der Symphyse und des SI-Gelenkes mit anatomischer Rekonstruktion des Beckenringes. Nach 2 Jahren besteht ein leichter tiefer Rückenschmerz sowie eine mittelgradige Nervenläsion mit peripherer Ischiadicussymptomatik. Radiologisch ist eine dorsale Beckenfehlstellung craniocaudal von 7mm und anteroposterior von 5mm nachweisbar.
- Ein 52-jähriger Patient erlitt ein SHT, Bauchtrauma, transforaminale Sakrumfraktur rechts, SI-Sprengung rechts, Symphysensprengung, Blasenruptur, pelvine Darmverletzung, sowie ein Weichteildecollement mit Sakrumhämatom und Läsion des Plexus lumbosacralis rechts (PTS = 22). Es erfolgte eine Symphysenverplattung, die Stellung im Beckenring war damit anatomisch. Nach 2 Jahren besteht ein als mittelgradig angegebener dorsaler Beckenschmerz rechts und eine mittelgradige Nervenläsion mit peripherer Ischiadicussymptomatik, Miktionsstörung, erektile Dysfunktion und anale Sphinkterinkontinenz bei weiterhin anatomischem Beckenring.
- Ein 62-jähriger Patient erlitt ein SHT, Thoraxtrauma, transiliakale Luxationsfraktur beidseits, Symphysensprengung, symphysennahe Schambeinastfraktur links und Plexusläsion (PTS=27). Zunächst erfolgte die Notfallanlage eines ventralen Fixateur externe, dann der Verfahrenswechsel auf Symphysenplatte und ventrale SI-Gelenksverplattung beidseits. Die postoperative Fehlstellung des dorsalen Beckenringes lag 1cm, ventral war die Rekonstruktion anatomisch. Nach 2 Jahren klagt der Patient noch über mittelgradige Schmerzen im dorsalen Beckenring, eine schwere Nervenläsion mit peripherer Ischiadicussymptomatik und eine erektile Dysfunktion. Es bestehen funktionelle Beeinträchtigungen durch Schmerzen und eine reduzierte Gehfähigkeit (Merle d´Aubigné Score beidseits 8 Punkte). Radiologisch ist eine Ausheilung in posteriorer Fehlstellung des Beckens von 10mm in anteroposteriorer Richtung und eine SI-Gelenksankylose beidseits nachweisbar.
- Ein 46-jähriger Patient erlitt ein Polytrauma mit Thorax-, Bauchtrauma, multiplen Frakturen der linken unteren Extremität, SI-Sprengung links, transpubischer Fraktur beidseits, pelviner Darmverletzung und linksseitiger Läsion des Plexus lumbosacralis (PTS = 24). Eine ventrale SI-Gelenksverplattung ohne zusätzliche Stabilisierung des vorderen Beckenrings erfolgte erst nach 3 Wochen aufgrund des komplizier-ten Intensivverlaufes. Die Rekonstruktion des Beckenrings war anatomisch. Nach 2 Jahren bestehen starke Schmerzen der linken Beckenhälfte, eine mittelgradige Läsion des Plexus lumbosacralis links mit klini-scher Ischiadicussymptomatik sowie Miktionsstörungen. Radiologisch ist der Beckenring anatomisch aus-geheilt, an beiden SI-Gelenken finden sich ventrale Osteophyten. Aufgrund der starken Schmerzen und der Nervenlähmung besteht eine deutlich eingeschränkte Funktion (Merle d´Aubigné Score links 9, rechts 14).

Drei Patienten wiesen zum Nachuntersuchungszeitpunkt Nervenschäden auf, die primär nicht dokumentiert waren. Bei zwei Patienten lag ein Polytrauma vor, das eine primäre Diagnostik behinderte. Im einzelnen handelt es sich um folgende Patienten:

- 20-jährige Patientin, schweres Polytrauma mit Thorax-, Bauchtrauma, Frakturen der unteren Extremität, Wirbelfraktur, transforaminaler Sakrumfraktur rechts, Iliumtrümmerfraktur rechts, Symphysensprengung, transpubischer Fraktur rechts, perianaler Weichteilverletzung und ausgedehntem retroperitonealem Häma-tom rechts (PTS = 51). Es erfolgte eine Verplattung der Iliumfraktur mit anatomischer Rekonstruktion des Beckenringes. Nach 2 Jahren bestand ein mittelgradiger tiefer Rückenschmerz und eine subjektiv nicht störende Nervenläsion bei anatomischem Beckenring.
- 35-jähriger Patient mit Fraktur der unteren Extremität, SI-Sprengung rechts, Symphysensprengung, Blasen- und Urethraruptur (PTS = 14). Die Symphyse und das SI-Gelenk wurden verplattet mit anatomischer Beckenringrekonstruktion. Postoperativ fällt eine Parese der Nn. ilioinguinalis, cut. fem. lat. et genitofemoralis rechts auf. Nach 2 Jahren bestanden keine Beckenschmerzen, es lag ein schwerer Nervenschaden mit peripherer Ischiadicussymptomatik, eine erektile Dysfunktion und Miktionsstörungen vor. Dorsal lag eine Fehlstellung des Beckens von 10mm in anteroposteriorer Richtung und eine Symphysendiastase von 10mm vor, sowie eine Ankylose des rechten SI-Gelenkes.
- 18-jähriger Patient, Polytrauma mit SHT, Thorax-, Bauchtrauma, Frakturen der unteren Extremitäten, SI-Sprengung rechts, transpubischer Fraktur rechts, Symphysensprengung und perianaler Weichteilverletzung (PTS = 42). Notfallstabilisierung des Beckens mit Fixateur externe, dann Verfahrenswechsel auf Symphysenplatte und ventrale SI-Gelenksverplattung mit anatomischer Beckenringrekonstruktion. Nach 2 Jahren findet sich bis auf eine subjektiv nicht störende Nervenläsion ein unauffälliges klinisches Ergebnis.

4.7.4 Urologische Störungen

66% der Patienten wiesen keine urologischen Langzeitstörungen auf. Urologische Störungen (Miktionsstörungen, erektile Dysfunktion) wurden von 8 Patienten angegeben. Als urologische Begleitverletzungen lagen bei diesen Patienten 4 Blasenrupturen, 3 Urethrarupturen, 3 Plexusläsionen und ein Kompartmentsyndrom des Beckens vor. Im folgenden werden die drei noch nicht unter *Neurologische Störungen* erwähnten Patienten einzeln analysiert:

- 3-jähriger Patient mit traumatischer Hemipelvektomie rechts, Iliumfraktur links, transpubischer Fraktur links, Oberschenkelfraktur links mit Kompartment, Unterschenkelfraktur links mit Kompartment und Blasenruptur (PTS = 59). Primäre Vervollständigung der traumatischen Hemipelvektomie. Nach 2 Jahren liegen Miktionsstörungen und eine anale Sphinkterinkontinenz sowie eine wohl zu erwartende erektile Dysfunktion vor.
- 27-jähriger Patient mit Frakturen der unteren Extremitäten, perinealer Pfählungsverletzung, Blasenruptur, Urethraruptur, Rektumruptur, offene Beckenfraktur mit transforaminaler Sakrumfraktur rechts, SI-Sprengung links und Symphysensprengung (PTS = 35). Notfallstabilisierung mit der Beckenzwinge, zusätzlich Symphysenverplattung mit anatomischer Beckenringrekonstruktion. Im klinischen Verlauf Entwicklung eines ARDS. Nach 2 Jahren besteht bis auf verbliebene erektile Dysfunktion und Miktionsstörungen ein unauffälliger Befund bei anatomisch verheiltem Becken.
- 69-jährige Patientin, Polytrauma mit SHT, Thorax-, Bauchtrauma, Wirbelfraktur, transforaminaler Sakrumfraktur, transpubischer Fraktur beidseits und Beckenkompartment (PTS = 51). Nicht-operative Therapie der Beckenfraktur. Nach 2 Jahren liegen mittelgradige dorsale Beckenschmerzen und eine leichte Miktionsstörung bei anatomisch verheiltem Beckenring vor.

4.7.5 Analsphinkterstörungen

Neben den beiden bereits unter *Neurologische und Urologische Störungen* erwähnten Patienten mit analer Sphinkterinkontinenz hatte ein weiterer Patient nach traumatischer Hemipelvektomie eine Stuhlinkontinenz.

4.7.6 Hüftgelenksbeweglichkeit

18 der 24 Patienten hatten eine weitestgehend seitengleiche Hüftgelenksbeweglichkeit (< 20% Differenz). 11 Patienten wiesen absolut seitengleiche Bewegungsausmaße auf, 7 Patienten hatten leichte Seitendifferenzen mit Unterschieden bis zu 20%. Bei 6 Patienten (25%) bestand ein darüber hinausgehender Seitenunterschied. Drei dieser Patienten hatten eine traumatische Hemipelvektomie erlitten, bei einem weiteren war eine Oberschenkelamputation durchgeführt worden. Von den übrigen zwei Patienten hatte einer begleitende Verletzungen der unteren Extremitäten, beide wiesen eine mittelgradige bzw. starke Nervenläsion auf.

4.7.7 Merle d`Aubigné Score

Abzüglich der 4 Patienten nach Oberschenkelamputation bzw. traumatischer Hemipelvektomie wiesen 15 Patienten seitengleiche Punktwerte bzw. Punktwertdifferenzen von maximal einem Punkt im Merle d`Aubigné Score auf. Bei 5 Patienten lag eine deutliche Seitendifferenz im Score vor. 4 dieser Patienten hatten eine mittelgradig bis starke persistierende Nervenläsion.

4.7.8 Beinlängendifferenz

Ein Patient wies eine Beinlängendifferenz von 1,5cm auf. Eine beckenbedingte Ursache war hier nicht nachzuweisen. Abzüglich der 4 Patienten mit Oberschenkelamputation bzw. traumatischer Hemipelvektomie wiesen die übrigen Patienten keine oder Differenzen bis zu 1cm auf.

4.7.9 Radiologisches Ergebnis

Bei 21 Patienten lagen vollständige radiologische Verläufe vor.

1. Fehlstellungen im Symphysenbereich

Es wurden vermehrte Diastasen sowie craniocaudale Fehlstellungen im Symphysenbereich bewertet.

15 Patienten wiesen keine Symphysenfehlstellungen auf. Bei 7 Patienten lag eine Symphysenverletzung vor, von denen 5 operativ stabilisiert wurden (3x Plattenosteosynthese, 2x Fixateur externe).

6 Patienten zeigten Fehlstellungen im Symphysenbereich. Alle waren operativ stabilisiert worden. Zwei dieser Patienten ohne Symphysenverletzung wurden mittels Fixateur externe bzw. Plattenosteosynthese der transpubischen Frakturen behandelt und wiesen Diastasen von 5 und 20mm auf. Bei 4 Patienten lag eine Symphysenverletzung vor. Bei einem war die Symphyse nicht stabilisiert worden, er wies eine craniocaudale Fehlstellung der Symphyse von 5mm auf. Die übrigen drei Patienten wurden ventral mittels Fixauer externe (n=1) bzw. Symphysenplatten stabilisiert (n=2). Hier lagen Fehlstellungen von 2-10mm vor, zusätzlich lagen bei diesen Patienten auch dorsale Fehlstellungen von 7-17mm vor. Schmerzen am vorderen Beckenring wurden von keinem dieser 4 Patienten angegeben.

2. Fehlstellungen im Bereich Scham- und/oder Sitzbein

17 Patienten hatten keine Fehlstellungen im Scham- und Sitzbeinbereich. Zwei Patienten hatten transpubische Frakturen in Kombination mit einer Symphysensprengung erlitten. In einem Fall wurde lediglich die dorsale Beckenverletzung stabilisiert, bei dem anderen Fall wurde die Beckenverletzung ausschließlich mittels Fixateur externe versorgt. Bei beiden lagen lediglich Fehlstellungen von 1mm vor.

Die anderen beiden Patienten hatten beidseitige transpubische Frakturen, bei einem wurde nur die dorsale Beckenverletzung stabilisiert, beim anderen wurde eine Plattenosteosynthese der transpubischen Fraktur vorgenommen sowie zusätzlich eine dorsale Osteosynthese durchgeführt. Es lagen Fehlstellungen der Schambeinäste von 10 bzw. 20mm vor. Schmerzen am vorderen Beckenring wurden von keinem dieser 4 Patienten angegeben.

3. SI-Gelenksveränderungen

10 Patienten wiesen keine SI-Gelenksveränderungen (ventrale Osteophyten, Arthrose oder Ankylosen) auf. Fünf Patienten wiesen ventrale Osteophyten des SI-Gelenkes auf, drei hatten eine SI-Gelenksverletzung erlitten, zwei eine Sakrumfraktur. Drei Patienten mit SI-

Gelenksverletzungen entwickelten eine SI-Arthrose, zwei Patienten eine Ankylose des SI-Gelenkes.

4. Weitere radiologische Veränderungen Beckenring

Bei 7 Patienten lagen funktionell nicht störende Ossifikationen am Beckenring vor. Nur einer dieser Patienten hatte eine offene Beckenfraktur erlitten. Zeichen einer Osteomyelitis oder Pseudarthrosen traten nicht auf.

5. Ossifikationen und Arthrosezeichen Hüftgelenk, Hüftkopfnekrose

Eine 69-jährige Patientin nach Beckenkompartmentsyndrom wies beidseits periartikuläre Ossifikationen der Hüftgelenke im Stadium I nach Brooker auf. Gleichzeitig lag linksseitig eine mittelgradige Degeneration des Hüftgelenkes vor sowie Zeichen einer Hüftkopfnekrose. Der Merle d´Aubigné Score lag bei 16 Punkten. Diese Patientin hatte ein SHT erlitten. Inwieweit diese Befunde vor dem Unfall bestanden war nicht zu eruieren.

6. Fehlstellungen Beckenring

Zusammenfassend lagen bei 9 Patienten Fehlstellungen im Bereich des vorderen Beckenringes vor, davon in 6 Fällen unter 5mm und bei 3 Patienten > 5mm.

Bei 13 Patienten (62%) war der Beckenring vollständig anatomisch ausgeheilt. Bei drei Patienten mit ausschließlicher ventraler Stabilisierung wurden 2 Symphysenverplattungen und eine Fixateur externe Anlage vorgenommen. Die übrigen 6 Patienten bekamen auch dorsal interne Stabilisierugen. Einer dieser Patienten wurde zusätzlich mit einem ventralen Fixateur externe versorgt. Bei den übrigen 4 Patienten wurde das Becken nicht-operativ behandelt.

8 Patienten wiesen Fehlstellungen auf. Bei einem Patienten lagen Fehlstellungen dorsal bis 5mm vor, die übrigen hatten Fehlstellungen von > 5mm.

- 2 Patienten wurden nur ventral mit Fixateur externe bzw. transpubischer Plattenosteosynthese versorgt. Dorsal lag eine SI-Sprengung (5mm Fehlstellung) und eine transforaminale Sakrumfraktur (17mm Fehlstellung) vor.
- 6 Patienten wurden dorsal intern stabilisiert. Es lagen 5 SI-Gelenksverletzungen (7-20mm Fehlstellung) und eine transforaminale Sakrumfraktur (13mm Fehlstellung) vor. Diese Patientin war in der 22. Schwangerschaftswoche, es wurde deshalb auf eine anatomische Rekonstruktion des Beckens verzichtet.

4.7.10 Soziale Reintegration und Restitutio

1. Subjektive Zufriedenheit

Die subjektive Einschätzung des Gesamtzustandes nach der erlittenen Beckenfraktur wurde von 7 Patienten mit "sehr zufrieden" bewertet, 7 äußerten sich "zufrieden" und 6 "neutral". Eine "unzufriedene" oder "sehr unzufriedene" Einschätzung gaben 4 Patienten an. Insgesamt lag damit die allgemeine Einschätzung bei 83,3% der Patienten im positiven Bereich (≥ "neutral").

2. Karnofsky-Index

Bei zwei Patienten (8,3%) wurden Werte von 100%, bei 6 Patienten 90%, bei 7 Patienten 80% und bei 5 Patienten 70% angegeben. Schwerste Einschränkungen mit Werten unter 70% lagen bei 4 Patienten vor. Drei dieser Patienten hatten mittelgradige bis schwere persistierende Nervenläsionen sowie urogenitale Spätschäden, der vierte Patient war der 3-jährige Junge mit traumatischer Hemipelvektomie und urogenitalen Folgeschäden.

3. Berufliche Reintegration

10 Patienten (41,6%) arbeiteten im gleichen Beruf wie vor dem Unfall oder hatten einen unauffälligen Ausbildungswerdegang, 8 Patienten (33%) waren arbeitsfähig, hatten aber eine unfallbedingte Umschulung hinter sich oder Einschränkungen im alten Beruf erlitten. 6 weitere Patienten (25%) zeigten eine unfallbedingte Berufsunfähigkeit, Rente oder Arbeitslosigkeit bzw. waren noch arbeitsunfähig. Somit wurden 75% der Patienten wieder arbeitsfähig.

4. Sportliche Betätigung

Bei 9 Patienten (38%) blieb die sportliche Betätigung wie vor dem Unfall, 5 Patienten hatten leichte unfallbedingte Einschränkungen und bei 10 Patienten bestanden erhebliche Einschränkungen.

5. Ausübung von Hobbies

Bei 12 Patienten blieben die Hobbies wie vor dem Unfall, 4 Patienten gaben leichte und 8 deutliche Einschränkungen an, darunter die drei Patienten nach traumatischer Hemipelvektomie. Somit hatten 67% keine wesentliche Einschränkung der Hobbies.

6. Veränderungen der sozialen Kontakte

Insgesamt gaben 18 Patienten (75%) an, daß sich ihr soziales Umfeld und die sozialen Kontakte durch den Unfall nicht verändert hatten. 6 Patienten gaben einen unfallbedingten Verlust sozialer Kontakte an, ohne sozial desintegriert zu sein.

4.7.11 Beurteilung des "Outcome" nach Komplextrauma mit C-Verletzung

Das folgende Kapitel stellt die zusammenfassende Wertung des Nachuntersuchungsergebnisses dar. Die folgende Tabelle 45 gibt eine Übersicht über die Punkteverteilung in den einzelnen Gruppen der Outcome-Beurteilung.

	C-Verletzungen mit Komplextrauma		
	Klinischer Score	Radiologischer Score	Restitutio
4 Punkte	16,7%		
3 Punkte	45,8%	59,1%	20,8%
2 Punkte	4,2%	22,7%	33,3%
1 Punkt	33,3%	18,2%	45,9%

Tab. 45: Zusammenfassung des "Outcome" nach C-Verletzungen mit Komplextrauma (n=24)

4.7.11.1 Klinisches Gesamtergebnis nach Komplextrauma mit C-Verletzung

Das klinische Gesamtergebnis war nur bei 4 Patienten sehr gut, bei 11 gut, bei einem Patienten mittelgradig und bei 8 Patienten schlecht. Somit wiesen 62,5% der Patienten ein gutes bis sehr gutes Ergebnis auf. Bei den Patienten mit schlechtem klinischen Ergebnis handelt es sich um die unter 4.7.1, 4.7.3 und 4.7.4 aufgeführten Patienten.

Verantwortlich für das schlechte klinische Gesamtergebnis waren im wesentlichen urogenitale Funktionsstörungen (n = 7) und starke Schmerzen (n = 1).

4.7.11.2 Radiologisches Gesamtergebnis nach Komplextrauma mit C-Verletzung

Bei 22 Patienten lagen vollständige Angaben zum radiologischen Verlauf vor. 13 Patienten (59,1%) wiesen zum Nachuntersuchungszeitpunkt ein perfektes radiologisches Ergebnis auf, 5 Patienten wiesen als leicht bewertete Fehlstellungen auf (maximale posteriore Fehlstellung 5 mm und /oder maximale Fehlstellung vorderer Beckenring Symphyse 6-10 mm und/oder maximale Fehlstellung Scham-/Sitzbein 10-15 mm). Bei 4 Patienten bestanden signifikante Fehlstellungen des vorderen bzw. hinteren Beckenringes.

4.7.11.3 Restitutio ("soziale Reintegration") nach Komplextrauma mit C-Verletzung

Unter Berücksichtigung aller Patienten war das "soziale" Gesamtergebnis in 5 Fällen als sehr gut, in 8 Fällen als mittelgradig und in 11 Fällen als schlecht bewertet worden. Die Patienten mit schlechtem Ergebnis im einzelnen:

- 3 Patienten mit traumatischer Hemipelvektomie
- 35-, 38-, 51-, 52-, 54-, 62-jähriger Patient und 39-jährige Patientin: s. 4.7.3
- 46-jähriger Patient: s. 4.7.1

4.7.11.4 "Outcome" Becken nach Komplextrauma mit C-Verletzung

Um das "Gesamtergebnis" der Beckenverletzung einzuschätzen, wurden das radiologische und das klinische Ergebnis zu dem "Outcome" Becken zusammengefaßt. Für 22 Patienten lagen vollständige Daten sowohl für das klinische als auch für das radiologische Ergebnis vor. Danach hatten drei Patienten ein sehr gutes (7 Punkte) Ergebnis, vier ein gutes (6 Punkte), 13 ein mäßiges (4-5 Punkte) und zwei Patienten ein schlechtes Ergebnis (2-3 Punkte). Insgesamt lagen somit bei nur 31,8% der Patienten gute bis sehr gute Endergebnisse vor.

Im folgenden werden die Patienten mit schlechtem Becken-Outcome einzeln analysiert:

- 62-jähriger Patient mit SHT, Thoraxtrauma, transiliakaler Luxationsfraktur beidseits, Symphysensprengung, symphysennaher Schambeinastfraktur links und Plexusläsion (PTS=27). Notfallanlage eines ventralen Fixateur externe, dann Verfahrenswechsel auf Symphysenplatte und ventrale SI-Gelenksverplattung beidseits. Postoperative Fehlstellung des dorsalen Beckensinges von < 1cm, ventral anatomische Rekonstruktion. Nach 2 Jahren mittelgradige Schmerzen dorsales Becken, schwere Nervenläsion mit peripherer Ischiadicussymptomatik und erektiler Dysfunktion. Funktionelle Beeinträchtigung durch Schmerzen und reduzierte Gehfähigkeit (Merle d´Aubigné Score beidseits 8 Punkte). Verbleibende posteriore Fehlstellung des Beckens von 10mm in anteroposteriorer Richtung und SI-Gelenksankylose beidseits.

• 35-jähriger Patient mit Fraktur der unteren Extremität, SI-Sprengung rechts, Symphysensprengung, Blasen- und Urethraruptur (PTS = 14). Verplattung der Symphyse und des SI-Gelenkes mit anatomischer Beckenringrekonstruktion. Postoperativ fällt eine Parese der Nn. ilioinguinalis, cut. fem. lat. et genitofemoralis rechts auf. Nach 2 Jahren keine Beckenschmerzen, schwerer Nervenschaden mit peripherer Ischiadikussymptomatik, erektile Dysfunktion und Miktionsstörungen. Fehlstellung des Beckens dorsal 10mm in anteroposteriorer Richtung und Symphysendiastase von 10mm. Ankylose des rechten SI-Gelenkes.

4.8 Nachuntersuchungsergebnisse nach isolierten Acetabulumfrakturen

Laut Studienprotokoll waren Patienten der Jahrgänge 1991 und 1992 zur Nachuntersuchung vorgesehen, hier waren bei 349 Patienten Acetabulumfrakturen diagnostiziert worden. 25 Patienten verstarben während des primären stationären Aufenthaltes. Weitere 18 verstarben innerhalb der 2 Jahre bis zur Nachuntersuchung.
Somit blieben 306 nachuntersuchbare Patienten.
Von diesen Patienten erhielten 15 innerhalb der ersten 2 Jahre nach der Verletzung aufgrund posttraumatischer Arthrose oder Hüftkopfnekrose eine Hüftprothese, einer dieser Patienten primär. Diese Patienten wurden von der Nachuntersuchung ausgeschlossen, ihr Ergebnis wurde als "schlecht" bewertet und wird gesondert betrachtet.
214 der verbleibenden 291 Patienten (73,5%) konnten nachuntersucht werden. 145 hatten eine isolierte Acetabulumfraktur, 48 eine Acetabulumfraktur, die mit einer Beckenringläsion kombiniert war, 23 wiesen Acetabulumfrakturen als Komplextrauma (mit peripelvinem Weichteilschaden) auf.
Im folgenden werden die Ergebnisse der einzelnen Parameter des Nachuntersuchungsbogens zunächst für die 145 Patienten mit isolierten Acetabulumfrakturen dargestellt. Die 48 Patienten mit kombinierten Beckenring- und Acetabulumfrakturen werden im Abschnitt 4.9 analysiert.

4.8.1 Schmerzen
1. Schmerzbewertung durch den Untersucher
94 der 145 Patienten (65%) gaben bei der Nachuntersuchung an, keine oder lediglich leichte Schmerzen zu haben. Im einzelnen gaben 28 Patienten (19%) keine Schmerzen an, 66 Patienten (46%) klagten über leichte und 39 Patienten (27%) über mittelgradige Schmerzen. 12 Patienten (8%) gaben starke Schmerzen an.
Von den 12 Patienten mit starken Schmerzen war lediglich ein Patient nicht-operativ behandelt worden (Fraktur der hinteren Wand) und zeigte radiologische Arthrosezeichen des Hüftgelenkes.
Bei den übrigen 11 Patienten war eine interne Stabilisierung der Acetabulumfraktur erfolgt. Es handelte sich hierbei um folgende Klassifikationen:

• 4 Patienten mit Frakturen des hinteren Pfeilers mit hinterer Wand
(3 anatomisch rekonstruiert, davon zwei mit mittlerer bis schwerer Arthrose, ein Patient mit 1-3mm Stufe bzw. Spalt ohne Arthrosezeichen)

- 3 Patienten mit T-Frakturen
  (einer anatomisch, zwei mit 1-3mm Stufe bzw. Spalt, davon zwei mit mittlerer bis schwerer Arthrose)
- 2 Patienten mit Querfrakturen (einmal kombiniert mit Hüftkopffraktur)
  (einer anatomisch, einer mit 1-3mm Stufe bzw. Spalt, beide mit mittlerer bis schwerer Arthrose)
- 1 Patient mit Querfraktur und Fraktur der hinteren Wand
  (anatomische Rekonstruktion, keine Arthrose)
- 1 Patient mit Fraktur des hinteren Pfeilers (anatomisch rekonstruiert, leichte degenerative Veränderungen)

Alle 12 Patienten hatten damit Frakturen des hinteren Pfeilers.

Sechs der 11 operativ versorgten Patienten hatten zum Nachuntersuchungszeitpunkt mittelgradige und schwere Zeichen der Arthrosen des betroffenen Hüftgelenkes. Bei 4 Patienten dieser Gruppe war das Acetabulum nicht anatomisch (Inkongruenz 1-3mm) rekonstruiert worden, darunter zwei Patienten mit T-Frakturen.

2. Subjektive Schmerzbewertung

Das subjektive Schmerzempfinden wurde anhand einer Visual-Analog-Skala beurteilt. Nach entsprechender Skalierung hatten 27 Patienten keine, 56 leichte, 54 mittelgradige und acht Patienten starke Schmerzen. Es bestand weitestgehend eine Übereinstimmung zwischen "subjektiver" Einschätzung und Einschätzung durch den Untersucher (Tab. 46).

"subjektive" Schmerzen		Einschätzung durch den Untersucher			
"Visual Analog Skala"		keine	leichte	mittel	stark
0%	"KEINE"	24	1	2	0
1 - 10%		1	19		
11 - 20%	"LEICHT"	2	19	1	0
21 - 30%		1	6	6	1
31 - 40%		0	10	10	0
41 - 50%		0	7	11	3
51 - 60%	"MITTEL"	0	1	4	3
61 - 70%		0	0	3	2
71 - 80%		0	3	0	2
81 - 90%	"STARK"	0	0	1	1
91 - 100%		0	0	1	0

Tab. 46: Gegenüberstellung der "subjektiven" Schmerzeinschätzung und der Einschätzung durch den Untersucher.

3. Schmerzlokalisation

a) **Symphysenschmerzen** wurden von 5 Patienten angegeben. Die Intensität wurde je zweimal als leicht und mittelgradig und einmal als stark bewertet. Drei Patienten waren operativ (Kocher-Langenbeck-Zugang), zwei nicht-operativ behandelt worden. Es lagen zwei Frakturen der hinteren Wand und je eine Querfraktur, eine Fraktur des vorderen Pfeilers und eine Fraktur des hinteren Pfeilers mit Fraktur der hinteren Wand vor.

b) Schmerzen der **Scham-** und **Sitzbeinregion** lagen bei 6 Patienten vor. Die Intensität wurde 4 x als leicht und zweimal als mittelgradig bewertet. Es lagen zwei Zwei-Pfeilerfrakturen, eine T-Fraktur, eine Fraktur des vorderen Pfeilers, eine Fraktur der hinteren Wand und eine Fraktur der vorderen Wand mit hinterer Hemiquer-Fraktur vor. Somit war bei 5 Patienten die transpubische Region in die Fraktur einbezogen.

c) 88 Patienten (61%) gaben Schmerzen der *Leistenregion* und über dem *Hüftgelenk* an. Die Intensität wurde 46x als leicht und 32x als mittelgradig und zehnmal als stark bewertet. Die Diagnosen der Patienten mit starken Schmerzen waren:

- 3 Frakturen hinterer Pfeiler mit hinterer Wand
- 2 T-Frakturen
- 2 Querfrakturen
- 1 Fraktur der hinteren Wand
- 1 Fraktur des hinteren Pfeilers

Von diesen Patienten hatten 4 schwere Arthrosen entwickelt. 9 Patienten waren operativ stabilisiert worden. Zwei Patienten hatten neurologische Spätschäden.

d) In der *Ilium*-, *Gluteal* und *SI-Gelenkregion* gaben 55 Patienten (38%) Schmerzen an. Die Intensität wurde 30x als leicht, 21x als mittelgradig und viermal als stark bewertet. Die Diagnosen der Patienten mit starken Schmerzen waren:

- 2 Frakturen des hinteren Pfeilers mit hinterer Wand
- 1 Fraktur der hinteren Wand
- 1 T-Fraktur

Bei einem Patienten lag zusätzlich ein mittelgradiger Nervenschaden vor. Zwei Patienten wiesen schwere degenerative Veränderungen des betroffenen Hüftgelenkes auf.

e) *Sakrumschmerzen* oder ein tiefer Rückenschmerz (*"low back pain"*) wurden von 23 Patienten (16%) angegeben. Die Intensität wurde 12x als leicht, 10x als mittelgradig und einmal als stark bewertet. Eine begleitende Wirbelfraktur lag bei keinem Patienten vor.

Bei dem Patienten mit starken Sakrumschmerzen handelte es sich um einen 59-jährigen Mann mit Fraktur des hinteren Pfeilers und der hinteren Wand, anatomisch rekonstruiert über einen Kocher-Langenbeck-Zugang. Zusätzlich bestanden mittelgradige Gluteal- und Oberschenkelschmerzen beidseits, eine leichte Ischiadicusläsion und mittelgradige Arthrosezeichen des betroffenen Hüftgelenkes mit Zeichen einer Hüftkopfnekrose.

f) Schmerzen *Trochanter major / Oberschenkel / Knie*

Schmerzen im Bereich des Oberschenkels, des Kniegelenkes und des Trochanter major wurden von 65 Patienten (45%) angegeben. 27 Patienten wiesen begleitende Verletzungen der unteren Extremitäten auf.

4. Schmerzen in Abhängigkeit von der Klassifikation und Therapie

Am häufigsten wurden starke Schmerzen in den Klassifikationsgruppen "Querfraktur", "Quer+Hintere Wand-Fraktur" (14%) und "T-Fraktur" (18%) sowie "Hinter Pfeiler mit hinterer Wand" (27%) angegeben (Tab. 47).

Schmerzen	KEINE	LEICHT	MITTEL	STARK	gesamt
HW	**7**	**14**	**8**	**1**	**30**
operativ	3	11	5	0	19
nicht operativ	4	3	3	1	11
HPf	**5**	**7**	**4**	**1**	**17**
operativ	2	4	3	1	10
nicht operativ	3	3	1	0	7
VW	**0**	**1**	**0**	**0**	**1**
operativ	0	0	0	0	0
nicht operativ	0	1	0	0	1
VPf	**3**	**7**	**2**	**0**	**12**
operativ	0	1	1	0	2
nicht operativ	2	6	1	0	9
Q	**2**	**11**	**2**	**2**	**17**
operativ	1	3	1	2	7
nicht operativ	1	8	1	0	10
HW/HPf	**1**	**6**	**4**	**4**	**15**
operativ	1	5	4	4	14
nicht operativ	0	1	0	0	1
Q+HW	**0**	**4**	**2**	**1**	**7**
operativ	0	3	2	1	6
nicht operativ	0	1	0	0	1
T	**2**	**2**	**5**	**2**	**11**
operativ	0	2	5	2	9
nicht operativ	2	0	0	0	2
VPf+hemiq	**0**	**0**	**1**	**0**	**1**
operativ	0	0	0	0	0
nicht operativ	0	0	1	0	1
2 Pfeiler	**5**	**11**	**8**	**0**	**24**
operativ	3	4	6	0	13
nicht operativ	2	7	2	0	11

Tab. 47: Schmerzen vs. Klassifikation und Therapie

4.8.2 Provokationstests

Insgesamt lagen bei 15 Patienten Schmerzen bei den Provokationstests vor. Bei 9 Patienten lag ein positiver Innenrotationsprovokationstest, bei 4 ein positiver Außenrotationstest und bei 6 Patienten ein positives Mennelzeichen vor. Diese Patienten hatten 3 Frakturen der hinteren Wand, eine Fraktur des hinteren Pfeilers, eine Fraktur des vorderen Pfeilers, 5 Frakturen des hinteren Pfeilers mit Fraktur der hinteren Wand, je eine Querfraktur mit Fraktur der hinteren Wand und eine T-Fraktur sowie zwei Zwei-Pfeiler-Frakturen. Eine Fraktur konnte nicht klassifiziert werden.

4.8.3 Neurologische Störungen

Bei 33 Patienten (23%) lagen Nervenschäden vor. Gemäß Übereinkunft wurden nur durch die Acetabulumfraktur bedingte Nervenschäden dokumentiert. Es lagen 18 leichte, d.h. subjektiv nicht bemerkte Störungen, 13 mittelgradige und 2 schwere Nervenschäden vor (Einteilung siehe Anhang) In 21 Fällen wurden die Nervenschäden als Schäden mit peripherer Ischiadicussymptomatik näher klassifiziert. Insgesamt lag somit die Rate störender Nervenschäden bei 10%. Die beiden Patienten mit schweren Nervenschäden wurden genauer analysiert:

- 32-jähriger Patient mit T-Fraktur und zusätzlichen Frakturen der unteren Extremitäten und SHT, anatomische Rekonstruktion des Acetabulums über Ruedi-Zugang. Nach 2 Jahren mittelgradige Schmerzen der Hüfte und des Oberschenkels, leicht eingeschränkte Hüftbeweglichkeit, Merle d´Aubigné Score 13, schwerer Ischiadicusschaden, leichte degenerative Hüftgelenksveränderungen
- 48-jähriger Patient mit hinterer Pfeiler + hintere Wand Fraktur, nicht anatomische Rekonstruktion (Inkongruenz 1-3mm) über Kocher-Langenbeck-Zugang, primär bestehender Nervenschaden. Nach 2 Jahren starke Hüftschmerzen, deutlich eingeschränkte Hüftbeweglichkeit, Merle d´Aubigné Score 10, schwerer Nervenschaden, keine degenerativen Hüftgelenksveränderungen

Die folgende Tabelle 48 gibt einen Überblick nach welchen Frakturtypen Nervenschäden vorlagen und welche Schwere diese Nervenschäden hatten:

Nervenschäden	HW	HPf	VW	VPf	Q	HPf/HW	Q+HW	T	VW/VPf+ hint.hemi	ZPf
keine	80,0%	82,4%	100%	75,0%	94,1%	66,7%	62,5%	63,6%	100%	70,8%
leicht	10,0%	0,0%	0,0%	8,3%	0,0%	20,0%	25,0%	18,2%	0,0%	25,0%
mittel	10,0%	17,6%	0,0%	16,7%	5,9%	6,7%	12,5%	9,1%	0,0%	4,2%
stark	0,0%	0,0%	0,0%	0,0%	0,0%	6,6%	0,0%	9,1%	0,0%	0,0%

Tab. 48: Persistierende Nervenschäden nach Acetabulumfraktur vs. Klassifikation

4.8.4 Urologische Störungen

94% der Patienten (33 Frauen, 112 Männer) wiesen keinerlei urologische Langzeitstörungen auf. Urologische Störungen (Miktionsstörungen, erektile Dysfunktion) wurden von 9 Patienten (6%) angegeben. Bis auf einen Patienten mit subjektiv störenden Langzeitfolgen lagen ausschließlich subjektiv nicht störende Langzeitfolgen vor. Männer hatten in 6%, Frauen ebenfalls in 6% urologische Spätschäden.

1. Miktionsstörungen

4 Patienten (2 Männer, 2 Frauen) (3%) mit isolierten Acetabulumfrakturen gaben Miktionsstörungen an. Alle Patienten hatten eine Fraktur der hinteren Wand erlitten, einmal in Kombination mit einer Fraktur des hinteren Pfeilers. Drei Patienten waren über einen Kocher-Langenbeck-Zugang versorgt worden, der vierte Patient war nicht-operativ versorgt worden. Ein Patient hatte als Zusatzverletzung eine Wirbelfraktur erlitten.

2. Erektile Dysfunktion (nur Männer betrachtet)

Fünf Patienten gaben eine erektile Dysfunktion bei der Nachuntersuchung an. Es handelte sich um zwei Patienten mit Frakturen der hinteren Wand und drei Patienten mit Zwei-Pfeiler-Frakturen. Vier Patienten waren über einen Kocher-Langenbeck-Zugang versorgt worden, der fünfte über einen erweiterten "Maryland"-Zugang. Zwei Patienten hatten als Zusatzverletzungen ein SHT und eine Wirbelfraktur erlitten.

3. Dyspareunie (nur Frauen)
Schmerzhafte Mißempfindungen während des Geschlechtsverkehrs wurden nach Acetabulumfrakturen nicht angegeben.

4.8.5 Analsphinkterstörungen
Eine 48-jährige Patientin mit Fraktur der hinteren Wand, über Kocher-Langenbeck-Zugang versorgt, gab Störungen der analen Sphinkterfunktion an. Ein begleitendes SHT oder eine Wirbelfraktur lagen nicht vor.

4.8.6 Hüftgelenksbeweglichkeit
Die Mehrzahl der Patienten (72%) hatten eine weitestgehend seitengleiche Hüftgelenksbeweglichkeit (> 80%ige Übereinstimmung). 60 Patienten wiesen seitengleiche Bewegungsausmaße auf, 43 Patienten hatten leichte Seitendifferenzen mit Unterschieden bis zu 20%. Bei 40 Patienten bestand ein deutlicher Seitenunterschied. In der folgenden Tabelle werden die Patienten nach Bewegungsausmaß, Acetabulumklassifikation und begleitender mittelgradiger bis schwerer Arthrose aufgelistet. Danach war nach Querfrakturen und T-Frakturen in 47% bzw. 60% mit deutlichen Bewegungseinschränkungen zu rechnen. Patienten mit deutlicher Bewegungseinschränkung zeigten einen höheren Anteil schwerer degenerativer Veränderungen (Abb. 49)

%ROM	HW	HPF	VW	VPF	Q	HW-HPF	Q-HW	T	VW-Hemi	Zwei-PF
> 80%	25	14	1	9	9	10	6	4	0	20
%	86,2%	82,4%	100%	75,0%	52,9	66,7%	75,0%	40,0%	0%	83,3%
Arthrose Grad 3+4	1	0	0	0	1	1	1	1	0	1
Anzahl OP Acet.	14	8	0	0	1	9	5	3	0	9
< 80%	4	3	0	3	8	5	2	6	1	4
%	13,8%	17,6%	0%	25,0%	47,1	33,3%	25,0%	60,0%	100%	16,7%
Arthrose Grad 3+4	0	0	0	0	3	2	0	2	1	3
Anzahl OP Acet.	4	2	0	2	6	5	2	6	0	4

Tab. 49: Acetabulumklassifikation vs. Beweglichkeitsdifferenz (nur Acetabulumfrakturen)

4.8.7 Merle d`Aubigné Score
85 Patienten (59%) wiesen seitengleiche Punktwerte bzw. Punktwertdifferenzen von maximal einem Punkt im Merle d`Aubigné Score auf. 60 Patienten hatten Seitendifferenzen von mehr als einem Punkt, davon 45 Patienten mit 2-3 Punkten und 15 mit mehr als drei Punkten. Bei den letztgenannten 15 Patienten handelte es sich um ausschließlich operativ versorgte Patienten, die folgende Ursachen für die schlechte Bewertung im Merle d´Aubigné Score (Schmerzen/Mobilität/Gehfähigkeit) hatten:

4.8 Nachuntersuchungsergebnisse nach isolierten Acetabulumfrakturen

- 32 Jahre, Zwei-Pfeiler-Fraktur, Hüftankylose (Brooker IV), schwere Arthrose und Hüftkopfnekrose nach Infekt, Merle d´Aubigné Score 3/1/3
- 24 Jahre, Fraktur der hinteren Wand, Merle d´Aubigné Score 3/5/6, mittelgradige Schmerzen
- 46 Jahre, Querfraktur, Bewegungseinschränkung, Brooker III, schwerer Nervenschaden, Merle d´Aubigné Score 3/3/4
- 50 Jahre, Querfraktur + Fraktur der hinteren Wand, Bewegungseinschränkung, Brooker III, Merle d´Aubigné Score 2/4/3
- 74 Jahre, Querfraktur, Infekt und Implantatlockerung, schwere Arthrose, Hüftkopfnekrose, Merle d´Aubigné Score 3/3/2
- 40 Jahre, Querfraktur + Fraktur der hinteren Wand, schwerer Nervenschaden, Merle d´Aubigné Score 3/4/5
- 49 Jahre, Fraktur hinterer Pfeiler, schwerer Nervenschaden, Merle d´Aubigné Score 4/4/4
- 26 Jahre, Fraktur hintere Wand, schwere Arthrose, Merle d´Aubigné Score 3/5/4
- 38 Jahre, T-Fraktur, Brooker III, schwere Arthrose, Hüftkopfnekrose, starke Bewegungseinschränkung, Merle d´Aubigné Score 2/5/3
- 29 Jahre, T-Fraktur, Brooker III, starke Bewegungseinschränkung, Merle d´Aubigné Score 5/3/6
- 22 Jahre, Querfraktur, starke Bewegungseinschränkung, schwere Arthrose, Merle d´Aubigné Score 3/4/6
- 35 Jahre, Querfraktur, mittlere Arthrose, Bewegungseinschränkung, Merle d´Aubigné Score 3/3/5
- 19 Jahre, T-Fraktur, schwere Arthrose, Merle d´Aubigné Score 3/5/6
- 48 Jahre, Fraktur hinterer Pfeiler + hintere Wand, schwerer Nervenschaden, Merle d´Aubigné Score 4/3/3
- 46 Jahre, Fraktur hinterer Pfeiler, starke Schmerzen, Merle d´Aubigné Score 3/4/7

Verantwortlich für diese schlechten Resultate waren demnach im wesentlichen schwere degenerative Veränderungen, Bewegungseinschränkungen durch heterotope Ossifikationen und begleitende Nervenschäden, die sowohl Schmerzen, Mobilität und Gehfähigkeit gleichermaßen beeinflußten.

Der durchschnittliche Merle d`Aubigné-Score betrug 15,7 Punkte (7-18 Punkte). 42 Patienten hatten eine uneingeschränkte Funktion (18 Punkte), 47 Patienten hatten ein gutes Ergebnis (16 - 17 Punkte), bei 39 lag ein zufriedenstellendes Ergebnis vor, die restlichen 14 Patienten zeigten deutliche Einschränkungen ($\leq$ 12 Punkte).

Die Korrelation zwischen Graduierung des Merle d´Aubigné Scores und der Acetabulum-Klassifikation ist im Anhang in Tabelle {III-4-1} dargestellt.

4.8.8 Beinlängendifferenz

Bei 133 Patienten (92%) bestanden seitengleiche Beinlängen bzw. nur Differenzen bis zu 1cm. 12 Patienten wiesen Unterschiede zwischen 1,5 und 4cm auf, bei zwei Patienten lagen Verletzungen der unteren Extremitäten vor, sechs hatten schwere degenerative Veränderungen des Hüftgelenkes.

4.8.9 Radiologisches Ergebnis

Bei einigen Patienten mit isolierten Acetabulumfrakturen lagen unvollständige radiologische Datensätze vor, so daß die Gesamtanzahl bewerteter Patienten variieren kann.

1. Ossifikationen Hüftgelenk

86 Patienten (59,3%) wiesen keine periartikulären Ossifikationen am Hüftgelenk auf. 39 Patienten hatten periartikuläre Ossifikationen der Hüftgelenke im Stadium I und II nach Brooker, 7 im Stadium III und 2 im Stadium IV.

In der Gruppe der nicht-operativ versorgten Patienten (n = 58) wiesen 51 Patienten keine, 6 Patienten Grad I und ein Patient Grad II Ossifikationen auf. In der Gruppe der operativ stabilisierten Patienten hatten 35 Patienten keine, 18 Grad I, 14 Grad II, 7 Grad III und zwei Grad IV heterotope Ossifikationen. Die verwendeten Zugänge in dieser Gruppe waren: 59x Kocher-Langenbeck, 7x ilioinguinal, 6x erweiterte Zugänge, 4x sonstige. Die Verteilung heterotoper Ossifikationen in Abhängigkeit vom gewählten Zugang zeigt Tabelle 50.

	Brooker 0	Brooker I	Brooker II	Brooker III	Brooker IV
Kocher-Langenbeck	26	16	11	4	2
ilioinguinal	5	0	2	0	0
erweiterter Zugang	2	1	0	3	0

Tab. 50: Heterotope Ossifikationen vs. Zugang

Im Anhang sind in den Tabellen {III-4-2 und III-4-3} die Korrelationen zwischen Acetabulumklassifikation und heterotopen Ossifikationen bzw. Merle d´Aubigné Score und heterotopen Ossifikationen dargestellt. Durch heterotope Ossifikationen wird das funktionelle Ergebnis, ausgedrückt durch den Merle d´Aubigné Score, reduziert ($p<0.005$).

2. Arthrosezeichen Hüftgelenk

83 Patienten (62,4%) wiesen radiologisch normale Hüftgelenke ohne Arthrosezeichen auf. 33 Patienten wiesen leichte, 9 mittelgradige und 8 schwere Arthrosezeichen auf. Die Patienten mit mittelgradigen und schweren arthrotischen Veränderungen des betroffenen Hüftgelenkes werden im folgenden einzeln analysiert. Zunächst werden die 9 Patienten mit mittelgradigen degenerativen Veränderungen aufgeführt:

- 32 Jahre, Fraktur hintere Wand, Kocher-Langenbeck-Zugang, anatomische Rekonstruktion, leichte Hüftschmerzen, Merle d´Aubigné Score 17
- 84 Jahre, Querfraktur + Fraktur hintere Wand, ilioinguinaler Zugang, 1-3mm Inkongruenz, keine Schmerzen, Merle d´Aubigné Score 18, Probleme mit der Gegenseite
- 63 Jahre, Fraktur hintere Wand + hinterer Pfeiler, Kocher-Langenbeck-Zugang, anatomische Rekonstruktion, mittelgradige Hüftschmerzen, Merle d´Aubigné Score 12
- 77 Jahre, Zwei-Pfeiler-Fraktur, nicht-operativ, Ø Schmerzen, Merle d´Aubigné Score 18
- 55 Jahre, Querfraktur, nicht operativ, leichte Hüftschmerzen, Merle d´Aubigné Score 18
- 54 Jahre, T-Fraktur, Kocher-Langenbeck-Zugang, 1-3mm Inkongruenz, starke Hüftschmerzen, Merle d´Aubigné Score 11
- 59 Jahre, Fraktur hintere Wand und hinterer Pfeiler, Kocher-Langenbeck-Zugang, anatomische Rekonstruktion, mittelgradige Hüftschmerzen, Hüftkopfnekrose, Brooker III, Merle d´Aubigné Score 13
- 66 Jahre, Zwei-Pfeiler-Fraktur, Maryland, anatomische Rekonstruktion, mittelgradige Hüftschmerzen, Brooker III, Merle d´Aubigné Score 13
- 49 Jahre, Querfraktur und Fraktur hintere Wand, nicht-operativ, leichte Hüftschmerzen, Merle d´Aubigné Score 15, Brooker II

Die 8 Patienten mit schweren Arthrosen wiesen folgende Charakteristika auf:

- 32 Jahre, Zwei-Pfeiler-Fraktur, Kocher-Langenbeck, >3mm Inkongruenz, Infekt, iatrogener Nervenschaden, Hüftankylose (Brooker IV), Merle d´Aubigné Score 7
- 20 Jahre, Zwei-Pfeiler-Fraktur, erweiterter iliofemoraler Zugang, anatomische Rekonstruktion, mittelgradige Hüftschmerzen, Merle d´Aubigné Score 15
- 13 Jahre, Querfraktur, nicht-operativ, leichte Schmerzen, Merle d´Aubigné Score 13
- 74 Jahre, Querfraktur, Kocher-Langenbeck-Zugang, anatomische Rekonstruktion, mittelgradige Hüftschmerzen, Merle d´Aubigné Score 8, Hüftkopfnekrose
- 26 Jahre, Fraktur hintere Wand, Kocher-Langenbeck-Zugang, anatomische Rekonstruktion, mittelgradige Hüftschmerzen, Hüftkopfnekrose, Merle d´Aubigné Score 12
- 22 Jahre, Querfraktur + Hüftkopffraktur, Maryland, anatomische Rekonstruktion, starke Hüftschmerzen, Merle d´Aubigné Score 13
- 39 Jahre, Fraktur hintere Wand und hinterer Pfeiler, Kocher-Langenbeck-Zugang, anatomische Rekonstruktion, starke Hüftschmerzen, Merle d´Aubigné Score 13
- 78 Jahre, Fraktur vordere Wand und hintere hemiquer Fraktur, nicht-operativ, mittelgradige Hüftschmerzen, Merle d´Aubigné Score 12

Die Korrelation zwischen Acetabulumklassifikation und posttraumatischem Arthrosestadium ist in Tabelle {III-4-4} im Anhang dargestellt.

3. Hüftkopfnekrose

Hüftkopfnekrosen wurden bei 12 Patienten diagnostiziert. Es handelte sich um 4 hintere Wand, 2 hintere Pfeiler, 1 vordere Pfeiler, 2 Quer-, 1 hintere Pfeiler+Wand, 1 T- und 2 Zwei-Pfeilerfrakturen. 10 dieser Patienten waren operativ stabilisiert worden. Es lagen 5 Hüftkopfnekrosen im Stadium I, je drei im Stadium II und III und eine im Stadium IV nach Ficat (5) vor.

4.8.10 Soziale Reintegration und Restitutio

1. Subjektive Zufriedenheit

Die subjektive Einschätzung des Gesamtzustandes nach der erlittenen Acetabulumfraktur wurde von 33 Patienten mit "sehr zufrieden" bewertet. 62 äußerten sich "zufrieden" und 30 "neutral". Eine "unzufriedene" oder "sehr unzufriedene" Einschätzung gaben 19 Patienten an. Insgesamt lag damit die allgemeine Einschätzung bei 87% der Patienten im neutralen oder positiven Bereich

2. Karnofsky-Index

Der Karnofsky-Index wurde als Maß für die allgemeine Leistungsfähigkeit und Selbständigkeit der Patienten herangezogen. Bei 31 Patienten (22,1%) wurden Werte von 100%, bei 50 Patienten 90%, bei 42 Patienten 80% und bei 8 Patienten 70% angegeben. Damit hatten 57,9% der Patienten Werte von über 80%, was keinen oder nur minimalen Einschränkungen entspricht. Schwerste Einschränkungen mit Werten unter 70% waren nur in Einzelfällen (n = 9) zu beobachten. Fünf dieser Patienten hatten mittlere bis starke Arthrosezeichen.

3. Berufliche Reintegration

90 Patienten (62,9%) hatten den gleichen Beruf wie vor dem Unfall auf oder hatten einen unauffälligen Ausbildungswerdegang, 35 Patienten (24,5%) waren arbeitsfähig, hatten aber eine unfallbedingte Umschulung hinter sich oder Einschränkungen im alten Beruf erlitten. 18 Patienten (12,6%) zeigten eine unfallbedingte Berufsunfähigkeit, Rente oder Arbeitslosigkeit

bzw. waren noch arbeitsunfähig. Somit wurden nach isolierten Acetabulumfrakturen 87,4% der Patienten wieder arbeitsfähig.

4. Sportliche Betätigung
Bei der Mehrzahl der Patienten (n = 62) blieb die sportliche Betätigung unverändert wie vor dem Unfall, 55 Patienten hatten leichte unfallbedingte Einschränkungen und 27 Patienten gaben unfallbedingte erhebliche Einschränkungen an.

5. Ausübung von Hobbies
Bei der Mehrzahl der Patienten (n = 91) blieben die Hobbies wie vor dem Unfall, 43 Patienten hatten leichte Veränderungen, 10 Patienten gaben deutliche Einschränkungen an. Somit hatten 93% keine wesentliche Einschränkung der Hobbies.

6. Veränderungen der sozialen Kontakte
Insgesamt gaben 129 Patienten (89,6%) an, daß sich ihr soziales Umfeld und die sozialen Kontakte durch den Unfall nicht verändert hatten. 15 Patienten gaben einen unfallbedingten Verlust sozialer Kontakte an, ohne sozial desintegriert zu sein.

4.8.11 Hüftprothesen
15 Patienten erhielten im Verlauf eine Hüftprothese und standen für die eigentliche Nachuntersuchung nicht zur Verfügung. Ihr Gesamtergebnis wird als "schlecht" gewertet. Es erfolgt daher eine gesonderte Analyse dieser Patienten:

- 28-jähriger Patient, Zwei-Pfeiler-Fraktur versorgt über Kocher-Langenbeck-Zugang, TEP nach 1,5 Jahren
- 37-jähriger Patient mit Querfraktur + Pipkin-Fraktur, versorgt über Triradiate-Zugang, postoperative Inkongruenz 1-3mm
- 66-jährige Patientin, Fraktur der hinteren Wand, versorgt über Kocher-Langenbeck-Zugang, postopera-tive Inkongruenz 1-3mm
- 55-jähriger Patient, Zwei-Pfeiler-Fraktur versorgt über Kocher-Langenbeck-Zugang, postoperative Inkongruenz 1-3mm
- 26-jähriger Patient, Fraktur der hinteren Wand, versorgt über Kocher-Langenbeck-Zugang, anatomische Rekonstruktion, schwere Arthrose
- 86-jähriger Patient, Zwei-Pfeiler-Fraktur, versorgt über Smith-Petersen-Zugang, anatomische Rekonstruktion
- 38-jähriger Patient, T-Fraktur, versorgt über Maryland-Zugang, anatomische Rekonstruktion, zwei intraartikuläre Schrauben
- 65-jähriger Patient, Fraktur der hinteren Wand mit Pipkin-Fraktur, anatomische Rekonstruktion, Arthrose und sekundäre Dislokation
- 71 Jahre, wenig dislozierte Querfraktur, Primär-TEP über antero-lateralen Zugang
- 85 Jahre, vorderer Pfeiler, Primär-TEP
- 65 Jahre, Zwei-Pfeiler-Fraktur versorgt über Kocher-Langenbeck-Zugang, schwerer Infekt und eine intraartikuläre Schraube, anatomische Rekonstruktion
- 34-jähriger Patient, Querfraktur + Fraktur der hinteren Wand, versorgt über Maryland-Zugang, anatomische Rekonstruktion, subchondrale lockere Schraube dorsal, die die oberste Knorpelschicht nicht durchsetzt, radiologisch Brooker II-III Verkalkungen sowie Arthrosezeichen des Acetabulums und V.a. HKN
- 47-jährige Patientin, T-Fraktur versorgt über Kocher-Langenbeck-Zugang, anatomische Rekonstruktion, radiologisch Brooker III Verkalkungen sowie schwerste Arthrosezeichen des Acetabulums, mäßige Schmerzen, deutlich eingeschränkte Hüftgelenksfunktion
- 58-jähriger Patient, Fraktur der hinteren Wand und des hinteren Pfeilers, nach 15 Tagen Acetabulumosteosynthese, im Rahmen der Mobilisation Refraktur, deshalb Verfahrenswechsel und TEP-Implantation
- 52-jähriger Patient, Querfraktur, Kocher-Langenbeck-Zugang, postoperative Inkongruenz 1-3mm, schwere Arthrose

4.9 Nachuntersuchungsergebnisse nach kombinierten Acetabulum- und Beckenringfrakturen

48 Patienten hatten Beckenringfrakturen kombiniert mit Acetabulumfrakturen erlitten. Es handelte sich um 10 A-, 19 B- und 19 C-Verletzungen. An Acetabulumfrakturen lagen 3 Frakturen der hinteren Wand, 7 Frakturen des hinteren Pfeilers, 12 Frakturen des vorderen Pfeilers, 5 Querfrakturen, 2 Frakturen des hinteren Pfeilers mit Fraktur der hinteren Wand, 3 Querfrakturen mit Fraktur der hinteren Wand, 6 T-Frakturen und 10 Zwei-Pfeiler-Frakturen vor. Da hier häufig eine Unterscheidung beckenringbedingter Störungen von acetabulumbedingten Störungen nicht möglich war, erfolgt eine zusammenfassende Wertung der wichtigsten Parameter des Nachuntersuchungsbogens getrennt nach A-, B- und C-Verletzungen ohne nähere Unterscheidung der begleitenden Acetabulumfraktur.

4.9.1 Schmerzen

Zur Analyse in diesem Kollektiv wurden nur die vom Untersucher, erhobenen Schmerzbewertungen analysiert. Danach gaben 31 Patienten (65%) bei der Nachuntersuchung an keine oder lediglich leichte Schmerzen zu haben. Im einzelnen gaben 8 Patienten (17%) keine Schmerzen an, 23 Patienten (48%) klagten über leichte und 14 Patienten (29%) über mittelgradige Schmerzen. 2 Patienten (4%) gaben starke Schmerzen an.

Schmerzen im Bereich des vorderen Beckenringes (transsymphysär und transpubisch) wurden nur von 4 Patienten (8%) angegeben. Am dorsalen Beckenring (Ilium-, Gluteal-, SI-Gelenks- und Sakrumschmerzen) lagen in 31 Fällen (65%) Schmerzen vor. Auf den Hüftbereich (Hüft- und Leistenschmerzen) entfielen 52% (n = 25).

In Abhängigkeit von der Beckenringklassifikation ergeben sich folgende Angaben (Tab. 51).

Schmerzen	A-Verletzung n = 10	B-Verletzung n = 19	C-Verletzung n = 19
keine	2	3	3
leicht	5	11	7
mittel	2	4	8
stark	1	0	1
vorderer Beckenring	1	1	2
Hüftbereich	6	8	11
hinterer Beckenring	7	11	13

Tab. 51: Schmerzen und Schmerzlokalisation vs. Becken-Klassifikation

4.9.2 Neurologische Störungen

Bei 14 Patienten (29%) lagen Nervenschäden vor. Es lagen 9 leichte, d.h. subjektiv nicht bemerkte Störungen, ein mittelgradiger und 4 schwere Nervenschäden vor (Einteilung siehe Anhang). In 10 Fällen wurden die Nervenschäden als Schäden mit peripherer Ischiadicussymptomatik näher klassifiziert. Insgesamt lag somit die Rate störender Nervenschäden bei 10%. In Abhängigkeit von der Beckenringklassifikation ergibt sich folgendes Bild (Tab. 52).

Neurologie	A-Verletzung n = 10	B-Verletzung n = 19	C-Verletzung n = 19
keine	7	15	12
leicht	1	3	5
mittel	1	0	0
stark	1	1	2

Tab. 52: Neurologie vs. Beckenringklassifikation

4.9.3 Urogenitale Störungen

88% der Patienten wiesen keinerlei urologische Langzeitstörungen auf. Urologische Störungen (Miktionsstörungen, erektile Dysfunktion) wurden von 6 Patienten (13%) angegeben. 4 Männer hatten C-Verletzungen erlitten und wiesen alle eine erektile Dysfunktion auf, zwei in Kombination mit einer Miktionsstörung. Zwei Frauen mit B-Verletzung hatten eine Miktionsstörung bzw. eine Dyspareunie.
Ein Patient mit C3-Verletzung des Beckens wies neben den urologischen Spätschäden eine anale Sphinkterinkontinenz auf.

4.9.4 Hüftgelenksbeweglichkeit und Merle d`Aubigné Score

34 Patienten (71%) hatten eine weitestgehend seitengleiche Hüftgelenksbeweglichkeit (< 20% Differenz). Im einzelnen wiesen 25 Patienten seitengleiche Bewegungsausmaße auf, 9 Patienten hatten leichte Seitendifferenzen mit Unterschieden bis zu 20%. Bei 13 Patienten bestand ein deutlicher Seitenunterschied.
32 Patienten (67%) wiesen seitengleiche Punktwerte bzw. Punktwertdifferenzen von maximal einem Punkt im Merle d`Aubigné Score auf. 16 Patienten hatten Seitendifferenzen von mehr als einem Punkt. Der durchschnittliche Merle d`Aubigné-Score betrug 15,6 Punkte (3-18 Punkte). 12 Patienten hatten eine uneingeschränkte Funktion (18 Punkte), 15 Patienten hatten ein gutes Ergebnis (16 - 17 Punkte), bei 11 Patienten lag ein zufriedenstellendes Ergebnis vor, die restlichen 10 Patienten zeigten deutliche Einschränkungen (≤ 12 Punkte).

4.9.5 Radiologisches Ergebnis

Bei 44 Patienten lagen vollständige radiologische Verläufe vor.

1. Fehlstellungen Beckenring
Bei 39 Patienten (89%) wurden keine Fehlstellungen bzw. Diastasen im Symphysenbereich beobachtet. Bei 5 Patienten lagen Diastasen bzw. Dislokationen von 3mm bis 14mm vor. 4 Patienten hatten eine C- und ein Patient eine B-Verletzung erlitten.
Zwei Patienten wiesen Fehlstellungen von 1mm und 6mm an den Scham- und Sitzbeinästen auf. Beide Patienten hatten transpubische Frakturen erlitten, die nicht-operativ behandelt wurden.
Zusammenfassend bestanden bei 7 Patienten (16%) Fehlstellungen im Bereich des vorderen Beckenringes (Symphysen- und Scham-/Sitzbeinbereich), davon in 5 Fällen (11,4%) unter 5mm und bei 2 Patienten > 5mm.
Bei 40 Patienten (90,9%) war der dorsale Beckenring anatomisch ausgeheilt. Bei 4 Patienten (1x B-, 3x C-Verletzung) lag dorsal eine Fehlstellung von 2 - 18mm vor. Bei allen Patienten war keine dorsale Beckenstabilisierung erfolgt.

2. Hüftgelenksveränderungen
20 Patienten (45,5%) wiesen periartikulären Ossifikationen am Hüftgelenk auf, davon 2 im Stadium IV nach Brooker. Diese beiden Patienten (Querfraktur und Querfraktur mit Fraktur der hinteren Wand) wurden über einen Maryland- bzw. Kocher-Langenbeck-Zugang versorgt.
18 Patienten (40,9%) wiesen radiologisch Arthrosezeichen der Hüftgelenke auf, davon 7 (15,9%) mit mittelgradigen und schweren arthrotischen Veränderungen. Die letztgenannten 7 Patienten hatten als Acetabulumfrakturen eine Fraktur des vorderen Pfeilers, eine Querfraktur, eine Fraktur des hinteren Pfeilers und der hinteren Wand, eine Querfraktur mit hinterer Wand, eine T-Fraktur und zwei Zwei-Pfeiler-Frakturen.
Schwere Hüftkopfnekrosen wurden bei 2 Patienten diagnostiziert. Diese beiden Patienten (Querfraktur mit Fraktur der hinteren Wand und Zwei-Pfeiler-Fraktur) wurden über einen ilioinguinalen bzw. Kocher-Langenbeck-Zugang versorgt.

4.9.6 Soziale Reintegration und Restitutio
Vollständige Angaben lagen für 47 Patienten vor.

1. Subjektive Zufriedenheit

Die subjektive Einschätzung des Gesamtzustandes nach der erlittenen Beckenfraktur wurde von 10 Patienten mit "sehr zufrieden" bewertet. 23 äußerten sich "zufrieden" und 8 "neutral". Eine "unzufriedene" oder "sehr unzufriedene" Einschätzung gaben 6 Patienten an. Insgesamt lag damit die allgemeine Einschätzung bei 87% der Patienten im neutralen oder positiven Bereich

2. Karnofsky-Index

Bei 7 Patienten (14,9%) wurden Werte von 100%, bei 17 Patienten 90%, bei 16 Patienten 80% und bei 4 Patienten 70% angegeben. Damit hatten 51% der Patienten Werte von über 80%, was keinen oder nur minimalen Einschränkungen entspricht. Schwerste Einschränkungen mit Werten unter 70% lagen bei 4 Patienten vor.

3. Berufliche Reintegration

26 Patienten übten den gleichen Beruf wie vor dem Unfall aus oder hatten einen unauffälligen Ausbildungswerdegang, 13 Patienten waren arbeitsfähig, hatten aber eine unfallbedingte Umschulung hinter sich oder Einschränkungen im alten Beruf erfahren. 7 Patienten waren unfallbedingt berufsunfähig, in Rente oder arbeitslos bzw. waren noch arbeitsunfähig. Somit wurden 84,8% der Patienten wieder arbeitsfähig.

4. Sportliche Betätigung

Bei der Mehrzahl der Patienten (n = 17) blieb die sportliche Betätigung unverändert wie vor dem Unfall, 16 Patienten hatten leichte unfallbedingte Einschränkungen und 14 Patienten gaben unfallbedingte erhebliche Einschränkungen an.

5. Ausübung von Hobbies

Bei der Mehrzahl der Patienten (n = 29) blieb die Möglichkeit die Hobbies wie vor dem Unfall auszuüben, 13 Patienten hatten leichte Einschränkungen, 4 Patienten gaben deutliche Einschränkungen an. Somit hatten 91,3% keine wesentliche Einschränkungen bei der Ausübung ihrer Hobbies.

6. Veränderungen der sozialen Kontakte

Insgesamt gaben 40 Patienten an, daß sich ihr soziales Umfeld und die sozialen Kontakte durch den Unfall nicht verändert hatten. 4 Patienten gaben einen unfallbedingten Verlust sozialer Kontakte an, ohne sich als sozial desintegriert zu bezeichnen. Zwei Patienten müssen als unfallbedingt sozial desintegriert gelten.

4.9.7 Beurteilung des "Outcome" kombinierter Beckenring- und Acetabulumfrakturen

Das folgende Kapitel stellt die zusammenfassende Wertung der Nachuntersuchungsergebnisse dar. Die folgende Tabelle 53 gibt eine Übersicht über die Punkteverteilung in den einzelnen Gruppen der Outcome-Beurteilung.

| | kombinierte Beckenring- und Acetabulumfrakturen ||||||||
| | Klinischer Score ||| Radiologischer Score ||| Restitutio |||
	A	B	C	A	B	C	A	B	C
4 Punkte	2	3	2						
3 Punkte	6	12	10	10	16	13	1	8	2
2 Punkte	0	2	1	0	1	2	5	4	10
1 Punkt	2	1	6	0	0	2	3	6	6

Tab. 53: "Outcome" Becken nach Beckenring- und Acetabulumfraktur (n=48)

4.9.7.1 Klinisches Gesamtergebnis nach kombinierten Beckenring- und Acetabulumfrakturen

Insgesamt war das klinische Gesamtergebnis nur bei 14,9% der Patienten (n = 7) sehr gut, bei 59,6% (n = 28) gut, bei 6,4% (n = 3) mittelgradig und bei 19,1% der Patienten (n = 9) als schlecht zu bezeichnen. Somit wiesen 74,5% der Patienten ein gutes oder sehr gutes Ergebnis auf. Die Abhängigkeit von der Beckenringklassifikation ist in der obigen Tabelle dokumentiert (Tab. 53).

> Zwei der 9 Patienten mit schlechtem Ergebnis hatten transpubische Frakturen (A-Verletzung) mit begleitender T-Fraktur bzw. Fraktur des vorderen Pfeilers erlitten. Bei beiden war das schlechte Ergebnis durch die Acetabulumfraktur, durch starke Schmerzen bzw. einen schweren Nervenschaden (T-Fraktur) bedingt. Ein Patient mit B3-Verletzung (SI-Gelenk, transsakrale Luxationsfraktur, Symphysensprengung) und Querfraktur des Acetabulums hatte ebenfalls einen schweren Nervenschaden auf der Seite der Acetabulumfraktur. Die übrigen 6 Patienten hatten C-Verletzungen (5x SI-Gelenksverletzung, 1x beidseite Sakrumfraktur) erlitten, davon 4 im Rahmen eines Polytraumas (PTS 31-70). Bei 4 Patienten war das schlechte Ergebnis durch begleitende urogenitale bzw. neurologische Spätschäden verursacht, bei den übrigen durch funktionelle Einschränkungen nach Entwicklung einer schweren Arthrose auf der Seite der Acetabulumfraktur.

4.9.7.2 Radiologisches Gesamtergebnis nach kombinierten Beckenring- und Acetabulumfrakturen

Bei 44 Patienten lagen vollständige Angaben zum radiologischen Verlauf vor. Insgesamt wiesen 39 Patienten (88,6%) zum Nachuntersuchungszeitpunkt ein anatomisches radiologisches Ergebnis auf, 3 Patienten wiesen als leicht bewertete Fehlstellungen auf (maximale posteriore Fehlstellung 5mm und/oder maximale Fehlstellung vorderer Beckenring Symphyse 6-10mm und/oder maximale Fehlstellung Scham-/Sitzbein 10-15mm). Bei zwei Patienten bestanden signifikante Fehlstellungen des vorderen bzw. hinteren Beckenringes. Die Abhängigkeit von der Beckenringklassifikation ist in der obigen Tabelle dokumentiert (Tab. 53).

7 Patienten hatten mittelgradige und schwere arthrotische Veränderungen der Hüftgelenke. Als Acetabulumfrakturen lagen eine Fraktur des vorderen Pfeilers, eine Querfraktur, eine Fraktur des hinteren Pfeilers und der hinteren Wand, eine Querfraktur mit hinterer Wand, eine T-Fraktur und zwei Zwei-Pfeiler-Frakturen vor. Fünf dieser Patienten waren operativ versorgt worden, bei 4 Patienten resultierte eine anatomische Rekonstruktion des Hüftgelenkes.

4.9.7.3 Restitutio ("soziale Reintegration") nach kombinierten Beckenring- und Acetabulumfrakturen

Unter Berücksichtigung aller Patienten war das "soziale" Gesamtergebnis bei 24,5% der Patienten (n = 11) sehr gut (3 Punkte), bei 42,2% (n = 19) mittelgradig und bei 33,3% (n = 15) schlecht. Die Abhängigkeit von der Beckenringklassifikation ist in Tabelle 53 dokumentiert.

4.9.7.4 "Outcome" Becken nach kombinierten Beckenring- und Acetabulumfrakturen

Um das "Gesamtergebnis" der Beckenverletzung einzuschätzen, wurden das radiologische und das klinische Ergebnis zu dem "Outcome" Becken zusammengefaßt. Für 43 Patienten lagen vollständige Daten sowohl für das klinische, als auch für das radiologische Ergebnis vor. Danach hatten 7 Patienten ein sehr gutes (7 Punkte) Ergebnis, 22 ein gutes (6 Punkte), 12 ein mäßiges (4-5 Punkte) und zwei Patienten ein schlechtes Ergebnis (2-3 Punkte). Insgesamt lagen somit bei 67,4% der Patienten gute bis sehr gute Endergebnisse vor. Die Abhängigkeit von der Beckenringklassifikation ist in der folgenden Tabelle dokumentiert (Tab. 54).

Bei den zwei Patienten mit schlechtem Ergebnis war dieses sowohl durch die instabile Beckenverletzung, als auch durch die begleitende Acetabulumfraktur bedingt. In je einem Fall stand das schlechte radiologische Ergebnis der Beckenringverletzung bzw. das schlechte klinische Ergebnis im Vordergrund. Keiner dieser Patienten hatte schwere Arthrosen des Hüftgelenkes.

	kombinierte Beckenring- und Acetabulumfrakturen "Outcome" Becken		
	A	B	C
7 Punkte	2	3	2
6 Punkte	6	9	7
5 Punkte	0	3	0
4 Punkte	2	1	6
3 Punkte	0	0	1
2 Punkt	0	0	1

Tab. 54: "Outcome" Becken nach Kombination von Becken- und Acetabulumfrakturen in Abhängigkeit von der Beckenringklassifikation

4.10 Nachuntersuchungsergebnisse nach beidseitigen Acetabulumfrakturen

21 Patienten hatten beidseitige Acetabulumfrakturen erlitten. Von diesen Patienten wurden 13 im Nachuntersuchungszeitraum 1991 bis 1992 behandelt. Für 10 Patienten (76,9%) lagen klinische und für 9 Patienten (69,2%) radiologische Nachuntersuchungsdaten vor. Aufgrund der geringen Anzahl und des uterschiedlichen Verletzungsmusters werden diese Patienten einzeln dargestellt.

4 Patienten wiesen C-Verletzungen des Beckens mit beidseitigen Acetabulumfrakturen auf:

- 44-jähriger Patient, Polytrauma (PTS = 53) mit Thoraxtrauma, Verletzungen der oberen und unteren Extremitäten, C3-Verletzung des Beckens mit SI-Sprengung links, Zwei-Pfeiler-Fraktur beidseits und linksseitiger Plexus-Läsion. Operative Stabilisierung des Beckens mit ventraler SI-Gelenksverplattung und Acetabulumosteosynthese links über ilioinguinalen Zugang mit anatomischer Beckenring- und Acetabulumrekonstruktion links. Nach 2 Jahren bestehen mittelgradige Schmerzen der linken Hüfte mit deutlicher (50% der Gegenseite) Hüftbewegungseinschränkung und entsprechend schlechtem Merle d´Aubigné Score (3/3/3) sowie fortbestehender Plexus lumbosacralis Läsion links. Radiologisch ist das Becken anatomisch, das linke Acetabulum weist eine starke Arthrose mit Ossifikationen Typ Brooker III und Zeichen einer Hüftkopfnekrose auf. Rechtsseitig findet sich radiologisch ein normales Acetabulum.
Klinischer Score: 2 Punkte
- 41-jähriger Patient, komplexes Beckentrauma mit pelviner Darmverletzung, Bauchtrauma, C3-Verletzung des Beckens mit SI-Sprengung rechts, Symphysensprengung, Zwei-Pfeiler-Fraktur rechts und Fraktur des vorderen Pfeilers links. Operative Stabilisierung des Beckens mittels Symphysenverplattung und Acetabulumosteosynthese rechts über Kocher-Langenbeck-Zugang mit anatomischer Beckenring- und Acetabulumrekonstruktion rechts. Nach 2 Jahren bestehen starke Leistenschmerzen beidseits mit deutlicher Hüftbewegungseinschränkung links, Merle d´Aubigné Score rechts (2/4/4), links (1/3/4) schwerem Nervenschaden rechts. Radiologisch weist das Becken eine dorsale Fehlstellung von 10mm auf (a.p.-Richtung), das linke Acetabulum weist eine leichte Arthrose mit Ossifikationen Typ Brooker III und beginnenden Zeichen einer Hüftkopfnekrose auf. Rechtsseitig findet sich radiologisch ein normales Acetabulum.
Klinischer Score: 1 Punkt
- 50-jähriger Patient mit Bauchtrauma, Wirbelsäulenverletzung und Verletzung der unteren Extremitäten sowie C3-Verletzung des Beckens mit SI-Sprengung links und Frakturen der vorderen Pfeiler beidseits und Ischiadicusläsion rechts (PTS = 31). Nicht-operative Therapie der Becken- und Acetabulumfrakturen. Nach 2 Jahren bestehen mittelgradige Gluteal- und SI-Gelenksschmerzen links sowie beidseits normalen Hüftbeweglichkeiten und einem Merle d´Aubigné Score beidseits von (3/6/4). Rechtsseitig besteht eine schwere Ischiadicusläsion. Radiologisch weist das Becken eine erhebliche dorsale Fehlstellung von 16mm in a.p.-Richtung und 12mm in craniocaudaler Richtung auf, die Hüftgelenke zeigen normale Strukturen.
Klinischer Score: 1 Punkt
- 20-jähriger Patient, Polytrauma (PTS = 40) mit Schädel-Hirn-Trauma, Thoraxtrauma, Bauchtrauma, Verletzungen der oberen und unteren Extremitäten, C3-Verletzung des Beckens mit transalarer Sakrumfraktur rechts, Frakturen von hinterer Wand und hinterem Pfeiler beidseits und oberer Schambeinastfraktur links. Nicht-operative Therapie der Becken- und Acetabulumfrakturen. Nach 2 Jahren bestehen mittelgradige Schmerzen beider Hüften bei seitengleicher Hüftbeweglichkeit und seitengleichem Merle d´Aubigné Score von (5/6/5). Radiologisch ist das Becken anatomisch, beide Hüften weisen leichte degenerative Veränderungen auf.
Klinischer Score: 2 Punkte

Zusammenfassend lagen nach C3-Verletzungen des Beckens mit beidseitigen Acetabulumfrakturen nur klinisch mäßige und schlechte Langzeitergebnisse vor.

4 Patienten wiesen beidseitige Acetabulumfrakturen mit B-Verletzungen des Beckens auf.

- 22-jährige Patientin, Polytrauma (PTS = 29) mit Schädel-Hirn-Trauma und Verletzungen der unteren Extremitäten, B-Verletzung des Beckens mit transforaminaler Sakrumkompressionsfraktur links, Fraktur des vorderen Pfeilers rechts und der hinteren Wand links sowie transpubische Frakturen beidseits. Nicht-operative Therapie der Becken- und Acetabulumfrakturen. Nach 2 Jahren bestehen leichte Schmerzen der linken Beckenhälfte ohne Bewegungseinschränkung der Hüften und entsprechendem Merle d´Aubigné Score

links (5/6/6), rechts (6/6/6). Die Patientin gibt urologischerseits eine Dyspareunie an. Radiologisch ist das Becken anatomisch, die Hüftgelenke unauffällig.
Klinischer Score: 2 Punkte
• 30-jähriger Patient, Polytrauma (PTS = 50) mit Thoraxtrauma, Bauchtrauma und Verletzungen der unteren Extremitäten, B-Verletzung des Beckens (Komplextrauma) mit SI-Sprengung rechts, Symphysensprengung, Querfrakturen und transpubischen Frakturen beidseits sowie pelviner Gefäßverletzung. Operative Stabilisierung des Beckens mittels supraacetabulärem Fixateur externe, nicht-operative Therapie der Acetabulumfrakturen mit anatomischer Beckenringrekonstruktion. Multi-Organ-Versagen und Pin-Infekt des Fixateur. Nach 2 Jahren bestehen leichte Leistenschmerzen links, die Hüftbeweglichkeit ist seitengleich uneingeschränkt, der Merle d´Aubigné Score beträgt 18 Punkte beidseits (6/6/6). Radiologisch ist das Becken anatomisch, beidseits finden sich normale Hüftgelenke.
Klinischer Score: 3 Punkte
• 24-jährige Patientin mit Verletzungen der oberen und unteren Extremitäten, B3-Verletzung des Beckens mit SI-Sprengung rechts, transalarer Sakrumkompressionsfraktur links, Symphysensprengung, transpubischen Frakturen und Frakturen der hinteren Wand beidseits. Operative Stabilisierung des Beckens mittels supraacetabulärem Fixateur externe, nicht-operative Therapie der Acetabulumfrakturen mit anatomischer dorsaler Beckenringrekonstruktion. Ventral besteht postoperativ eine Dislokation von < 1cm. Nach 2 Jahren besteht ein mittelgradiger tiefer Rücken- und Leistenschmerz links sowie eine leichte Hüftbewegungseinschränkung links mit entsprechendem Merle d´Aubigné Score (4/6/4). Weiterhin wird eine Miktionsstörung angegeben. Radiologisch ist das Becken dorsal anatomisch, es besteht eine Symphysendiastase von 7mm und eine craniocaudale Symphysenfehlstellung von 3mm, das linke Acetabulum weist eine leichte Arthrose auf, rechtsseitig findet sich radiologisch ein normales Acetabulum.
Klinischer Score: 2 Punkte
• 22-jähriger Patient, Polytrauma (PTS = 42) mit Thoraxtrauma, Bauchtrauma und Verletzungen der oberen und unteren Extremitäten, B-Verletzung des Beckens (Komplextrauma) mit SI-Sprengung links, , Querfrakturen beidseits und transpubischen Frakturen links. Nicht-operative Therapie des Beckens und Stabilisierung des rechten Acetabulums über Kocher-Langenbeck-Zugang mit postoperativer Acetabuluminkongruenz von 1-3mm. Ein klinisches Verlaufsergebnis fehlt. Radiologisch ist das Becken anatomisch, die Hüftgelenke sind seitengleich unauffällig.

B-Verletzungen des Beckens in Kombination mit beidseitigen Acetabulumfrakturen scheinen im Vergleich zu den C-Verletzungen klinisch ein etwas besseres Ergebnis zu erreichen.
3 Patienten wiesen isolierte beidseitige Acetabulumfrakturen auf.

• 24-jähriger Patient, komplexes Beckentrauma mit Zwei-Pfeilerfraktur rechts und Fraktur des vorderen Pfeilers links bei offener perianaler Beckenverletzung. Nicht-operative Therapie der Acetabulumfrakturen. Nach 2 Jahren bestehen leichte Leistenschmerzen beidseits ohne Hüftbewegungseinschränkung und einem beidseitigen Merle d´Aubigné Score von 17 Punkten (5/6/6). Radiologisch finden sich beidseits normale Hüftgelenke.
Klinischer Score: 3 Punkte
• 27-jähriger Patient, (PTS = 27), mit Thoraxtrauma, Verletzungen der oberen und unteren Extremitäten und T-Frakturen beidseits. Operative Stabilisierung der Acetabulumfrakturen über Kocher-Langenbeck-Zugang mit postoperativer Acetabuluminkongruenz rechts von 1-3mm und anatomischer Rekonstruktion links. Nach 2 Jahren bestehen starke Hüftschmerzen beidseits mit deutlicher Hüftbewegungseinschränkung rechts und einem Merle d´Aubigné Score von 11 bzw. 13 Punkten. Eine radiologische Verlaufskontrolle fehlt.
Klinischer Score: 1 Punkt
• 24-jährige Patientin mit Querfraktur und Fraktur der hinteren Wand rechts sowie unverschobener Querfraktur links. Operative Stabilisierung des rechten Acetabulums über Kocher-Langenbeck-Zugang und anatomische Gelenkrekonstruktion. Nach 2 Jahren bestehen keinerlei Schmerzen, die Mobilität ist bedingt durch die rechte Hüfte leicht eingeschränkt (Merle d´Aubigné Score (6/4/5). Eine radiologische Verlaufskontrolle fehlt.
Klinischer Score: 3 Punkte

4.11 Behandlung und "Outcome" von Patienten mit isoliert posterioren Beckenringverletzungen

Bei insgesamt 22 Patienten war ausschließlich eine posteriore Beckenringverletzung dokumentiert worden. Sakrumquerfrakturen, Steißbeinfrakturen und Iliumrandfrakturen blieben hierbei unberücksichtigt Von diesen Patienten wurden 11 im Nachuntersuchungszeitraum 1991 bis 1992 behandelt. Für 6 Patienten lagen klinische und für 5 radiologische Verlaufskontrollen vor. Im Folgenden werden für die nachuntersuchten Patienten die Behandlung und das Langzeitergebnis, sofern vorhanden, genauer analysiert:

- 22-jähriger Patient mit Wirbelfraktur und transalarer Sakrumfraktur links. Diagnostik mit Beckenübersicht und 2D-CT und Klassifikation als A-Verletzung. Nicht-operative Therapie und Mobilisation innerhalb von 3 Tagen. Nach 2 Jahren besteht ein leichter tiefer Rückenschmerz und eine erektile Dysfunktion bei sonst unauffälligem klinischem Ergebnis, eine radiologische Verlaufskontrolle lag nicht vor.
Klinischer Score: 2 Punkte

In diesem Fall lag möglicherweise eine Übergangsform der begleitenden Wirbelsäulenverletzung vor. Diese war jedoch nicht näher beschrieben, so daß ein Zusammenhang nur vermutet werden kann.

Bei 3 Patienten wurden B-Verletzungen beschrieben:

- 17-jährige Patientin nach PKW-Unfall mit transforaminaler Sakrumfraktur beidseits und Cauda-Syndrom beidseits. Es wird eine Sakrumdekompression bei Spinalkanaleinengung in Höhe S1 durchgeführt. Postoperativ sind die vorhandenen Ausfälle deutlich rückläufig. Nach 2 Jahren bestehen starke dorsale Beckenschmerzen bei noch vorhandenen Nervenfunktionsstörungen. Eine radiologische Verlaufskontrolle findet sich nicht.
Klinischer Score: 1 Punkt
- 21-jährige Patientin nach PKW-Unfall mit transforaminaler Sakrumfraktur beidseits, Schädel-Hirn-Trauma und Verletzungen der unteren Extremitäten. Nicht-operative Therapie der Beckenfrakturen. Nach 2 Jahren bestehen starke dorsale Beckenschmerzen bei anatomisch ausgeheiltem Beckenring.
Klinischer Score: 1 Punkt
- 44-jährige Patientin mit Schädel-Hirn-Trauma, Thoraxtrauma, Verletzungen der oberen und unteren Extremitäten, transalarer Sakrumfraktur links und Iliumtrümmerfraktur links (PTS = 29). Nicht-operative Therapie der Beckenfrakturen. Nach 2 Jahren ist die Patientin vollständig beschwerdefrei bei anatomisch ausgeheiltem Beckenring.
Klinischer Score: 4 Punkte

Zwei Patienten wiesen C-Verletzungen des Beckens mit alleiniger dorsaler Beckenverletzung auf:

- 28-jähriger Patient nach Verschüttung mit Verletzungen der unteren Extremitäten, SI-Gelenks-Sprengung links und transforaminaler Sakrumfraktur rechts. Dorsale Beckenringstabilisierung mit Sakralstäben und anatomische Rekonstruktion des Beckenringes. Nach zwei Jahren bestehen leichte linksseitige Beckenschmerzen bei sonst unauffälligem klinischen Befund. Radiologisch zeigt sich ein anatomisch ausgeheilter Beckenring.
Klinischer Score: 3 Punkte
- 31-jähriger Patient, Polytrauma (PTS = 43) nach Motorradunfall mit Thoraxtrauma, Bauchtrauma, Verletzungen der unteren Extremitäten und transiliakaler Luxationsfraktur rechts. Nicht-operative Therapie der Beckenfraktur. Nach 2 Jahren bestehen leichte dorsale Beckenschmerzen bei sonst unauffälligem klinischen und radiologischen Befund.
Klinischer Score: 3 Punkte

4.12 Behandlung und Outcome von Patienten mit C-Verletzungen und ausschließlicher Behandlung mit Fixateur externe

Bei insgesamt 13 Patienten wurde zwischen 1991 und 1992 eine Typ C Verletzung des Beckens ausschließlich mit Fixateur externe behandelt. Von diesen Patienten lagen 8 vollständige klinische und radiologische Verlaufskontrollen vor. Im Folgenden wird für diese 8 Patienten die Behandlung und das Langzeitergebnis genauer analysiert:

• 33-jähriger Patient, Polytrauma (PTS = 42) mit Schädel-Hirn-Trauma, Thoraxtrauma, Bauchtrauma, Verletzungen der unteren Extremitäten, Wirbelfraktur, SI-Sprengung rechts und Symphysensprengung. Anlage eines supraacetabulären Fixateur externe (Modell Kiel) nach über 14 Tagen. Es verbleibt eine Fehlstellung ventral und dorsal von > 1cm. Nach 2 Jahren klinisch unauffälliger Befund. Radiologisch besteht eine leichte dorsale Fehlstellung des Beckenringes von 3mm in craniocaudaler Richtung und eine Symphysendiastase von 7mm.
Klinischer Score: 4 Punkte, Radiologischer Score: 2 Punkte

• 39-jährige Patientin mit stumpfem Bauchtrauma, transforaminaler Sakrumfraktur rechts und überlappender Symphysensprengung. Primäre Anlage eines supraacetabulären Fixateur externe (Modell Kiel). Es verbleibt eine Fehlstellung ventral und dorsal von ≤ 1cm. Nach 2 Jahren klinisch unauffälliger Befund. Radiologisch besteht eine erhebliche dorsale Fehlstellung des Beckenringes von 17mm in craniocaudaler und 8mm in antero-posteriorer Richtung sowie eine Fehlstellung der Symphyse von 5mm in craniocaudaler Richtung.
Klinischer Score: 4 Punkte, Radiologischer Score: 1 Punkt

• 33-jähriger Patient mit Thoraxtrauma, transsakraler Luxationsfraktur links, Symphysensprengung, transpubischer Fraktur rechts, Acetabulumquerfraktur rechts und Urethraruptur. Anlage eines supraacetabulären Fixateur externe nach 8-14 Tagen und anatomische Beckenringrekonstruktion. Nach 2 Jahren bestehen mittelgradige Schmerzen im Bereich des linken SI-Gelenkes und ein tiefer Rückenschmerz. Radiologisch ist der Beckenring anatomisch ausgeheilt.
Klinischer Score: 2 Punkte, Radiologischer Score: 3 Punkte

• 48-jähriger Patient mit Verletzungen der unteren Extremitäten, transalarer Sakrumfraktur links, transpubischer Fraktur rechts und Zwei-Pfeiler-Fraktur links. Osteosynthese linkes Acetabulum und Anlage eines supraacetabulären Fixateur externe nach 3-7 Tagen und anatomische Beckenringrekonstruktion sowie leichte Fehlstellung des Acetabulums. Nach 2 Jahren bestehen mittelgradige Schmerzen im Bereich der linken Hüfte bei radiologisch leichter Arthrose. Der Beckenring weist eine dorsale Fehlstellung von 14mm dorsal in craniocaudaler und 18mm in a.p.-Richtung auf.
Klinischer Score: 2 Punkte, Radiologischer Score: 1 Punkt

• 38-jähriger Patient, Polytrauma (PTS = 57) mit Schädel-Hirn-Trauma, Thoraxtrauma, Verletzungen der oberen und unteren Extremitäten, komplexem Beckentrauma mit transforaminaler Sakrumfraktur links, SI-Sprengung links, transpubischen Frakturen beidseits, Symphysensprengung und Plexus lumbosacralis Läsion. Primäre Anlage eines supraacetabulären Fixateur externe und anatomische Beckenringrekonstruktion. Nach 2 Jahren bestehen mittelgradige dorsale Beckenschmerzen und ein verbliebener mittelgradiger Nervenschaden. Der Beckenring ist radiologisch anatomisch ausgeheilt.
Klinischer Score: 2 Punkte, Radiologischer Score: 3 Punkte

• 55-jähriger Patient, Polytrauma (PTS = 55) mit Schädel-Hirn-Trauma, Thoraxtrauma, Verletzungen der unteren Extremitäten, komplexem Beckentrauma mit transsakraler Luxationsfraktur links, Acetabulumquerfraktur rechts, transpubischen Frakturen beidseits, pelviner Gefäßläsion mit ausgedehntem retroperitonealen Hämatom. Primäre Anlage eines supraacetabulären Fixateur externe. Es verbleibt eine Fehlstllung ventral und dorsal von ≤ 1cm. Nach 2 Jahren bestehen starke dorsale Beckenschmerzen. Der Beckenring ist radiologisch anatomisch ausgeheilt.
Klinischer Score: 1 Punkt, Radiologischer Score: 3 Punkte

• 21-jährige Patientin mit Schädel-Hirn-Trauma, Verletzungen der oberen Extremitäten, Iliumfraktur links und transpubischer Fraktur beidseits. Anlage eines supraacetabulären Fixateur externe nach 3-7 Tagen mit anatomischer Beckenringrekonstruktion. Nach 2 Jahren besteht vollständige Beschwerdefreiheit bei radiologisch anatomischem Beckenring.
Klinischer Score: 4 Punkte, Radiologischer Score: 3 Punkte

• 26-jährige Patientin, Polytrauma (PTS = 54) mit Thoraxtrauma, Bauchtrauma Verletzungen der unteren Extremitäten, transiliakaler Luxationsfraktur rechts, transalarer Sakrumfraktur rechts und transpubischer Fraktur rechts. Anlage eines supraacetabulären Fixateur externe nach über 14 Tagen. Es verbleibt eine Fehlstellung ventral und dorsal von ≤ 1cm. Nach 2 Jahren bestehen leichte Hüftschmerzen links und ein leichter Nervenschaden. Der Beckenring weist eine dorsale Fehlstellung von 10mm in craniocaudaler und 20mm in a.p.-Richtung auf.
Klinischer Score: 3 Punkte, Radiologischer Score: 1 Punkt

4.12 Behandlung und „Outcome" von Patienten mit isoliert posterioren Beckenringverletzungen   141

Zusammenfassend lagen bei drei der Patienten posteriore Fehlstellungen bis 10mm, bei einem Patienten über 1cm und bei 4 Patienten anatomische Ausheilungen vor. Trotzdem wiesen zwei Patienten nach anatomischer Heilung schlechte (1 Punkt) klinische Ergebnisse auf, während drei Patienten mit Fehlstellungen ein gutes bis sehr gutes (3, 4 Punkte) klinisches Resultat zeigten.

5. Übersicht der Nachuntersuchungsergebnisse

Die bisher durchgeführten Auswertungen bestätigen, daß es sich bei Patienten nach Beckenfrakturen um ein sehr inhomogenes Krankengut handelt. Die Verletzungsschwere innerhalb des Beckenrings umfaßt ein weites Spektrum an, das von unverschobenen Schambeinastfrakturen bis zu kompletten Zerreißungen und Zertrümmerungen aller stabilisierenden Strukturen des Beckens, zusammen mit ausgedehnten pelvinen Begleitverletzungen reicht. Auch das Spektrum der extrapelvinen Begleitverletzungen ist außerordentlich breit. Es ist daher schwer, klare prognostische Aussagen zu treffen, da trotz der hohen Anzahl der in der Studie vorliegenden Fälle die individuellen Unterschiede hoch sind und somit statistisch valide Vergleiche von Patienten mit einem hohen Übereinstimmungsgrad aufgrund der vielfach letztendlich doch zu kleinen Stichprobenumfänge scheitern.

Um dennoch klare Trends herausarbeiten zu können, werden in den folgenden Kapiteln nur noch einzelne, für die allgemeine Betrachtung wichtige Parameter herausgegriffen und in Übersichten zusammengestellt. Diese Darstellungen müssen natürlich an Detailgenauigkeit verlieren, für die Einzelanalyse wird auf die entsprechenden vorangegangen Kapitel inkl. der Übersichtstabellen im Anhang verwiesen.

5.1 Schmerzen

Zur Untersuchung der Ursachen für Schmerzen wird zunächst die Abhängigkeit von der Beckenklassifikation untersucht (Abb. 31 - 33). Zur besseren Trennung werden jetzt nur noch die Patienten ohne bzw. nur mit leichten Schmerzangaben, den Patienten mit starken bzw. mittelgradigen Schmerzangaben gegenübergestellt. Die Klassifikation erfolgt zunächst einmal in die Patientengruppen *ohne begleitenden Weichteilschaden*, die Patientengruppe nach *komplexen Beckentraumen* sowie die Patientengruppe, deren *Beckenfraktur mit einer Acetabulumfraktur* kombiniert war und hier vergleichsweise noch die Patienten mit den *isolierten Acetabulumfrakturen*.

Es lassen sich hierbei schon deutliche Unterschiede feststellen. Sowohl das Vorliegen eines Komplextraumas, aber auch die begleitende Acetabulumfraktur verschlechtert die Prognose deutlich, wobei auch innerhalb der Gruppen mit zunehmender Instabilität der Verletzung eine höhere Rate an Schmerzangaben zu beobachten ist. Es lassen sich somit folgende Kernaussagen treffen:

Stabile Beckenverletzung vom Typ A führen in einem geringen Grad (13%) zu bleibenden Schmerzen, eine zusätzliche Organverletzung im Sinne eines Weichteilschadens hat im vorliegenden Krankengut keinen negativen Einfluß. Anders dagegen eine vorliegende Acetabulumfraktur, die die Rate der relevanten Schmerzen auf 30% ansteigen läßt.

Bei Verletzungen des Typs B ist in 21% mit relevanten Schmerzen zu rechnen, das zusätzliche Komplextrauma erhöht diese Rate auf 42%, während im vorliegenden Krankengut eine begleitende Acetabulumfraktur keinen Einfluß hatte (22% mittlere und starke Schmerzen).

Bei den Verletzungen des Typ C ist in 30% mit relevanten Schmerzen zu rechnen, ein zusätzliches Komplextrauma erhöht diese Rate auf 37%, die Kombination C-Verletzung mit Acetabulumfraktur sogar auf 47%.

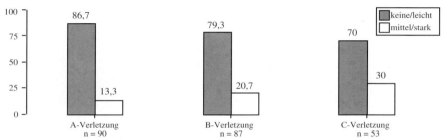

Abb. 31: Prozentuale Verteilung der Schmerzangaben bei isolierten Beckenringverletzungen

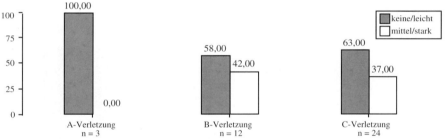

Abb. 32: Prozentuale Verteilung der Schmerzangaben bei Komplextrauma und Beckenringverletzungen

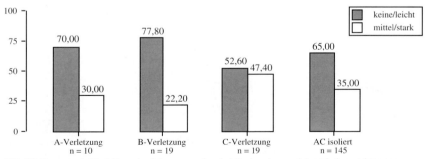

Abb. 33: Prozentuale Verteilung der Schmerzangaben bei Beckenring- und Acetabulumverletzungen

5.2 Neurologische Spätschäden

Hier wird der Einfluß der Klassifikation auf das Auftreten von neurologischen Störungen untersucht (Abb. 34 - 36). Dabei wurden nur als mittelgradig bis schwer eingestufte Nervenschäden betrachtet. Es ist klar erkennbar, daß die Rate der neurologischen Spätschäden bei den Beckenringverletzungen im wesentlichen vom Instabilitätsgrad des Beckens abhängt. Eine zusätzlich vorhandene Acetabulumfraktur führt insbesondere bei den Verletzungen des Typs A zu einer höheren Rate von Nervenschäden, während bei den Verletzungen des Typs B und C dieser Einfluß nicht nachweisbar ist. Zu berücksichtigen ist jedoch der nur geringe Stichprobenumfang.

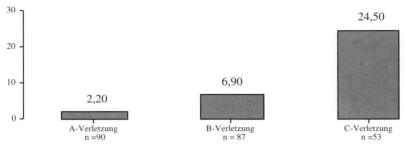

Abb. 34: Prozentuale Verteilung von mittelgradig bis schweren Nervenschäden bei isolierten Beckenringverletzungen

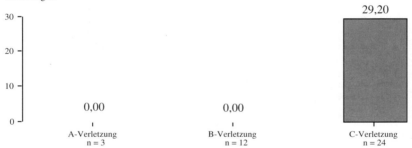

Abb. 35: Prozentuale Verteilung von mittelgradig bis schweren Nervenschäden bei Komplextrauma und Beckenringverletzungen

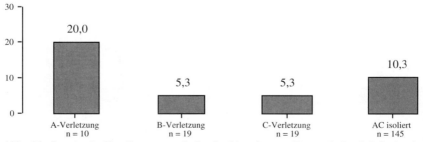

Abb. 36: Prozentuale Verteilung von mittelgradig bis schweren Nervenschäden bei Beckenring- und Acetabulum-verletzungen

5.3 Urologische Spätfolgen

Auch ohne Vorliegen einer primären Urogenitalverletzung waren in 8-14% urologische Langzeitfolgen zu beobachten, d.h. hier muß der Einfluß von primär unerkannten Verletzungen wie z.B. lokalen Nervenschäden oder lokalen Gefäßschäden diskutiert werden. Auch sonst liegt ein Zusammenhang mit dem Instabilitätsgrad des Beckens vor und naturgemäß hat die primäre urogenitale Verletzung eine schlechtere Prognose (Abb. 37-39). Bei Vorliegen einer primären urologischen Verletzung (Blasen-, Urethraruptur) steigt die Rate urologischer Langzeitfolgen auf 36%.

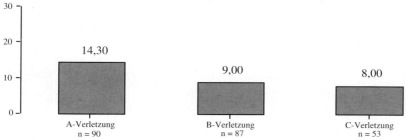

Abb. 37: Prozentuale Verteilung von urologischen Spätschäden bei isolierten Beckenringverletzungen

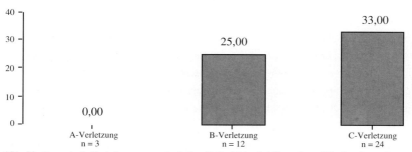

Abb. 38: Prozentuale Verteilung von urologischen Spätschäden bei "komplexen" Beckenringverletzungen

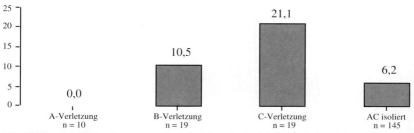

Abb. 39: Prozentuale Verteilung von urologischen Spätschäden bei Beckenring- und Acetabulumverletzungen

Es lassen sich somit folgende Kernsätze aufstellen:

- urologische Langzeitfolgen treten in 11,7% nach Becken- und Acetabulumfrakturen auf
- ohne urologische Begleitverletzung ist in 8-14% der Fälle mit urologischen Langzeitfolgen zu rechnen
- nach primären Urogenitalerletzungen ist in 36% mit urologischen Langzeitfolgen zu rechnen
- beim Vorliegen eines komplexen Beckentraumas erhöht sich diese Rate in Abhängigkeit vom Instabilitätsgrad auf 25% bis 33%.
- liegt eine instabile Beckenringfraktur in Kombination mit einer Acetabulumfraktur vor, ist in 11% bzw. 21% mit urologischen Langzeitfolgen zu rechnen

5.4 Klinisches Gesamtergebnis

Die zusammenfassende Beurteilung des klinischen Gesamtergebnisses zeigte deutliche Unterschiede in den einzelnen Klassifikationsgruppen. Während ein sehr gutes Ergebnis nach 46% der A-Verletzungen erreicht wurde, lag diese Rate nach Komplextraumen lediglich bei 16%. Umgekehrt verhält sich die Verteilung der schlechten Ergebnisse: 32,3% der Patienten nach Komplextrauma wurden als schlecht beurteilt, erstaunlicherweise aber auch 6,7% nach Verletzungen des Typs A (Abb. 40). Eine detaillierte Übersicht bietet Tabelle {III-4-5} im Anhang.

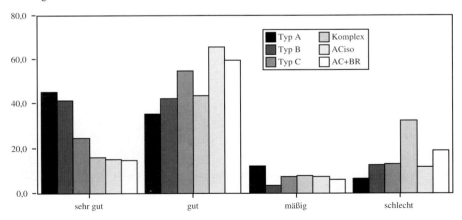

Abb. 40: Klinisches Gesamtergebnis vs. Klassifikationsgruppen

5.5 Radiologisches Gesamtergebnis

Bei der Beurteilung des radiologischen Gesamtergebnisses ist zu berücksichtigen, daß bei 67 Patienten auf eine Röntgenkontrolle verzichtet wurde oder auf Wunsch des Patienten verzichtet werden mußte bzw. nicht alle vorgesehenen Aufnahmen erstellt wurden. Bei 61,2% dieser Fälle handelte es sich um Verletzungen des Typs A. Die für diese Klassifikationsgruppe vorliegenden 66 Kontrollröntgenaufnahmen zeigten, daß das radiologische Ergebnis in allen Fällen als anatomisch beurteilt wurde. Anzunehmen ist, daß bei einem Großteil dieser Fälle aufgrund von absoluter Beschwerdefreiheit auf die radiologische Kontrolle verzichtet wurde.

Nach Verletzungen des Typs B wurden in 90,1% nach Verletzungen des Typs C immerhin noch in 71,2% anatomische Rekonstruktionen des Beckenringes erreicht. Die Rate der schlechten Ergebnisse lag nach C-Verletzungen bei 19,2%, nach B-Verletzungen bei 2,5% (Abb. 41). Eine detaillierte Übersicht bietet Tabelle {III-4-6} im Anhang.

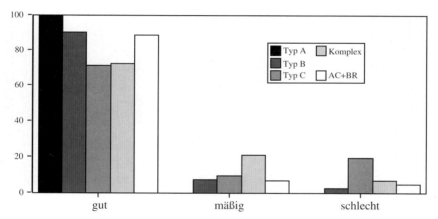

Abb. 41: Radiologisches Gesamtergebnis vs. Klassifikationsgruppen

5.6 Restitutio („soziale" Reintegration)

Im Vergleich zum klinischen und radiologischen Ergebnis lagen hier die unfallbedingten Einschränkungen deutlich höher. Eine nach dem Unfall unveränderte Lebensführung gaben lediglich 49,4% der Patienten nach A-Verletzungen, 50,0% nach B-Verletzungen und 26,4% nach Typ C-Verletzungen und 21% nach Komplextraumen an. Erhebliche Einschränkungen wurden von 51,6% der Patienten nach Komplextraumen, 50,9% nach Typ C-Verletzungen und erstaunlicherweise 31,0% nach Typ A-Verletzungen angegeben. Nach den Verletzungen des Typs B lag diese Rate bei 28,4% (Abb. 42). Eine detaillierte Übersicht zeigt Tabelle {III-4-7} im Anhang.

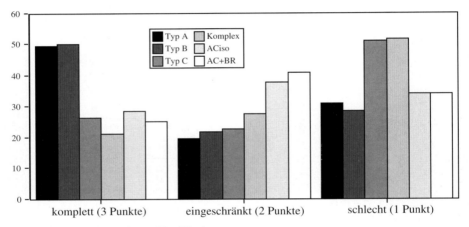

Abb. 42: Soziale Reintegration vs. Klassifikation

5.7 „Outcome" Becken

Um das "Gesamtergebnis" der Beckenverletzung einzuschätzen, wurden das radiologische und das klinische Ergebnis zu dem "Outcome" Becken zusammengefaßt. Es zeigen sich hier deutliche Unterschiede zwischen den einzelnen Klassifikationsgruppen. Während die Rate der sehr guten Ergebnisse nach Verletzungen des Typs A 46,4% ausmacht, liegt sie nach Komplextrauma bei 14%. Schlechte Bewertungen wurden nach Verletzungen des Typs A und B nicht beobachtet. Diese Rate lag nach den Typ C-Verletzungen bei 7,7%, nach Komplextraumen bei 10,5 % (Abb. 43). Eine detaillierte Übersicht bietet Tabelle {III-4-8} im Anhang.

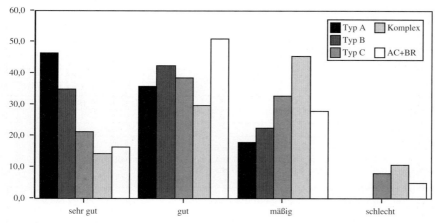

Abb. 43: 'Outcome' Becken vs. Klassifikation

5.8. Welche Frakturen haben einen Einfluß auf das Ergebnis?

Da wie schon angesprochen individuelle Unterschiede zwischen den Patienten erheblich sind, wurde versucht den Einfluß einzelner Parameter auf wichtige Kenngrößen der Nachuntersuchung darzustellen. Es lassen sich hiermit gewisse Trends herausarbeiten, wobei natürlich bei der Interpretation zu beachten ist, daß innerhalb des Patientenkollektivs für den Einzelparameter eine Vielzahl von verschiedenen Patienten subsumiert ist. Im folgenden werden nur Patienten mit isolierten Beckenringfrakturen betrachtet (n = 269).

In den folgenden Tabellen 55 - 59 werden verschiedene Faktoren bzw. mögliche Einflußgrößen einzelnen Beurteilungskriterien für das Langzeitergebnis gegenübergestellt. Dabei sind in der linken Spalte die Einflußgrößen dargestellt und in den rechten beiden Spalten die Beurteilungskriterien. Die jeweilige Prozentzahl in den rechten Spalten bezieht sich auf die Häufigkeit der jeweiligen Einflußgröße.

5.8.1 Welche Faktoren sind prädisponierend für starke Schmerzen ?

Bei 10 Patienten wurden bei der Nachuntersuchung starke Schmerzen im Beckenbereich angegeben, drei dieser Patienten hatten ein Komplextrauma des Beckens erlitten. Diese 10 Patienten mit starken Schmerzen werden den 116 Patienten ohne Schmerzen gegenübergestellt (Tab. 55).

	keine Schmerzen (n = 116)	starke Schmerzen (n = 10)
mehrfachverletzt	33,6%	80%
Ø PTS	18,0 Pkt (3 - 53)	24,1 Pkt (9 - 46)
Komplextrauma	9,5%	30%
Intensivdauer > 14 Tage	10,3%	40%
SI-Gelenks-Verletzung	23,3%	50%
Sakrumfraktur	24,1%	40%
A-Verletzungen	46,6%	10%
B-Verletzungen	34,5%	60%
C-Verletzungen	18,9%	30%
Verletzung dorsaler Beckenring	46,6%	90%
starke Schmerzen ventral		0%
starke Schmerzen dorsal		70%
starke Schmerzen ventral + dorsal		30%
neurologische Spätfolgen	4,3%	60%
urologische Spätfolgen	4,3%	50%
Fehlstellung > 5mm dorsal	3,4%	10%

Tab. 55: Einflußgrößen für Parameter "starke Schmerzen"
Die folgende Tabelle 55 vergleicht die 10 Patienten mit starken Schmerzen mit den 128 Patienten ohne Schmerzen nach Beckenringverletzung anhand der möglichen Einflußgrößen.

Patienten mit starken Schmerzen waren in der Regel schwerer verletzt, wiesen einen höheren Anteil instabiler Beckenringverletzungen sowie pelviner Begleitverletzungen auf und hatten eine deutlich höhere Rate von neurologischen und urogenitalen Spätschäden.

5.8.2 Welche Faktoren sind prädisponierend für neurologische Störungen?

Es wurden nur Patienten mit isolierten Beckenringverletzungen und Komplextraumata mit Beckenringläsionen berücksichtigt, um acetabulumbedingte Nervenschäden auszuschließen. Bei 10 Patienten wurden als erheblich eingeschätzte neurologische Spätschäden im Beckenbereich angegeben. 8 dieser Patienten waren primär mehrfachverletzt, davon 3 polytraumatisiert mit einer über 14-tägigen Intensiv-behandlung. Der durchschnittliche PTS betrug 20,4 Punkte (9 - 54 Punkte). Bei 3 Patienten lag ein komplexes Beckentrauma vor. 7 Patienten hatten SI-Gelenksverletzungen und je ein Patient eine Sakrumfraktur bzw. Iliumfraktur erlitten. Insgesamt lag damit bei 9 Patienten eine Verletzung des dorsalen Beckenringes vor. 5 Patienten gaben bei der Nachuntersuchung zusätzliche urogenitale Spätfolgen an. 3 Patienten wiesen ein schlechtes radiologisches Ergebnis auf mit einer posterioren Fehlstellung.

	keine Neurologie (n = 222)	erhebliche Neurologie (n = 10)
Komplextrauma	12,1%	30,0%
SI-Gelenks-Verletzung	27,4%	70,0%
Sakrumfraktur	24,7%	10,0%
A-Verletzungen	39,9%	0%
B-Verletzungen	38,1%	30,0%
SI-Verletzung	43,5%	33,3%
Sakrumfraktur	43,5%	33,3%
C-Verletzungen	22,0%	70,0%
SI-Verletzung	42,8%	85,7%
Sakrumfraktur	42,8%	0%
Verletzung dorsaler Beckenring	56,5%	90,0%
urologische Spätfolgen	9,4%	50,0%
Fehlstellung > 5mm dorsal *	5,7%	30,0%

Tab. 56: Neurologische Störungen
* bei nicht allen Patienten lag eine radiologische Verlaufskontrolle vor
Die Tabelle vergleicht die 10 Patienten mit starkem Nervenschaden mit den 222 Patienten ohne neurologische Spätfolgen nach Beckenringverletzung anhand der möglichen Einflußgrößen.

Der Parameter "Komplextrauma" ist natürlich nur eingeschränkt zu verwenden, da "Nervenschaden" eines der Einschlußkriterien für das Vorliegen eines komplexen Beckentraumas ist!

5.8.3 Welche Faktoren sind prädisponierend für urogenitale Störungen?

Es wurden nur Patienten mit isolierten Beckenringverletzungen und Komplextraumata mit Beckenringläsionen berücksichtigt, um acetabulumbedingte Schäden auszuschließen. Bei 38 Patienten wurden urogenitale Spätschäden im Beckenbereich angegeben. Bei 11 Patienten lag ein komplexes Beckentrauma vor.

	keine urogenitalen Störungen (n = 222)	urogenitale Störungen (n = 38)
Komplextrauma	12,2%	28,9%
Symphysenverletzung	26,6%	42,1%
Blasenverletzung	4,5%	13,2%
Urethraverletzung	0,5%	10,5%
pelvine Darmverletzung	1,8%	10,5%
SI-Gelenks-Verletzung	33,6%	47,4%
Sakrumfraktur	28,2%	36,8%
A-Verletzungen	33,8%	34,2%
B-Verletzungen	39,2%	31,6%
C-Verletzungen	27,0%	34,2%
Fehlstellung > 5mm dorsal *	7,8%	10,5%

Tab. 57: Urogenitale Störungen (* bei nicht allen Patienten lag eine radiologische Verlaufskontrolle vor)
Die Tabelle vergleicht diese 38 Patienten mit den 222 Patienten ohne urogenitale Spätfolgen nach Beckenringverletzung anhand der möglichen Einflußgrößen.

Insgesamt fällt dabei auf, daß Patienten mit urogenitalen Spätfolgen neben einem Komplextrauma und urogenitalen Verletzungen häufiger Symphysenverletzungen aufwiesen.

5.8.4 Welche Faktoren sind prädisponierend für ein schlechtes radiologisches Ergebnis?

15 Patienten hatten im radiologischen Score ein schlechtes Ergebnis. Es handelte sich um eine B-Verletzung und 14 C-Verletzungen. Im Folgenden werden nur die 14 Patienten mit Typ C-Verletzungen betrachtet (11x OP). Ihnen werden 50 Patienten mit C-Verletzung des Beckens und gutem Ergebnis im radiologischen Score gegenübergestellt (31x OP).

	radiol. Score 3 Punkte	radiol. Score 1 Punkt
Iliumfraktur	12,0%	14,3%
SI-Gelenks-Verletzung	40,0%	71,4%
Sakrumfraktur	48,0%	14,3%
nicht-operative Therapie	38,0%	21,4%
nur ventrale Fixation	8%	27,3%
nur ventraler Fixateur externe	4,0%	18,2%
nur dorsale Fixation	22,0%	18,2%
ventrale und dorsale Fixation	32,0%	54,5%
Klinischer Score: 4 Punkte	24,0%	7,1%
Klinischer Score: 3 Punkte	34,0%	28,6%
Klinischer Score: 2 Punkte	24,0%	42,9%
Klinischer Score: 1 Punkt	18,0%	21,4%

Tab. 58: Schlechtes radiologisches Ergebnis

Bei den Patienten mit schlechtem radiologischem Score lagen häufiger Verletzungen des SI-Gelenkes und weniger Sakrumfrakturen vor. Trotz einer geringeren Rate operativer Stabilisierungen fand sich in dieser Gruppe ein deutlich höherer Anteil ausschließlich ventraler Versorgungen.

5.8.5 Welche Faktoren sind prädisponierend für ein schlechtes klinisches Ergebnis?

Von 26 Patienten mit isolierten Beckenringfrakturen bzw. komplexem Beckentrauma wurde ein schlechtes klinisches Gesamtergebnis angegeben, 10 dieser Patienten hatten ein Komplextrauma des Beckens erlitten.

Die folgende Tabelle 59 vergleicht diese 26 Patienten mit schlechtem klinischen Ergebnis mit den 97 Patienten mit sehr gutem klinischem Ergebnis anhand der möglichen Einflußgrößen:

	sehr gut (n = 108)	schlecht (n = 26)
mehrfachverletzt	65,7%	80,8%
Ø PTS	17,6 Pkt (3 - 53)	25,6 Pkt (9 - 54)
Komplextrauma	7,4%	38,5%
Intensivdauer > 14 Tage	9,3%	42,3%
SI-Gelenks-Verletzung	22,2%	61,5%
Sakrumfraktur	23,1%	30,8%
A-Verletzungen	48,1%	7,7%
B-Verletzungen	36,1%	42,3%
C-Verletzungen	15,8%	50,0%
Verletzung dorsaler Beckenring	44,4%	96,2%
starke Schmerzen		38,5%
neurologische Spätfolgen		73,1%
urologische Spätfolgen		57,7%
Fehlstellung > 5mm dorsal*	3,5%	20,8%

Tab. 59: Einflußgrößen für Parameter "schlechtes klinisches Ergebnis" (* bei nicht allen Patienten lag eine radiologische Verlaufskontrolle vor)

21 Patienten waren primär mehrfachverletzt, davon 11 polytraumatisiert mit einer über 14-tägigen Intensivbehandlung. Der durchschnittliche PTS betrug 25,6 Punkte (9 - 54 Punkte). Bei einem Drittel der Patienten lag ein komplexes Beckentrauma vor. 60% der Patienten hatten SI-Gelenksverletzungen und 30% Sakrumfrakturen erlitten. Insgesamt lag damit bei 96% eine Verletzung des dorsalen Beckenringes vor. Ursache für das schlechte Ergebnis waren in 38% starke Schmerzen, 73% neurologische und in 58% urogenitale Spätfolgen. 5 Patienten wiesen ein schlechtes radiologisches Ergebnis auf mit einer posterioren Fehlstellung > 5mm.

Patienten mit schlechtem klinischen Ergebnis waren in der Regel schwerer verletzt, wiesen einen höheren Anteil instabiler Beckenringverletzungen sowie pelviner Begleitverletzungen auf.

5.8.6 Welche Faktoren sind prädisponierend für den Beckenoutcome?

Es wurden nur Patienten mit isolierten Beckenringverletzungen und Komplextraumata mit Beckenringläsionen berücksichtigt, um acetabulumbedingte Spätschäden auszuschließen. 11 Patienten wiesen ein schlechten Becken-Outcome auf. 9 der 11 Patienten waren primär mehrfachverletzt, davon 5 polytraumatisiert mit einer über 14-tägigen Intensivbehandlung. Der durchschnittliche PTS betrug 26 Punkte (9 - 52 Punkte). Bei der 3 Patienten lag ein komplexes Beckentrauma vor. 8 Patienten hatten SI-Gelenksverletzungen und einer eine Sakrumfraktur erlitten. Insgesamt lag damit bei allen Patienten eine Verletzung des dorsalen Beckenringes vor. 8 Patienten hatten mittelgradige und einer starke Schmerzen. 8 Patienten gaben bei der Nachuntersuchung neurologische und 4 urogenitale Spätfolgen an. Die Nervenschäden waren in allen Fällen subjektiv störend. Alle Patienten wiesen ein schlechtes radiologisches Ergebnis auf mit einer posterioren Fehlstellung >5mm.

Die folgende Tabelle 60 vergleicht diese 13 Patienten mit schlechtem Ergebnis mit den 130 Patienten mit sehr gutem und gutem Becken-Outcome nach Beckenringverletzung anhand der möglichen Einflußgrößen:

	sehr gut/gut (6-7 Punkte) (n = 134)	schlecht (2-3 Punkte) (n = 11)
mehrfachverletzt	69,4%	81,2%
Ø PTS	19,1 Pkt (3 - 54)	26,0 Punkte (9 - 52)
Komplextrauma	8,2%	27,3%
Intensivdauer > 14 Tage	10,4%	45,5%
SI-Gelenks-Verletzung	28,4%	78,8%
Sakrumfraktur	27,6%	9,1%
A-Verletzungen	33,6%	0%
B-Verletzungen	42,5%	0%
C-Verletzungen	23,9%	100%
Verletzung dorsaler Beckenring	61,9%	100%
mittelgradige/starke Schmerzen		78,8%
neurologische Spätfolgen	0,7%	78,8%
urologische Spätfolgen	0%	36,4%
Fehlstellung > 5mm dorsal	0%	100%

Tab. 60: Einflußgrößen für Parameter "Beckenoutcome"

Schlechte Ergebnisse wurden v.a. nach instabilen C-Verletzungen gefunden. Zusätzlich lag mit einem durchschnittlichen PTS von 26 Punkten eine deutlich schwerere Allgemeinverletzung vor, als bei Patienten mit gutem "Outcome".

5.9 Welchen Einfluß hat die Osteosynthesel okalisation auf das radiologische Ergebnis?

Es werden nacheinander die isolierten B- und C-Verletzungen analysiert.

1. Isolierte B-Verletzungen

28 Patienten mit isolierten B-Verletzungen wurden operativ versorgt. In 25 Fällen erfolgte eine ausschließlich ventrale Fixation des Beckens, zwei Patienten wurden nur dorsal stabilisiert und ein Patient erhielt eine kombinierte dorso-ventrale Beckenstabilisierung.

Je ein Patient nach ventraler Stabilisierung einer isolierten B-Veretzung des Beckens hatte im radiologischen Score nur ein mittelgradig bzw. schlechtes Ergebnis.

- Bei einem Patienten mit B1-Verletzung wurde ein ventraler Fixateur externe angelegt. Postoperativ bestand eine anteriore Fehlstellung von < 1cm bei dorsal anatomischem Beckenring. Nach zwei Jahren lag zusätzlich eine posterior Fehlstellung von 7mm vor. Klinischer Score: 4 Punkte.
- Der zweite Patienten hatte ebenfalls eine B1-Verletzung erlitten, die Symphysensprengung wurde mittels Rekonstruktionsplatte und Cerclage versorgt. Nach zwei Jahren fand sich eine Symphysenfehlstellung von 10mm und eine posteriore Fehlstellung von 5mm. Klinischer Score: 4 Punkte.

2. Isolierte C-Verletzungen

31 Patienten mit isolierten C-Verletzungen wurden operativ versorgt. In 4 Fällen erfolgte eine ausschließlich ventrale Fixation des Beckens, 8 Patienten wurden nur dorsal stabilisiert und 18 Patienten erhielten eine kombinierte dorso-ventrale Beckenstabilisierung. In Abbildung 44 werden Patienten mit gutem bzw. mittelgradig/schlechten radiologischen Score verglichen.

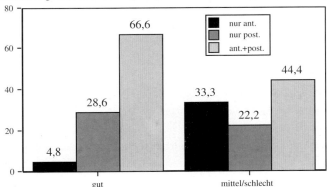

Abb. 44: Prozentuale Verteilung guter und mittel/schlechter radiologischer Ergebnisse in Abhängigkeit von der Osteosyntheselokalisation.

Es zeigt sich, daß Patienten mit isolierten C-Verletzungen und mittelgradig bzw. schlechten Ergebnissen (radiologischer Score 1-2 Punkte) wesentlich häufiger mittels ausschließlich ventralen Fixationstechniken verorgt wurden, als Patienten mit einem guten radiologischen Score (3 Punkte). Hier dominierte die kombinierte ventrale und dorsale Beckenringfixation.

5.10 Spezielle Patientengruppen

Im folgenden werden die wichtigsten Parameter für das Langzeitergebnis spezieller Patientengruppen, wie z. B. Patienten mit instabilen Beckenverletzungen, die nicht-operativ versorgt wurden oder Patienten mit nicht-operativ versorgten Symphysensprengungen betrachtet.

5.10.1 Patienten mit nicht-operativ behandelten instabilen Beckenringläsionen des Typs C

Für 21 Patienten mit translationsinstabilen isolierten Beckenringverletzungen des Typ C lagen Nachuntersuchungsergebnisse vor (Tab. 61). Als dorsale Verletzungen fanden sich 13 Sakrumfrakturen, 8 Verletzungen im Bereich des SI-Gelenkes und 4 Iliumfrakturen. Bei 4 Patienten bestand eine Verletzungen des Sakrums in Kombination mit einer Verletzung des SI-Gelenkes.

	keine	leicht	mittel	stark
Schmerzen	6	9	6	0
Neurologie	15	2	3	1
Urologie	19	1	1	0
Outcome	sehr gut	gut	mittelgradig	schlecht
klinisch	5	8	5	3
radiologisch		15	3	3
soz. Reintegration		6	6	9
Becken-Score	5 (23,8%)	7 (33,3%)	5 (23,8%)	4 (19,1%)
Becken (OP, n = 32)	6 (18,8%)	10 (31,3%)	12 (37,5%)	4 (12,5%)

Tab. 61: Nachuntersuchungsparameter von Patienten mit nicht-operativ behandelten isolierten Beckenringverletzungen des Typ C

Im Vergleich zu allen Patienten mit isolierten C-Verletzungen zeigten die Patienten dieser Untergruppe eher schlechtere Langzeitresultate.

5.10.2 Patienten mit nicht-operativ behandelten Symphysenverletzungen

Für 42 Patienten mit nicht-operativ behandelten Symphysenverletzungen lagen Nachuntersuchungsergebnisse vor (Tab. 62).

	keine	leicht	mittel	stark
Schmerzen	6	11	0	1
Neurologie	16	0	1	1
Urologie	16	2	0	0
Outcome	sehr gut	gut	mittelgradig	schlecht
klinisch	6	9	1	2
radiologisch		14	3	0
soz. Reintegration		11	4	3
Becken-score	6 (35,3%)	5 (29,4%)	6 (35,3%)	0

Tab. 62: Nachuntersuchungsparameter von Patienten mit nicht-operativ behandelten Symphysensprengungen

5.10.3 Patienten mit primärer posteriorer Dislokation > 10mm

Für 15 Patienten mit primärer posterior Dislokation des SI-Gelenkes lagen Nachuntersuchungsergebnisse vor (Tab. 63).

	keine	leicht	mittel	stark
Schmerzen	4	4	5	2
Neurologie	6	2	4	3
Urologie	10	3	2	0
Outcome	**sehr gut**	**gut**	**mittelgradig**	**schlecht**
klinisch	2	3	3	7
radiologisch		8	2	3
soz. Reintegration		3	2	10
Becken-Score	2	1	7	3

Tab. 63: Nachuntersuchungsparameter von Patienten mit primärer SI-Dislokation > 10mm

6. Zusammenfassung der Kernaussagen

6.1 Letalität

Die Gesamtletalität nach Beckenverletzungen jeglicher Art liegt derzeit bei 7,9%.
Folgende Abhängigkeiten von anderen Faktoren konnten aufgezeigt werden.

1. Abhängigkeit von der Beckeninstabilität
Mit zunehmendem Instabilitätsgrad der Beckenringverletzung kommt es zu einem Anstieg der Letalität. Die Letalität steigt von 3,3% nach Verletzungen des Typ A auf 12,7% nach B-Verletzungen und 15,6% nach C-Verletzungen.

2. Abhängigkeit zum peripelvinen Weichteilschaden
Ohne begleitende peripelvine Weichteilschäden liegt die Letalität nach isolierten Beckenringverletzungen bei 7,2% und verdreifacht sich nach Komplextraumen des Beckens auf 21,3%, wobei Verletzungen des Typs C keinen signifikanten Letalitätsunterschied zu Komplextraumen aufweisen.

3. Abhängigkeit zur Gesamtverletzungschwere
Dies zeigt sich in einem Letalitätsanstieg von 0,25% in der PTS-Gruppe I bis zu 43,7 % in der PTS-Gruppe IV.

Keinen Einfluß auf die Letalität hatte das Therapieverfahren (operativ 8,2%, nicht-operativ 9,2%), unterschiedliche Altersgruppen und der Instabilitätsgrad des Beckens inner-halb der Gruppe der Komplextraumen des Beckens (Typ A 19%, Typ B 16%, Typ C 26%). Zu berücksichtigen ist jedoch bei der Interpretation dieser Zahlen, daß die Indikation und das Ausmaß der Beckenring-Dislokation nicht erfaßt wurde.

6.2 Notfallbehandlung

Bei 5,4% der Patienten(n = 93) im Gesamtkollektiv lag eine instabile Beckenverletzung (Typ B oder C) in Verbindung mit einer Kreislaufinstabilität vor. Erwartungsgemäß zeigte diese Patienten-gruppe eine sehr hohe Letalität von 33,3%, d.h. jeder dritte dieser Patienten verstarb. 42% dieser Todesfälle war die Ursache beckenbedingt. Es handelte sich um junge (Altersdurchschnitt: 34,9 Jahre), schwerverletzte Patienten (durchschnittlicher PTS: 36,8 Punkte, entsprechend PTS-Gruppe III).

Bei 25 Patienten erfolgte eine externe Notfallstabilisierung der Beckenfraktur (Beckenzwinge bei 12 Patienten (12,9%), Fixateur externe bei 14 Patienten (15%)). Ein Einfluß auf das Überleben im Vergleich zu Patienten ohne externe Beckenstabilisierung bestand nicht (36% vs. 32%).

Eine Notfall-Angiographie wurde bei 8 Patienten (8,6%) vorgenommen, nur bei 3 Patienten (3,2%) erfolgte eine Embolisation, jedoch frühestens 6 Stunden nach Klinik-Aufnahme.

In 53 Fällen (57%) war eine primäre Laparotomie erforderlich. Knapp 60% der Patienten wiesen intraabdominelle Verletzungen auf. 90% dieser Patienten wiesen ein retroperitoneales Hämatom auf. In 36% der Fälle erfolgte eine Tamponade des Beckens. 28 Patienten wurden ohne weiteren Eingriff am Becken oder Abdomen primär intensivmedizinisch behandelt.

Die häufigsten pelvinen Begleitverletzungen waren Blasenrupturen (35%), Läsionen des lumbosakralen Plexus (31%), pelvine Gefäßläsionen (28%) und Urethrarupturen (21,5%).

Die Kreislauffunktion konnte durch die eingeleiteten Maßnahmen insgesamt bei 39 Patienten stabilisiert und bei 23 gebessert werden, bei 23 Patienten blieb sie instabil, 8 Patienten verbluteten.

6.3 Operative Verfahren

In den einzelnen Verletzungsregionen wurden einzelne Osteosyntheseverfahren bevorzugt, so daß durchaus von "Standardverfahren" gesprochen werden kann. Symphysensprengungen wurden in der Mehrzahl der Fälle mittels Plattenosteosynthese stabilisiert, als Alternativverfahren kam selten der Fixateur externe zur Anwendung. Umgekehrt verhält es sich bei Verletzungen der transpubischen Region, hier dominiert der Fixateur als Stabilisierungsverfahren gegenüber transpubischen Schrauben (20). Iliumfrakturen werden v.a. mittels Plattenosteosynthesen, teilweise in Verbindung mit zusätzlichen Zugschrauben versorgt (14), SI-Gelenksverletzungen im wesentlichen durch ventrale Plattenosteosynthesen (14) und nur selten durch transiliosakrale Verschraubungen (8, 19). Am Sakrum kann noch kein eindeutiger Trend zu einem Verfahren festgestellt werden, hier ergibt sich eine annähernd gleichmäßige Verteilung der verschiedenen Stabilisierungsverfahren.

1. Symphysensprengung

Symphysensprengungen wurden bei 144 Patienten operativ behandelt, bei 17 Patienten kamen zwei Verfahren zur Anwendung, diese bleiben unberücksichtigt. Für die Region Symphyse ist derzeit die Plattenosteosynthese als Osteosynthese der Wahl mit geringer Komplikationsrate und hoher Wahrscheinlichkeit eine anatomische Heilung anzusehen (Tab. 64).

Osteosyntheseart	Anzahl	%	postop: anatomisch	Infektrate
Plattenosteosynthese	n = 98	77,2%	91,8%	5,1%
Fixateur externe	n = 25	19,7%	44%	9%

Tab. 64: Osteosyntheseverfahren bei Symphysensprengungen

2. Transpubische Frakturen

Transpubische Frakturen wurden bei 63 Patienten operativ stabilisiert, ohne das eine zusätzliche Symphysenverletzung vorlag, bei drei Patienten kamen zwei Verfahren zur Anwendung, diese bleiben unberücksichtigt. Als Standardverfahren zur transpubischen Stabilisierung erwieß sich der Fixateur externe (Tab. 65).

Osteosyntheseart	Anzahl	%	postop: anatomisch	Infektrate
Fixateur externe	n = 49	81,7%	57,1%	4,1%
Rekonstruktionsplatte	n = 9	15,0%	77,8%	0%
transpubische Schrauben	n = 1	1,7%	n = 1	0%

Tab. 65: Osteosyntheseverfahren bei transpubischen Frakturen

3. SI-Gelenks-Sprengung

Bei 42 Patienten wurde eine SI-Gelenks-Sprengung operativ stabilisiert. Das Standardverfahren war die ventrale Plattenosteosynthese (Tab. 66). Infekte traten bei diesem Verfahren nicht auf.

Osteosyntheseart	Anzahl	%	postop: anatomisch	Infektrate
ventrale Verplattung	n = 37	88,1%	75,7%	0%
transiliosakrale Verschraubung	n = 4	9,5%	100%	50% (n = 2)

Tab. 66: Osteosyntheseverfahren bei SI-Gelenks-Verletzungen

4. Sakrumfrakturen

Bei 35 Patienten wurde eine Sakrumfraktur operativ stabilisiert. An Verfahren wurden 4 quere Plattenosteosynthesen, 6 Versorgungen mit Sakralstäben, 12 transiliosakrale Verschraubungen, 9 lokale Sakrumplatten und 4 andere Stabilisierungsverfahren angewendet. Es ergibt sich eine annähernd gleichmäßige Verteilung der verschiedenen Stabilisierungsverfahren (Tab. 67).

Osteosyntheseart	Anzahl	%	postop: anatomisch	Infektrate
quere Sakrumplatte	n = 4	11,4%	75%	25% (n = 1)
Sakralstäbe	n = 6	17,1%	66,7%	33% (n = 2)
lokale Platte	n = 9	25,7%	66,7%	0%
transiliosakrale Verschraubung	n = 12	34,3%	75%	0%

Tab. 67: Osteosyntheseverfahren bei Sakrumfrakturen

6.4 Konservative Behandlung

Um der Frage nachzugehen ob ein Unterschied zwischen operativer und nicht-operativer Behandlung bezüglich des Outcome besteht, wurden die 53 Patienten mit isolierten C-Verletzungen des Beckens analysiert. Hier zeigte sich ein annähernd gleichmäßig verteilter Becken-Outcome innerhalb der Therapiegruppen (Tab. 68).

	schlecht	mittel	gut	sehr gut
nicht-operativ	19,05%	23,81%	33.33%	23.81%
operativ	12,5%	37,5%	31.25%	18.75%

Tab. 68: Vergleich der Ergebnisse nicht-operativ und operativ behandelter Patienten mit C-Verletzungen

Zu berücksichtigen ist jedoch bei der Interpretation dieser Zahlen, daß die Indikationsstellung individuell erfolgte und das Ausmaß der Beckenring-Dislokation nicht erfaßt wurde.

6.5 Die wichtigsten Ergebnisse auf einen Blick

Im folgenden werden die wichtigsten Ergebnisse bei Patienten nach isolierten Beckenringfrakturen, einschließlich Komplextraumata (ohne begleitende oder isolierte Acetabulumfrakturen) dargestellt.

1. Demographische Daten (n = 1185):

Häufigkeiten	Typ A (n = 728)	Typ B (n = 205)	Typ C (n = 143)	Komplex (n = 109)
durchschnittliches Alter	58,1	36,1	37,7	34,4
männlich: weiblich	1,7:1	0,67:1	0,79:1	0,4:1
Mehrfachverletzung	40,1%	78,0%	82,5%	85,3%
durchschnittlicher PTS	17,4	22,0	28,1	28,5
OP-Rate	2,5%	31,2%	50,3%	55,0%
Intensivbehandlung	19,2%	50,7%	65,0%	78,0%
Letalität	3,4%	13,2%	17,5%	21,1%
Rate Komplikationen	3,1%	13,2%	21,7%	33,0%
Infektrate/OP	11% (n = 2)	3,1%	9,7%	3,3%
anatomische dorsale Beckenrekonstruktion	100%	100%	72,2%	87,2%

2. Nachuntersuchungs-Daten (n = 269):

Häufigkeiten	Typ A (n = 90)	Typ B (n = 87)	Typ C (n = 53)	Komplex (n = 39)
Schmerzen	43,3%	55,2%	71,7%	71,8%
keine	56,7%	44,8%	28,3%	10,2%
leicht	30,0%	34,5%	41,5%	25,7%
mittel	12,2%	16,1%	28,3%	35,9%
stark	1,1%	4,6%	1,9%	28,2%
neurologische Spätfolgen	4,4%	14%	34%	30,8%
urologische Spätfolgen	14,3%	9%	8%	28,2%
klinischer Score (sehr gut)	45,6%	41,4%	24,5%	20,6%
klinischer Score (gut)	35,6%	42,5%	54,7%	25,6%
klinischer Score (mittel)	12,2%	3,5%	7,6%	28,2%
klinischer Score (schlecht)	6,6%	12,6%	13,2%	25,6%
radiol. Score (gut)	100%	91,3%	71,2%	65,7%
radiol. Score (mittel)	0%	7,5%	9,6%	22,9%
radiol. Score (schlecht)	0%	1,2%	19,2%	11,4%
sozialer Score (gut)	47,8%	50,6%	26,5%	30,8%
sozialer Score (mittel)	17,8%	20,7%	22,6%	30,8%
sozialer Score (schlecht)	34,4%	28,7%	50,9%	38,4%
Beckenoutcome (sehr gut)	46%	35%	21,2%	11,4%
Beckenoutcome (gut)	26%	42,5%	38,4%	17,2%
Beckenoutcome (mittel)	18%	22,5%	32,7%	60,0%
Beckenoutcome (schlecht)	0%	0%	7,7%	11,4%

6.6 Die wichtigsten Ergebnisse nach Acetabulumfrakturen auf einen Blick

Im folgenden werden die wichtigsten Ergebnisse bei Patienten nach isolierten ud mit Beckenringfrakturen kombinierten Acetabulumfrakturen dargestellt.

1. Demographische Daten (n = 486):

Häufigkeiten	Acetabulum isoliert (n = 360)	Acetabulum + Beckenring (n = 126)
durchschnittliches Alter	43,1	37,4
männlich: weiblich	0,27:1	0,57:1
Mehrfachverletzung	54,4%	81,7%
durchschnittlicher PTS	19,2	27,2
OP-Rate (Acetabulum)	55,3%	43,7%
Intensivbehandlung	42,8%	73,0%
Letalität	4,4%	7,1%
Rate Komplikationen	13,9%	23,8%
Infektrate/OP	4,5%	9,1%

2. Nachuntersuchungs-Daten (n = 193):

Häufigkeiten	Acetabulum isoliert (n = 145)	Acetabulum + Beckenring (n = 48)
Schmerzen	80,7%	83%
keine	19,3%	17,0%
leicht	45,5%	48,9%
mittel	26,9%	29,8%
stark	8,3%	4,3%
neurologische Spätfolgen	22,8%	29,2%
urologische Spätfolgen	6,2%	12,5%
klinischer Score (sehr gut)	16,6%	14,9%
klinischer Score (gut)	44,1%	59,6%
klinischer Score (mittel)	29,7%	6,4%
klinischer Score (schlecht)	9,6%	19,1%
sozialer Score (gut)	28,4%	24,5%
sozialer Score (mittel)	37,6%	42,2%
sozialer Score (schlecht)	34,0%	33,3%

6.7 Erfahrungen aus dem Studienkonzept

Die Arbeitsgruppe Becken hatte es sich zum Ziel gesetzt, mit der vorliegenden multizentrischen Studie in kurzer Zeit eine ausreichende Anzahl von Patienten zu einer statistisch relevanten Analyse zu erfassen. Das Ziel wurde im wesentlichen erreicht, mit 1722 erfaßten Patienten konnten vor allen Dingen für die epidemiologische Auswertung aktuelle und relevante Zahlen gewonnen werden. Trotzdem zeigte dieses Konzept auch einige Probleme, die an dieser Stelle genannt werden sollen, um eine solide Einschätzung für künftige Studien zu erlauben.

- Aufgrund der großen Variabilität der Beckenverletzungen und den ausgesprochen vielfältigen interindividuellen Unterschieden der Patienten, kam es bei der Auswertung spezifischer Probleme häufig dazu, daß vergleichbare Patientengruppen klein wurden und vielfach eine Auswertung nur im Einzelfallvergleich möglich war.

Dieses Problem ließe sich dadurch ausgleichen, daß in zukünftigen Studien gezielt Problemgruppen erfaßt werden, ggf. unter Inkaufnahme eines längeren Untersuchungszeitraumes.

- Das angewendete Konzept der multizentrischen Erfassung und Datenübermittlung anhand von Erfassungsbögen hat sich prinzipiell bewährt, wies aber speziell für die Interpretation der Beckenfrakturen einige Schwachpunkte auf. Das Konzept der maschinenlesbaren Erfassungsbögen vereinfacht zwar die Datenübermittlung, erwies sich im vorliegenden Fall aber als Nachteil, da zu den einzelnen Parametern nur Ja/Nein-Antworten vorgegeben werden konnten. In Einzelbereichen mußte die Eingabemöglichkeit reduziert werden, was später die statistische Auswertung erschwerte (z.B. Liegedauern auf Intensivstation, Zeitpunkt der Mobilisation etc.). Dieses umso mehr, als die an sich geplante Eingabe über Maschinenleser nicht realisiert werden konnte und alle Daten von Hand eingegeben werden mußten.

In zukünftigen Studien wäre hier ein erweitertes Konzept einer kombinierten kodierten und strukturierten Klartexteingabe als günstiger zu bewerten.

- Ein weiteres Problem im multizentrischen Studiendesign stellt die Klassifikation der Frakturen dar. Obwohl gerade in der Anfangsphase der Studie viel Zeit dazu verwendet wurde, die Klassifikation zu vereinheitlichen, was auch im Vergleich zu anderen Studien die Präzision sicherlich erhöht hat, war in Einzelfällen jedoch kein Konsens zu erreichen. Aufgrund der fehlenden Bildinformationen war eine Korrektur oder weitergehende Diskussion nicht möglich. Dieses Problem der "intra-" und "interobserver reliability" ist zwischenzeitlich für nahezu alle Klassifikationen bekannt, Becken- und Acetabulumfrakturen nehmen hier aufgrund der komlexen Einteilungssysteme sicherlich noch eine zusätzliche Sonderstellung ein.

Für zukünftige Studien, insbesondere wenn sie sich auf spezielle Fragestellungen beschränken, ist eine gemeinsame Bilddurchsicht sicherlich der richtige Weg, um einerseits bei der Beurteilung der Einzelfraktur einen "Konsens" herzustellen, andererseits durch diesen Mechanismus die Interpretationsunterschiede zu erkennen, die dann wieder in einer Verbesserung der Klassifikation einfließen könnten.

Die sich derzeit rasch entwickelnden Möglichkeiten über Netzwerke zu kommunizieren, um hier auch eine Bildübertragung zu realisieren, werden sicherlich in nächster Zukunft diese bisher nur in lokal durchgeführten Untersuchungen mögliche Bilddurchsicht auch in einem flächenübergreifenden Rahmen möglich machen.

- Insgesamt hat diese Studie dazu geführt, daß im Rahmen der gemeinsamen Planung und Problembewältigung der gestellten Aufgabe ein intensiver und sicherlich für alle befriedigender Lerneffekt durchgemacht wurde, der zu einer sehr viel differenzierteren Sichtweise dieser komplizierten Verletzungen und Verletzungsfolgen geführt hat. Es ist klar geworden, daß die vorliegende Studie nur als Grundlage dazu dienen kann, die derzeit noch bestehenden Problembereiche abzustecken und daß insbesondere zur Entwicklung von therapeutischen Ansätzen für die derzeit noch unakzeptabel hohe Rate von schlechten Ergebnissen spezieller Becken- und Acetabulumverletzungen neue, weitergehende Untersuchungen notwendig sind. Entsprechende Planungen sind hierzu im Gange.
- Ein großes Problem stellte die zusammenfassende Beurteilung des Ergebnisses nach Beckenfrakturen dar. Die wenigen in der Literatur bestehenden Systeme waren weder nicht spezifisch für die Beckenfraktur („SF 36") oder erlaubten aufgrund von unüber-sichtlichen Parameter eine nur unzureichende Überprüfung des Gesamteindrucks (7). Innerhalb der Arbeitsgruppe wurde deswegen ein erheblicher Aufwand getrieben, um das vorgestellte System der "Outcome Beurteilung" zu diskutieren und zu überprüfen. Es hat sich nach den bisherigen Erfahrungen als Beurteilungsinstrument nach Beckenfrakturen bewährt, es ist einfach in der Anwendung und erlaubt eine sehr rasche Orientierung über den Zustand des Patienten und den Teilbereich, in dem "das Problem liegt". Natürlich läßt sich ein derartiges System nicht anhand einer Kontrollgruppe validisieren, da es spezifisch Verletzungsfolgen erfaßt. Da aber alle bisher untersuchten Patientengruppen im wesentlichen normal verteilte Häufigkeiten zeigten und im Einzelfall der "Score" durch den klinischen Blick sofort überprüft werden kann, erscheint die weitere Anwendung vertretbar.
- Für zukünftige Studien wird es damit möglich, einen "Therapiefortschritt" numerisch zu erfassen.

1. Introduction

Even today fracture of the pelvis still remains a "problem fracture" for the trauma surgeon. Since it is frequently associated with severe general injuries, the difficulties confronting those responsible for its treatment are many and various. One has only to mention the complications due to hemorrhage during the early stages, the difficulties of arriving at an accurate diagnosis and the problems of achieving bony union with unstable fractures of the pelvic girdle or those involving the acetabulum. What is more, serious local or general complications requiring further correction can appear at a later stage.

Recent research has also made it clear that even after a satisfactory anatomical reconstruction of the pelvic girdle a high rate of long-delayed impairment of function is often to be expected (15). This particularly includes pain and neurological symptoms, as well as many neglected functional limitations of a urological nature or in the field of sexual medicine.

Owing to the comparative rarity of pelvic fractures - their incidence is reported to be between 3 to 8 % of all such injuries (9, 11) - it has so far only been possible, even in the large central hospitals, to follow-up a sufficient number of patients to provide a statistical analysis over an extended period of time (14). These long-term investigations suffer from the disadvantage that changes in treatment and major advances in intensive care and accident surgery take place, and these confine useful comparison to the observation of single small groups.

Because of these difficulties, it was decided in the summer of 1990 to set up for the first time a "Pelvic Study Group", the declared aim of which was to collect a sufficient quantity of statistically relevant data by carrying out a multicentric study over a manageable period of time, and thus to achieve a reliable overview of the current epidemiological distribution of the various types of pelvic injury and their treatment. An additional and necessary aim was also to establish the nature of the late results - the so-called "outcome" - of the various types of pelvic injury. Of particular importance is the fate of those patients who, because of their general situation - advanced age, the consequences of multiple injuries or any other reason - were unable to receive the accepted standard treatment of the time. Patients, for example, who because of the instability of their pelvic injuries could not undergo surgical treatment, those with a dislocation of the pubic symphysis not subjected to operation, or those with dorsal stabilization whose pelvic girdle injuries were regarded as stable. Among the investigations reported in the literature, this group of patients has not so far been sufficiently taken into account.

This prospective study was started simultaneously in all of the 10 traumatological centers (s. page 168) on 1 January 1991 and, after completion of the primary records of 1722 patients with pelvic injuries, concluded on 31 December 1993. All the relevant data were collected from documents which had been many times checked and from time to time evaluated and then processed electronically (see Appendix I). These data have formed the basis of what is so far tone of the largest epidemiological analysis of a consecutive series of pelvic injuries.

Since at that time no entirely satisfactory method of evaluating the late results of a pelvic injury existed, a scheme for carrying out follow-up examinations was developed which included all the initially foreseeable aspects of an "outcome analysis". In order to be able to assess the final condition reliably, the follow-up period was set at a minimum of 2 years, and the follow-up examination planned for only those patients injured during the years 1991 and 1992. In spite of the structural difficulties in the health service existing at the time, a follow-up rate for the final examination of 73% was achieved.

2. Methodology

2.1. Participants

The Pelvis Study Group was first established in December 1990 as a part of the German Section of the AO International, and then taken over as an active team attached to the German Trauma Association. Ten major trauma hospitals[1] took part, each contributing several members to continuous planning and management of the study itself, the recording of patients' particulars and their follow-up. In addition to numerous working conferences on the management of the study, several internal workshops have been held during the last four years on methods of standardizing the classification, the discussion of cases and the optimization of surgical technique.

2.2. Primary record collection

As a first step the working group developed a standardized method of record collection and a documentation system for entering the details of fractures of the pelvis and acetabulum. These were based on the routine forms used by the Trauma Department of the Hannover Medical School for recording the details of pelvic injuries since 1989, which were extended and modified for specific clinical requirements.

The result of this was the establishment of four forms for the recording of primary details which were closely adapted to the machine-readable AO documents (see Appendix I). In addition to a basic form which was filled in for every pelvic injury (Form 1), there are three

---

[1] **Hospitals taking part in the Investigation of "Work Group Pelvis":**
Unfallchirurgische Klinik der **Medizinischen Hochschule Hannover**
(Direktor Prof. Dr. H. Tscherne, Vorsitzender der Arbeitsgruppe)
Prof. Dr. T. Pohlemann, Prof. Dr. U. Bosch, A. Gänsslen
Klinik für Unfall- und Wiederherstellungschirurgie, **Zentralklinikum Augsburg**
(Direktor Prof. Dr. A. Rüter)
Dr. E. Mayr
Unfallchirurgische Klinik, **Städtisches Klinikum Braunschweig**
(Chefarzt Prof. Dr. H. Reilmann)
Dr. A. M. Weinberg, Dr. T. Wachtel
Abt. Unfallchirurgie,Chirurgische **Universitätsklinik Freiburg**
(Direktor Prof. Dr. E. Kuner)
PD Dr. W. Schlickewei
Klinik für Unfallchirurgie, Chirurgische **Universitätsklink Kiel**
(Direktor Prof. Dr. D. Havemann)
PD Dr. H.J. Egbers, Dr. F. Draijer
Abt. für Unfallchirurgie, Zentrum der Operativen Chirurgie I, **Universität Marburg**
(Direktor Prof. Dr. L. Gotzen)
PD Dr. F. Baumgärtel
Klinikum Innenstadt, Chirurgische Klinik und Chirurgische Poliklinik, **Ludwig-Maximilians-Universität München**
(Direktor Prof. Dr. L. Schweiberer)
PD Dr. E. Euler
BG-Unfallklinik Tübingen
(Direktor Prof. Dr. Dr. h.c. mult. S. Weller)
PD Dr. F. Maurer
Ab 1992: Abt. Unfall- und Wiederherstellungschirurgie , **Allgemeines Krankenhaus Celle**
(Chefarzt Prof. Dr. H. J. Oestern)
Dr. W. Quirini
Abt. Unfall- und Wiederherstellungschirurgie, **Freie Universität Berlin**
Klinikum Benjamin Franklin
(Direktor Prof. Dr. R. Rahmanzadeh)
Prof. Dr. A. Meißner, Dr. M. Fell

additional documents: Form 2 (fracture of the acetabulum), Form 3 (emergency treatment of a pelvic fracture complicated by soft-tissue damage or potentially fatal hemorrhage) and Form 4 (fracture of the sacrum).

A primary case history was recorded for every patient who was treated in one of the hospitals for a fractured pelvis during 1991 through 1993. The anonymous carbon copies of the forms were collected in Hannover and entered manually into a specially modified data bank[2]. This data bank made it possible to carry out simple summation statistics (see Appendix II) and to select particular groups of patients. The data were then output into one of the usual computer packages for statistical evaluation[3] and the construction of graphics.

2.3. The follow-up examination

In order to keep within the period of time laid down, and since it was possible with 1722 patients to document a very large number of pelvic fractures in three years, it was not possible to carry out a follow-up examination on every patient without exception. In accordance with opinions expressed in the literature, it was at first decided to keep to minimum of 2 years between the injury and the final examination (17). Patients from the years 1991 and 1992 were included. Out of these 1140 patients, it was planned to include all those with fractures classified under groups B and C (Tile), all those with fractures of the acetabulum and all those with complex pelvic injuries in the follow-up. In addition, 25% of the Type A injuries (133 patients) were randomly selected for follow-up.

An interdisciplinary scheme to include neurological and urological screening as well as a detailed clinical examination was also developed (see Appendix I). In order to assess the results of the healing process, radiographs were taken of the pelvis (straight a.p. view, together with inlet and outlet views following fractures of the pelvic girdle, or alar and obturator films in the case of a fractured acetabulum).

By means of a questionnaire extended by medical enquiries, an attempt was made to obtain as accurate a picture as possible of the patient's current complaints, including the ability to work and the progress of social reintegration.

The complete results of the follow-up examination were first evaluated as single parameters, and then summarized in a second step as scores depicting the assessment of the outcome (Appendix I).

---

[2] FileMaker Pro für Apple MacIntosh, Fa. Claris
[3] Statistica/Mac Fa. StatSoft of Europe

2.4 General remarks on the data

During the study, epidemiological analysis was carried out on 1722 patients, and an "outcome analysis" on 486. In the case of individual parameters, the entry "unknown", or the fact that certain parameter-specific entries were only available from a part of the sample, led to the recording of different totals. Because, however, of the generally sufficient quantity of data this circumstance did not seriously affect the statistical evaluation. Occasional departures from the total quantity are noted in the tables and graphics. Graphics and tables are only included in the text when they lead to a better understanding of the subject matter. Partial totals and percentages which detract from the value of the overview are so far as possible left out. Those fundamental and detailed tables which offer additional information in connection with particular questions are summarized in Appendix III. Additional tables are indicated in the text in curved brackets, the following Arabic numeral denoting the section of the text referred to, and the second Arabic numeral to the number of the table itself (for instance, {III-2-1} corresponds to Appendix III, Table 1 of Section 2: Methodology). For clarification of the construction of the tables refer to the example given at the beginning of Appendix III.

2.4.1 Distribution of the patients recorded

During the three years an average of 170 patients per hospital were treated. The number of patients seen at each hospital lay between 105 and 349 and remained essentially constant for each year (Fig. 1).

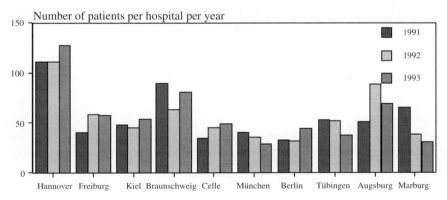

Fig. 1: Pictorial presentation of the patients recorded per hospital per year.
On average 170 patients were seen per hospital with the 3 year period (105 - 349). See also Table {III-2-1}

2.4.2 Distribution according to age and sex

Forty-five percent of the patients seen were women, 55% men. The mean age of all patients was 47 yrs (3-99); 55.1 yrs (3-99) for the women and 40.4 yrs (3-96) for the men. The distribution of all patients taken together was bimodal, with a peak for pelvic fractures between 20 and 35 years and a second peak around 80. If one examines the age distribution of the sexes separately, the first peak is demonstrable for both men and women. However, the men show a second peak around 50, whereas in the women, with a marked peak at about 80, a large proportion of their pelvic fractures occurred at a greater age (Fig. 2).

In general pelvic fractures are rare in children. Only 57 (3.3%) involved those of 14 or less. If one limits this further to the end of the 12th year, then only 42 children (2.4%) suffered from this injury.

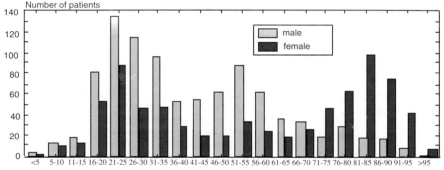

Fig. 2: Age distribution according to sex.
The age distribution of the two sexes is shown separately. After an initial peak around 20 years, the male patients show a further increase at about 50. The females reach a less marked peak at about 20, and only after 70 years is there a significant increase in pelvic fractures.

For closer investigation the sample was subdivided into fractures of the pelvis or pelvic girdle and also isolated fractures of the acetabulum. The pelvic fractures were further classified under Group A (stable pelvic girdle), B (partially retained posterior stability) and C (translational unstable) instability; i.e. complete dorsal and ventral separation of the pelvic girdle (Tile's classification (10) - see also Chapter 3.3: Classification).

If one relates this subdivision to the age distribution, it is apparent that, up to the age of 60, injuries of types A, B, C and isolated acetabular fractures are equally represented (Fig. 3). All types of injury within this age group peak at about 20 to 30 years. After 65 years, however, the proportion of simple injuries of Type A increases, while those of Type B and C and the isolated acetabular fractures become impressively less frequent.

2.4 General remarks on the data

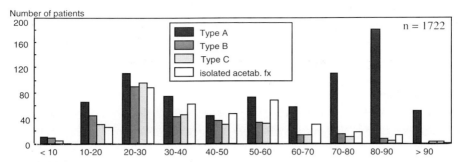

Fig. 3: Classification related to age distribution
The age distribution of patients with pelvic fracture are subdivided to show injuries of Types A, B, C and of the acetabulum alone. Whereas as a homogeneous distribution of all 4 types of fracture is observed up to the age of 60, after 65 the number of Type A fractures is disproportionately large.

Further analysis of the shape of the curves related to the pelvic girdle classification groups at this age shows that 77.3% of these fractures in patients over 65 belong to Tile's subdivision A2, i.e. to undisplaced fractures of the pubic and/or ischial bones.

To examine the clinically specific frequencies more closely, the single distribution was broken down to show age group and hospital (Fig. 4). It can be seen that there is an accumulation of fractures among the elderly at Braunschweig and Celle, whereas in the other hospitals a relatively larger proportion of young patients is observed and the second age-related peak less clearly marked.

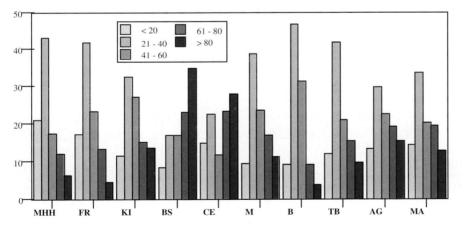

Fig. 4: Age distribution related to hospital.
The percentage age distribution per hospital is shown. Ages are summarized in increasing groups of 20 years each. The hospitals at Braunschweig and Celle show a relatively larger proportion of older patients.

2.4.3 Distribution according to weight and height

A record of the height and weight was available for 1010 patients. The weight of the patients taking part in this study is that of the average population. Height and weight showed a normal distribution and no special peculiarities have emerged.

2.4.4 Distribution according to time of year

Analysis from the data available of pelvic fractures according to the time of year of the injury was only to a limited extent possible. In 41.5% of all cases the exact date of the accident was not known, only the year being recorded in the case notes. These patients were generally allotted to 1 January of the relevant year in order to keep the data bank complete and make calculation in terms of the years possible. Evaluation of the remaining 1007 cases after excluding 1 January confirmed the expected distribution with a significantly larger number in the summer months (Fig. 5).

Variations in the distribution according the time of year for the individual groups (A, B and C without complex trauma, with complex pelvic fractures and isolated acetabular fracture were not found (Table {III-2-2}). A similar distribution of the total severity of the injuries in terms of the Hannover Polytraum Score PTS (12) showed light variations but no unambiguous trend {Table III-2-3}.

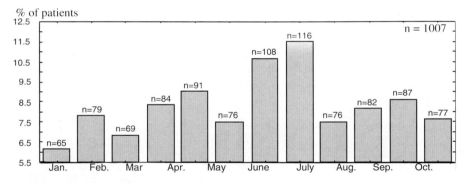

Fig. 5: Frequency distribution according to time of year
The percentage distribution of the injuries according to the time of year is shown. 41.5% of the cases could not be evaluated because only the year of the accident was known.

2.4 General remarks on the data

2.4.5 Proportion of operative stabilizations in each hospital

In order to assess particular features characteristic of the different hospitals, the cases of surgical stabilization within the different classification groups were examined. The frequency of this procedure varied considerably (Fig. 6 - see also {Table III-2-4}).

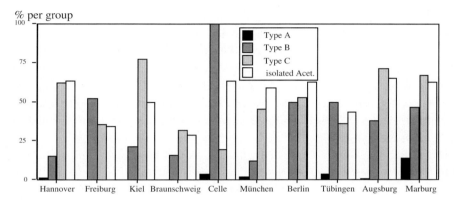

Fig. 6: Operated patients per hospital
The percentage distribution of surgical stabilization of fractures within the classification groups is shown in relation to the individual hospitals.

Operative stabilization was further subdivided into stabilization of the pelvic girdle, stabilization of the acetabulum and stabilization of the two together. In this way a total of 516 cases of surgical stabilization of the pelvis could be analyzed within the study (Table 1).

OP-region	H	FR	KI	BS	CE	M	B	TÜ	AG	MA	total
pelvic ring (pr)	58	27	27	17	14	11	23	24	17	26	**244**
acetabulum (ac)	61	15	20	8	15	16	25	18	36	24	**239**
pr + ac	7	3	2	4	2	3	3	1	5	4	**33**
total	**126**	**45**	**49**	**29**	**31**	**30**	**51**	**43**	**58**	**54**	**516**

Tab. 1: Number of cases of surgical stabilization of the pelvis
The absolute number of stabilizing operations of the pelvis and/or acetabulum is shown in relation to the different hospitals

3. Results

3.1 Epidemiological evaluation of the entire study

In order to present the results, the individual parameters from Form 1 (Appendix I) were first evaluated. It then seemed to be reasonable to further subdivide the entire sample, which was accordingly broken down into patients with isolated pelvic injuries but without additional damage to the soft tissues, those with complex injuries to the pelvis, those with isolated fractures of the acetabulum and those with injuries to both the pelvic girdle and the acetabulum (1, 6, 10). In this way the characteristics of the specific types of injury could be established. Isolated fractures of the pelvic girdle were further subdivided into classification groups A, B and C.

3.1.1 Type of the accident
The most frequent cause of the injury (53.1%) was a traffic accident. 10.9% of the pelvic fractures were due to a fall from a great height, but the number of these due to attempted suicide was not known. A "normal" fall accounted for 29.9% of all the cases.

A search for associated frequencies revealed that 53.8% of injuries of Type A were associated with a fall, and only 14.7% with car accidents, which, however, accounted for 38.5% of injuries of Type B and 42.8% of Type C. 47.2% of isolated fractures of the acetabulum were also due to car accidents, and 19.7% to a fall. Car accidents were also responsible for 37.5% of complex pelvic injuries, and 18.8% were suffered by pedestrians.

If the nature of the accident is further analyzed, those associated with trucks, cars or motorcycles were relatively equally distributed.

47.4% of Type A injuries were due to bicycle accidents and 76.3% to a fall. A fall from a height was responsible for 35.3% of Type A injuries and for 20.9% of isolated fractures of the acetabulum. Buriels accounted for 33.3% each of Type B injuries and complex trauma to the pelvis. A precise breakdown of the injuries to all patients is given in the Appendix (see Table {III-3-1}).

A total of 49 patients suffered from types of accident not mentioned on the form. A special description of the nature and mechanism of 23 of these cases was included as additional uncoded information (Table 2).

3.1.2 Physical details of the accident
An attempt was made during the evaluation of the results to obtain detailed information about the nature of the accident from the notes of the emergency doctor, accident orderly or ambulance report. As was anticipated, in many cases it was not possible to carry out the analysis. In 198 cases (11.5%) no useful estimation could be made.

Injuries due to a direct blow	hit by a falling iron grating
	hit by a falling stone
	struck by a steel plate falling against the pelvis
	hit by an iron pipe rolling out of a truck during unloading
	a parachutist landing on a telegraph pole
	striking the symphysis against the pommel of the saddle while playing polo
Tension injury to muscles	"doing the splits" while dancing
	sudden pain in the groin while sprinting at school
	sudden pain during running
	sudden pain while playing football
	tearing injury at football
	following a lunge at tennis
	sudden pain in the left hip at the long jump
Constriction injury	constriction
	caught between forklift and container
	caught under forklift
	caught in paper press
Miscellaneous	kicked in the groin
	impression fracture, possibly during overstraining. No actual history of injury
	knocked down by train
	caught in escalator
	two pathological fractures of the pelvis
	shot gun injury above the acetabulum

Tab. 2: Additional, non classificable injuries

3.1.2.1 General accident mechanism

Three different types of mechanism were recognized: a *direct blow* (e.g. pedestrian hit by car, crash etc.), *a constriction injury*: a comparatively long-term force acting on the pelvic girdle (e.g. caught under the parts of a machine, trapped in a vehicle) or being *run over*, with various forces acting upon the girdle from several different directions.

Much the largest number of injuries (76.4%) were due to a direct blow. Constriction injuries amounted to 8.3% and 2.9% of the patients were run over. The remaining patients suffered from other types of accident, or the exact nature of the injury could not be precisely assessed.

Broken down according to the classification, the group involving a direct blow included the majority of accidents. Whereas such injuries led in 49.3% to injuries of Type A and in 20.8% of cases to isolated fractures of the acetabulum, 49% of complex pelvic injuries were observed in those who had been run over (cf. Table {III-3-2}).

3.1.2.2 Special types of accident mechanism

A further breakdown of the accident mechanisms was only possible for 55.5% of the patients, since only limited information about the details of the accident could be obtained from the ambulance report, and the design of the study did not permit further retrospective analysis to be undertaken. The particular nature of the accident mechanism could be subclassified as anteroposterior compression (25%), lateral compression (44.1%) and an axial sprain (9.6%).

In 21.3% of the cases complex forces, i.e. several types of force from surrounding violent impacts, were present. The proportion of cases in which the accident mechanism could not be classified (44.5%) is large. In 16 cases the uncoded information had been extended (cf. Table {III-3-3}). No significant direct correlation between the special mechanism and the classification could be discerned (Fig. 7).

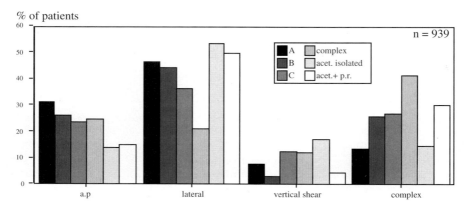

Fig. 7: Particular accident mechanism related to type of fracture
Certain particular types of accident mechanism were compared with the classification groups. In about half the cases the mechanism could not be retrospectively assessed ("unknown"). Injuries of types B and C were associated both with the classical "rotation mechanisms", anteroposterior compression and lateral compression, and also with the axial force vectors. Lateral compression frequently leads to isolated fractures of the acetabulum. Following "complex" accident mechanisms all classification groups were from time to time observed (see also Table {III-3-3}).

For 16 patients accident mechanisms other than those allowed for on the form were recorded. Those under the rubric "other" overlap with those that were entered under "type of accident". It is here that the types of accident listed in Section 3.1.1 were entered. Since the classification system used at that time was based in principle on injury vectors postulated by Pennal and Tile (13), an attempt was made to correlate these with the subdivisions of the AO classification (10), using the cases for which the special accident mechanism could be reconstructed. Isolated fractures of the acetabulum, cases for which the mechanism was unknown and the rubric "miscellaneous" were not included (Table 3).

The mechanisms of anteroposterior and lateral compression postulated by Pennal and Tile (1980) have essentially been confirmed. Injuries of Type B1 - the so-called "open book" injuries - appeared in 48% of cases following a.p. compression, but only in 14% of cases of lateral compression, whereas internal rotation injuries were seen in 57% of cases following the impact of a lateral force and only in 17.5% of cases were the vector force was applied in an a.p. direction. It is nevertheless impressive that for these two classification groups 30% and 22% of complex accident mechanisms were recorded.

3.1 Epidemiological evaluation of the entire study

Classification	a.p. compr.	lat. compr.	vertical shear	complex	total
A2	**106**	**187**	**23**	**59**	**375**
Column %	50.48%	58.44%	38.98%	34.30%	
Row %	28.27%	49.87%	6.13%	15.73%	
Total %	13.93%	24.57%	3.02%	7.75%	49.28%
A3	**22**	**2**	**8**	**0**	**32**
Column %	10.48%	0.62%	13.56%	0.00%	
Row %	68.75%	6.25%	25.00%	0.00%	
Total %	2.89%	0.26%	1.05%	0.00%	4.20%
B1	**24**	**7**	**4**	**15**	**50**
Column %	11.43%	2.19%	6.78%	8.72%	
Row %	**48.00%**	14.00%	8.00%	30.00%	
Total %	3.15%	0.92%	0.53%	1.97%	6.57%
B2	**20**	**65**	**4**	**25**	**114**
Column %	9.52%	20.31%	6.78%	14.53%	
Row %	17.54%	**57.02%**	3.51%	21.93%	
Total %	2.63%	8.54%	0.53%	3.29%	14.98%
B3	**5**	**9**	**0**	**7**	**21**
Column %	2.38%	2.81%	0.00%	4.07%	
Row %	23.81%	42.86%	0.00%	33.33%	
Total %	0.66%	1.18%	0.00%	0.92%	2.76%
C1	**25**	**36**	**15**	**36**	**112**
Column %	11.90%	11.25%	25.42%	20.93%	
Row %	22.32%	32.14%	13.39%	32.14%	
Total %	3.29%	4.73%	1.97%	4.73%	14.72%
C2	**1**	**4**	**2**	**11**	**18**
Column %	0.48%	1.25%	3.39%	6.40%	
Row %	5.56%	22.22%	11.11%	61.11%	
Total %	0.13%	0.53%	0.26%	1.45%	2.37%
C3	**7**	**10**	**3**	**19**	**39**
Column %	3.33%	3.12%	5.08%	11.05%	
Row %	17.95%	25.64%	7.69%	48.72%	
Total %	0.92%	1.31%	0.39%	2.50%	5.12%
Col.Tot.	**210**	**320**	**59**	**172**	**761**
Total %	**27.60%**	**42.05%**	**7.75%**	**22.60%**	**100%**

Tab. 3: Particular accident mechanisms correlated with the classification subgroups.

3.1.3 Type of admission

In terms of these parameters the rate of secondary admission to the hospitals ("referals") could be determined. If all the patients are included, a rate of primary of admission of 70.6% to each of the hospitals emerges. 26.4% were secondarily admitted from other hospitals. In 3% of cases the entry recording the type of admission was not complete.

The increase in secondary admissions for severe pelvic girdle lesions was striking. The greatest number of patients undergoing secondary admission were those with accompanying injuries to the soft tissues (complex trauma) or acetabular fractures (Table 4). Also remarkable is the fact, revealed by further analysis of the admissions, that there were 70 transfers (9.6%) with injuries of Type A. Further breakdown of the patients showed that in these cases additional injuries were prominent and that only a few patients had isolated pelvic injury. The individual reasons for transfer were not documented within the framework of the study.

	Classification						
	A	B	C	complex	acet.isol.	ac + pr	total
primary	637	137	92	96	186	67	1215
Column %	87.38%	66.83%	64.34%	60.00%	51.67%	53.60%	----
Row %	52.43%	11.28%	7.57%	7.90%	15.31%	5.51%	100.00%
secondary	70	58	47	64	165	51	455
Column %	9.60%	28.29%	32.87%	40.00%	45.83%	40.80%	----
Row %	15.38%	12.75%	10.33%	14.07%	36.26%	11.21%	100.00%
unknown	22	10	4	0	9	7	52
Column %	3.02%	4.88%	2.80%	0.00%	2.50%	5.60%	----
Row %	42.31%	19.23%	7.69%	0.00%	17.31%	13.46%	100.00%
Sum	729	205	143	160	360	125	1722
Total %	42.33%	11.90%	8.30%	9.29%	20.91%	7.26%	100.00%

Tab. 4: Primary and secondary admission
The primary and secondary admission of the patients is broken down in terms of their classification.

3.1.3.1 Prehospital treatment on primary admission

If the type of prehospital treatment offered to the patient on first admission to hospital is further examined, it appears that in about 50% of cases this was carried out under physician supervision. Further observation of the more serious injuries confirms that this applied to 81% of the injuries of Type C, and to 89% of those with complex trauma to the pelvis. A detailed comparison can be seen in Table {III-3-4} of the Appendix.

3.1.4 Injury severity and additional injuries

As a rule, instability of the pelvic girdle should be taken as indicating severe general injury. In this investigation 1185 of the patients (68.8%) had only isolated damage to the pelvic girdle, and further analysis revealed that 61.4% of the fractures were of Type A, 17.3% of Type B and only a small proportion (12.4%) of Type C.

The distribution of the single points of the Hannover Polytrauma Score (PTS) (12) was used to analyze the severity of the injuries (Fig. 8).

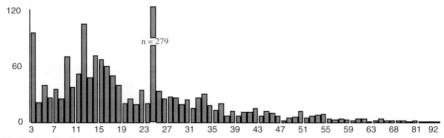

Fig. 8: Distribution of the PTS points
A histogram showing the PTS points was constructed to analyze the distribution of the severity of the injuries, with the frequency of all the PTS points included. In principle the peaks correspond to isolated pelvic fractures, with that opposite the 24 point mark being largely determined by the "age points" of isolated simple injuries (see also Appendix).

This produced a regular curve, with "rogue values" at 3, 9, 12 and 24 points that correspond to entries of isolated pelvic injuries or the occurrence of such injuries in old age.

In order to examine the effects of ageing more closely, a "corrected" overview was prepared by removing the points allotted to age (Fig. 9). The peaks at 3, 9 and 12 remained, but that at 24 points (corresponding to PTS Group 2) vanished. The number of patients with 3 points, however, showed a considerable increase. This redistribution corresponds to "simple" isolated pelvic fractures which were assigned to patients in PTS Group 2 by reason of their age.

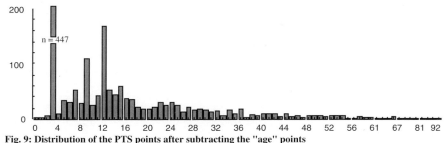

Fig. 9: Distribution of the PTS points after subtracting the "age" points
If the polytrauma score points for allotted for age are taken away, the picture changes. The 24 point peak (corresponding to Group II) vanishes to the gain of the peak at point 3 (Group I, less serious pelvic fractures)

The average PTS of all patients amounted to 21.1 ± 13.4 points (range: 3 to 92 points). Among the pelvic classification groups a significant increase in the severity of the injury also appeared between types A, B, C and complex trauma (Fig. 10).

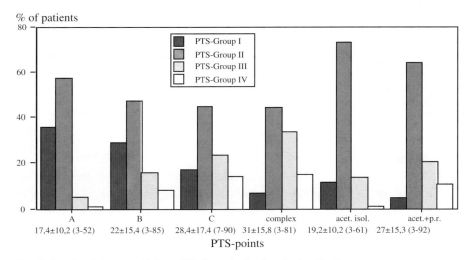

Fig. 10: Severity of the general injury (PTS Groups) related to the classification
With increasing severity of the pelvic injury (PTS groups), that of the general injury also increases. The average PTS value with Type C injuries and complex trauma is significantly higher than that with Type A or with isolated fractures of the acetabulum.

For easier international comparison, the Injury Severity Score (ISS) was also calculated. Entries were available for 1138 patients (66.1%). The average score was 15.14 ± 14.43 points

(2-75 points). A detailed correlation with the classification is to be found in Table {III-3-5} of the Appendix.

3.1.4.1 Injury severity and the type of accident

The severity of the total injury recorded as the PTS was analyzed in terms of the accident type and expressed as the PTS Group (Fig. 11). The distribution in PTS groups was similar for cars and trucks. With bicycles the large proportion of light injuries of Group I is impressive. For pedestrians, on the other hand, the proportion of severe and very severe injuries of Groups III and IV is significantly increased. Falling from a height and landslides led in the large majority of cases to light injuries of Groups I and II (see also Table {III-3-6}).

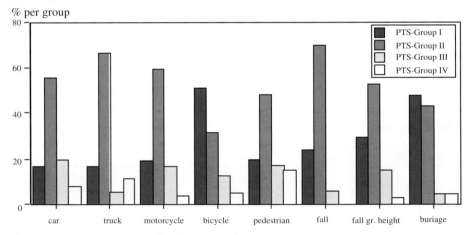

Fig. 11: Type of accident and severity of injury
Comparison of the type of accident with the severity of the injury is here expressed in terms of the 4 PTS Groups.

3.1.4.2 Frequency of additional injuries

In 41.4% of the patients (713) there was an isolated injury to the pelvis. The percentage distribution of injuries to other regions of the body and its dependence on the classification are shown in Table 5. With lesions of the pelvic girdle, increasing instability was associated with a larger number of additional injuries in other parts. Injuries to the upper and lower limbs proved an exception here, since they occurred with more or less equal frequency in association with Type B and C fractures. As was to be expected, there was a higher incidence of additional damage to the abdomen with complex pelvic injuries. In comparison with this, however, the rate of additional injuries with isolated fractures of the acetabulum remained in general average.

3.1 Epidemiological evaluation of the entire study

site of injury (%)	total	Type A	Type B	Type C	complex	acet.isol	ac + pr
head injury	**28,1**	15,1	43,9	46,9	45,0	25,6	42,3
chest	**24,7**	13,9	30,2	44,8	47,5	21,1	35,8
abdomen	**10,6**	4,0	13,7	19,3	38,1	4,2	17,1
upper extremity	**20,3**	15,6	29,3	21,4	23,8	19,3	29,3
lower extremity	**29,2**	15,9	45,9	44,8	50,0	26,2	43,1
spine	**8,1**	6,4	10,2	16,6	10,6	5,1	11,4

Tab. 5: Additional injuries (n = 1009)
The most frequent additional injuries involved the skull (brain), the lower limb and thorax (owing to repeated entries the sum is > 100%).

The distribution of combined single additional injuries is summarized in Table {III-3-7} of the Appendix.

3.2 Diagnostics

All patients were subjected to an a.p. view of the pelvis. Additional oblique views were also obtained from some patients: inlet or outlet projections from 16.2% and alar or obturator projections from 19.1%. For 9.4% the overview radiograph was supplemented by both inlet/outlet *and* alar/obturator projections.

The percentage distribution of the additional diagnostic radiographs within the classification groups is shown in Table 6. Supplementary diagnostic procedures were later employed for unstable fractures of the pelvic girdle in about 50% of cases. Alar and obturator exposures and computer tomography were in principle used for fractures of the acetabulum. CT examination was also carried out in 60% of the cases of displaced pelvic instability.

diagnostics	Type A	Type B	Type C	complex	acet.isol.	ac + pr
Inlet/Outlet views	14,4	39,5	49,0	40,0	17,0	45,5
Judet views	11,5	12,7	17,9	19,4	70,2	56,9
CT	8,1	42,0	56,6	46,9	59,5	65,0

Tab. 6: Radiological diagnosis (n = 1722)
The original plain radiographs are here shown in relationship to the classification. Even with injuries of types B and C the plain film was not in all cases supplemented with an oblique film.

A CT examination was carried out in 34.7% of all patients. The standard procedure here was a 2-D exposure, in only 9.2% was an additional three-dimensional demonstration evaluated.
In 4 cases conventional tomography was needed for exclusion of sacral fractures (3x) and an undisplaced acetabular fracture.

3.3 Classification of fractures

The classification of fractures of the pelvic girdle was based on a modification of Tile's classification (Appendix I) (10). They were first subdivided into isolated pelvic girdle fractures of types A, B and C, and these set against isolated acetabular fractures and acetabular fractures with additional fracture of the pelvic girdle. The group "complex pelvic trauma" includes all fractures with which injury to an adjacent soft tissue or organ is associated (1). The distribution of these classification groups is shown in Table 7.

type of injury	n =	%
Type A	728	42.27
Type B	205	11.90
Type C	143	8.30
complex pelvic trauma	160	9.29
acetabulum isolated	360	20.91
acetabulum + pelvic ring	126	7.31
isolated pelvic rinf injuries (total)	1076	62.48
isolated acetabular fractures (total)	366	21.25
pelvic ring fractures (isolated + combination with acetabular fractures)	1356	78.75
acetabular fractures (total)	537	31.18

Tab. 7: Classification of pelvic injuries

The 160 complex pelvic injuries were subdivided into 21 fractures of type A, 44 of type B, 89 of type C and 6 isolated fractures of the acetabulum.

The classification of both column fractures of the acetabulum is difficult, because it always involves a fracture of the ilium, and in most cases of the pubis and ischium also.

Therefore the following rule was used:

If a fracture of the acetabulum is accompanied by subluxation of the sacroiliac joint or separation of the symphysis pubis, an additional injury to the pelvic girdle should be assumed. The simultaneous combination of an acetabular fracture with transpubic or transiliac instability is considered to constitute an isolated fracture of the acetabulum.

The 1356 fractures of the pelvic ring were further classified into subgroups (10). By far the largest group, with over 50% of cases presented with lightly displaced pubic or ischial bones, or with undisplaced anterior pelvic girdle injuries, corresponding to Group A2. As already seen in the age distribution, this typical fracture in the elderly is associated with minimal trauma (Fig. 12).

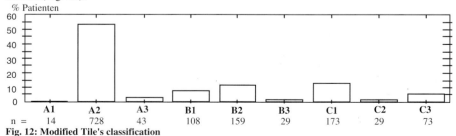

Fig. 12: Modified Tile's classification

3.4 Location of fractures of the pelvic girdle

The analysis of the individual fractures of the girdle is more inclusive, since a large number possible combinations and multiple fractures are here possible. These analyses reveal the frequency of each type of fracture and also the various combinations of lesions of the pelvic girdle within the classification groups A, B and C.

For this analysis of the injured regions of the pelvis, all pelvic injuries apart from those of patients with isolated acetabular fractures or a combination of these with a fracture of the pelvic girdle were first evaluated (1076 cases). Because a pelvic fractures can consist of more than one single lesion within the pelvic ring, their sum exceeds the total of the 1076 fractures observed. Bilateral fractures sometimes belong to different types, so that here again the summation does not lead to the expected total (Table 8). Sacral fractures were classified according to Denis (Appendix I) (3).

fracture area	fracture location	total	bilateral
pubic symphysis		133	not applicable
pubic region		854	134
ilium	iliac fractures:	127	2
	pelvic brim	92	1
	pelvic ring	32	1
	comminution	11	0
SI-joint	SI-joint:	157	18
	SI-disruption	103	7
	transsacral fx-dislocation	23	1
	transiliac fx-dislocation	43	1
Os sacrum	sacrum:	186	33
	transalar	87	5
	transforaminal	75	5
	central	30	18

Tab. 8: Frequency of injuries to pelvic girdle listed according to region
All 1076 isolated pelvic fractures are taken into account, apart from all those of the acetabulum. Since multiple fractures of the girdle can arise the sum of the injuries exceeds that of the patients.

For further analysis, the isolated pelvic girdle fractures were subdivided into types A, B and C and the classification subgroups, and the typical injuries or combinations of injuries examined.

In the following tables (9 - 17) the individual types of fracture are listed in relationship to the combination of ventral and dorsal instability (* = The first figure refers to the number of fractures in that region, that in the bracket to the number of those which are bilateral).

3.4.1 A-type fractures

These were found in 728 patients. Tile further distinguished between **avulsion fractures (A1)**, fractures involving the **pelvic rim and/or the pubic region (A2)** and **deep transverse fractures of the sacrum or fractures of the coccyx (A3)**.

3.4.1.1 Avulsion fractures (type A1) (n = 14)

Combinations	anterior pelvic girdle				total
post. pelvic girdle	Symphysis	pubis	symph/pubis	none	
none	0	1	0	0	1
pelvic brim	0	0	0	10	10
SI-joint + transiliac fx	0	0	0	1	1
SI-joint	0	0	0	1	1
sacrum	0	0	0	1	1
total	0	1	0	13	14

Tab. 9: Single injuries of Tile's classification group A1

3.4.1.2 Fractures of the pelvic rim, pubis or ischium (type A2) (n = 672)

Combinations	anterior pelvic girdle				total
post. pelvic girdle	Symphysis	pubis	symph/pubis	none	
none	1	579 (47)*	6 (1)*	0	586
pelvic brim	0	5	0	70 (1)*	75
ilium: pelvic ring	0	1	0	0	1
SI-joint	0	0	0	0	0
sacrum	0	5	0	5	10
total	1	590	6	75	672

Tab. 10: Single injuries of Tile's classification group A2

3.4.1.3 Transverse sacral fracture/fracture of the coccyx (type A3) (n = 42)

Combinations	anterior pelvic girdle				total
post. pelvic girdle	Symphysis	pubis	symph/pubis	none	
SI-joint	0	0	0	0	0
coxxyx	0	0	0	21	21
sacrum	0	0	1	19	21
total	0	1	1	40	42

Tab. 11: Single injuries of Tile's classification group A3

3.4.2 B-type fractures

These were found in 205 patients. Tile further distinguished between **external rotation fractures (B1), lateral compression ractures (B2)** and **bilateral B-type fractures (A3)**.

3.4.2.1 External rotation injury - "open book" (type B1) (n = 76)

Combinations	anterior pelvic girdle				total
post. pelvic girdle	Symphysis	pubis	symph/pubis	none	
none	29	0	5	0	34
pelvic brim	1	0	1	0	2
SI-joint+pelvic brim	0	0	1	0	1
SI-joint	20	13 (1)*	3 (1)*	0	36
transiliac fx dislocation	2	0	0	0	2
sacrum: transformaninal	0	0	0	1*	1
total	52	13	10	1	76

Tab. 12: Single injuries of Tile's classification group B1

3.4.2.2 Internal rotation injury - "lateral compression" (type B2) (n = 112)

Combinations	anterior pelvic girdle				total
post. pelvic girdle	Symphysis	pubis	symph/pubis	none	
none	0	1	2	0	3
pelvic brim	0	6 (1)*	0	0	6
SI-joint	1	16 (6)*	2	0	19
transiliac fx dislocation	0	2 (1)*	1	0	3
transsacral fx dislocation	0	6 (1)*	0	0	6
sacrum: transalar	3	28 (9)*	3	2	36
sacrum: transforaminal	0	30 (12)*	1*	1	32
sacrum: central	0	2	1*	0	3
transalar + pelvic brim	0	1	0	1	2
transfor. + iliac ring	0	1	0	1	2
total	4	93	10	5	112

Tab. 13: Single injuries of Tile's classification group B2

3.4.2.3 Bilateral B-injury (type B3) (n = 17)

Combinations	anterior pelvic girdle			total
posterior pelvic girdle	symphysis	pubis	Symph/pubis	
bilateral S-joint	5	1*	0	6
SI-joint + transalar	0	0	1	1
bilateral transiliac fx dislocation	0	1	0	1
bilateral transsacral fx dislocation	0	1*	0	1
transsacral fx disl. + SI-joint	0	1	0	1
transsacral fx disl. + transalar	0	1	0	1
transiliac fx disl. + transalar	0	0	1	1
transiliac fx disl. + transfor	0	1	0	1
bilateral transalar	0	2*	0	2
bilateral transfor. + transiliac fx disl.	0	0	1	1
transalar+central	0	1	0	1
total	5	9	3	17

Tab. 14: Single injuries of Tile's classification group B3

3.4.3 Translational instability - "vertical shear" (type C)

These were found in 143 patients. Tile further distinguished between **unilateral (C1),** and **bilateral translational instabilities (C2).**

3.4.3.1 Unilateral C-injury (type C) (n = 122)

Combinations	anterior pelvic girdle				total
post. pelvic girdle	Symphysis	pubis	symph/pubis	none	
none	0	0	1	0	1
iliac ring	0	16 (8)*	3	2	21
SI-joint	3	6 (3)*	6	1	16
transiliac fx dislocation	2	4 (1)*	2	1	9
transsacral fx dislocation	2	10 (2)*	0	1	13
SI-joint + pelvic brim	1	0	0	0	1
transalar	2	15 (4)*	0	1	18
transforaminal	1	18 (8)*	2	0	21
central	0	1 (1)*	0	0	1
transalar + SI-joint ipsilateral	0	1	0	0	1
transalar (C) + SI-joint (B)	0	0	1	0	1
transfor.(C) + SI-joint (B)	0	2	0	0	2
SI-joint + transfor. ipsilateral	0	2	0	0	2
SI-joint (C) + central	0	1	0	0	1
transalar + SI-joint + pelvic brim	0	1	0	0	1
transiliac/transsacral fx dislocation	0	1	1	0	2
transiliac fx disl. (C) + central (B)	0	1	0	0	1
transiliac fx disl. + transalar ipsilat.	0	2	0	0	2
transiliac fx disl. (C) + transfor. (B)	0	1	1	0	2
transalar + transfor.	0	1	0	0	1
transalar (C) + transalar (B)	1	0	0	0	1
SI-joint + transiliac/transsacr fx disl	0	0	0	1	1
transiliac fx disl. (C) + SI-joint (B)	0	2	0	0	2
total	13	85	17	7	122

Tab. 15: Combined injuries of Tile's classification group C1

3.4.3.2 Bilateral C-injury (type C2) (n = 21)

Combinations	anterior pelvic girdle				total
post. pelvic girdle	Symphysis	pubis	symph/pubis	none	
bilateral iliac ring	0	1	0	0	1
bilateral SI-joint	1	0	0	0	1
SI-joint + transforaminal	0	0	0	1	1
SI-joint + transsac/iliac fx disl.	1	0	0	0	1
transiliac fx disl + SI-joint	0	1	1	0	2
bilat. transsforaminal	0	2*	0	0	2
transsacral fx disl. + SI-joint	0	1*	0	0	1
transsacral fx disl. + transalar	0	1	0	0	1
transsacral fx disl. + central	0	0	1	0	1
transiliac fx disl+transforaminal	0	2	0	0	2
transalar + SI-joint + pelvic brim	1	0	0	0	1
transalar + SI-joint	0	1	1	0	2
bilateral transalar	0	1	0	0	1
transfor. + transalar	1	1*	0	0	2
transfor. + central	0	0	0	1	1
transalar + iliac ring	0	1	0	0	1
total	4	12	3	2	21

Tab. 16: Combination of injuries with injuries of Tile's classification group C2

3.4.3.3 C-injuries with fracture of the acetabulum (type C) (n = 73)

Translational injuries of the pelvic girdle of type C combined with fracture of the acetabulum were found in 73 patients. The most frequent dorsal lesion of the girdle (46 cases) involved the SI-joint, followed by the sacrum (28 cases). Repeated mention is here possible. No injury of the anterior part of the girdle was entered for 10 patients.

Combinations	anterior pelvic girdle				total
post. pelvic girdle	Symphysis	pubis	symph/pubis	none	
ilium	0	2	1*	1	4
bilateral ilium	0	1	0	0	1
ilium + SI-joint	0	1	2	1	4
SI-joint	10	9 (3)*	6 (1)*	4	29
bilateral SI-joint	0	4 (1)*	3 (3)*	0	7
SI-joint + sacrum	2	1*	1	0	4
bilat. SI-joint + sacrum	1	0	0	0	1
sacrum	1	8 (3)*	0	3	12
bilateral sacrum	1	4 (1)*	2 (1)*	1	8
bilat. sacrum + SI-joint	0	1	0	0	1
sacrum + ilium	0	2 (1)*	0	0	2
total	15	33	15	10**	73

Tab. 17: Combination of injuries with injuries of Tile's classification group C3

** For 10 patients injuries were confined to the posterior part of the girdle, the anterior part was not involved. These entries were confirmed by further examination of the case notes.

Acetabular fractures appearing within the framework of combined fractures of type C3 were also subdivided in terms of Letournel's classification (6) (Tab. 18).

Classification Acetabulum	number	percentage
simple fractures		
posterior wall	4	5.48
posterior column	5	6.85
anterior wall	1	1.37
anterior column	7	9.59
transverse	23	31.51
extended fractures		
posterior wall + posterior column	4	5.48
transverse + posterior wall	3	4.11
T-type fracture	5	6.85
both column fracture	13	17.81
bilateral acetabular fractures	7	9.59
classification unknown	1	1.37
total	73	100

Tab. 18: Classification of acetabular fractures together with type C3 injuries
Transverse and both column fractures were the most frequently observed single injuries. Bilateral acetabular fractures together with pelvic girdle fractures were relatively common (about 10%).

3.5. Primary treatment and complex pelvic trauma

3.5.1 Complex trauma with additional pelvic injuries

Additional injuries within the true pelvis involved 243 patients (14.1%). Damage to the urogenital system and nerves was the most frequently observed (Fig. 13).

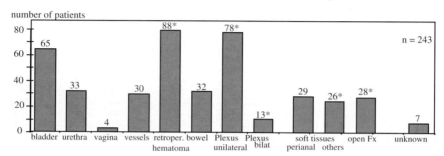

Fig. 13: Frequency of soft tissue injury in the pelvis
The absolute frequency of the additional pelvic injuries is shown. The columns represent the number of accompanying injuries. *: Minor lesions partially not included in "complex trauma"

Not every additional pelvic injury fell within the definition of complex pelvic trauma. This is defined as a pelvic injury together with peripelvic soft tissue damage such as the lesion of an organ or damage to vessels and/or nerves caused by a fracture, or serious soft-tissue injuries (1).

A few cases included retroperitoneal hematomas, nerve damage or injuries to extrapelvic soft tissues without meeting the definition of complex pelvic injury. That is why the frequency of this special type of trauma is less.

In our sample of patients, 160 (9.3%) met the criteria of a complex pelvic lesion. Here the complex pelvic injuries included many other lesions of the urogenital system and typs of peripheral nerve damage. The distribution is shown in Fig 14.

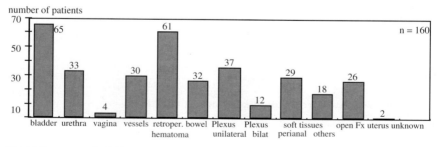

Fig. 14: Frequency of additional pelvic injuries with complex pelvic trauma
160 patients (9.3%) of the total sample came under the definition of "complex" pelvic trauma. The absolute frequency of the additional pelvic injuries observed is shown here.

Complex pelvic injuries were seen in all classification groups. There was, however, a significant correlation between their frequency and the degree of instability of the pelvic injury ($p < 0.0001$). Fig. 15 shows the frequency of complex pelvic injuries in relation to the type of fracture. In the presence of an isolated fracture of the acetabulum, complex trauma appeared in 1.64% of the cases, after a type A injury in 2.68%, after a type B injury in 14.86% and after a type C injury in 32.36%.

Complex trauma appeared most frequently in the classification subgroups associated with C1 (31.87%) and C3 (18.75%) injuries.

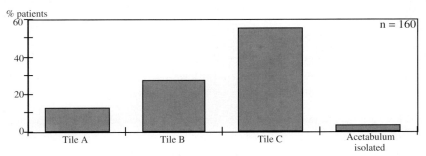

Fig. 15. Complex trauma related to classification

As was to be expected, the proportion of neurovascular injuries within the complex trauma group was correlated with the degree of pelvic instability present, with a higher proportion in the group with translational instability. Nevertheless, for rupture of the bladder or urethra, pelvic bowel lesions, damage to the pelvic soft tissues and bilateral lesions of the nerve plexuses this correlation was not significant (Tab. 19).

Additional injury	Tile A	Tile B	Tile C	Acet. isol.
Bladder injury	8	22	32	3
Urethral rupture	7	12	14	0
Pelvic vasc. inj.	1	3	26	0
Pelvic bowel	2	7	23	0
Plexus (unilat.)	0	7	30	0
Plexus (bilat.)	0	2	10	0
Pelvic soft tissue	4	8	15	2
open fractures	5	4	16	2

Tab. 19: Frequency of additional pelvic injuries in 160 cases of complex pelvic injury

The frequency of additional injuries with all types of pelvic damage within the classification subgroups is shown in Table 20.

It follows that a ruptured bladder is to be anticipated in every fifth patient following a B3 injury, and a ruptured urethra is even frequently observed (10%). Damage to the pelvic vessels is associated with increasing pelvic instability, most commonly after C2 and C3 injuries (13.8% and 12.3% respectively). Injury to the bowel is found in about 10,3% of B3 and C injuries, and with C injuries unilateral damage to the lumbosacral plexus becomes more likely with increasing instability, although with bilateral rotational instability 17% of these patients had in any case developed neural damage. Open fractures of the pelvis are most frequent in the presence of bilateral unstable translational injuries of the pelvic girdle.

n = 1722	A1	A2	A3	B1	B2	B3	C1	C2	C3	ACi
bladder	0	8	0	3	13	6	19	4	9	3
urethra	0	7	0	5	4	3	10	1	3	0
pelvic vessels	0	1	0	2	1	0	13	4	9	0
bowel	0	2	0	3	1	3	14	3	6	0
unilateral plexus	0	4	0	2	4	5	22	4	17	21
bilateral plexus	0	0	0	2	0	0	3	2	6	0
pelvic soft tissues	0	4	0	3	2	3	9	3	3	2
open fractures	0	5	0	1	1	2	8	3	5	3
total	14	728	43	109	158	29	173	29	73	366

Tab. 20: Additional injuries with all patients with pelvic trauma (n = 1722) within the classification groups

In general it is clear that the rate of additional pelvic injury is highest within the classification subgroups of type C, although it remarkable that there is sometimes a higher incidence after B3 injuries (damage to the bladder, urethra and pelvic soft tissues).

3.5.2 Emergency treatment

Emergency treatment was defined as emergency laparotomy, emergency pelvic embolation for pelvic bledding as well as external or internal stabilizations of the pelvis within 6 hours after admission. It is distinguished between all patients with emergency treatment (s. 3.5.2) and those with hemodynamic instability (s. 3.5.3).

Overall, 165 patients had an emergency procedure: 94 laparotomies, 19 pelvic C-clamps, 48 external fixations and 42 ORIF. In three patients pelvic embolization was performed (all complex pelvic trauma, 1 B-, 2 C-type injuries).

1. Pelvic C-clamp

In 19 patients the pelvic ring was stabilized with a pelvic C-clamp (2 B-, 6 isolated C-type injuries, 11 complex pelvic trauma (1 B-, 10 C-type injuries). Three patients had an additional ORIF (2 symphyseal platings, 1 anterior plating of the SI-joint). All of them had large retroperitoneal hematomas, two had additional pelvic vessel injury. Three further patients requieres external fixation, in two of them a large retroperitonel hematoma was present.

The remaining 13 patients the pelvic C-clamp was the single stabilization procedure.

Overall, in 11 patients additional laparotomy was performed.

Posterior pelvic ring injury were injuries of the SI-joint in 9 and sacral fractures in 10 cases. The mortality rate in these 19 patients was 52,6% (10 patients).

2. External fixation

In 48 patients an external fixator was applicated (two A-, 13 B-, 33 C-type injuries and 21 complex pelvic trauma (1 A-, 4 B-, 16 C-type injuries)). In three patients a pelvic C-clamp was applicated (1 B-, 2 C-type injuries). One additional patient had internal ixation of a disrupted pubic symphysis by screw fixation abnd additional cerclage wiring.

13 patients had emergency laparotomy, one patient had pelvic embolization for massive pelvic bleeding. In 26 cases pelvic injury was treated with the emergency external fixator alone, the remaining 22 patients (1 A-, 5 B-, 16 C-type injuries) had internal fixation of the anterior pelvic ring by secondary symphyseal plating in 8 cases (1 A-, 5 B-, 2 C-type injuries), internal fixation of the anterior and posterior pelvic ring in 13 cases and in one case single posteror internal fixation.

Mortality rate after external fixation was 16,7% (8 patients).

3. Primary ORIF

Primary ORIF was performed in 42 patients (2 A-type injuries (pelvic rim), 5 B-type injuries (symphyseal plating), 10 C-type injuries (4 symphyseal platings, 2 osteosynthesis of the ilium, one anterior SI-joint plating alone and three symphyseal platings in combination with anterior SI-joint plating) and 25 complex pelvic injuries (2 A-, 9 B-, 14 C-type injuries) with 14 symphyseal platings alone, 4 plate osteoynthesis for pubic fractures, 3 stabilizations of the SI-joint, one osteosynthesis of an ilium fracture and two combined anterior and posterior internal fixations. 12 of the latter stabilizations were performed after emergency laparotomy.

Mortality rate after internal fixation was 9,5% (4 patients).

4. Emergency laparotomy

An emergency laparotomy was performed in 94 patients. Three patients had an isolated acetabular fracture in combination with an abdominal trauma. The majority of patients (n = 60) sustained complex pelvic trauma (5 A-, 17 B-, 38 C-type injuries). 26 of the latter had an additional abdominal trauma. Four patients had an acetabular fracture with A-type injury of the pelvis, all of them had abdominal trauma. Of 12 patients with B-type injury 11 had additional abdominal trauma, 4 of these patients had an additional acetabular fracture. 15 patients had a C-type injury (2 acetabular fractures), 12 with additional abdominal trauma.

There wasa significant correlation between instability of the pelis and rate of emergency laparotomy: 0,8% after isolated acetabular fractures, 0,3% after isolated A-type-, 3,9% after isolated B-type, 7% after isolated C-type injuries and 37,5% after complex pelvic trauma ($p < 0.0001$). The mortality rate in patients with emergency laparotomy was 37,2% (35 patients).

5. Pelvic embolization

Of 10 patients with angiography in three emergency embolization was documented, however more than 6 hours after injury. In two cases a lesion of the iliac artery was documented. In one patients an additional emergency laparotomy and external fixation of the B-type injury was performed. The other two patients had C-type injuries. All patients survived.

> The mortality rate of all patients with emergency treatment procedures was 24,2% (40 patients).

3.5.3 Hemodynamic instability

In the following only patients with unstable pelvic injury (B-, C-type injuries and additional hemodynamic instability ($\geq$ 2 packed red blood cells) were recorded. For these patients form 3 was filled in (s. Appendix I). 93 patients met these criteria (5,4%), 87 of them had a complex pelvic trauma. Overall, 32 had B- and 61 C-type injuries. The average PTS was 36,8 points the average age 34,9 years. Additional abdominal injury was present in 49,5%, chest trauma in 57% and head injury in 48,4%.

All patients had clinical examination, 73 had abdominal ultrasonography, 7 had diagnostic peritoneal lavage, 12 had intravenous pyeolography and 19 had retrograde cystography. Of the 25 patientsn with urologic diagnostics bladder or urthral injury was found in 20 cases. Further diagnostics included 19 pelvic CT scannings, 8 pelvic angiographies (all with pelvic vascular injury) and three embolizations.

12 pelvic c-clamps, 14 external fixation of the pelvis, 3 embolizations, 53 laparotomies and 28 had primaray intensive care treatment for emergency treatment. In the latter group mortality was10,7% (3 patients).

In 4 patients no specific therapy was documented:

- 31-year old patient with B1-injury of the pelvis (symphysea disruption, right SI-joint-injury) and urethral dsiruption. 4 packages of red blood cells were needed for hemodynamic stabilization. 4 days posttrauma symphyseal plating was performed.
- three patients died in the emergency department, two of them following massive pelvic hemorrhage, one for severe head injury.

1. Pelvic C-clamp

12 patients had stabilization of the pelvis by emergency pelvic C-clamp (11 complex pelvic injuries, 1-B, 11 C-type injuries), in 8 cases within 1 hour after admission. In 4 cases hemodynamic situation was improved (two completly stable, two improved). 8 patients had remaining hemodynamic instability, 6 of these had subsequently emergency laparotomy, 5 patients died.

8 patients had additional pelvic tamponade for hemostasis. The average need of packed red blood cells (RBC) war more than 5 untill application of the pelvic C-clamp.

Associated injuries were 6 pelvic vessels injuries, 5 ruptures of the spleen, 4 bladder injuries, 4 urethral disruptions, 3 lesions of the liver, 3 lesions of the rectal bowel, 3 lesions of the sigma, 3 lesions of the lumbosacral plexus and one rupture of the small bowel.

Overall, 7 of these 12 patients died.

2. External fixation

In 14 patients (3 B-, 11 C-type injuries) an external fixator was applicated. 8 of these had additional laparotomy, one patient had pelvic embolization. Application of the external fixator was performed within two hours postinjury in 9 patients. The average need of RBC was 5, only two patients required more than 10 RBC. In 8 patients rescucitation was sucessful, 4 patients improved, two had persistant hemodynamic instability. The latter two were:

- a 30-year old patient with B1-injury of the pelvis (symphyseal disruption, SI-joint-injury), retroperitoneal hematoma and a lesion of the iliac artery without abdominal injury. Application of the external fixator was performed after 4 hours. Embolization lead to hemodynamic stability.
- a 25-year old patient with C-type injury (sacralfracture) and amputation injury of both tighs, bladder and urethral injury had external fixation and laparotomy within the first hour after admission. He died after one week for septic multiple organ failure.

3. Pelvic embolization

In three patients pelvic embolization was performed, all of them after 6 hours post trauma. The average need of RBC was > 15. In two patients rescucitation was sucessful, one had persistant hemodynamic instability. All three patients survived their injury.

4. Emergency laparotomy

53 patients had emergency laparotomy, 35 of them within 90 minutes of admission. The average amount of RBC until laparotomy was 9. Intraabdominal injuries were found in 31 patients: 14 ruptures of the spleen, 17 ruptures of the liver, 13 lesions of the small bowel, 2 lesions of the colon And 10 leions of the sigma. In 17 patients rescucitation was sucessful, 13 patients improved, 17 had persistant hemodynamic instability, 6 of them died following massive pelvic hemorrhage:

- 28-year old patient with C1-type injury (sacral fracture), lesion of the iliac artery with retroperitoneal hematoma, rupture of the liver and colon, chest trauma, head injury and fractures of the extremities (ISS = 66). Pelvic angiography prior to laparotomy. Death intraoperativly following massive pelvic hemorrhage.
- 19-year old woman with C1-type injury (fracture of the ilium), rupture of liver and spleen, small bowel injury, chest trauma, head injury and fractures of the lower extremities (ISS = 66). Emergency laparotomy. She died within one week for persistant hemodynamic instability.
- 19-year old patient with C1-type injury (fracture of the ilium), rupture of the bladder, severe rupture of the spleen and liver, chest trauma and head injury (ISS 50). Emergency laparotomy. Death intraoperativly following massive abdominal hemorrhage.
- 36-year old patient with open C2-type injury (fracture of the ilium, sacral fracture, transsacral fracture disolcation), pelvic vascular injury with retroperitoneal hematoma, injury of the rectum, severe rupture of the spleen and liver, small bowel injury, chest trauma, head injury and fractures of the upper extremities (ISS = 75). Emergency laparotomy. Death intraoperativly following massive pelvic hemorrhage.
- 42-year old patient with open C3-type injury (fracture of the ilium, both column fracture), pelvic vascular injury with retroperitoneal hematoma, injury of the rectum, chest trauma, head injury and fractures of the upper extremities (ISS = 69). Emergency laparotomy revealed tear of the iliac vessels with massive pelvic hemorrhage. Death intraoperativly.
- 6-year old patient with traumatic hemipelvectomy, pelvic vascular injury with retroperitoneal hematoma, rupture of the bladder and urethra, lesion of the lumbosacral plexus, injury rectal and abdominal trauma (ISS = 50). Death during emergency laparotomy.

Of the 53 patients with emergency laparotomy 48 had a retroperitoneal hematoma (9 central, 9 up to renal vessels, 11 within the true pelvis, 10 up to the diaphragm, 9 unknown). These 48 patients had complex pelvic trauma in 45 cases, 13 had B-type and 35 C-type injury of the pelvis. Retroperitoneal hematoma was left in place in 66% (n = 32), partially opened in 11 and completely opened in 3 patients (2 unknown). Arterial bleeding was found in 5, venous beeding in 8, diffuse bleeding in 24 and bleeding from fracture sites in 7 patients. In 17 patients no source of bleeding was documented. In 13 patients surgical hemostasis and in 21 cases no further measures were performed. In 19 cases pelvic packing was carried out.

In 41 cases the abdomen was closed, in 5 cases the abdominal wall was left open, 7 patients had an abdomen apertum. 19 Patients required a "second look" (7x one, 8x two and 4x ≥ times).

Overall, 24 of the patients after laparotomy died.

5. ICU-therapie

28 patients had primary rescucitation on the intensive care unit without other emergency procedures. The average amount of RBC untill the 3rd day after admission was 9,3. The average PTS was 30 point, 3 patients died in this group.

Overall, in these 93 patients associated abdominopelvic injuries were frequent: 33 ruptures of the bladder, 20 urethral ruptures, 26 pelvic vascular lesions (18x iliac artery, 16x iliac vein, 8x both), 13 rectal lesions, 29 lesions of the lumbosacral plexus, 1 ureteric lesion and 1 vaginal lazeration. Extrapelvic injuries were: 23 ruptures of the spleen, 19 ruptures of the liver, 13 small bowel lesions, 2 lesions of the colon and 11 lesions of the sigma. In 39 patients rescucitation was sucessful, 23 patients improved, 23 had persistant hemodynamic instability, 8 exsanguated. Overall, mortality was 33%, in 42% related to the pelvic injury.

3.6 Treatment of the pelvic fracture

3.6.1 Conservative and operative treatment.

70% of all the patients were treated conservatively, the operation rate for the entire sample being 30%.

Stabilization of the pelvic girdle was undertaken in 278 patients. If the isolated acetabular fractures are included, a total of 516 patients received operative stabilization of the girdle or the acetabulum. Their distribution within the classification groups is as follows (Table 21):

	total	OP	%
Type A	728	19	2,5%
Type B	205	64	31,2%
Type C	143	72	50,3%
complex trauma	160	92	57,5%
acet. isolated	360	199	55,3%
ac + pr	126	70	56,3%

Tab. 21: Frequency of operative stabilization related to the classification group
The number of surgically stabilized patients within each group is shown

It was first established to what extent operative treatment was carried out within each classification group. During this analysis, a distinction was made between stabilization of the pelvic girdle or the acetabulum alone and combined stabilization of the two together.

As was to be expected, surgical treatment was not selected for much the larger portion of the type A injuries. But in the case of the unstable injuries of types B and C, no operative treatment was carried out on 68.8% and 49.7% of the patients respectively. The proportion of operative stabilizations following type C injuries, complex trauma and isolated acetabular fractures was relatively equal at between 50% and 58% (cf. also Table {III-3-8}. In table {III-3-9} the operative stabilization for all type A injuries is shown in detail.

3.6.2 Procedures for producing osteosynthesis in the injured region

The separate locations of the injury will now be examined and the frequency of use of the various osteosynthetic methods described. Osteosynthesis was carried out on the pelvic girdle in 278 patients and on the acetabulum in 272. Here, a higher number of osteosyntheses is documented, because in the subgroups "complex pelvic trauma" and "combined pelvic & acetabular fractures" either pelvic fracture fixation and acetabular osteosynthesis are performed.

3.6.2.1 Internal fixation of symphyseal disruptions

122 internal stabilizations were carried out on the symphysis. Plate osteosynthesis was almost exclusively employed, 65 DC plates and 52 reconstruction plates being used. Other types of osteosynthesis were only used in individual cases (cf. here Table {III-3-10}).
The latter patients are shown in detail:

- cerclage-wiring in a 7 year old child
- reconstruction plate and additional cercalge wiring in a 63 year old male
- screw and cerclage wiring in combination with an external fixator for symphyseal disruption and transpubic fracture and posterior C-type injury in comple pelvic trauma
- screw and cerclage wiring
- unknown

3.6.2.2 Treatment of transpubic instabilities

Internal stabilization was used in 26 cases of transpubic instability, the most commonly employed method being plate osteosynthesis (17 patients), followed by transpubic screws (8 patients) (cf. here Table {III-3-11}).
In 44 cases an external fixator was performed for emergency stabilization of the anterior pelvic ring, three of these patients had secondary symphyseal plating.

3.6.2.3 Internal stabilization for transiliac instability

Transiliac instability was openly reduced and internally stabilized in 54 patients. The distribution of osteosynthetic procedures was equally for the different techniques. Most frequently reconstruction plates alone were used (18 cases), followed by plates and screws together (16 cases), DC plates (10 cases) and screws alone (7 cases) (cf. here Table {III-3-12}).

3.6.2.4 Internal stabilization for transiliosacral instability

Injuries of the sacroiliac-joint - namely, simple SI dislocation, and transiliac and transsacral fracture-dislocations - were treated in 60 patients. Much the most often used stabilization procedure was anterior plating. 39 cases were treated by simple plate osteosynthesis, 16 cases with a combination of plates and lag-screws. Transiliosacral lag screws were only employed for 5 patients (8.3%) (cf. here Table {III-3-13}).

SI-dislocations (n = 41) were treated with anterior SI-plating in 27 cases, in three cases with transiliosacral lag screws and in 11 cases with SI-plating and screws. 5 transsacral fracture dislocations were treated with anterior plating in three and plate + screw fixation in two patients. Transiliac fracture dislocation were treated with anterior SI-plating in nine, transiliosacral lag screws in two and additional SI-plating and screw fixation in three patients.

3.6.2.5 Internal stabilization for transsacral instability

ORIF was used on the sacrum exclusively for instability with type C injuries or complex pelvic trauma. A total of 35 internal stabilizations were undertaken. The most commonly used method was the transiliosacral screw (cf. here Table {III-3-14}).

In transalar fractures 3 sacral bars, 5 transiliosacral lag screw fixations and one other technique was used. Transforminal sacral fractures were treated with transverse sacral plates in two, sacral bars in two, transiliosacral lag screw fixation in 7 and "local sacral plates" in 8 patients (16). In three cases combinations of these techniques were performed (1x SI-screws und sacral bars, 1x sacral decompression, 1x transverse sacral plating and SI-screws). Both central sacral fractures were treated with local sacral plates.

3.6.2.6 External stabilization of the pelvic girdle

Definitive stabilization of the pelvic girdle with an external fixator was carried out on 93 patients. Emergency treatment with an external fixator (n = 44) are not dealt with here (see Chapter 3.5). In 20 cases the external fixator was later replaced by an internal osteosynthesis: 15x symphyseal plating (10x DC-plate, 5x reconstruction plate), 3x pubic plating in transpubic fractures, 1x transpubic screw alone, 1x transpubic screw and additional cerclage wiring of the pubic symphysis.

Table 22 shows the entry under each classification type without taking into account the isolated acetabular fractures. The position of the Schanz screws is also recorded. The Schanz screws were only driven into the blade of the ala of the ilium in a minority of cases, they were most often inserted above the acetabulum ind the supraacetabular region. In 42 cases the external fixator was combined with additional internal stabilizations.

3.6 Treatment of the pelvic fracture

position	Classification					
	A	B	C	complex	ac+pr	total
supraacetabular	0	13	28	30	12	83
Column %	0.00%	81.25%	96.55%	90.91%	92.31%	----
Row %	0.00%	15.66%	33.73%	36.14%	14.46%	100.00%
Total %	0.00%	13.98%	30.11%	32.26%	12.90%	89.25%
ilium	2	3	1	3	1	10
Column %	100.00%	18.75%	3.45%	9.09%	7.69%	----
Row %	20.00%	30.00%	10.00%	30.00%	10.00%	100.00%
Total %	2.15%	3.23%	1.08%	3.23%	1.08%	10.75%
summation	2	16	29	33	13	93
Total %	2.15%	17.20%	31.18%	35.48%	13.98%	100.00%

Tab. 22: External fixation of pelvic fractures
Stabilization with an external fixator is shown (subdivided according to the position of the Schanz screws) in relationship to the classification type.

In 51 patients the external fixator was the only stabilization device used. Table 23 also provides information on the distribution within the classification types and the position of the Schanz screws.

position	type A	type B	type C	Total
supraacetabular	0	23	20	43
Total %	0.00%	45.10%	39.22%	84.31%
ilium	3	3	2	8
Total %	5.88%	5.88%	3.92%	15.69%
summation	3	26	22	51
Total %	5.88%	50.98%	43.14%	100%

Tab. 23: External fixator as sole stabilizing agent
(For this table a classification was used which referred only to the type of fracture and no account was taken of complex trauma).

Of 22 patients with C-type fractures treated with an external fixator alone 11 were stabilized at the Kiel university hospital with an especially developed external fixator construction for increased stability (Fig. 16) (4). The other patients were polytraumatized patients (PTS > 43 points), one patient with iliac wing fracture and one fracture with transsacral fracture dislocation.

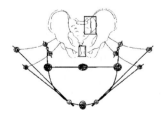

Fig. 16: The "Kiel" external fixation frame use in the treatment of translational instabilities ("C-type).

3.6.3 Site of stabilization

The stabilization procedures were subdivided into stabilization of the anterior pelvic girdle alone, stabilization of the posterior pelvic girdle alone and a combination of the two together. In the next section, an analysis is given of the site of stabilization and especially the combination of osteosyntheses in the different regions injured. To make this clearer, the primary subdivision is maintained, and additional further subdivision employed only when it is necessary.

3.6.3.1 Anterior, posterior and combined stabilization

The first examination elucidated to what extent anterior stabilization alone, posterior stabilization alone or combined anterior and posterior stabilization was used on the pelvic girdle (Tab. 24).

	Classification					
position	A	B	C	complex	ac+pr	total
ventral only	6	61	13	40	23	143
Column %	33.33%	95.31%	18.06%	47.62%	60.53%	----
Row %	4.20%	42.66%	9.09%	27.97%	16.08%	100.00%
dorsal only	12	2	20	23	8	65
Column %	66.67%	3.12%	27.78%	27.38%	21.05%	----
Row %	18.46%	3.08%	30.77%	35.38%	12.31%	100.00%
ventral + dorsal	0	1	39	21	7	68
Column %	0.00%	1.56%	54.17%	25.00%	18.42%	----
Row %	0.00%	1.47%	57.35%	30.88%	10.29%	100.00%
	18	64	72	84	38	276
Total %	6.52%	23.19%	26.09%	30.43%	13.77%	100.00%

Tab. 24: Position of the operative stabilization at the pelvic girdle
Position of the stabilization as purely ventral, purely dorsal or combined dorsal and ventral is shown in relationship to the classification.

3.6.3.2 Stabilizations used for type A injuries

Out of the 728 patients whose pelvic injury was classified as isolated A-type injury, 18 underwent operative stabilization. The number of operative stabilizations following type A injuries appeared to be relatively high, so that it was decided to compare the age, the region injured and the osteosynthetic procedure in Table {III-3-9}.

3.6.3.3 Stabilizations used with type B injuries

Osteosynthesis was carried out on 64 patients out of the total of 205 with pelvic girdle fractures of type B. A more precise specification of the osteosynthesis, listed under the classification groups B1, B2 and B3 is given below:

Stabilizations used for type B1 injuries: "external rotation injuries" (n = 42)
8 x   external fixator: 6 x   supraacetabular
                             2 x   Ilium, 1 additional DC-plyte symphysis

34 x   symphysis: 16 x   DC-plyte

3.6 Treatment of the pelvic fracture

          15 x   reconstruction plate
          1 x   K-wire
          1 x   cerclage wire + reconstr. plate + ant. SI-plating
          1 x   others

Stabilizations used for type B2 injuries: "lateral compression" (n=16)
7 x   **external fixator:**   **7 x** supraacetabular
5 x   **symphysis:**   **2 x** DC-plate
                            3 x reconstruction plate
2 x   **pubis:**   **2 x** reconstruction plate
1 x   **ilium:**   **1 x** reconstruction plate
1 x   **SI-joint:**   **1 x** plate + screw

Stabilizations used for type B3 injuries: "bilateral type B injuries" (n = 6)
1 x   **external fixator:**   **1 x** ilium
5 x   **symphysis:**   **3x** DC-plate
                            2 x reconstruction plate

3.6.3.4 Stabilizations used for type C injuries

Out of a total of 143 patients with isolated type C pelvic girdle injuries, 72 were treated surgically. The types of osteosynthesis carried out in the various regions are more closely specified in the classification groups C1, C2 and C3:

Stabilizations used for type C1 injuries: "unilateral translational instability" (n = 58)

External fixation alone:
8 x   **external fixator:**   **7 x** supraacetabular
                                1 x ilium
Fixation of the posterior pelvic girdle alone:
12 x   **ilium :**   **3 x** DC-plate, one additional ext. fixator, supraacetabular
                         2 x reconstr. plate, one additional ext. fixator, supraacetabular
                         6 x plate/screw + one additional ext. fixator, supraacetabular
                         1 x K-wire
10 x SI-joint: **5 x** plating, two additional ext. fixator, supraacetabular
                         4 x plate + screws
                         1 x plate + iliac screws
5 x   **sacrum:**   **1 x** sacral bars
                         2 x transiliac screws
                         1 x DC-plate + additional ext. fixator, supraacetabular
                         1 x local plating sacrum + additional ext. fixator, supra-acetabular
Fixation of the anterior pelvic girdle alone:
4 x   **symphysis:**   **1 x** reconstruction plate
                             3 x DC-plate

Combined osteosyntheses of the anterior and posterior pelvic girdle:

15 x	**symphysis:**	1 x DC-plate + reconstr. plate ilium
		1 x DC-plate + reconstr. plate ilium + anterior SI-plating
		2 x DC-plate + plating ilium
		1 x DC-plate + DC-plate ilium +transpubic screws
		2 x DC-plate + SI-plating
		2 x C-plate + SI-plating + eyt. fiaxtor supraacetabular
		1 x DC-plate + SI-plating/screws
		1 x DC-plate + localized sacral plating
		2 x reconstruction plate + SI-plating
		1 x reconstruction plate + transpubic screws + DCplate sacrum
		1 x reconstruction plate + SI-screws (sacrum)
4 x	**pubis:**	1 x reconstruction plate + SI-plating
		2 x reconstruction plate + SI-plating/scews
		1 x reconstruction plate + SI-screws (sacrum)

Stabilizations used for type C2 injuries: "bilateral type C injuries" (n = 14)

2 x	external fixator	2 x supraacetabular
1 x		reconstr. plate symphysis + iliac plating/screws + SI-plating/ screws + sacralplating/screws
1 x		DC-plate symphysis + Ssacral bars + ext. ixator supraacetabular
1 x		DC-plate symphysis + reconstr. plate ilium + SI-plating + external fixator supraacetabular
1 x		pubic DC-plate + SI-plating + ext. fixator supraacetabular
1 x		reconstr. plate pubis+ transverse plating sacrum + SI-screws
4 x	sacrum	3x sacral bars
		1x localized scral plating
1 x	SI-joint	1 x SI-screws
2 x	ilium	1 x plating/screws + SI-screws
		1 x plating/screws + SI-plating + ext. fixator supraacetabular

Stabilizations used for type C3 injuries: "type C injury + acetabulum" (n = 29)

Acetabular osteosynthesis was carried out on 19 patients with this type of fracture, although for 5 of them pelvic girdle stabilization was omitted. The details are given below:

5 x	acetabulum	
2 x	external fixator	2 x supraacetabular, one additional ORIF acetabulum
13 x	symphysis	2 x DC-plate, one additional ORIF acetabulum
		1 x DC-plate symphysis + SI-plating
		1 x DC-plate symphysis + SI-plating + ext. fixator supra-acetabular + ORIF acetabulum
		1 x DC-plate symphysis + pubis + ORIF acetabulum
		4 x reconstr. plate symphysis, 3x ORIF acetabulum
		1 x reconstr. plate symphysis + pubis + sacral bars + sacral screws left, right sacral bars + ext. fixator supraacetabular

3.6 Treatment of the pelvic fracture

		1 x reconstr. plate symphysis + SI-plating/screws + ORIF acetabulum
		1 x reconstr. plate symphysis + SI-screws + DC-plate sacrum
		1 x reconstr. plate symphysis + pubis + ORIF acetabulum
5 x	ilium	1 x iliac screws + ORIF acetabulum
		3 x reconstr. plate ilium + one additional ORIF acetabulum
		1 x reconstr. plate ilium,+ SI-plating/screws
3 x	SI-joint	2 x SI-plating + ext. fixator supraacetabular, one additional ORIF acetabulum
		1 x SI-screws + ORIF acetabulum
1 x	sacrum	1 x SI-screws + ORIF acetabulum

3.6.3.5 Osteosynthetic procedures used for complex trauma

Out of the 160 patients with complex pelvic trauma, osteosynthesis was carried out on 92. Details of the type of stabilization chosen are given below in terms of the classification groups:

3 x	ORIF acetabulum only
5 x type A2:	1 x external fixator ilium only
	1 x reconstruction plate symphysis
	1 x reconstruction plate pubis
	2 x 1x reconstruction plate ilium, 1x iliac plating/screws
12 x type B1:	1 x external iator supraacetabular
	5 x DC-late symphysis
	4 x reconstruction plate symphysis
	1 x reconstruction plate symphysis + external fixator supraacetabular
	1 x sacral decompression
5 x type B2:	1 x ORIF acetabulum only
	3 x external fixator supraacetabular
	1 x reconstruction plate symphysis
8 x type B3:	2 x external fixator supraacetabular, one additional ORIF acetabulum
	1 x DC-plate symphysis +transpubic screw
	1 x DC-plate symphysis
	1 x reconstruction plate symphysis
	1 x transpubic screw + external fixator supraacetabular
	1 x reconstruction plate pubis + SI-screws + ORIF acetabulum
	1 xSI-plating + ORIF acetabulum
33 x type C1:	6 x external fixator supraacetabular
	1 x external fixator ilium
	1 x reconstruction plate pubis
	1 x reconstruction plate pubis + SI-plating
	2 x DC-plate symphysis
	1 x DC-plate symphysis + SI-plating + external fixator supraacetabular
	1 x DC-plate symphysis + SI-plating
	1 x DC-plate symphysis + iliac DC-plate
	1 x DC-plate symphysis + reconstr. plate ilium
	1 x DC-plate symphysis + transpubic screw + iliac plating/screws
	1 x reconstruction plate symphysis + SI-plating
	1 x cerclage wiring symphysis + transpubic screw + SI-plating + external fixator supraacetabular

		1 x reconstruction plate ilium
		1 x reconstruction plate ilium + transsacral screws
		1 x reconstruction plate ilium + external fixator supraacetabular
		1 x reconstruction plate ilium + SI-plating/screws
		1 x iliac plating/screws
		1 x iliac plating/screws + external fixator supraacetabular
		1 x iliac screws + external fixator supraacetabular
		1 x SI-plating
		1 x SI-plating + external fixator supraacetabular
		1 x SI-plating/screws
		2 x SI-screws (sacrum)
		2 x localized sacral plating + external fixator supraacetabular
5 x type C2:		1 x external fixator supraacetabular
		1 x DC-plate symphysis + SI-plating + external fixator supraacetabular
		1 x reconstruction plate symphysis
		1 x reconstruction plate symphysis + anterior SI-plating
		1 x sacral decompression
21 x type C3:		1 x SI-plating
		1 x SI-plating + ORIF acetabulum
		1 x SI-plating/screws + ORIF acetabulum
		2 x external fixator supraacetabular
		1 x transpubic screws + SI-plating + external fixator supraacetabular
		1 x reconstr. plate symphysis + SI-screws
		1 x sacral bars + ORIF acetabulum
		1 x DC-plate symphysis + iliac plating/screws
		1 x localized sacral plating + external fixator supraacetabular
		1 x DC-plate symphysis + ORIF acetabulum
		1 x reconstruction-plate ilium + SI-screws (sacrum)
		1 x localized sacral plating
		1 x plating symphysis + SI-joint + external fixator supraacetabular
		1 x DC-plate symphysis

3.6.4 The time of the pelvic stabilization

Stabilization of the pelvic girdle was carried out on 278 patients. Reliable data are available for ventral stabilization in 211 cases, and for dorsal stabilization in 133 cases (Table 25).

	anterior		posterior	
	n =	%	n =	%
< 24h	84	39.52	28	21.21
24-71h	33	15.71	16	12.12
3-7d	49	23.33	46	34.85
8-14d	27	12.86	28	20.45
>14d	18	8.57	15	11.36

Tab. 25: The time of the surgical stabilization of the pelvic girdle.

3.6 Treatment of the pelvic fracture

Whereas out of the total number of ventral stabilizations, the majority (39.4%) were carried out within a day of admission, the majority of dorsal stabilizations (34.8%) were performed secondarily, 3 - 7 days after admission.

In the following table the time of operation of patients who had both ventral and dorsal stabilization is shown (68 patients). In 86.8% of these latter patients the stabilization was "complete", that is to say that both operations were undertaken together or immediately one after the other. In 19% of these the treatment was carried out within 24 hours of admission.

59 patients were treated both dorsally and ventrally at the same time. In the 9 marked cases the dorsal stabilization was carried out later. In these cases, ventral stabilization was undertaken within the first 48 hours.

Operation posterior	anterior					
	< 24 h	24-71 h	3-7>days	8-14 days	>14 days	total
< 24 h	13	0	0	0	0	13
Column %	61.90%	0.00%	0.00%	0.00%	0.00%	
Row %	100.00%	0.00%	0.00%	0.00%	0.00%	
Total %	19.12%	0.00%	0.00%	0.00%	0.00%	19.12%
24-71 h	1	10	0	0	0	11
Column %	4.76%	90.91%	0.00%	0.00%	0.00%	
Row %	9.09%	90.91%	0.00%	0.00%	0.00%	
Total %	1.47%	14.71%	0.00%	0.00%	0.00%	16.18%
3-7 days	5	1	18	0	0	24
Column %	23.81%	9.09%	100.00%	0.00%	0.00%	
Row %	20.83%	4.17%	75.00%	0.00%	0.00%	
Total %	7.35%	1.47%	26.47%	0.00%	0.00%	35.29%
8-14 days	2	0	0	11	0	13
Column %	9.52%	0.00%	0.00%	100.00%	0.00%	
Row %	15.38%	0.00%	0.00%	84.62%	0.00%	
Total %	2.94%	0.00%	0.00%	16.18%	0.00%	19.12%
>14 days	0	0	0	0	7	7
Column %	0.00%	0.00%	0.00%	0.00%	100.00%	
Row %	0.00%	0.00%	0.00%	0.00%	100.00%	
Total %	0.00%	0.00%	0.00%	0.00%	10.29%	10.29%
Col.Tot.	21	11	18	11	7	68
Total %	30.88%	16.18%	26.47%	16.18%	10.29%	100.00%

Tab. 26: Time of operation for ventral and dorsal stabilization.

7 patients received primary dorsal and ventral stabilization as emergency treatment. In 3 cases the symphysis was plated and at the same time ventral SI-joint plating carried out. One patient received a reconstruction plate at the symphysis and transiliac screwing for a sacral fracture, and one was provided with a ventral external fixator, the accompanying fracture of the ilium being stabilized by plate and screw osteosynthesis. Two further patients received an external fixator together with transpubic screws and a symphyseal DC plate. Dorsally, ventral SI plating or ilial stabilization with plates and screws was employed.

3.7 Course and complications

3.7.1 Length of time spent in the intensive care unit

708 patients (41%) required intensive care following their injuries. For 21 patients no entry is available. Of these 708 patients 83 died, and of the remaining 625 54.9% could be returned to the ward within 7 days. 28.8% of the patients under intensive care, however, required intensive treatment for 14 days (Fig. 17).

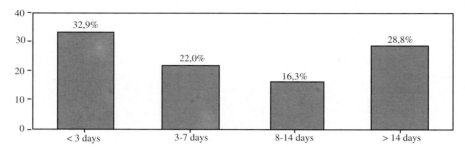

Fig. 17: Time spent under intensive care.
A total of 41% patients required intensive care. In 54.9% of these cases this lasted for a maximal 7 days.

It is not surprising that 80% of those with type A injuries required no intensive care. The rate for type B injuries was 47.3%, for type C 32.9% and for complex trauma 20%. Following isolated fracture of the acetabulum, 55% required no intensive care (s. App. Tab. {III-3-15}). The length of time in the intensive care unit related to the pelvic fracture classification (here simply subdivided into isolated fractures of the girdle, isolated fractures of the acetabulum and fractures of the two together) is shown in Fig 18.

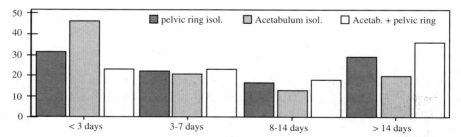

Fig. 18: Time under intensive care related to classification
Within the classification groups the time under intensive care is also relatively evenly distributed. Only with the "short stay" groups is the proportion of those with isolated acetabular fractures larger. The group of more than 14 days includes those with combined injuries and those with isolated pelvic girdle injuries.

The distribution is relatively equal, only the proportion of patients with isolated acetabular fractures being significantly higher in the "short stay" group, whereas a combined injuries and isolated fractures of the girdle predominate in the "long stay" group. A detailed overview is given in Table {III-3-16} in the Appendix.

A further comparison illustrates the dependence of the intensive care time period on the severity of the total injuries, expressed in terms of the 4 PTS groups. As was to be expected, the time increases with the severity of the injury (Tab. 27).

	Time under intensive care				
	< 3 days	3 - 7 days	7 - 14 days	> 14 days	
PTS I	48	18	8	2	76
	23.41%	13.04%	7.84%	1.11%	----
	63.16%	23.68%	10.53%	2.63%	100.00%
	7.68%	2.88%	1.28%	0.32%	12.16%
PTS II	143	91	54	72	360
	69.76%	65.94%	52.94%	40.00%	----
	39.72%	25.28%	15.00%	20.00%	100.00%
	22.88%	14.56%	8.64%	11.52%	57.60%
PTS III	14	26	34	70	144
	6.83%	18.84%	33.33%	38.89%	----
	9.72%	18.06%	23.61%	48.61%	100.00%
	2.24%	4.16%	5.44%	11.20%	23.04%
PTS IV	0	3	6	36	45
	0.00%	2.17%	5.88%	20.00%	----
	0.00%	6.67%	13.33%	80.00%	100.00%
	0.00%	0.48%	0.96%	5.76%	7.20%
Total	205	138	102	180	625
	32.80%	22.08%	16.32%	28.80%	100.00%

Tab. 27: Time under intesive care vs. PTS-group

3.7.2 Mortality

The total death rate was 7.9%, and was related to the type of injury. A significant increase in the mortality rate was seen from type A (3.3%) to type B (12.7%) to type C (15.6%). In other investigations no significant difference was found between the classification groups (12). However, there was again a significant difference between the mortality rate associated with all ABC injuries without soft tissue damage (total mortality rate 7.2%) and that of patients with complex trauma (21.3%). Within the classification groups there is a significant increase in the mortality rate from type A injuries to complex trauma. Injuries of type B have, within a 5% error probability (chi-square, $p = 0.02$), a lower mortality than complex trauma, whereas type C injuries show no significant difference from the latter (Fig. 19). After complex pelvic trauma mortality rates were 19% after A-type fractures, 16% after B-type and 26% after C-type fractures. The mortality rate for isolated fractures of the acetabulum is 4.4%.

Patients who died following a type A injury had mostly suffered polytraumatization (average PTS: 33 points).

3.7.2.1 Mortality rate related to classification

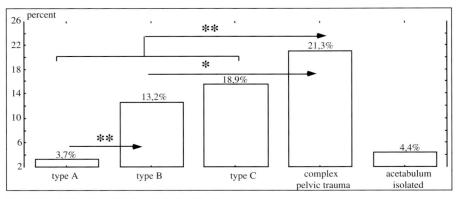

Fig. 19: **Mortality rate within the single classification groups**
Complex pelvic trauma has a significantly higher mortality rate than the total of pelvic fractures without pelvic soft-tissue injury. The significance level with a 1% probability error is **, with a 5% error * (cf. also Table {III-3-17}).

3.7.2.2 Mortality rate related to the general injury severity (PTS)

Since we know from experience that the mortality rate depends essentially upon the severity of the general injury, it was correlated with the PTS groups of all the patients. A significant increase from Group I (0.25%) to Group IV (43.7%) emerged (Tab. 28).

	PTS I	PTS II	PTS III	PTS IV
dead	1	48	49	38
% PTS-group	0.25%	4.83%	20.85%	43.68%

Tab. 28: Total mortality rate related to PTS group
All the patients are included here, i.e. also those with isolated acetabular fractures

3.7.2.3 Mortality rate compared with complex trauma and PTS group

In order to investigate differences in the mortality rate relating to the presence of a complex trauma within the PTS group, these parameters are compared in Table 25, where significant differences from those of the whole sample (Table 24) are seen. Whereas the mortality rate in PTS Group II is comparable, in PTS Group III with complex trauma (35.2%) it is significantly higher than that of the patients without complex trauma (16.7%). There is an astonishing difference in Group IV, where *without* complex trauma nearly 50% of the patients died, although the mortality rate *with* complex trauma (37.5%) was significantly less! One must, however, take into account the markedly smaller size of the sample in this group.

	PTS I	PTS II	PTS III	PTS IV
no complex pelvic trauma	1*	35	22	28
	0.28%	5.31%	16.67%	48.28%
complex pelvic trauma	0	6	19	9
	0%	8.45%	35.19%	37.50%

Tab. 29: Mortality rate of complex trauma related to PTS groups
The mortality rate within the PTS groups is further shown with and without the presence of complex trauma. Isolated fractures of the acetabulum have been omitted from this table.
* Death following fulminating pulmonary embolism.

3.7.2.4 Mortality rate in terms of the pattern of injury

If one relates the mortality rate to the nature of the injury to the pelvic girdle, essential differences appear between isolated acetabular fractures and fractures of the girdle. The mortality rate of pelvic girdle fracture alone is 8.4%, that of acetabular fracture alone 4.4%. With a combination of the two the death rate climbs slightly to 11.1% (Tab. 30).

mortality	pelvic ring isol.	acetabulum isol.	acetabulum + pelvic ring
dead	100	16	20
percentage	8.44%	4.37%	11.70%

Tab. 30: Mortality rate related to pattern of pelvic girdle injury.

3.7.2.5 Mortality rate related to the region injured

The mortality rate was also classified according to accompanying injuries and combined injuries. For isolated pelvic trauma it was only 1.7%, that of all pelvic injuries 7.9%. The highest mortality rate was associated with combinations of pelvic injury with injuries to the trunk or cranial cavity and brain (Fig. 20; for a more precise break-down see Table {III-3-18} in the Appendix).

3.7.2.6 Mortality rate related to the presence or absence of surgical intervention

If one examines the mortality rate in relation to the treatment selected (operation, no operation), no difference is found. Without operation, 9.2% of the patients died; 8.2% following stabilization of the pelvic girdle alone, 1.7% after stabilization of the acetabulum alone. Following the two together, however, there were no deaths.

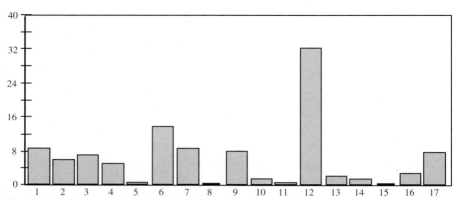
Fig. 20: Mortality rate related to the region injured
Legend: 1 = isloated pelvis 1,7%, 2 = head injury (HI) 9%, 3 = chest/abd 13%, 4 = upper/lower extr. 3%, 5 = spine 3,1%, 6 = HI/chest/abd 23,2%, 7 = HI/extr. 10,7%, 8 = HI+spine 0%, 9 = (chest/abd)+(extr.) 10,1%, 10 = (extr.)+spine 6,3%, 11 = (chest/abd)+spine 10%, 12 = HI+(chest/abd)+(extr.) 28,6%, 13 = HI+(chest/abd)+spine 25%, 14 = (chest/abd)+(extr.)+spine 9,5%, 15 = HI+(extr.)+spine 0%, 16 = HI+(chest/abd)+(extr.)+spine 21,1%

3.7.2.7 Mortality rate related to age

The mortality rate showed no significance difference between the various age groups, lying between 14% and 26.5%. The highest death-rate involved those between 20 and 40 years.

3.7.3 Complications

A total of 246 complications was recorded. The largest proportion involved complex pelvic injuries (26.4%). A detailed table in which all the horizontal totals can be read is given in the Appendix {III-3-19}. In the following only complications after pelvic ring fractures are listed (n = 1185: 1076 isolated pelvic ring injuries, 109 complex pelvic trauma with isolated pelvic ring injury).

1. thrombolic complications

It should be noted that this refers to the recorded complications, i.e. more embolisms and thromboses occurred than are actually shown. Because of the design of the study the total incidence of thromboembolitic complications is not available.

Overall, in 9 patients (0.8%) deep vein thrombosis (DVT) was recorded, one of them with additional pulmonary embolism.

2. pulmonary embolism

11 patients (0.9%) had pulmonary embolism, one with additional signs of DVT, 5 died. Of the surviving patients one patient sustained a polytrauma situation, two sustained isolated pelvic injury. 4 patients were older than 50 years, 5 pateints could be mobilized after at least one week.

3. ARDS/MOF

Of 48 patients (4.1%) with ARDS or MOF 28 died related to these complications. 11 patients suffered from complex pelvic trauma, 12 had large retroperitoneal hematoma or major pelvic vessel injury. The average PTS was 41 points.

4. pelvic bleeding

In 19 cases (1.6%) pelvic bleeding as a complication was documented. 12 of these patients died, in 2 cases due to pelvic hemorrhage alone.

5. infection

Overall, 16 patients (1.4%) developed pelvic infection. One patient suffered from open pelvic fracture, two patients had complex pelvic trauma (one pin-infection after application of an external fixator, one after symphyseal plating). In 13 cases infection was found after pelvic stabilization. Infection was present after application of an external fixator in 3 cases, after screw fixation of an ilium fracture in one, after stabilization of a SI-joint in one, after stabilization of a disrupted pubic symphysis in 6 cases (4x symphyseal plating) and after sacral stabilization in two cases (both sacral bars). Thus, for different stabilization techniques infection rates were as follows: symphyseal plating: 3.4%, external fixator: 3.2%, stabilization of the ilium: 1.9%, stabilization of the SI-joint: 1.7%, sacral stabilization: 5.7%.

The remaining 3 patients were treated non-operatively, in one case open pelvic trauma was the reason for infection.

6. soft tissues

Complications of pelvic soft tissues were recorded in 7 patients. One patient suffered from open pelvic fracture or complex pelvic trauma, one patient showed skin necrosis after laparotomy in the primary hospital and one patient had a gluteal degloving injury (Morel-Levallé-Lesion). 5 of these patients had pelvic stabilization. It was not well documented whether soft tissue complications were due to stabilization techniques.

7. neurologic complications

In 11 patients neurologic complications were recorded. 2 patients had complex pelvic trauma and 7 pelvic C-type injuries.

3.7.4 Mobilization

The time after injury at which the 1,587 surviving patients became mobile is shown in relationship to the classification. There is a relatively equal distribution in all groups up to the 6th week (Fig. 21). The time was not known for 4% of the patients; particular observations were entered in the uncoded text for 2.1%; owing to additional injuries 0.4% were not capable of mobility and "no mobilization" was entered for 2.7%. A detailed breakdown is given in the Appendix, Table {III-3-20}.

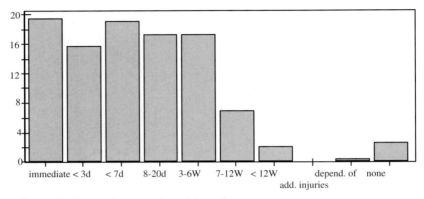

Fig. 21: Mobilization time for the 1,587 surviving patients
The relatively equal distribution up to the end of 6 weeks is easily seen.

In order to examine specific differences, the mobilization time after type C injuries was analyzed in terms of surgical and non-surgical treatment. Patients following non-surgical treatment were later mobilized. After operative treatment 50% of the patients were mobilized within three weeks post injury compared to 37% after non-operative treatment.

3.7.5 Postoperative radiological evaluation

Surgical stabilization of the pelvic girdle was carried out on a total of 20.5% (278/1356) of the patients with pelvic girdle fractures. In this overall analysis, attention was paid to an "anatomically correct" reconstruction, displacement < 1 cm, and displacement > 1 cm. A distinction was made between a defective position of the anterior or posterior region of the girdle.

3.7.5.1 Quality of reduction anterior pelvic ring

An anatomically correct reconstruction of the ventral part of the girdle was achieved in 212 of the 278 patients operated upon (76.3%). A displacement of more than 1 cm was only observed in 5 patients: 1 of type B3, 2 of type C1 and 1 of type C3. These were all treated with a *external fixator* placed above the acetabulum. In one case of a type B1 injury, a displacement of > 1 cm was left after symphyseal plating. Detailed information about the ventral displacements is given in Tables {III-3-21} and {III-3-22}.

3.7.5.2 Quality of reduction posterior pelvic ring
Following treatment of the dorsal part of the pelvic girdle, an anatomically correct result was achieved in 102 out of 132 cases (77.3%). Displacement of more than 1 cm was only recorded for one patient. This involved a type C1 injury in a 6 months pregnant woman, in whom fixation was carried out so as to preserve a limited separation at the symphysis. Detailed information is given in Tables {III-3-23} and {III-3-24}.

3.7.5.3 Quality of reduction compared with stabilization site
Following surgical treatment of isolated type B injuries of the pelvic girdle from in front, all patients had a full restoration of the dorsal part of the pelvic girdle. The anterior part of the girdle was anatomically reconstructed in 85.2%, in 13.1% there was a displacement of up to 1cm, and in one patient > 1 cm.

2 patients with only dorsal osteosyntheses (stabilization of a transsacral fracture-dislocation and a transiliac instability) were anatomically correct both ventrally and dorsally. In one patient with a B1 injury, stabilization of both the symphysis and the SI-joint was carried out, and in this case also an anatomically normal girdle was achieved.

In 13 cases of type C injuries which were treated by ventral stabilization alone, 6 had an anatomically correct dorsal pelvic girdle, 4 a displacement of < 1 cm and 2 a displacement of > 1 cm. In one case no record was available. The anterior girdle was anatomically correct in 7 cases, 5 had a displacement of < 1 cm and one of > 1 cm.

Following combined ventral and dorsal osteosynthesis (n = 39), 32 patients had an anatomically correct dorsal pelvic girdle and 7 a displacement of up to 1 cm.

20 patients were treated only from behind. 13 patients were anatomically correct both ventrally and dorsally after operation, 4 showed displacements of up to 1 cm and for 3 patients no information is available.

3.8 Fracture of the acetabulum

In this section, patients with acetabular fractures are regarded as a whole. The subsections deal with the further distinction between isolated fractures of the acetabulum and those in patients with an additional lesion of the pelvic girdle.

During the investigation 537 patients with acetabular fractures were treated, in 21 of whom the injury was bilateral. 360 patients had "isolated fractures of the acetabulum"; that is to say, the acetabular fracture was the only bony lesion of the pelvis present. 126 fractures of the acetabulum were combined with other fractures of the pelvic girdle. Overlap is to be found with both column fractures. As explained above, transpubic injuries combined with an ipsilateral fracture line in the ilium are defined as isolated acetabular fractures, whereas a symphyseal injury or inclusion of the SI-joint dorsally counts as an additional injury of the pelvic girdle.

3.8.1 Sex and age distribution

The majority of patients were male (75.2%, n = 404), 24.9% were female (n = 133), corresponding to a male/female ratio of 3:1. In the group of isolated fractures of the acetabulum this relationship of male to female was 3.7:1, in the group with additional pelvic lesions, 2:1.

The youngest patient was 7 years old, and the oldest 93 (7-93 years range for the isolated acetabular fractures (Ø 42.9 years), 9-91 years (Ø 37.8 years) for the combined pelvic and acetabular fractures. The overall mean was 41.3 years.

The age distribution of all patients with acetabular fractures showed a frequency peak between the 20th and 30th year (Fig. 22).

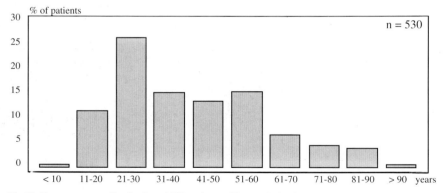

Fig. 22: Percentage age distribution of 530 patients with acetabular fractures

3.8 Fracture of the acetabulum

The relationship of the age distribution to isolated acetabular fractures and to those combined with lesions of the pelvic girdle is shown in Fig. 23. It can be seen from this that combined fractures of both regions are commoner in the younger age groups.

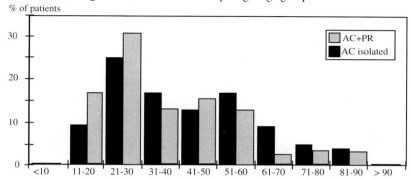

Fig. 23: Percentage age distribution related to isolated acetabular fractures and to those combined with lesions of the pelvic girdle.

3.8.2 Type of accident

Of all those patients with a fracture of the acetabulum, 69.1% received their injuries as the result of a traffic accident, and in 48% it was a car that was involved. 15.1% of the cases the fracture was the result of a simple fall, in 11% a fall from a great height. For 1.3% of the cases the type of accident remained unknown. The precise percentage distribution of the patients, as well as those in the subgroups, is shown in Table 31.

type of injury	acetabulum (total)	acetabulum (isolated)	acetabulum/ pelvic ring
car	48,0%	47,5%	49,1%
truck	1,7%	1,6%	1,8%
motorcycle	9,5%	9,8%	8,8%
bicycle	3,0%	3,8%	1,2%
pedestrian	6,9%	3,8%	13,5%
fall	15,1%	19,4*	5,8%
fall from gr. height	11,0%	10,7%	11,7%
burriel	0,7%	-	2,3%
unknown	1,3%	1,4%	1,2%
others	2,8%	1,9%	4,7%

Tab. 31: Acetabular fractures (type of injury)
A large number of falls is particularly associated with older patients, the marked field[*] contains 44 women of more than 50 years, including 25 of more than 70 years, mostly with "simple" acetabular fractures (57.5%).

The difference between isolated and combined acetabular fractures is especially associated with that between pedestrians and simple falls. The combined fractures are especially associated with pedestrians, isolated acetabular fractures occur more commonly with simple falls.

3.8.3 Mechanism of the accident

The general mechanics of the accident could be assessed for 462 patients from the report of the emergency service. For 13.5% of the patients it remains unknown. In 85.2% a direct blow was involved, 11% suffered from a compression injury, and 3.2% were run over. 0.6% of the cases cannot be brought under any of these headings.

The precise details of the accident were difficult to analyze. and could in fact only be determined in 51.6% (n = 277) of the patients. 15.2% were subjected to anteroposterior compression, 48.7% to lateral compression and 14.1% to vertical shear through the acetabulum. In 20.9% of cases a complex mechanism was involved. In 1.1% of the patients the mechanism cannot be placed in any of these categories.

3.8.4 Type of admission

The distribution between patients primarily admitted with acetabular fractures and those refered was roughly equal. 51.8% were primary admissions and 45.2% transferred after treatment elsewhere. In 3% the type of admission was unknown. Of those primarily admitted, 74.9% were accompanied by a doctor (ambulance with physician, helicopter), 21.4% were transported by ambulance alone. 3.7% came by themselves or were brought to hospital by relatives or bystanders.

3.8.5 Severity of the injury and accompanying injuries

191 of the 537 patients had received an acetabular fracture without any additional general injuries. Of the remainder, 171 had also suffered damage to the brain/cranial cavity and 152 to the thorax, 57 to the abdomen. 34 had a fractured vertebra. Acetabular fractures were most often accompanied by fracture of an extremity (69.4%), 121 of the upper and 181 of the lower limb.

The total severity of the injuries in terms of the Hannover polytrauma score amounted to 26.5 points on average (3 - 92 points); if corrected for age - that is, without taking the age points into account - 19.9 (3- 91 points).

67.7% lay in PTS group II, 17.2% in PTS group III and 9.1% in PTS group I. Only 6% were in PTS group IV.

18.8% of the patients had accompanying pelvic injuries, 9.5% of which were complex acetabular fractures - that is, acetabular fractures with injury to the pelvic nerves, vessels or organs. These included rupture of the bladder (19) or urethra (8), lesions to pelvic vessels (10) and the pelvic gut (sigmoid colon, rectum) 8.

3.8.6 Classification of acetabular fractures

Acetabular fractures were classified according to Letournel's classification.

In 21 of the 537 cases the fractures were bilateral. This group was observed separately. 13 of the remaining fractures (2.5%) could not be classified. This group is omitted from further

3.8 Fracture of the acetabulum

discussion here, so that 503 classified acetabular fractures remain to form the basis of the following evaluation. The group of "simple acetabular fractures" took in 56.7% of the fractures, 43.3% being assigned to the group of "complex acetabular fractures".
The distribution of all 503 patients is shown in Fig. 24 (see also Table {III-3-25}).

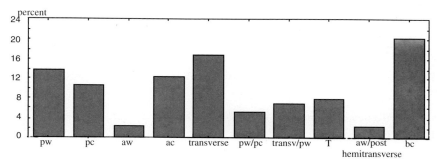

Fig. 24: Letournel classification of the acetabular injuries

The largest subgroups among the isolated acetabular fractures was that of the both column fractures (21.2%), followed by fractures of the posterior wall (18.6%) and transverse fractures (12.9%). Among the combined fractures of acetabulum and pelvic girdle, the most frequently observed were the transverse fractures (26.6%), followed by both column fractures (18.32%) and fractures of the anterior column (16.2%). The both column fracture was overall the most frequent type of fracture at 20.3%, followed by transverse fractures (17.1%) and fractures of the posterior wall (13.9%).

3.8.6.1 Classification differences in the isolated and combined fractures

Features specific to the distribution of the types of isolated acetabular fractures and those combined with injuries of the pelvic girdle were investigated. The type of fracture was examined in those which essentially involved the posterior column/wall ("dorsal") and those which essentially involved the anterior column/wall ("ventral"), as well as transverse and both column fractures. These are compared in Fig. 25.
Among the isolated acetabular fractures, the dorsal variety was twice as common, and the transverse variety one and a half time as common as among those associated with damage to the pelvic girdle. Among those with combined lesions of the pelvic girdle, the both column fractures were roughly as frequent, and the ventral types of fracture more frequent.

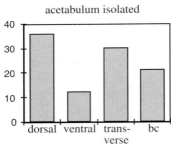 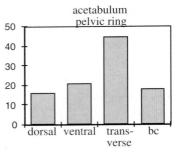

Fig. 25: Percentage distribution of the types of fracture with and without accompanying lesions of the pelvic girdle.

3.8.6.2 Classification of bilateral acetabular fractures

A total of 21 bilateral acetabular fractures were observed, 7 of which were isolated and 14 of which were combined with fractures of the pelvic girdle. The analysis of the single classification groups revealed an equal distribution, no peaks could be recognized (Tab. 32).

fracture type	number
posterior wall + anterior column	1
posterior wal + transverse/posterior wall	1
bilateral posterior wall	1
posterior wall + T-type fracture	1
bilateral posterior column	1
posterior column + both column	1
anterior wall + transverse/posterior wall	1
anterior wall + posterior wall/column	1
bilateral anterior column	1
anterior column + both column	2
bilateral transverse	2
transverse + transverse/posterior wall	2
transverse + both column	1
bilateral posterior wall/column	1
transverse/posterior wall + both column	1
bilateral T-type fracture	2
both column + unknown	1

Tab. 32: Combination of fracture types with bilateral acetabular fractures.

3.8.7 Diagnosis of acetabular fractures

3.8.7.1 Conventional diagnostics

In 27% of the cases the only diagnostic radiograph was an a.p. overall view of the pelvis. In special cases, 343 alar and 336 obturator films were also taken.

A "complete standard diagnosis" of the acetabular fracture with an a.p. film and also alar and obturator exposures was carried out on 65.2% of the patients Table 33).

	a.p.	a.p.+inlet+ outlet	a.p.+Judet	a.p.+inlet+ outlet+Judet	total
AC isol.	94	10	192	53	349
Column %	66.67%	29.41%	84.21%	53.00%	----
Row %	26.93%	2.87%	55.01%	15.19%	100.00%
AC+PR	47	24	36	47	154
Column %	33.33%	70.59%	15.79%	47.00%	----
Row %	30.52%	15.58%	23.38%	30.52%	100.00%
Col.Tot.	141	34	228	100	503

Tab. 33: Conventional diagnostics (plain + oblique radiographs) for acetabular fractures

3.8.7.2 Extended diagnostics

Further evaluation involved those cases of acetabular fracture in which computer tomography was used. Two-dimensional tomograms were taken of 326 patients. In one case a conventional tomogram was made (slightly displaced fracture of the posterior column). In 38.4% no CT scan was employed. An extension to 3-D-CT was only used in 7.2% of the patients (Tab. 34).

	no CT	2D-CT	3D-CT	2D+3D-CT	total
AC isol.	137	188	3	21	349
Column %	70.98%	68.61%	60.00%	67.74%	----
Row %	39.26%	53.87%	0.86%	6.02%	100.00%
AC+PR	56	86	2	10	154
Column %	29.02%	31.39%	40.00%	32.26%	----
Row %	36.36%	55.84%	1.30%	6.49%	100.00%
Col.Tot.	193	274	5	31	503

Tab. 34: CT scannings for a fractured acetabulum

3.8.8 The treatment of acetabular fractures

3.8.8.1 Surgical and non-surgical treatment

The first analysis was to determine whether acetabular fracture alone, or only the accompanying pelvic fracture or the two together were surgically stabilized. 49.3% of the acetabular fractures were not treated surgically. Details are given in Table 35.

	nonee	ORIF PR only	ORIF AC only	ORIF AC+PR	total
AC isol.	156	0	193	0	349
Column %	70.59%	0.00%	86.16%	0.00%	----
Row %	44.70%	0.00%	55.30%	0.00%	100.00%
AC+PR	65	27	31	31	154
Column %	29.41%	100.00%	13.84%	100.00%	----
Row %	42.21%	17.53%	20.13%	20.13%	100.00%
Col.Tot.	221	27	224	31	503
Total %	43.94%	5.37%	44.53%	6.16%	100.00%

Tab. 35: The treatment of acetabular fractures

3.8.8.2 Treatment within the classification groups

In a more extensive analysis, the classification of acetabular fractures was related to the treatment selected. A comparison was made between conservative treatment, operative treatment of the acetabulum alone and combined surgical stabilization of the acetabulum and pelvic girdle. Stabilization of the pelvic girdle alone was not taken into account (cf. Table {III-3-26}.

Treatment classification	no ORIF	ORIF	
		AC isol.	AC+PR
posterior wall	26	44	0
posterior column	30	22	2
anterior wall	11	1	0
anterior column	50	11	2
transverse	53	22	11
posterior wall/column	6	20	1
transverse/posterior wall	8	22	6
T-type fracture	14	22	4
ant. wall/post. hemitransverse	5	8	0
both column	45	52	5
Col.Tot.	248	224	31

Tab. 36: Treatment of acetabular fracture related to the classification

3.8.8.3 Epidemiology of isolated acetabular fractures

360 such fractures were evaluated. Out of this sample, 161 patients were treated conservatively and operative stabilization was carried out on 199. First of all, differences in the indications were examined. Comparison of the age distribution with the choice of treatment shows that operative treatment predominated in the age groups from 10 to 60 (Fig. 26 and Table {III-2-26}.

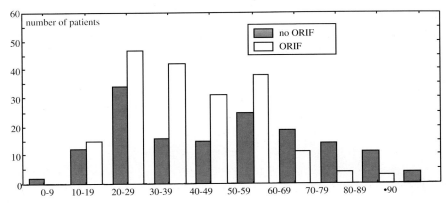

Fig. 26: Treatment of isolated acetabular fractures within the age groups

In Fig. 27 the severity of the injury, expressed as the PTS group related to the type of treatment selected, is compared for isolated fractures of the acetabulum. Only in Group IV, which in any case included no more than 5 patients, was only one patient treated surgically. Otherwise it appears that the severity of the injury did not influence the choice of treatment (Fig. 27 and Table III-3-27).

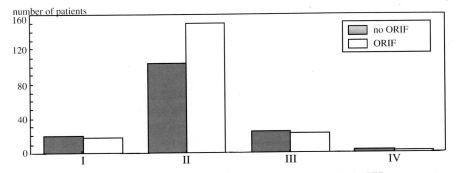

Fig. 27: Frequency of operative treatment of isolated acetabular fractures within the PTS groups.

3.8.9 Choice of the approach for stabilizing the acetabulum

Within the duration of the project 252 acetabular fractures were surgical stabilized (taking into account only those patients with unilateral fractures). The following analysis related the choice of approach to the region injured. There are cases in which treatment was confined to the region of the acetabulum, to which are compared those in whom both acetabulum and pelvic girdle were stabilized. In 58.8% the Kocher-Langenbeck was the most frequently selected approach. This was followed by the ilioinguinal approach (15.4%) and the Maryland modification of the extended iliofemoral approach (7%). If the treatment of isolated acetabular fractures is compared with those associated also with a pelvic girdle fracture, it is striking that the number of ilioinguinal approaches is increased from 13.8% to 27.3%. The proportion of Kocher-Langenbeck approaches used for isolated acetabular fractures was 60.7% as against 45.5% for combined fractures of acetabulum and girdle (cf. Fig. 28 and Table {III-3-28} in the Appendix).

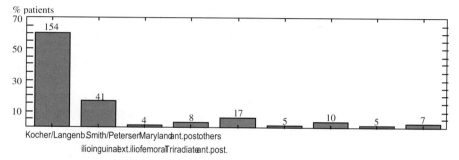

Fig. 28: Frequency of the various approaches used for stabilization of the acetabulum.
In 14 cases the approach was not recorded.

3.8.9.1 Analysis of the choice of approach in the individual groups of the acetabulum classification

In the inclusive Table {III-3-29} a detailed analysis is given of the choice of approach related to Letournel's classification of acetabular fractures. The most frequently selected is the Kocher-Langenbeck approach. The extended iliofemoral, the Maryland and the triradiate are preferred for T-type fractures and both olumn fractures.

3.8.9.2 Length of the operation

The length of the operation was first observed in relationship to the acetabular classification. In 241 (94.5%) of the surgically treated acetabular fractures, information on the length of the operation was available. In almost half the cases the time lay between 2 and 3 hours (Table {III-3-30}).

3.8.9.3 Length of operation related to type of approach

Further analysis related the length of operation to the approach selected. These times are shown in Table {III-3-31}. Simple approaches generally required less operation time than more extended or double approaches.

3.8.9.4 Postoperative complication rate

272 of 537 acetabular fractures were treated operatively. A total of 62 complications after surgical stabilization of an acetabular fracture was recorded.

1. thromboembolic complications

It should be noted that this refers to the recorded complications, i.e. more embolisms and thromboses might occurred than are actually shown. Because of the design of the study the total incidence of thromboembolitic complications was out of focus.

Overall, in 5 patients (1.8%) (3x both olumn fractures, 1x posterior column fracture, 1x fracture of the posterior column and posterior wall) with isolated acetabular fracture deep vein thrombosis (DVT) was recorded, no one with additional pulmonary embolism. Three of these patients had an isolated pelvic injury, the remaining two had additional fractures of the lower extremities.

In two patients fatal pulmonary embolism was recorded. One patient with severe polytrauma (PTS = 54) and pulmonary embolism survived. All three patients (1x T-type fracture, 2x transverse and posterior wall fracture) had no signs of DVT. Two of these three patients had additional B-type and C-type injury.

2. ARDS/MOF

7 patients (2.6%) developed ARDS or MOF, one of these died related to these complications. All patients suffered from severe general injury with an average PTS of 41 points.

3. pelvic bleeding

In one case (0.4%) pelvic bleeding as a complication was documented.

4. infection

Overall, 13 patients (4,8%) developed acetabular infection after surgical treatment. One patient suffered from open acetabular fracture, seven sustained both column fractures. Infections were found after Kocher-Langenbeck approach in 6 cases (3,6%), after extended approaches in 5 cases (16,1%), after ilioinguinal approach in one case (2,2%) and after Smith-Peterson approach in one case (n = 4).

5. pelvic soft tissues

Complications of pelvic soft tissues were recorded in 10 patients (3.7%), 8 of them due to acetabular stabilization. The remaining two patients had a perianal wound and an additional ipsilateral posterior pelvic stabilization.

6. neurologic complications

In 23 patients (8.5%) neurologic complications were recorded, in two cases neurologic injury might be due to pelvic stabilization. The remaining 21 patients in detail:

- 32-year old woman, both column fracture, Kocher-Langenbeck approach
- 36-year old patient, transverse and posterior wall fracture, Kocher-Langenbeck approach, partially sciatic nerve lesion
- 25-year old woman, both column fracture, Kocher-Langenbeck approach, sciatic nerve lesion
- 40-year old patient, transverse and posterior wall fracture, Kocher-Langenbeck approach, peroneal nerve lesion
- 23-year old patient, T-type fracture, double approach in two steps
- 20-year old woman, both column fracture, additional ipsilateral SI-joint dislocation non-surgically treated, ilioinguinal aproach, femoral nerve lesion
- 29-year old patient, posterior column fracture, Kocher-Langenbeck approach
- 20-year old patient, transverse fracture, anterior plating of the ipsilateral disrupted SI-joint, ilioinguinal approach with osteotomy of the anterior superior iliac spine and lesion of the lateral cutaneous femoral nerve
- 41-year old woman, both column fracture, Kocher-Langenbeck approach, sciatic nerve lesion
- 46-year old patient, both column fracture, Kocher-Langenbeck approach, sciatic nerve lesion with peronael involement
- 27-year old patient, transverse and posterior wall fracture, symphyseal plating (B-type injury), Kocher-Langenbeck approach
- 60-year old patient, transverse fracture, stabilization of a contralateral ilium fracture (C-type injury), Kocher-Langenbeck approach, peroneal nerve lesion
- 39-year old patient, transverse and posterior wall fracture, Kocher-Langenbeck approach, sciatic nerve lesion
- 23-year old patient, both column fracture, extended iliofemoral approach, sciatic nerve lesion
- 28-year old patient, both column fracture, double approach, lesion of the obturator-, femoral- and lateral-cutaneous femoral nerve
- 46-year old patient, both column fracture, double approach, peroneal lesion, additional A-type injury of the pelvis
- 23-year old patient, both column fracture, double approach,
- 55-year old patient, transverse fracture, ilioinguinal approach, sciatic nerve injury, additional A-type injury of the pelvis
- 36-year old patient, posterior wall fracture, Kocher-Langenbeck- approach, peroneal nerve lesion
- 25-year old patient, T-type fracture, Kocher-Langenbeck approach, additional ipsilateral B-type injury of the pelvis (SI-joint)
- 53-year old patient, T-type fracture, Kocher-Langenbeck approach, additional ipsilateral B-type injury of the pelvis (SI-joint), minimal lesion of the sciatic- and femoral nerve

3.8.9.5 Hemorrhage related to approach selected

The loss of blood was compared for the different approaches. Whereas the possibility of more severe hemorrhage (>1250ml) must be anticipated with extended approaches, hemorrhage following a "simple" approach was significantly less than 1250 ml (see Table {III-3-32}).

3.8.9.6 Mortality rate related to the approach

7 out of 503 patients with an acetabular fracture died. 5 out of 252 (2%) patients died after surgical treatment for acetabular fracture. Death followed a Kocher-Langenbeck approach, an extended iliofemoral, ilioinguinal and a ventral and posterior approach, as well as one other approach. In one case the death was directly due to the operation. The individual causes of death are shown below:

- pneumonia + heart arrest
- fulminant pulmonary embolism + acute renal failure, embolectomy, apallic syndrom
- both column fracture, osteoarthristis of the hip, death acc. to general complications
  1. ORIF by ilioinguinal approach, 1000ml hemorrhage related to approach,
  2. ORIF: Kocher-Langenbeck; 600ml hemorrhage, pulmonary embolism possible cause of death
- ARDS / MOF

3.8.9.7 Postoperative radiological findings after treatment of acetabular fracture

The postoperative radiological results after the surgical treatment of fracture of the acetabulum show that anatomical reduction with maximal displacement of 1 mm was achieved in 190 out of 252 cases. A surgical failure with a remaining displacement of more than 3 mm was encountered 13 times.

postoperative result	acetabulum isolated	acetabulum+ pelvic ring	total
disl. 0-1mm	141	46	187
Column %	75.00%	74.19%	----
Row %	75.40%	24.60%	100.00%
Total %	56.40%	18.40%	74.80%
disl. 1-3mm	36	13	49
Column %	19.15%	20.97%	----
Row %	73.47%	26.53%	100.00%
Total %	14.40%	5.20%	19.60%
disl.>3mm	10**	3***	13
Column %	5.32%	4.84%	----
Row %	76.92%	23.08%	100.00%
Total %	4.00%	1.20%	5.20%
add. comment	1	0	1*
Column %	0.53%	0.00%	----
Row %	100.00%	0.00%	100.00%
Total %	0.40%	0.00%	0.40%
Col.Tot.	188	62	250
Total %	75.20%	24.80%	100.00%

Tab. 37: **Postoperative radiological findings related to the type of acetabular fracture**
* THR bzw. TH-dislocation, ** isolated acetabular fractures: 8 both column fractures : 4x DC-plate. 4x screws, 1 posterior column: DC-plate, 1 posterior wall: reconstr. plate; ***acetabulum and plevic ring: C3: transverse: reconstr. plate Acetabulum + SI-screws + transpubic screw, C3: transverse: screws acetabulum + SI-plating/screws, A2: pubic fracture: reconstruction plate acetabulum.

3.8.10 Special types of acetabular fracture

3.8.10.1 Fracture of the posterior wall

44 of the 70 "posterior wall" fractures were treated surgically. 3 of the 26 patients treated conservatively died (2 from polytrauma). 30 patients were operated on in the lateral position, 11 prone and in 3 the position was not recorded. The approach is not known for 2 patients, for the remainder a Kocher-Langenbeck approach was used. An anatomically correct position was achieved in 39 patients, 4 had a remaining step or displacement of up to 3 mm and one a displacement/step of more than 3 mm.

3.8.10.2 Fracture of the posterior column
Out 54 "posterior column" fractures 24 were treated surgically. 17 patients were operated on in the lateral position, 5 prone and in 2 the position was not recorded. The Kocher-Langenbeck approach was used in 22 cases, an extended iliofemoral in one and a simultaneous dorsal and ventral approach in one. An anatomically correct result was achieved in 18 patients, 5 had a remaining step or displacement of up to 3 mm and one a displacement/step of more than 3 mm.

3.8.10.3 Fracture of the anterior wall
Only one of the 12 patients with "anterior wall" fractures was treated surgically. The operation was performed in the supine position through a Smith-Petersen approach and achieved an anatomically correct result.

3.8.10.4 Fracture of the anterior column
Of the 63 patients with "anterior column" fractures, 13 were treated surgically. One was operated upon in the lateral and 11 in supine position. In one case the approach was not known. In 10 cases an ilioinguinal approach was used, in one a Smith-Petersen approach and in one other a different approach. One patient was treated by primary total hip replacement through a Kocher-Langenbeck approach. Postoperatively, an anatomically correct result was achieved in 10 cases, but with 2 patients there were steps/displacements of 1-3 mm. The patient with the hip prosthesis was not taken into account here.

3.8.10.5 Transverse fracture
Of the 86 patients with "transverse" fractures, 33 were treated surgically. 18 patients were operated on in the lateral, 5 in the prone and 9 in the supine position. In one case the approach is not known. The Kocher-Langenbeck approach was used in 17 patients, and an ilioinguinal approach in 9. For 3 patients an extended approach was used (2 Maryland and 1 triradiate), for one a simultaneous combined approach and for three patients other types of approaches. An anatomically correct result was achieved in 21 cases, in 9 patients a step or displacement remained of up to 3 mm, and in 3 cases of more than 3 mm.

3.8.10.6 Fractures of the posterior column and posterior wall
Out of 27 "posterior column and posterior wall" fractures, 21 were treated surgically. 19 patients underwent operation in the lateral, one in the prone and one in the supine position. A Kocher-Langenbeck approach was selected on 20 occasions and an ilioinguinal once. An anatomically correct result was achieved in 16 patients, 5 had postoperative steps/displacements of 1-3 mm.

3.8.10.7 Transverse fractures and fractures of the posterior wall.

Out of 36 "transverse and posterior wall" fractures, 28 were treated surgically; 19 in the lateral, 5 in the prone and 4 in the supine position. The approach in 2 cases is not known. A Kocher-Langenbeck approach was used in 20 cases and an ilioinguinal approach in 3. 4 patients were treated through an extended approach (1 enlarged iliofemoral, 1 Maryland and 2 triradiate), one patient by means of a simultaneous combined approach. An anatomically correct result was achieved in 23 cases, in 5 patients steps/displacements of 1-3 mm remained.

3.8.10.8 T-type fractures

Out of 40 "T-type" fractures, 26 were treated surgically. 19 patients were operated on in the lateral position, one prone and 3 supine. In 3 cases the approach is not known. A Kocher-Langenbeck approach was used in 12 cases and an ilioinguinal in one. Extended approaches were used in 8 cases (1 extended iliofemoral, Maryland in 6 cases, 1 triradiate). In one case there was a simultaneous combined dorsal and ventral approach, and in 3 patients a staggered combination of the two approaches was employed. An anatomically correct result was achieved in 18 cases, in 8 step/displacements of 1-3 mm remained.

3.8.10.9 Fracture of the anterior wall/column and posterior hemitransverse fracture

Of 13 fractures of the type "anterior wall/column with posterior hemitransverse fracture" 8 were treated surgically, 4 in the lateral and 3 in the supine position. In one case the approach was not recorded. A Kocher-Langenbeck approach was used for 1 patient and an ilioinguinal for 3. Three patients were operated upon through extended approaches (in 2 cases a Maryland and in 1 a triradiate). In one case a simultaneous combined approach was used. Postoperative radiographs showed an anatomically correct result in all cases.

3.8.10.10 Complete fracture of both columns

Of the 102 "both column" fractures, 57 were treated surgically, 33 in the lateral position, 5 prone and 16 supine. In 3 cases the approach is not known. A Kocher-Langenbeck approach was used in 20 cases, and ilioinguinal in 17 and a Smith-Petersen in 2. An extended approach was used in 11 cases (an extended iliofemoral in five and a Maryland in 6). Five patients were treated through simultaneous combined approaches and 2 through a staggered com-bination of a ventral and dorsal approach. An anatomically correct result was achieved in 39 cases, in 11 a step or displacement of up to 3 mm remained. Eight patients had step/displacements greater than 3 mm.

4. Follow-up examinations

4.1 Details of follow-up

It was anticipated in the study protocol that patients seen during 1991 and 1992 would be followed up. During this time 1140 patients were treated.
100 died during the primary course, 9 of them as a result of the pelvic injury.

> Eight of the latter had suffered a complex pelvic trauma with a C type of injury, one of them died from multiple organ failure following a B1 injury. Of the remaining 91 patients, 27 died from multiple organ failure or ARDS, the average polytrauma score in this sample was, at 39.6 points, extraordinarily high.

It was intended to follow up all patients with injuries of types B and C, and those with complex trauma or acetabular fractures. 25% of those with injuries of type A were to be randomly selected.
After discarding unselected injuries of type A and patients who had already died, 705 remained for follow-up. These included patients from Groups B and C (n = 185), all those with acetabular fractures (n = 299), complex pelvic injuries (n = 88) and 133 (25.6%) of those with A-type fractures. A further 46 of these patients died during the 2 years before the follow-up (6.5%), and another 15 were given total hip prosthesis within the 2 year period after an acetabular fracture because of post-traumatic arthrosis or necrosis of the femoral head. These patients were not taken into account during the follow-up. According to the analysis of the acetabular fractures they were classified as "failed", since the aim of the treatment - permanent reconstruction of the joint - had not been achieved. This subgroup is dealt with elsewhere (see 4.8.11).
This left 644 patients for follow-up, of whom it was possible to examine 486 (75.5%). Radiological examination was dispensed with in the case of 56 patients, 32 with A injuries. 179 could not be examined. A summary of reasons is listed in appendix III (table III-4-0). A detailed overview of the patients subjected to follow-up examination in terms of the individual hospitals involved and the classification groups will be found in Fig. 29.

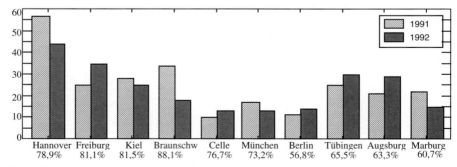

Fig. 29: Patients followed up in relation to hospital and year of admission
The percentages refer to the total follow-up rate achieved by each hospital.

4.1 Details of follow-up

In the following sections, the results of the follow-up examinations are arranged according to the different classification groups. In order to facilitate comparison and to achieve a certain homogeneity in the groups, only isolated pelvic injuries are at first shown separately in terms of the subdivision into isolated A-, B- and C-ypes of injury. The complex trauma cases were also specifically listed and then likewise broken down under the same classification groups. The isolated acetabular fractures were set apart for examination, as were also those patients who had suffered combined pelvic girdle and acetabular fractures.

> One patient with symphyseal disruption and SI-joint injury was classified as B-type injury. After single symphyseal plating postoperativly anatomic reduction was achieved. At follow-up a defective repostioning of 2cm posteriorly was evident. Therefore this patient might have had a C-type injury and was deleted for outcome evaluation, thus resulting only 87 patients with isolated B-type injuries.

The individual sections deal essentially with the single parameters entered up on the follow-up examination form. In conclusion, the evaluation of the total assessment is summarized: the "outcome" (15) (s. appendix I).

After answering a questionaire providing data about pain, activity level, social status, occupational status, urological and sexual deficits the patients were interviewed by a trauma surgeon for further explanation of the data. A physical examination included hip motion, leg length, muscle status and a neurological examination. The radiological examination included an a.p. pelvis and inlet/outlet views for pelvic ring injuries or Judet views for acetabular fractures.

Following parameter were extracted:

Pain: The pain was scaled in 4 steps: No pain, pain after intense exercise, pain after slight exercise (e.g. lifting a 10kg water bucket) and pain at rest.

Neurological deficits: The clinical examination included the search for motor nerve deficits as well as the recording of sensatory deficits.

Urological deficits: Both by questionaire and interview urological impairments were searched. The findings were classified as increased frequency of mictions, pain at miction, disturbances of the blader function and incontinence. These findings were correlated to preexisting urological deficits, direct injuries to the urogenital system and unrecorded injuries to the urogenital tract during primary treatment.

Sexual deficits: Male patients were evaluated for erectile dysfunction and other deficits during sexual activities. Female patients were questioned for dyspareunia.

Radiological results: The maximum residual displacement in the posterior and anterior pelvic ring at follow up was measured using a.p., inlet and outlet views. The measurements were summarized in 5 mm increments. The quality of healing as well as complications around the implants were recorded.

Occupational status: Based on the questionaire and the patients interview, the social and occupational status was recorded as unchanged, reduced due to accident residuals and unable to work.

Outcome evaluation: For evaluation of the general outcome the findings were scored in a simple 1-3 and 1- 4 point scale. Three parameter were scaled independently and were based on following questions (Table 1):

I: How was the surgical goal of anatomic restoration of the pelvic ring realized?
    ("radiological result" maximum 3 points)

II: How is the patient limited from the sequale of the pelvic injury ?
    ("clinical result" maximum 4 points)

III: How does the injury influence the present life of the patient ?
    ("social reintegration" max. 3 points)

For evaluation of a "pelvic outcome" the ratings of the radiological result and the clinical result were cumulated in a 7 point scale, were the maximum of 7 points represented an *excellent* result, 6 points a *good* result, 5 and 4 points a *fair* result and 3 and 2 points a *bad* result.

4.2 Results of the follow-up examinations of isolated type A injuries

This assessment is based essentially on the individual parameters recorded on the follow-up forms.

4.2.1 Pain
1. Assessment of pain by the physician

A large majority of the patients (86.7%) stated that pelvic pain was completely absent (51 patients) or only slight (27). Eleven complained of moderate pain after exertion.

> In one 28 year-old woman severe pain was confirmed by the doctor. During the follow-up examination this patient complained of severe pain in the gluteal region and near the sacroiliac joint following bilateral fractures of the superior and inferior pubic rami, and of deep low back pain which was difficult to localize. The provocation tests on external and internal rotation were also positive. There were no accompanying injuries of the vertebral column or lower limbs, and the pelvic girdle was anatomically intact. She herself assessed the severity of her pain as lying between "61% and 70%" on the visual analog scale, which corresponds to "moderate severity" (see Table 38).

2. Pain assessment with the "visual analog scale"

The severity of the pain was subjectively assessed in terms of a visual analog scale. This was then scaled in 10% steps and grouped in 30% intervals. A value of 0% signified freedom from pain, and 1 - 30% slight, 31 - 70% moderate and 70 - 100% severe pain. According to this gradation, 51 patients were free of pain, and 28 had slight and 11 moderate pain. No patient experienced severe pain. This subjective assessment was slightly more favorable than the "objective assessment" by the doctor. There was, however, very good agreement between the two (Table 38).

pain "subjective"		assessment by physician			
"visual analog scale"		none	slight	moderate	severe
0%	"none"	50	1	0	0
1 - 10%		1	10	0	0
11 - 20%	"slight"	0	9	0	0
21 - 30%		0	6	2	0
31 - 40%		0	1	4	0
41 - 50%		0	0	3	0
51 - 60%	"moderate"	0	0	2	0
61 - 70%		0	0	0	1
71 - 80%		0	0	0	0
81 - 90%	"severe"	0	0	0	0
91 - 100%		0	0	0	0

Table 38: Distribution of pain in terms of the visual analog scale compared with the classification

Localization of the pain

a) Pain near the *symphysis* was reported by 3 patients. All three had suffered fracture of the pubic rami, but the symphysis itself was uninjured, and in all cases the pelvic girdle was anatomically normal after healing. Two assessed the pain as slight and one as moderate.

b) Pain was reported in the *ischiopubic region* by 9 patients following uni- or bilateral transpubic fractures. There was one case of residual displacement of a pubic ramus by 10 mm in the craniocaudal direction. The remaining patients had - insofar as they were radiologically examined - anatomically intact pelvic girdles. The severity of the pain was assessed as slight in 6 cases and as moderate in 3.

c) 24 patients complained of pain in the *inguinal region* and in the *region of the hip joint*. 16 patients had transpubic fractures, 6 had fractures through the iliac crest and one a fracture of both the upper and lower pubic rami and also through the iliac crest. In one patient there was a dorsal transalar fracture of the sacrum. Radiological findings were available for 14 patients, in all of whom the pelvic girdle was anatomically normal. In two patients (67 and 89 years old respectively) there were degenerative changes in the hip joint on the affected side which were sufficient to account for the pain.

d) 16 patients reported pain in the *gluteal region* and close to the *sacroiliac joint*. The severity was judged to be slight by 11, moderate by 4 and severe in one case. The report of severe pain by the woman, already described in more detail above, included additional severe pain near the symphysis and a subjective assessment of 70%.

10 of the patients had transpubic fractures, 2 had fractures through the iliac crest and one suffered from fractures of the superior and inferior pubic rami and through the crest. Two patients had transverse fractures of the sacrum and in one the dorsal injury involved a transverse fracture of the lateral part of the sacrum.

Follow-up radiographs were available for 14 of the patients, all of which confirmed normal anatomical restoration of the pelvic girdle. Two showed degenerative changes in the hip joint which were due to the accident. In one patient there was residual displacement of the pubic ramus of 13 mm, and in another of 10 mm. In one patient only a fracture of the sacrum was initially described, and in another bilateral transpubic fractures with a homolateral transiliac fracture dislocation and also a transiliac fracture.

e) *Low back pain* or pain in the *sacral region* was reported by 12 patients. This was regarded as slight by 9 patients, moderate by 2 and severe by one. Nine patients had transpubic fractures, one of these had also suffered fractures of the superior and inferior pubic rami and a fracture of the ilium, and two had transverse fractures of the sacrum. In one patient the dorsally situated injury consisted of a transalar fracture of the sacrum. In all these patients normal anatomical restoration of the pelvic girdle had been achieved.

4.2.2 Provocation tests

1. Provocative internal rotation

This test was positive in 4 patients (4.4%), three of whom reported moderate and one severe pain.

- One patient had suffered a fracture through the iliac crest.
- Another patient reported additional pain in the thigh, knee and inguinal region.
- One patient complained of pain in the gluteal region.
- The fourth patient (a woman) reported, as already mentioned, severe pain in several parts of the pelvic girdle following a transpubic fracture (see above).

2. Provocative external rotation

Nine patients (10%) reported pain on external rotation. Only one of these patients had suffered a fracture through the iliac crest, the remainder had only pubic fractures.

3. Mennel's sign

Mennel's sign, which involves pain in the region of the sacroiliac joint on compression and hyperextension, was positive in two patients. Both patients were over 70 years old and had suffered transpubic fractures. From the clinical point of view the pains were probably due to degenerative changes.

4.2.3. Impairment of neurological function

Only 4 patients out of 90 (4.4%) showed signs of neurological disorder at the follow-up examination:

- One patient who had sustained a transverse fracture of the sacrum was suffering from erectile dysfunction and dysfunction of the vesicular and anal sphincters.
- A 36 year-old patient suffered from erectile dysfunction and disturbance of micturition after an isolated injury to the pelvis (transpubic fracture).
- Following stabilization of bilateral transpubic fractures with a fixture introduced into the iliac crest, one 56 year-old patient reported a subjective sensory disturbance.
- The 28 year-old woman already mentioned, who reported severe pain, also complained of a sensory loss and a motor dysfunction that did not impair mobility.

There was no mention of a nerve injury in the original report on any of these patients.

4.2.4 Urological disturbances

Urological dysfunctions (disturbances of micturition, partial physical impotence) were reported by a total of 13 patients (14.3%). All of these were considered by the patients themselves to be not personally disturbing.

1. Disturbances of micturition

11 patients (12.1%) with injuries of type A reported disturbances of micturition. Eight of these were more than 65 years old, and one had suffered a transverse fracture of the sacrum.

2. Erectile dysfunction (men only - n=38)

Five patients reported partial physical impotence at the follow-up examination.

Two men, 76 and 86 years old respectively, had suffered fractures through the iliac crest, and both also reported disturbances of micturition as well as partial physical impotence. In neither case was the condition before the accident known, so that a cause other than the accident could not be excluded.

In two patients with transpubic fractures the cause of the impotence remained unknown.

One 30 year-old man with a transverse fracture of the sacrum showed signs of neurological impairment including partial physical impotence.

3. Dyspareunia (women only - n=52)

One 36 year-old woman reported painful sensations during sexual intercourse. She only had a fracture through the iliac crest.

4.2.5. Disorders of the anal sphincter

As already mentioned, one patient suffered from slight faecal incontinence, which he himself regarded as of little importance.

4.2.6 Hip-joint mobility

One patient whose thigh had been amputated was not assessed from this point of view.

Only 3 patients (3%) experienced severe (over 20%) difference in the range of movement between one hip joint and the other. The cause of the disability in these case was never cleared up. 13 patients (15%) showed laterality differences up to 20%, and 73 (82%) revealed no differences in the range of movement between the two sides.

4.2.7 Merle d'Aubigné Score

The average value of the Merle d'Aubigné Score amounted to 16.7 points. The two sides were also assessed independently, and in 86 patients (95.6%) equal point values were given or differed only by a maximum of one point.

4.2.8 Differences in the leg length

In 85 patients (94.4%) the legs were the same length or differed between the two sides by 1 cm at the most. 5 patients showed differences between 2 and 3 cm, 3 of whom had suffered injury to the lower limb itself. The cause was not more closely investigated.

4.2.9 Radiological results

During the follow-up examinations radiological investigation of the pelvis was undertaken in 57 patients with isolated fractures of type A.

1. Residual displacement in the region of the symphysis

Diastases and craniocaudal residual displacement in the symphyseal region were assessed. In 54 of the 57 patients (94.7%) an anatomically normal situation was observed. Three patients showed diastases (1 mm, 4 mm and 5 mm). All 3 patients had sustained only transpubic fractures. No craniocaudal residual displacement was found.

2. Residual displacement in the pubic or ischial regions

In 52 out of 57 patients (91.2%) healing of the transpubic fractures had achieved anatomical normality. 6 patients showed residual displacement of up to a maximum of 19 mm. The injuries in all these patients was limited to transpubic fractures, except for one (see above) in which a transalar fracture of the sacrum was also present.

- 2 patients had anteroposterior residual displacement (2 mm, 10 mm), and in
- 5 patients the displacement was in the craniocaudal direction, in two cases < 10 mm. The patient with a defect of 13 mm had suffered bilateral transpubic fractures and was the only case treated by operative stabilization (external fixation).

All 6 patients complained of pain at the follow-up examination (in 2 cases slight, in 3 cases moderate and in 1 case severe). In only three patients, however, was the pain associated with the symphyseal or pubic regions.

3. Changes in the sacroiliac joint

No pathological changes in the sacroiliac joint (arthrosis, ventral osteophytes or ankylosis) were found in any of the patients.

4. Further radiological changes in the pelvic girdle

Heterotopic ossifications of the pelvic girdle were recorded in 7 patients, which were in no instance of functional importance. There were no cases of pseudoarthrosis or signs of osteomyelitis.

5. Ossifications of the hip joint

Ossifications of the hip joint had been recorded for 55 of the 57 patients (96,5%), two of which belonged respectively to stages I and II of Brooker's classification. In one case slight degenerative changes in the joint were also mentioned.

6. Signs of arthrosis at the hip joint

In 50 of the 57 patients (87,7%) signs of arthrosis had been recorded. Unilateral arthrosis was present in three patients, and two had moderate changes on both sides. These should all be regarded as unrelated to the accident.

7. Necrosis of the femoral head

Changes in the proximal part of the femur - that is to say, necrosis of the head - was present in two out of 55 patients (4%). Both of them also showed signs of arthrotic changes in the acetabulum as well.

Residual displacement of the pelvic girdle

To summarize: In 8 patients (14.0%) the residual displacement was in the anterior part of the pelvic girdle (symphyseal or ischiopubic regions). In all patients the posterior parts of the pelvic girdle were anatomically normal.

4.2.10 Social reintegration and rehabilitation

1. Subjective satisfaction

When asked for their own assessment of their total condition after having suffered pelvic fractures, 37 patients (41%) replied that they were "very satisfied" and 16 (18%) that they were "satisfied". Twenty-one patients (23%) offered an indifferent response, and 15 (17%) were "dissatisfied" or "very dissatisfied". In one case there is no information available on this point.

2. The Karnofsky Index

The Karnofsky Index was used to measure efficiency and self-reliance of the patients. Usable information was available for 86 out of 90 patients (95,6%).

Forty-nine patients (57%) had recorded values of 100%, and 14 (16%) values of 90%. For 11 patients (13%) the value was 80% and for 7 patients (8%), 70%. The most serious limitations, with values of up to 60%, were observed in 5 cases (6%).

> These five included an 80 year-old patient who had suffered a transpubic fracture and who reported slight pelvic pain, two patients (80 and 67 years-old) with fractures of the anterior border of the ilium and no complaint of pain and two further patients (80 and 81 years-old), also with transpubic fractures and no report of pain. The condition of the pelvic girdle for all of these patients was unremarkable, with no radiological signs of residual displacement and hardly any clinical pain. The reason for the poor evaluation is to be sought rather in the total situation of the patients independent of the accident.

To summarize: 73% of the patients reached values of over 80%, a figure suggesting no or only very little limitation.

3. Professional reintegration

Following their treatment, 77 patients (86%) continued in the same profession as before the accident or underwent developmental training with little consequence to their way of life. Nine patients (10%) were fit to work, but had to undergo training for another job because of the accident, or else continued in the same profession but with certain limitations. Four patients (4%) were rendered unfit for work by the accident or were forced to retire or remain out of work, or continued to be unfit for work.

> These 4 patients included an 11 year-old girl who took two years to complete an otherwise uneventful recovery, a 28 year-old woman with very severe pelvic pain following a transpubic fracture (see above), a 55 year-old patient with fractures of the vertebral column and lower limbs and unremarkable findings in the pelvis and also a 74 year-old patient after craniocerebral injury.

However, 96% of the patients with an isolated A type of injury to the pelvic girdle had the same profession as prior to trauma.

4. Sporting activities

When asked about their sporting activities, 71 patients (79%) said that these had not been altered by the accident. 12 patients (13%) admitted slight limitations and 7 (8%) severe limitations due to their injuries.

5. Hobbies

Asked about their hobbies, 80 patients (89%) replied that these remained unaffected. Nine patients (10%) admitted to slight limitation in this field, but only one attested to significant limitations.

6. Social contacts

A total of 88 patients (97.8%) stated that their social environment and contacts had undergone no change as a result of the accident. One patient stated that he had lost social contacts because of the injury, and one 67 year-old woman seemed to have become socially withdrawn. She also complained of moderate pelvic pain in the buttocks and hip joint.

4.2.11 Assessment of the "outcome" following isolated A type injuries

The following chapter deals with the summarized values of the results of the follow-up examinations. Table 39 first present a guidance survey of how the point-scoring distribution in individual subgroups is assessed. Findings of particular interest are shown in greater detail in an additional section.

	isolated A-type fractures		
	Clinical Score	Radiological Score	Rehabilitation
4 points	45,6%		
3 points	35,6%	96,5%	47,8%
2 points	12,2%	0%	17,8%
1 points	6,6%	0%	34,4%

Tab. 39: Summary of the Outcome after isolated A-type fractures (n = 90)

4.2.11.1 Total clinical results after isolated type A fractures

Complete entries were available for 90 patients. The total clinical assessment was "very good" for 46% of the patients (n = 41), "good" for 36% (n = 32), "moderate" for 12% (n = 11) and "poor" for 6% (n = 6).

81% of the patients can therefore be said to have achieved a good or excellent result.

The 6 patients with a poor clinical result included:

- a 21 year-old patient with a transpubic fracture who had also sustained craniocerebral trauma and injury to the thorax and abdomen (PTS = 25). He reported slight pain at the follow-up examination. Disturbances of micturition which may well have been due to the head injury were decisive in judging the clinical outcome adversely.
- An 81 year-old woman with an isolated transpubic fracture had, with 7 points, a significantly limited value on the Merle d'Aubigné score. No radiograph was available, and it was therefore not possible to be certain that degenerative changes in the hip joint were the cause of the limitation.
- A 65 year-old patient after internal fixation of an iliac wing fracture had "very good" results recorded in all sections of the follow-up examination form, as far as "walking ability" on the Merle d'Aubigné score, where complete inability to walk was recorded. This must be attributed to an incorrect entry on the form.
- A 24 year-old patient who had suffered a fracture of the superior pubic ramus together with slight trauma to the thorax (PTS = 10) had "very good" results recorded in all sections of the follow-up examination form, as far as "walking ability" on the Merle d'Aubigné score, where complete inability to walk was recorded. This must be attributed to an incorrect entry on the form.

• A 30 year-old patient with an isolated fracture of the sacrum had, in addition to slight pain in the dorsal region of the pelvic girdle, neurological and urogenital signs (insufficiency of the anal and bladder sphincters and partial physical impotence), which were recorded as causing the poor general result.
• The final patient is the 28 year-old woman, who has already been referred to several times (s. 4.2.1), with bilateral transpubic fractures and additional injury to the thorax and one arm (PTS = 16). She was the only one to report severe pain at the follow-up examination. Subjective disturbances of sensation or motor disturbances were also recorded. The range of hip-joint movement was the same on both sides and the Merle d'Aubigné score was 15 and 16 points. No obvious cause for these symptoms could be recognized.

4.2.11.2 Total radiological results after isolated A type fractures

All patients subjected to radiological follow-up examination showed an excellent total result with restoration of the normal anatomy of the pelvic girdle.

4.2.11.3 Rehabilitation ("social reintegration") following isolated fractures of type A

The complete result after the accident taken as a measure of the rehabilitation of the patient was only "very good" (3 points) for 47.8% of the cases (n = 43). It was judged to be "moderate" for 17.8% (n = 16) and "poor" for 34.4% (n = 31).

4.2.11.4 Assessment of the "outcome" of the pelvic injury following isolated A-type injuries

In order to assess the "total result" of the pelvic injury, the radiological and clinical results were combined to produce the "outcome" of the pelvic injury. Complete clinical and radiological data were available for 56 patients. As a result 26 of them (46%) could be assessed as having a achieved a "very good" result (7 points) and 20 (36%) a "good" result (6 points). 10 patients (18%) were assessed as "moderate" (4-5) points). No patient was recorded as having had a "poor" result (2-3 points).

Altogether, it can be stated that 82% of the patients achieved a "good" or "very good" result. Since radiological examination revealed in more than 90% restoration of an anatomically normal appearance, it follows that the clinical data for patients with an isolated type A fracture of the pelvis were of substantial significance for the general end-result.

4.3 Results of the follow-up examinations of patients with an isolated Type B injury

In the following text the results are at first shown in terms of the single parameters of the follow-up form, and then a summarizing evaluation added.

4.3.1 Pain
1. Assesment of pain by the physician

79.3% of the patients reported no pain or only slight pain in the pelvic girdle. In detail this included 39 patients (45%) with no pain, 30 (34%) with slight pain and 14 (16%) with moderate pain. 4 patients (5%) reported severe pain. The latter had suffered the following injuries.

- One 48 year-old man had suffered multiple trauma including a craniocerebral injury, injury to the thorax and lower limbs, together with an "open book" injury (type B1) of the pelvis and damage to the right sacroiliac joint (PTS = 45). The pelvis was reconstructed anatomically by symphyseal plating. At the follow-up examination he reported severe pain involving the whole of the left side of the body (subjective assessment on the visual analog scale of 55%). The Merle d'Aubigné score was 11 points on the left side and 15 on the right. In addition he had neurological defects, subjectively graded as not distressing, together with partial physical impotence and a disturbance of micturition. The bony pelvic girdle had been restored to anatomical normality.
- A 26 year-old man had suffered multiple trauma including a craniocerebral injury, injury to the thorax and lower limbs, together with an "open book" injury (type B1) of the pelvis and damage to the right sacroiliac joint (PTS = 24). The pelvis was reconstructed anatomically by symphyseal plating. He reported severe pain in the region of the affected SI-joint and a non-specific deep low back pain. There was also a disturbance of micturition. The bony pelvic girdle had been restored to anatomical normality.
- A 24 year-old man had a fractured vertebra and a B2 injury of the pelvic girdle with a right compression fracture of the sacrum and an ipsilateral transpubic fracture, together with subluxation of the symphysis. After non-surgical treatment of the pelvic condition, he reported severe pain in the region of the pubis, including the symphysis, on the affected side. He also suffered from a right-sided lesion of the ischium and partial physical impotence.
- A 20 year-old woman suffered from a bilateral fracture of the sacrum in the region of the foramen without any additional lesions of the anterior part of the girdle. She had multiple injuries with craniocerebral trauma and injuries of the lower limbs (PTS = 20) and needed to be kept for a fortnight under intensive care. Following non-surgical treatment of the pelvic injury she reported at the follow-up examination severe, deep-seated low back pain. The bony pelvic girdle had been restored to anatomical normality.

Reported pain in relationship to the classification group

Among the patients followed up, 31 had an injury of type B1 ("open book"), 49 of type B2 (lateral compression fracture) and 7 of type B3 (bilateral rotational instability). Comparison of the B1 and B2 types of injury showed that after lateral compression fractures (B2) fewer patients complained of pain, and also that the pain was less severe, than after an external rotational injury of type B1 (Fig. 30). A possible explanation for this may lie in the varying degrees of pelvic instability. Whereas compression fractures are often impacted, this phenomenon cannot appear with external rotational injuries. This circumstance also accounts for the higher rate of operative stabilization following external rotational injuries (67.7%) as opposed to lateral compression injury (12.2%).

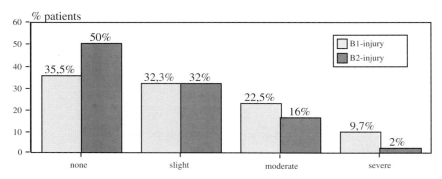

Fig. 30: The dependence of pain intensity on the type of B injury

2. Subjective assessment of the severity of the pain

The subjective sensitivity to pain was assessed in terms of a visual analog scale. In terms of this scale, 37 patients experienced no pain, 28 slight and 21 moderate pain. One patient complained of severe pain. There turned out to be close agreement between the subjective and objective assessments (Table 40).

pain "subjective"		assessment by physician			
"visual analog scale"		none	slight	moderate	severe
0%	"none"	36	1	0	0
1 - 10%		3	12		
11 - 20%	"slight"	0	6	0	0
21 - 30%		0	3	3	1
31 - 40%		0	2	2	0
41 - 50%		0	4	3	0
51 - 60%	"moderate"	0	0	3	2
61 - 70%		0	2	2	1
71 - 80%		0	0	1	0
81 - 90%	"severe"	0	0	0	0
91 - 100%		0	0	0	0

Tab. 40: Comparison between subjective and "objective" assessment of the severity of the pain.

3. Localization of the pain

a) Sixteen patients reported *symphyseal pain*. The intensity was assessed 12 times as slight, and by each of two patients as either moderate or severe. 13 patients had suffered injuries to the symphysis, 3 had only transpubic fractures. 10 patients with symphyseal injuries were treated with plates, the remaining three non-operatively. Of the 3 patients with transpubic fractures only, one was stabilized with a plate and the other two were not treated surgically. Four patients had residual displacement after injury to the symphysis, one was treated conservatively and the others with symphyseal plates. In all 16 cases the dorsal region of the pelvic girdle was restored to anatomical normality.

b) Pain in the ***pubic and ischial regions*** was reported by 9 patients. Six assessed it as slight, one as moderate and two as severe. 4 had only transpubic fractures and 5 isolated subluxation of the symphysis. In 4 cases this was treated by plating (2 had suffered B1 and 2 B2 injuries). Dorsal or transpubic malhealing did not occur.

c) 19 patients reported pain in the ***inguinal region and the region of the hip joint***. The intensity was assessed 13 times as slight, 5 times as moderate and once as severe. Residual displacement did not occur dorsally, but was found in the anterior part of the pelvic girdle in 8 cases, in 4 this was up to 5 mm and the in others between 6 and 20 mm. Four patients showed slight degenerative changes in the hip joint which were unrelated to the accident.

d) 9 patients complained of ***pain in the region of the ilium***. 6 of these assessed it as slight, 1 as moderate and 2 as severe. None of them had fractures of the ilium. 4 had injuries to the sacroiliac joint and a fractured sacrum, one with subluxation of the symphysis and an "open book" injury, but no dorsal injury. None of them had a dorsal malhealing.

e) Pain in the ***gluteal region*** was reported by 19 patients. The intensity was considered to be slight by 9, and moderate by a further 9. One judged it to be severe. 10 patients suffered from injury to the SI joint, in 6 the sacrum had been fractured and in one the ilium. No dorsal injury was found in two patients with "open book" injuries, but in none was there dorsal malhealing. In one patient the dorsal injury was a transsacral dislocation fracture, assessed as a B injury. After ventral plating of the SI joint an anatomically normal result was achieved.

f) 23 patients reported pain over the ***sacroiliac joints***, the severity being assessed as slight by 16, moderate by 6 and severe by one. 14 patients had suffered injury to the SI joint and 6 had a fracture of the sacrum. No dorsal injury was present in one patient with an "open book" injury. Two patients with injuries of type B3 also had suffered damage to the SI joint and also a fractured sacrum. Apart from one patient with a dorsal residual displacement of 2 mm in the a.p. direction, anatomical normality of the dorsal pelvic girdle had been achieved in all cases.

g) Pain in the ***sacral region*** was reported by 28 patients; in 20 cases slight and in 8 cases moderate. 14 patients had suffered injury to the SI joint, 6 had fractures of the sacrum and one of the iliac bone. No dorsal injuries were reported for 3 patients with "open book" injuries. Two others with injuries of type B3 had also suffered damage to the SI joint as well as a fractured sacrum. One patient had both a unilateral transiliac fracture dislocation and also a sacral fracture. In 4 cases there was residual displacement dorsally of up to 5 mm, but none of these had received dorsal stabilization.

h) ***"Low back pain"*** - was reported by 11 patients: slight in 10 cases and moderate in one. Five patients had received damage to the SI joint and 6 a fractured sacrum. In no cases there was dorsal malhealing, but in two patients a vertebra had also been fractured.

f) Pain involving the ***trochanteric region, thigh or knee*** was reported by a total of 11 patients (12.6%). Pain associated with the thigh was reported by 7 (8%) and knee by 3 patients (3%). 7 of those with trochanteric pain, 4 of those with pain in the thigh and all 3 patients with knee pain also had additional injuries to the lower limb.

To summarize the type B injuries: 4 (4.6%) patients had pain confined to the anterior part of the girdle (transsymphyseal / transpubic), whereas pain confined to the dorsal regions (transiliac / transiliosacral / transsacral) was reported by 30 patients (34.5%). 14 patients (16.1%) suffered from both ventral and dorsal pain.

4.3.2 Provocation tests
Full details of provocation tests were available for 86 patients.
1. Provoked by internal rotation
A positive result provoked by internal rotation involved 9 of the 86 patients (10.5%). Four patients reported slight, 3 moderate and 2 no pain at all in the gluteal or sacroiliac regions. 7 Patients had suffered injury to the SI joint (6 B1 and 1 B2 injuries) and one had a sacral fracture with a B2 injury to the girdle. In one patient with symphyseal dislocation and an "open book" injury, no injury to the dorsal part of the girdle had been recorded. In all cases an anatomically normal posterior girdle was achieved.

2. Provoked by external rotation
Seven patients of the 86 (8.1%) experienced pain provoked by external rotation. 4 of these had suffered injury to the SI joint and one had a sacral fracture. No dorsal injury to the girdle was recorded for 2 patients with "open book" injuries, and no dorsal residual displacement was present in any of the cases. 3 patients complained of moderate to severe pain in the gluteal or sacroiliac regions, and one had slight and 3 no pain at all in these places.

3. Mennel's sign
A positive Mennel's sign (i.e. pain in the region of the SI joint on compressions and hyperextension) was recorded for 11 of the 86 patients (13%). Three patients complained of slight, four of moderate and one of severe gluteal pain during the clinical examination. Three patients reported no pain at all. There were 4 cases of injury to the SI joint. In all cases the dorsal part of the girdle was restored to anatomical normality. Osteophytes were found in the ventral part of the SI joint in 2 patients, and one had arthrosis of the same joint.

4.3.3 Neurological disturbances
During the follow-up examinations neurological deficits were diagnosed in 12 patients (14%). In accordance with the protocol, only nerve injuries directly traceable to a pelvic fracture were recorded. The damage was graded as "slight" in 6 cases, "moderate" in 3 cases, and "severe" in 3 further cases. This corresponds to the subdivisions described in the Appendix. In 4 cases the nerve damage was more precisely classified as being associated with peripheral symptoms related to the sciatic nerve. The patients with severe nerve damage are analyzed in greater detail below:

- A 24 year-old man with a transforaminal fracture of the sacrum, a transpubic fracture and dislocation of the symphysis who also had fractured a vertebra, presented with nerve damage that was graded as "severe" at the follow-up examination. He also suffered from partial physical impotence.
- A 49 year-old man who had suffered craniocerebral trauma, a vertebral fracture and dislocation of the symphysis (PTS = 18) was judged to have severe nerve damage with an otherwise unremarkable total clinical result.
- A 47 year-old man with an isolated "open book" injury had, after 2 years, partial physical impotence in addition to severe nerve damage.

4.3.4 Urological disturbances

At the follow-up examination 91% of the patients (39 women and 48 men) reported no long term urological symptoms. Urological disturbances (disturbances of micturition, partial physical impotence) were reported by 8 patients (9%). Apart from one patient with a handicap subjectively assessed as disturbing, only long term symptoms judged by the patients to be of little importance were found. The frequency of late urological damage can therefore be assessed as 13% for men and 5% for women.

1. Disturbances of micturition

Following injuries of type B, 5 patients (4 men and 1 woman) (8%) reported disturbances of micturition. All 5 patients had suffered dislocation of the symphysis. 4 of these patients had "open book" injuries of the pelvis with additional purely ventral damage to the SI joint, and one had suffered internal rotation injury with an overlapping subluxation of the symphysis and a compression fracture of the sacrum. Two patients had also suffered craniocerebral trauma as well.

2. Erectile dysfunction (men only)

Five patients reported partial physical impotence at the follow-up examination. All except one patient of 71 were under 50 years of age. Three patients had received B injuries - 1 of them B1 and 2 of them B2. All of these patients had also suffered symphyseal dislocation, in one case overlapping and in one accompanied by a transpubic fracture. Three of them also reported disturbances of micturition.

3. Dyspareunia (women only)

A 56 year-old woman with a comminuted fracture of the SI joint (B2 injury) reported discomfort during sexual intercourse.

4.3.5 Malfunction of the anal sphincter

Three patients (3.5%) complained of impaired function of the anal sphincter. One of these, who had an injured sacroiliac joint had been polytraumatized (PTS = 45) with craniocerebral damage. The two remaining patients were 17 and 71 years old, with dorsal injuries, one with a fractured sacrum and one with injury to the SI joint.

4.3.6 Mobility of the hip joint

In nearly all patients (98%) there was a comparative similarity in the mobility of the hip joints (difference between sides < 20%). In 74 of them (85%) it was virtually the same, 11 patients (13%) had slight differences of up to 20%. In two patients there was a significant difference between the two sides, although no causal relationship with the pelvic condition could be found. One of these had a Merle d'Aubigné score of 17 points for both hip joints following an isolated pelvic fracture. The legs were equal in length. The other patient had been polytraumatized (PTS = 45 points) with craniocerebral trauma, trauma to the thorax and injuries to the lower limbs. The Merle d'Aubigné scores were 15 and 11 points. There were no signs of significant heterotopic ossifications.

4.3.7 The Merle d'Aubigné Score

The average value of the score was 17 points. In 72 patients (83%) the points were either the same for both sides or differed at the most by one point. In the 15 patients with a significant difference between the sides on the Merle d'Aubigné score, two had slight arthrotic changes, independent of the injury, in the affected hip in comparison with the other side; 7 had suffered injury to the lower limbs and 5 of these 7 had walking difficulties and had lost points in the score because of pain. With the remaining patients the reduction was mostly due to pain.

4.3.8 Differences in length of the legs

In 84 patients (97%) the legs were of equal length or differed by no more than 1 cm. Three patients had differences of 1.5 to 2 cm, and all of them had injuries to the lower limb. In none of them could the cause be attributed to the pelvis.

4.3.9 Radiological findings

Complete radiological series were available for 78 patients with isolated injuries of Type B.

1. Residual displacement in the symphyseal region

Increased symphyseal diastases and craniocaudal residual displacement in this area were evaluated. No such conditions were found in 59 patients (76%).

Diastases and displacements from 1 to 5 mm were present in 9 patients.

- In 4 of these the symphyseal dislocation was stabilized by plate osteosynthesis, no residual displacement was detected dorsally.
- The other 5 patients were not treated surgically. Only one had a record of primary symphyseal dislocation, the remainder had only transpubic fractures.

Ten further patients had diastases or displacements of more than 5 mm. The maximum value of a diastasis was 20 mm, that of a displacement 15 mm.

- Seven of these patients had suffered a B1 type of injury with dislocation of the symphysis, and all of them were treated surgically: 4 by external fixation, 3 with symphyseal plates (2 of whom received additional cerclage stabilization). The greatest malhealing among these 7 patients was 10 mm.
- None of the three patients with lateral compression fractures (type B2) was treated surgically. Two of them had symphyseal dislocations. The defects lay between 6 and 20 mm.

The 3 patients with diastases or residual displacement greater than 5 mm also had dorsal defects from 5 to 7 mm.

2. Residual displacement in the pubic or ischial region

In 74 patients (95%) no residual displacement was present in these regions. Defects of up to 10 mm were present in 4, 2 of whom had no primary transpubic injuries. No pain in these regions was reported. In one patient a transpubic fracture was treated by external fixation, and two others with symphyseal dislocations were also treated in the same way, and in one further patient combined with a symphyseal plate.

3. Changes in the sacroiliac joint

No signs of change in the SI joints (ventral osteophytes, arthrosis or ankylosis) were present in 67 patients (86%). In 7 others (9%) ventral osteophytes could be identified (4 men and 3 women with an average age of 45 years). In 6 of these patients there had been an injury to the SI joint or sacrum on the affected side. In no patient were osteophytes present on both sides. Three patients (4%) showed signs of osteoarthrosis in the SI joint, one of them bilaterally. One 19 year-old patients revealed radiological evidences of ankylosis of the SI joint following a contralateral transalar fracture of the sacrum and ipsilateral fracture of the ilium. No functional limitations (e.g. pain etc.) were reported.

4. Further radiological changes in the pelvic girdle

Functionally unimportant ossifications of the pelvic girdle were entered for 9 patients. One with a transiliac fracture dislocation and transpubic fracture complained of functionally disturbing ossifications together with moderate pain associated with the hip joint of the affected side. There were no signs of either osteomyelitis or a nonunion.

5. Ossifications in the hip joint

No periarticular ossifications were demonstrable in the hip joints of 73 of the patients (93.6%). Five revealed such ossifications (stages I and II in Brooker's classification). Unremarkable slight degeneration of the joint (unrelated to the accident) was present in 4 patients. The average age of these 4 patients was 60 years, the average value on the Merle d'Aubigné score 13.6 points.

6. Signs of arthrosis in the hip joint

In 72 (92%) patients the hip joints were radiologically unremarkable, with no signs of arthrosis. Slight signs of arthrosis unrelated to the accident were seen in 6 patients, in 3 cases bilateral. In these 3 patients the average age was 58 years and the Merle d'Aubigné score 13.8 points.

7. Necrosis of the femoral head

Necrosis of the femoral head was diagnosed in one 58 year-old patient with a B2 injury unaccompanied by any damage to the lower limbs. The Merle d'Aubigné score on either side was assessed at only 9 points because of pain and significant limitations in walking. He also showed signs of slight degenerative change in either hip joint which were unrelated to the accident.

8. Residual displacement of the pelvic girdle

To summarize: at the follow-up examination 22 patients (28%) presented with residual displacements in the anterior region of the girdle (pubic or ischial regions). In 11 cases (14%) these were slight (dislocations or diastases up to 5 mm). Of the 11 patients with defects up to 10 mm, 8 had suffered type B1 injuries that had been stabilized surgically with 5 external fixations and 4 symphyseal plates (in one cases with both), and 3 patients with B2 injuries who were not treated surgically.

An anatomically normal dorsal pelvic ring was achieved in 72 patients (90%), and in 6, residual displacement was present. Two of these patients had "open book" injuries with injury to the SI joint and symphyseal dislocation. In all of these the symphysis was stabilized surgically (4 with symphyseal plates and one each with external fixation or a reconstruction plate combined with symphyseal cerclage). These injuries healed with defects of 5 and 7 mm respectively.

Three patients with B2 injuries and one with a B3 injury caused by lateral compression were treated without surgical intervention. The posterior defects lay between 2 and 5 mm.

4.3.10 Social reintegration and rehabilitation

1. Subjective satisfaction

After having been treated for their pelvic fractures, 39 patients declared themselves to be "very satisfied" and 28 "satisfied". Ten offered an indifferent response and ten more were "dissatisfied" or "very dissatisfied". In other words, a total of 88.5% of the patients offered a positive or neutral subjective assessment of their condition.

2. The Karnofsky-Index

The Karnofsky Index was used to measure the efficiency and self-reliance of the patients. A value of 100% was allotted to 37 patients (42%), a value of 90% to 18 (21%), a value of 80% to 17 (20%) and a value of 70% to 8 (9%). Values of over 80% were therefore allotted to 63% of the patients, which signifies only very slight impairment or none at all. The most serious limitations were recorded for 6 patients (7%). Four of these had suffered primary polytraumatization, 5 also had craniocerebral damage, and in 4 there were neurological defects of pelvic origin. Three patients suffered from pain in the pelvic region, and 3 more had bilateral hip-joint mobility assessed at 18 points on the Merle d'Aubigné score.

3. Professional reintegration

Sixty-four patients (74%) continued in the same profession as before the accident or remained in the same training program. 12 patients (14%) were at least partly able to work, but had completed a different training because of the accident or were limited in the practice of their original work. 11 patients (13%) were unable to work as a result of the injury, or had retired or were receiving unemployment benefit, or remained out of work.

Thus, following an isolated B type injury to the pelvic girdle, 87% of the patients were still able to work.

4. Sporting activities

Sixty patients (a majority of 69%) reported that their sporting activities had not been altered by the accident, and 10 others (11%) admitted slight limitations. A further 17 patients (20%) stated that, for them, sport was severely limited as a result of the injury.

5. Hobbies

No limitation as a result of the accident was reported by 61 patients (70%), slight limitation by 17 (20%) and significant limitation by 9 (10%).

6. Social contacts

A total of 78 patients (89.7%) concluded that their social environment and contacts had not been changed by the accident. Nine patients admitted the loss of social contacts, but without regarding themselves as having become socially withdrawn.

4.3.11 Assessment of the "outcome" following isolated B type injuries

In the following section the results of the follow-up examinations are summarized. Table 41 offers an organized overview of the distribution of the points assessed in the individual subgroups. Particular findings are dealt with in detail in the accompanying subsection.

	isolated B-type fractures		
	Clinical Score	Radiological Score	Rehabilitation
4 points	41,4%		
3 points	42,5%	91,3%	50,6%
2 points	3,5%	7,5%	20,7%
1 point	12,6%	1,2%	28,7%

Tab. 41: Summary of the Outcome after isolated B-type fractures (n=87)

4.3.11.1 Total clinical results after isolated type B fractures

The total clinical result was assessed as "very good" for 41.4% of the patients (n = 36), as "good" for 42.5% (n = 37), as "moderate" for 3.5% (n = 3), and as "poor" for 12.6% (n = 11). In other words, following a B type of injury, a good to very good result was achieved in 84% of cases.

A poor total clinical result was due to lasting urological damage in 5 cases. Severe pain and significant functional impairment requiring walking aids led in 4 cases to an adverse assessment and, in one further case, lasting neurological damage to the anal sphincter with incontinence was responsible. The 11 patients with a poor clinical result are dealt with in detail below:

> • A 48 year-old man was polytraumatized with craniocerebral injury and damage to the thorax and lower limbs (PTS = 45). He also had an "open book" injury of the pelvis (damage to the right SI joint). The symphysis was stabilized with a DC plate and the pelvic girdle was reconstructed anatomically. At the follow-up examination he reported continuing pain over the whole left half of the pelvis and thigh, subjectively unimportant nerve damage due to the injury together with partial physical impotence, disturbances of micturition and an incontinent anal sphincter. The Merle d'Aubigné score amounted to 13 points on the left and 18 on the right side. Anatomical normality had been restored to the pelvis. On the left side there were slight degenerative changes to the hip joint.

- A 24 year-old man had received a right transalar fracture of the sacrum, a transpubic fracture on the right, symphyseal dislocation and also damage to the vertebral column (PTS = 12). The pelvis had not been treated surgically. At the follow-up examination he reported severe pain over the right ilium and at the symphysis, as well as slight pain in the sacral region and deep low back pain. There were severe neurological disturbances and partial physical impotence. The girdle itself had been restored to anatomical normality.
- A 71 year-old man had suffered injuries to the lower limbs (PTS = 19), together with an "open book" injury of the pelvis which was not treated surgically. On admission, intensive care for 14 days had been necessary. On follow-up examination he reported slight pain over the left half of the pelvis. Nerve damage was also present, together with partial physical impotence, disturbances of micturition and incontinence of the anal sphincter. The Merle d'Aubigné score amounted to 13 points on the left side and 15 points on the right. Anatomical normality of the pelvic girdle had been restored.
- A 17 year-old girl had received injuries to the upper limbs (PTS = 15) and also a B2 injury to the pelvis (a left transalar fracture of the sacrum, bilateral fractures of the pubis) which had not been treated surgically. At the follow-up examination she reported moderate low back pain and pain over the left SI joint, as well as incontinence of the anal sphincter. The pelvic girdle had been restored to anatomical normality.
- A 26 year-old man had suffered craniocerebral trauma, thoracic trauma, damage to the lower limbs (PTS = 24) and an "open book" injury to the pelvis (injury to the right SI joint). The symphysis was stabilized with a reconstruction plate and the anatomy of the girdle restored. At the follow-up examination he complained of continuing severe pain over the right SI joint and deep low back pain, as well as a disturbance of micturition. Anatomical normality of the pelvic girdle had been achieved.
- A 56 year-old man suffered multiple injuries, with craniocerebral trauma, damage to the thorax and abdomen, injury to the lower limbs (PTS = 51) and a B2 injury to the pelvis (a left transalar fracture of the sacrum and fracture of both pubic rami on the right. The situation was complicated by a multiple organ failure. The pubis was plated. At the follow-up examination he complained of continual pain in the right buttock. The Merle d'Aubigné score amounted to 12 point on the left and 9 on the right. Anatomical normality of the pelvic girdle was achieved.
- A 59 year-old woman suffered craniocerebral trauma, damage to the thorax and injuries to the upper limbs (PTS = 33), together with an "open book" injury (with injury to the left SI joint). The symphysis was stabilized by external fixation, but a ventral dislocation of 1 cm remained after the operation. Because of pulmonary complications she had to spend more than 14 days under intensive care. At the follow-up examination she complained of deep low back pain which she assessed as moderate. A craniocaudal displacement of the symphysis of 10 mm remained, although dorsally the normal anatomy of the girdle was restored.
- A 47 year-old man suffered an isolated "open book" injury of the pelvis (damage to the left SI joint). The symphysis was stabilized with a reconstruction plate and external fixation, by which the normal anatomy of the pelvis was restored. At the follow-up examination there was continuing moderate pain over the left SI joint and at the symphysis. Nerve damage assessed as severe was also present, with symptoms involving the sciatic nerve and partial physical impotence. Anatomical normality of the girdle was achieved.
- A 58 year-old patient was polytraumatized with craniocerebral damage, injury to the thorax and to the upper limbs (PTS = 39). There was also a B" type of injury to the pelvis (right SI joint and bilateral transpubic fractures). The pelvis was not treated surgically. Intensive care was required for more than two weeks. At the follow-up examination he reported continual pain in both buttocks and also deep low back pain. Nerve damage due to the injury but subjectively assessed as unimportant was also present. The Merle d'Aubigné score amounted to 9 points on either side. Anatomical normality of the girdle was achieved.
- A young woman of 21 suffered craniocerebral trauma, injuries to the lower limbs (PTS = 20) and bilateral transforaminal fractures of the sacrum (no damage to the anterior part of the girdle). The pelvis was not treated surgically, but more than two weeks under intensive care was required. At the follow-up examination there was continuing severe low back pain. Anatomical normality of the pelvic ring was achieved.
- A 49-year-old patient with craniocerebral damage and injury to the spine (PTS = 18) and also a B type injury to the pelvis (symphyseal disruption). Anatomical reconstruction of the pelvic girdle by symphyseal plating. At the follow-up examination nerve damage assessed as severe was present. The Merle d'Aubigné score amounted to 18 points on both sides. A radiological follow-up was not present.

4.3.11.2 Total radiological results after isolated B type fractures

Complete radiological records were available for 80 patients. At the time of the follow-up examination, anatomical normality of the pelvis had been restored in 73 of these (91%). In 6 patients slight residual displacement was present (a maximal displacement posteriorly of 5 mm and/or 6 - 10 mm of the anterior girdle at the symphysis and/or 10 - 15 mm at the pubis or ischium. In one patient there was severe residual displacement of the pelvis posteriorly:

- This was a case of injury to the left sacroiliac joint, together with dislocation of the symphysis (B injury) in a 14 year-old boy. He was treated by external fixation. A 7 mm anteroposterior residual displacement of the posterior part of the girdle was present, but clinically he was completely free of symptoms.

4.3.11.3 Rehabilitation ("social reintegration") following isolated fractures of type B

Taking into account all the patients, social reintegration following the accident could only be assessed as "very good" (3 points) in 51% (n = 44). In 21% (n = 18) the result was judged to be "moderate", and in 28.7% (n = 25) poor. 6 of the latter had suffered polytraumatization, and 14 of these reported moderate or severe pain in the pelvic region. Late neurological or urogenital damage was marked in 6 cases.

4.3.11.4 Assessment of the "outcome" of the pelvic injury following isolated B type injuries

In order to reach an assessment of the final result following the pelvic injury, the radiological and clinical results were combined in order to evaluate the "outcome". Complete radiological and clinical data were available for 80 patients. According to these, 28 (35%) patients attained a "very good" result (7 points). For 34 (42.5%) a "good" result had been achieved (6 points) and for 18 (22.5%) a "moderate" result (4 - 5 points). For no patient was the outcome assessed as "poor".

This assessment led to a total of 77.5% of the patients achieving a "good" or "very good" result after a type B injury to the pelvis, and none of the 11 patients with a poor clinical result was evaluated as "poor" in the final "outcome". By reason of the procedure, a poor clinical result was partially compensated for by a good radiological result, but in no cases did this go so far as a "good" or "very good" assessment.

Of the 18 patients assessed as "moderate" in the "outcome", 5 had limited radiological results (4 with 2 points and 1 with 1 point). For these patients the clinical result was either "good' or "very good" (3 or 4 points).

4.4 Results of the follow-up examinations of patients with an isolated Type C injury

Fifty-three patients with isolated Type C injuries were included in the analysis. Type C 3 injuries involving a combination of a pelvic girdle fracture with a fractured acetabulum were, however, excluded. The selected sample included 44 patients with a Type C1 injury and 9 with injuries of type C2. Among the C1 injuries with damage to the dorsal part of the pelvic girdle there were 9 patients with a fractured ilium, 19 with an injury to the sacroiliac joint and 15 with a fractured sacrum. The results were first analyzed in terms of the individual parameters of the follow-up form and then additionally presented as a total result ("outcome").

4.4.1 Pain
1. Assessment of pain by the physician

At the follow-up examination, slight pain (28%; n = 15), or no pain at all (42%; n = 22), was reported for 37 of the 53 patients (70%). Moderate pain was reported for 15 patients (28%) and severe pain for one (see below).

> • This 26 year-old patient had suffered an isolated fracture of the pelvis (PTS = 9) with a left transiliac dislocation fracture, a fracture of the right superior pubic ramus and dislocation of the symphysis. Primary emergency treatment was with a pelvic clamp. The anatomy of the pelvis was reconstructed secondarily with plate osteosynthesis of the SI joint and the symphysis. Two years later the patient was still complaining of severe pain associated with the left side of the pelvis, and there was marked limitation of mobility and walking, mainly due to severe nerve injury on the left side. The normal anatomy of the girdle had been restored.

Treatment, whether surgical or not, had no influence on the severity of the pain.

2. Subjective assessment of the severity of the pain

The subjective sensitivity to pain was assessed in terms of a visual analog scale. In terms of this scale, 14 patients experienced no pain, 19 slight and 18 moderate pain. One patient complained of severe pain. Again there turned out to be close agreement between the subjective and objective assessments (Table 42).

pain "subjective"		assessment by physician			
"visual analog scale"		none	slight	moderate	severe
0%	"none"	13	1	0	0
1 - 10%		2	4		
11 - 20%	"slight"	0	4	0	0
21 - 30%		0	7	2	0
31 - 40%		0	3	3	0
41 - 50%		0	2	4	0
51 - 60%	"moderate"	0	1	1	0
61 - 70%		0	0	3	1
71 - 80%		0	0	1	0
81 - 90%	"severe"	0	0	0	0
91 - 100%		0	0	1	0

Tab. 42: Comparison between subjective and "objective" assessment of the severity of the pain.

3. Localization of the pain

a) ***Symphyseal pain*** was reported for 10 patients, for 9 of them slight and for one moderate. Dislocation of the symphysis was present in 7, and for the other 3 the anterior injuries to the girdle consisted of transpubic fractures.

Three of the above 10 patients were not treated surgically (2 with transpubic fractures and one with a dislocated symphysis). This last case involved a residual displacement of the symphysis of 18 mm (or a diastasis of 22 mm), whereas the posterior part of the girdle was restored to anatomical normality.

Stabilization of the girdle injury was necessary for 7 patients (6 ventral and dorsal, one only dorsal). Six of these patients had suffered a symphyseal dislocation which had been restored to anatomical normality. The type of ventral stabilization included two symphyseal platings and three external fixations. For two of these patients the procedure was changed to symphyseal plating for a fracture of the pubis combined with dislocation of the symphysis.

b) Pain in the region of the ***pubis and ischium*** was recorded for 7 patients, in all cases only slight. Four of them had suffered transpubic fractures (in 3 cases combined with dislocation of the symphysis), and two others had isolated injuries of the symphysis. In one patient the girdle had not been injured anteriorly. The pelvic girdle was stabilized in a total of 6 patients (in 5 cases ventrally and dorsally and in one only dorsally). Residual displacement in the neighborhood of the pubic and ischial rami was present in only one patient for whom the girdle was stabilized ventrally by external fixation and dorsally by internal osteosynthesis.

c) Pain in the ***inguinal region*** and near the hip joint was recorded for 18 patients. The intensity was considered to be slight in 12 cases, moderate in 5 and severe in one. By definition there could have been no injuries associated with this region. 9 of these patients had an anatomically completely normal girdle, 4 were given internal dorsal and ventral stabilization and in one the dorsal part of the girdle was stabilized. The remaining 4 patients of these 9 received no surgical treatment. Only three of the other 9 patients was stabilized surgically. One with ventral external fixation showed a dorsal dislocation of 20 mm and one with exclusively dorsal stabilization had a posterior residual displacement of 4 mm. One patient with combined dorsal and ventral internal stabilization had residual displacement dorsally (1 mm) and ventrally (3 mm). The remaining 6 patients still had at the least a small residual displacement of the girdle.

In four patients the defect lay between 8 and 22 mm.

In two patients the normal anatomy of the girdle had been restored posteriorly, but defects of 5 and 22 mm remained in front.

Three of the 18 patients showed signs of slight degenerative change in the hip joints which had nothing to do with the accident.

d) Pain in the ***iliac region*** was reported by 15 patients. In 12 cases it was slight and in 3 moderate. An iliac fracture was present in 3 patients, in the others there were 9 injured SI joints and 2 more had fractures of the sacrum. No dorsal injury to the girdle was reported for one other.

One of the three patients with iliac fractures was stabilized surgically, and in one with a dorsal residual displacement of 10 mm the iliac fracture had not been treated surgically.

e) **Gluteal pain** was reported by 17 patients. In 6 cases it was judged to be slight, in 10 moderate and in one severe. Seven of the 11 patients with moderate or severe pain in the buttock had undergone dorsal stabilization of the girdle. Three of these had dorsal residual displacement between 12 and 20 mm. Out of the 4 patients who were not treated surgically, two had dorsal residual displacement of 8 and 22 mm.

f) Nineteen patients complained of pain in the region of the **SI joint**, in 10 cases slight and in 9 moderate. Injury to this joint involved 11 patients, to the sacrum 5 and to the ilium two. No dorsal injury to the girdle was recorded for one patient. Of the 9 patients with moderate pain in this region, 6 were given dorsal internal stabilization and one was treated by ventral plating of the symphysis alone. Following dorsal surgical intervention, 10 and 11 mm residual displacements were found, and 7 mm in one case of ventral stabilization. The remaining patients achieved anatomical normality. One of the two patients who were treated conservatively had a residual displacement of 8 mm.

g) Pain over the **sacrum** was reported by 22 patients, in 14 cases slight and in 8 moderate. There were 6 cases of sacral fracture, one fractured ilium and 15 injured SI joints. Of the 8 patients with moderate pain, 4 were treated by dorsal internal stabilization and one by symphyseal plating alone. Following dorsal surgical intervention, one patient showed a residual displacement of 20 mm. In one case of ventral stabilization it was 7 mm. The remaining patients achieved anatomical normality. One of the three patients who were treated conservatively had a dorsal residual displacement of 8 mm.

h) **Low back pain** was reported by 12 patients, in 9 cases judge to be slight and in 3 cases moderate. Three patients showed a dorsal residual displacement of 7 - 9 mm, the remainder achieved anatomical normality. Three patients had additional injury to the vertebral column.

i) Pain associated with the **trochanteric region, thigh or knee** was reported by a total of 17 patients (32.1%). 14 patients (26.4%) complained of pain in the thigh and 9 (17%) of trochanteric pain. There were no cases of pain in the knee. Three of those with trochanteric pain and 7 with pain in the thigh also had injuries to the lower limbs.

To summarize the type C injuries: no patients reported pain confined only to the anterior part of the girdle (transsymphyseal / transpubic), whereas pain confined only to the dorsal regions (transiliac / transiliosacral / transsacral) was reported by 20 patients (37.7%). 13 patients (24.5) suffered from both ventral and dorsal pain.

4.4.2 Provocation tests

1. Pain provoked by internal rotation

A positive result provoked by internal rotation was found in 10 patients (19). Two patients reported slight or no pain at all and 6 moderate pain in the gluteal or sacroiliac regions. Six Patients had suffered injury to the SI joint and two had a sacral or iliac fracture. In only 3 cases was an anatomically normal posterior girdle achieved, 7 showing considerable residual displacement of between 7 and 24 mm.

2. Pain provoked by external rotation

Ten patients (19%) experienced pain provoked by external rotation. 7 of these had unstable injuries of the SI joint, 2 unstable iliac fractures and one an unstable fracture of the sacrum. Two patients reported no pain, one slight pain and 7 moderate pain in the buttock or in the region of the SI joint. An anatomically normal dorsal pelvic girdle was achieved in 5 patients, and another 5 showed considerable residual displacement of 8 to 24 mm.

3. Mennel's sign

A positive Mennel's sign (i.e. pain in the region of the SI joint on compressions and hyperextension) was recorded for 10 patients. Of these patients, one reported severe pain, 7 moderate pain, one slight and one no pain at all in the buttock or region of the SI joint. Eight patients had suffered injury to the SI joint. An anatomically normal dorsal pelvic girdle was achieved in 4 cases but 6 patients showed a significant residual displacement of 7 to 20 mm. Two patients had either ventral osteophytes or showed signs of arthrosis in the SI joint.

4.4.3 Neurological disturbances

Nerve damage was diagnosed in 18 patients (34%). In accordance with the protocol, only nerve injuries directly traceable to a pelvic fracture were recorded. The damage was slight in 5 cases, moderate in 9 and severe in 4. In 7 cases the damage was more precisely classified as involving peripheral signs associated with the sciatic nerve. The 4 patients with severe nerve damage are described below:

- A 47 year-old man suffered from bilateral fractures of the pubis, a transiliac fracture dislocation on the right and a central fracture of the sacrum, as well as additional fractures of the upper and lower limbs and injury to the thorax (PTS = 32). The pelvic fractures healed without surgical intervention, leaving an 8 mm residual displacement in the craniocaudal direction of the dorsal part of the girdle. After 2 years he sill suffered from moderate pain in the right side of the pelvis, but there was no late urogenital damage. Localization of the nerve injury was not documented.
- A 26 year-old man suffered an isolated injury to the pelvis (PTS = 9), a left-sided transiliac dislocation fracture, a fracture of the right superior pubic ramus and dislocation of the symphysis. Immediate treatment consisted of emergency stabilization with a pelvic clamp. Secondary plating of the SI joint and symphysis produced an anatomically normal pelvic girdle. After 2 years he had severe pain on the left half of the pelvis, and also significantly limited mobility and walking due to a severe nerve lesion.
- The iliac bone was fixated with plate and screws in a 20 year-old man with craniocerebral trauma tI°), a fracture of the ilium and a transpubic fracture on the right (PTS = 13). The transpubic instability was treated by external fixation. Anterior and posterior residual displacement of less than 1 cm was found after operation. Two years later he had moderate pain in the right half of the pelvis and lesions of the peroneal and lateral femoral cutaneous nerves. Apart from a residual displacement of the pubis of 10 mm the pelvic anatomy was normal.
- A 20 year-old man suffered multiple injuries, with craniocerebral trauma, damage to the thorax and upper limbs and a C2 injury to the pelvis (PTS = 54). He had a dislocation of the left SI joint, a transiliac fracture

dislocation on the right, dislocation of the symphysis and a right transpubic fracture. Twenty-four hours after an emergency external fixation, the definitive treatment included stabilization of the symphysis and pubic bone with a reconstruction plate, ventral plating of the SI joint and a plate osteosynthesis of the right ilium. The girdle was reconstructed anatomically. At the follow-up examination 2 years later, an even more serious nerve lesion involving the left sciatic nerve and disturbances of the urogenital system was reported. The pelvic girdle was anatomically normal.

4.4.4 Urological disturbances

Of the 53 patients (22 women, 31 men), 93% showed no signs of long-term urological disturbance. Such problems (difficulty on micturition, partial impotence) were reported by 4 patients (8%). Apart from one patient with long-term subjective distress (difficulty on micturition with retention of urine and subjectively disturbing partial impotence), only symptoms which did not subjectively disturb the patient were recorded. The rate of urological long-term damage following injuries of Type C were accordingly found with 13% of the men, but with none of the women.

1. Disturbances of micturition

A 54 year-old man with multiple injuries (severe craniocerebral and thoracic trauma), a transforaminal sacral fracture and a fracture of the left pubic bone (PTS = 41) was anatomically fixated with transiliosacral screws. In addition to nerve damage of no subjective significance, he reported a disturbance of micturition and partial impotence. There was no lesion of the anal sphincter.

2. Erectile Dysfunction (men only)

Four patients reported partial physical impotence at the follow-up examination. In addition to the man already mentioned, the other 3 had also received transforaminal fractures of the sacrum. Accompanying nerve damage was not present in these 3 patients, and there were no lesions of the anal sphincter. The dorsal girdle was anatomically stabilized in two of the patients, in the other two there was a dorsal residual displacement of ≥ 5 mm.

3. Dyspareunia (women only)

Pain or distress during sexual intercourse following Type C injuries (translational instability) was not reported by any of the women in this sample.

4.4.5 Impaired functioning of the anal sphincter

One 46 year-old woman with a transforaminal fracture of the sacrum reported dysfunction of the anal sphincter. Anatomical normality of the girdle had been achieved without operative intervention.

4.4.6 Mobility of the hip joint

Ninety-seven percent of the patients showed equal mobility on the two sides or a maximal difference of not more than 20%. Thirty-seven patients (70%) showed absolutely identical mobility on the two sides, in 14 (26%) there was a slight difference of up to 20%. In 2 patients (4%) there was a greater difference, but the cause for this could not be traced to the pelvis.

4.4.7 Merle d`Aubigné Score

In 41 (77%) the value of the score was either the same on both sides or differed by only one point. Twelve patients showed a significant difference. In two cases there was a slight arthrosis of the affected side in comparison with the other, but this was not related to the accident. Five patients had injuries to the lower limbs. On the whole, limitations due to pain were most important. The mean value of the score for these 12 patients was 15.7 points.

4.4.8 Differences in the leg length

In 49 patients (93%) the legs were the same length or differed between the two sides by 1 cm at the most. Four patients showed differences between 1.5 and 2 cm, three of whom had also suffered injury to the lower limbs. The cause was not recorded. A craniocaudal malhealing of the dorsal part of the girdle (8 mm and 22 mm) was present in two patients.

4.4.9 Radiological results

Complete radiological reports were available for 52 patients with an isolated injury of type C.

1. Residual displacement in the region of the symphysis

Diastases and craniocaudal residual displacement in the symphyseal region were assessed. In 45 patients (87%) no residual displacement or diastases in the region of the symphysis was observed.

In 4 patients diastases or dislocations between 3 and 5 mm were present.

- One patient had suffered no symphyseal injury, his anterior girdle damage involved a transpubic fracture. No stabilizing operation was undertaken on the girdle.
- The other 3 were stabilized surgically. In two of them only the symphyseal dislocation was treated by plate osteosynthesis, in the third case the SI joint was also plated ventrally.

Three further patients had diastases or displacements of more than 5 mm. The maximum diastasis was 22 mm, the maximum residual displacement 18 mm. All three had symphyseal dislocations. One patient with an additional injury to the SI joint was not treated surgically. He had the largest diastasis of 22 mm and a craniocaudal dislocation of 18 mm. The other two were stabilized ventrally by external fixation, and one patient had additional internal stabilization of the girdle posteriorly. Slight pain in the symphyseal region was present in only one patient: he who had the 18 mm craniocaudal residual displacement and the 22 mm symphyseal diastasis.

2. Residual displacement in the pubic or ischial regions

In 45 patients (87%) there was no residual displacement of the pubis or ischium. Seven patients showed residual displacement of up to 10 mm. All patients had suffered transpubic fractures, and two reported slight pain in this region. In 3 of the 7 patients the transpubic fracture was treated by ventral external stabilization, and in one only was the additional symphyseal dislocation plated. Three patients received no stabilization, and the four with ventral stabilization also received additional internal stabilization of the girdle posteriorly.

3. Changes in the sacroiliac joint

Thirty-five patients (66%) showed no signs of changes in the SI joint (ventral osteophytes, arthrosis or ankylosis). 8 patients (15%) showed ventral osteophytes. In 5 cases there was injury to the SI joint on the affected side. No patients had bilateral osteophytes. Six patients (11.3%) showed signs of sacroiliac arthrosis, in one case bilateral. Four of these patients had suffered injury to the SI joint. Only 2 patients complained of moderate pain in the buttock or region of the SI joint, the remainder had no or only slight pain. In 3 out of 4 cases with radiological signs of ankylosis of the SI joint (7.5%) there had been injury to the joint. Functional limitations (severe pain etc.) were not found. In one case the ankylosis was bilateral.

The total number of patients with injury to the SI joint included 13 men and 5 women with a mean age of 30.5 years.

4. Further radiological changes in the pelvic girdle

Pelvic girdle ossifications which caused no functional impairment were reported for 14 patients. No signs of osteomyelitis or pseudoarthroses were found.

5. Ossifications of the hip joint

Forty-nine patients (93%) showed no signs of periarticular ossification at the hip joint. Four patients had such ossifications (Brooker's stages I and II). In 3 cases, slight degeneration of the joint (not related to the accident) was found. The mean age of the patients amounted to 30 years, the average Merle d'Aubigné score to 15.3 points.

6. Signs of arthrosis at the hip joint

Forty-seven patients (89%) had radiologically normal hip joints with no signs of arthrosis. Six patients showed slight signs of arthrosis not related to the accident, in two cases bilaterally. The mean age of these patients amounted to 39 years, the average Merle d'Aubigné score to 14.6 points.

7. Necrosis of the femoral head

Necrosis of the femoral head was present in 2 patients, each of whom showed slight degenerative changes of the affected hip joint.

8. Residual displacement of the pelvic girdle

To summarize: in 15 patients (28.8%) the residual displacement was in the anterior part of the pelvic girdle (symphyseal or ischiopubic regions). In 9 cases (17%) this was less than 5 mm and in 6 cases ≥ 5 mm.

In 38 patients (73%) anatomical normality of the posterior region of the pelvic girdle was achieved. One patient with a fractured ilium was treated by external ventral fixation alone. Six patients were treated exclusively by dorsal internal stabilization and 15 by both ventral and dorsal stabilization. In the remaining 16 the girdle was not treated surgically.

Fourteen patients showed residual displacement. In 3 cases this was dorsal and up to 5 mm, in the remaining cases it was ≥ 5 mm.

Three patients with C1 injuries had suffered iliac fractures as the dorsal component of the pelvic injury.

- One patient with additional bilateral transpubic fractures was stabilized with iliac plates alone. There was a postoperative residual displacement of the girdle anteriorly and posteriorly of >1 cm. At the follow-up examination a dorsal defect of 2 mm in the a.p. direction and 4 mm craniocaudally was found. There was no pain in the pelvic region.
- Two patients were not treated surgically. They showed a craniocaudal residual displacement of 10 mm and an a.p. defect of 22 mm respectively, with pain in either the buttock or region of the SI joint.

Eight patients with C1 injuries had received damage to the SI joint (3 simple dislocations, one transsacral and 4 transiliac fracture dislocations). Apart from one with an 8 mm craniocaudal residual displacement, all were stabilized surgically. 3 patients were only stabilized ventrally (2 external fixations, 1 symphyseal plating), and showed dorsal residual displacement of 3, 7 and 20 mm. Four patients with dorsal internal stabilization had residual displacement from 11 to 24 mm. In these cases stabilization of the anterior girdle was carried out by external fixation in two and with a symphyseal plate in one. One was not stabilized ventrally. Four of these eight patients reported moderate pain and one severe pain in the dorsal region of the girdle.

Of the 2 patients with sacral fractures and C1 injuries, one was not treated surgically (1 mm craniocaudal residual displacement) and the other by external fixation ventrally and internal stabilization dorsally (10 mm craniocaudal residual displacement). In no case was pain in the pelvic region found at the clinical examination. One patient with a C" injury and a transforaminal sacral fracture and transiliac fracture dislocation (not treated surgically) complained of slight deep low back pain. He had a craniocaudal residual displacement of 9 mm and an a.p. residual displacement of 5 mm.

4.4.10 Social reintegration and rehabilitation
1. Subjective satisfaction
When asked for their own assessment of their total condition after having suffered pelvic fractures, 13 patients replied that they were "very satisfied" and 19 that they were "satisfied". Fourteen patients offered an indifferent response, and 7 were "dissatisfied" or "very dissatisfied". The general response of 86.6% of the patients was therefore either neutral or positive.

2. The Karnofsky-Index
Eleven patients (21%) had recorded values of 100%, and 11 (21%) values of 90%. For 18 patients (34%) the value was 80% and for 12 patients (23%), 70%. The most serious limitation, with a value of less than 70%, was found in only one case. This man had fractured a vertebra as well as having undergone operative anatomical reconstruction of a pelvic fracture. For the 12 patients with values of 70%, the mean PTS was 36.1 points, and since none of these patients was more than 55 years old, this indicates severe additional injuries.

3. Professional reintegration
Following their treatment, 32 patients (60%) continued in the same profession as before the accident or were able to continue with their training. Twelve patients (23%) were indeed fit to

work, but had to undergo training for another job because of the accident, or else continued in the same profession but with certain limitations. Nine patients (17%) were rendered unfit for work by the accident or were forced to retire or remain out of work, or continued to be unfit for work. In other words, 83% of the patients remained fit for work after isolated C injuries of the pelvic girdle.

4. Sporting activities

Twenty-two patients (41.5%) reported no change in their sporting activities following the accident, 17 reported slight limitations due to the accident and 14 were severely limited.

5. Hobbies

For the majority of patients (n = 27) their hobbies remained unchanged, 21 patients reported slight alterations and 5 patients admitted severe limitations. In other words, 91% experienced no essential reduction in this field.

6. Social contacts

A total of 45 patients (85%) reported that their social environment and contacts had not been affected by the accident. Eight patients admitted the loss of social contacts, but without regarding themselves as having become socially withdrawn.

4.4.11 Assessment of the "outcome" following isolated C type injuries

In the following section the results of the follow-up examinations are summarized. Table 43 offers an organized overview of the distribution of the points assessed in the individual subgroups of the outcome assessment.

	isolated C-type fractures		
	Clinical Score	Radiological Score	Rehabilitation
4 points	24,5%		
3 points	54,7%	71,2%	26,5%
2 points	7,6%	9,6%	22,6%
1 point	13,2%	19,2%	50,9%

Tab. 43: Summary of the Outcome after isolated C-type fractures (n=53)

4.4.11.1 Total clinical results after isolated type C fractures

The total clinical result was "very good" for 24.5% of the patients (n = 13). For 54.7% (n = 29) it was "good", for 7.6% (n = 4) "moderate" and for 13.2% (n = 7) "poor". In other words, 79% of the patients achieved a good or very good result.

The 7 patients with a poor result are described below:

- A 19 year-old man who had suffered multiple injuries with craniocerebral trauma, damage to the abdomen and injuries to the upper limbs (PTS = 42), as well as a C2 injury - not surgically treated - with a transforaminal fracture of the sacrum, a transiliac fracture dislocation and bilateral fractures of the pubis, reported continuing slight pain in the girdle dorsally at the follow-up examination, together with a subjective loss of sensation not accompanied by loss of protective sensory reflexes and motor disturbances without functional impairment, and also partial physical impotence. The healed girdle had a residual displacement of 5 mm in the a.p. and 9 mm in the craniocaudal direction.

4.4 Results of the follow-up examinations of patients with an isolated Type C injury

- A 47 year-old man had suffered thoracic trauma and injuries to the upper and lower limbs (PTS = 32), and also a C1 injury (not treated surgically) with a central fracture of the sacrum, a transiliac fracture dislocation on the right and bilateral transpubic fractures. At the follow-up examination there was still moderate pain on the right side of the pelvis, together with disturbance of sensation, loss of protective sensory reflexes and motor disturbances with functional impairment. The girdle had healed with an 8mm residual displacement in the craniocaudal direction.
- A 26 year-old man with an isolated injury to the pelvic girdle (PTS = 9) had a left transiliac dislocation fracture, a fractured superior pubic ramus on the right and dislocation of the symphysis. The pelvic girdle was primarily stabilized with a pelvic clamp. An SI joint and the symphysis were secondarily plated and the normal anatomy of the ring reconstructed. After 2 years he had severe pain over the left side of the pelvis, together with significant limitation of mobility and walking due to severe nerve damage.
- A 20 year-old man with craniocerebral trauma (I°), had a fractured ilium and a right-sided transpubic fracture (PTS = 13). The ilium was treated with a plate and screws and the transpubic instability by external fixation. Postoperative ventral and dorsal residual displacement of < 1 cm was present. After 2 years, moderate pain was present in the right half of the pelvis, together with lesions of the lateral femoral cutaneous and peroneal nerves. Apart from a residual displacement of the pubis of 10 mm, anatomical normality of the pelvic girdle had been restored.
- Another 20 year-old man had suffered multiple injuries, with craniocerebral trauma, injury to the thorax and upper limbs and a C2 injury to the pelvis (PTS 54). The left SI joint was dislocated, and a transiliac fracture dislocation on the right, dislocation of the symphysis and a right transpubic fracture were also present. 48 hours after emergency external fixation, definitive treatment with reconstruction plating of the symphysis and ventral plating of the SI joint together with plate osteosynthesis of the right ilium in the anatomical position was carried out. A the two-year examination there was a serious nerve lesion involving the left sciatic nerve roots, but no disturbance of the UG system. Anatomical normality of the pelvic girdle had been restored.
- A 42 year-old woman with fractures of the lower limbs (PTS = 18) and a C1 injury, which was not treated surgically, with a transiliac fracture dislocation and an ipsilateral transforaminal sacral fracture and a transpubic fracture on the right. At the two-year examination she had moderate pain on the right and a slight nerve lesion involving the sciatic nerve on the affected side, together with incontinence of the anal sphincter. Anatomical normality of the pelvic girdle had been restored.
- A 78 year-old woman had sustained multiple injuries with fractures of the upper and lower limbs, craniocerebral injury and injury to the thorax (PTS = 53). She also had a C1 injury, not treated surgically, together with ventral SI dislocation, an ipsilateral transforaminal fracture of the sacrum and a left transpubic fracture. At the two-year examination there was only slight pain on the right side. No nerve lesions or UG disturbances were present. Anatomical normality of the pelvic girdle had been restored. There was nevertheless marked limitation of mobility with a right Merle d'Aubigné score of 11 points without any radiological confirmation.

In summary one can say that patients with a poor clinical result also suffered from nerve lesions and disturbances of urogenital function with consequent limitations of functions.

4.4.11.2 Total radiological results after isolated C type fractures

Complete complete details of the radiological coverage were available for 52 patients. 37 of them (71.2%) showed a radiologically perfect result at the time of the follow-up examination, 5 slight residual displacement (maximum 5 mm posteriorly and/or maximum 6 - 10 mm at the symphysis and/or maximum 10 - 15 mm of the pubic or ischial bones). Significant residual displacement of the pelvic girdle anteriorly or posteriorly was found in 10 patients.

Three of these patients were not treated surgically.

- In two patients with iliac and transpubic fractures a residual displacement remained: 10 mm craniocaudal and 22 mm a.p. One had slight and the other moderate dorsal pelvic pain.
- A man with a transiliac fracture dislocation and an ipsilateral fracture of the sacrum, as well as bilateral transpubic fractures, had a craniocaudal residual displacement of 8 mm with moderate pain in this region.

Seven patients were treated surgically, two exclusively from in front, one from behind only. In 4 treatment was both ventral and dorsal:

- In one man with a transsacral fracture dislocation and symphyseal dislocation, the symphysis was plated. After 2 years a craniocaudal symphyseal residual displacement of 4 mm was present, and a dorsal a.p. residual displacement of 7 mm.
- In a polytraumatized patient with a transiliac fracture dislocation and transalar fracture of the sacrum, as well as a transpubic fracture, emergency stabilization was provided by supra-acetabular fixation. There was no further treatment, and a ventral and a dorsal pelvic residual displacement of ≤1 cm remained. After 2 years a craniocaudal dorsal residual displacement of 10 mm was present and one of 20 mm (a.p.) with slight pain.
- A woman with a transpubic fracture and sacroiliac dislocation was treated only by stabilization of the SI joint. The anatomy of the pelvic girdle after the operation was normal. After 2 years a dorsal craniocaudal residual displacement of 12 mm and an a.p. residual displacement of 10 mm remained. There was slight pain.
- In one man with a transiliac fracture dislocation, dislocation of the symphysis and a fractured pubic ramus the anterior girdle was fixated with a reconstruction plate and the SI joint also plated. At the follow-up examination there was severe pain on the affected side and an a.p. residual displacement of 11 mm.
- A man with a transforaminal fracture of the sacrum and a transpubic fracture was stabilized by ventral external fixation and a local sacral osteosynthesis. After the operation there was a ventral residual displacement of ≤1 cm. Two years later a craniocaudal dislocation of 10 mm was found dorsally, but no pain was reported.
- In a man with a transiliac fracture dislocation, with dislocation of the symphysis and a transpubic fracture, the ilium was plated and external ventral fixation employed. Both ventrally and dorsally there was a postoperative residual displacement of ≤1 cm. Two years later, moderate pain was present, together with dorsal residual displacements of 20 mm in the craniocaudal and 17 mm in the a.p. direction. There was a craniocaudal residual displacement of 14 mm at the symphysis.
- In another patient with SI dislocation and a transpubic fracture, the SI joint was plated and ventral external fixation employed. here was a postoperative residual displacement of ≤1 cm. After 2 years, slight pain was present, together with dorsal residual displacement of 24 mm in the craniocaudal and 16 mm in the a.p. direction.

4.4.11.3 Rehabilitation ("social reintegration") following isolated fractures of type C

Taking into account all the patients, social reintegration following the accident could only be assessed as "very good" (3 points) in 26.4% (n = 14). In 22.6% (n = 12) the result was judged to be "moderate", and in 50.9% (n = 27) poor. There was here an increase of the total severity of the injuries in individual groups: PTS 23.7 points, 24.1 points, 29.4 points.

4.4.11.4 Assessment of the "outcome" of the pelvic injury following isolated C type injuries

In order to reach an assessment of the final result following the pelvic injury, the radiological and clinical results were combined to evaluate the "outcome". Complete radiological and clinical data were available for 52 patients. According to these, 11 patients attained a "very good" result (7 points). For 20 a "good" result had been achieved (6 points), for 17 a "moderate" result (4 - 5 points) and for 4 a "poor" result (2 - 3 points). This assessment led to a total of 59,6% of the patients achieving a "good" or "very good" result.

The following analysis applies to the patients with an outcome assessed as "poor" following the pelvic injury:

- A 35 year-old man with polytrauma and craniocerebral injury, damage to the thorax, abdomen and lower limbs (PTS = 52), as well as a transsacral fracture dislocation and symphyseal dislocation. The symphysis was plated and the pelvic girdle reconstructed anatomically. After two years there was residual displacement of the symphysis, 4 mm in the craniocaudal, and a dorsal residual displacement of 7 mm with moderate pain at the back of the pelvis. Partial impotence was also present.

4.4 Results of the follow-up examinations of patients with an isolated Type C injury

• A 19 year-old man with polytrauma and craniocerebral injury, and trauma to the thorax and abdomen and injuries to the lower limbs (PTS = 42), as well as a C2 injury (not treated surgically), a transforaminal fracture of the sacrum, a transiliac fracture dislocation and bilateral transpubic fractures. At the follow-up examination there was slight dorsal pelvic pain, with a subjective loss of sensation not accompanied by loss of protective sensory reflexes, and motor disturbances without functional impairment. A subjectively disturbing partial physical impotence was also present. The healed girdle had a residual displacement of 5 mm in the a.p. and 9 mm in the craniocaudal direction.

• A 47 year-old man had suffered thoracic trauma and injuries to the upper and lower limbs (PTS = 32), and also a C1 injury (not treated surgically) with a central fracture of the sacrum, a transiliac fracture dislocation on the right and bilateral transpubic fractures. At the follow-up examination there was still moderate pain on the right side of the pelvis, together with disturbance of sensation, loss of protective sensory reflexes and motor disturbances with functional impairment. The girdle had healed with an 8mm residual displacement in the craniocaudal direction.

• This 26 year-old patient had suffered an isolated fracture of the pelvis (PTS = 9) with a left transiliac fracture dislocation, a fracture of the right superior pubic ramus and dislocation of the symphysis. Primary emergency treatment was with a pelvic clamp. The anatomy of the pelvis was reconstructed secondarily with plating of the SI joint and the symphysis. Two years later there was severe pain associated with the left side of the pelvis, and a marked limitation of mobility and walking with severe nerve injury.

To summarize: one encounters a poor result in the outcome following pelvic injury when there are nerve injuries and late urological damage, and also with dorsal residual displacement of the girdle. Of the 17 patients with moderate results, this was due to poor radiological results combined with a good clinical result. In 7 cases with a good radiological score (3 points), the total outcome was decisively influenced by a moderate or poor clinical result.

Results of the follow-up examination after complex pelvic injury

In the follow-up series, 62 patients came under the definition of complex pelvic injury. According to the classification of the pelvis, 3 of these patients had suffered an isolated Type A-type injury, 12 an isolated Type B-type injury, 24 an isolated Type C-type injury and 5 an isolated fracture of the acetabulum. The remaining patients had sustained combined fractures of the pelvis and acetabulum. Because of the large number of accompanying parameters, these 18 patients and those with isolated acetabular fractures are summarized at the end of the chapter. First of all, the three patients with complex trauma and Type A injuries will be dealt with individually. Afterwards, the 41 patients with injuries of Types B and C will be analyzed in terms of the individual parameters of the follow-up examination form.

4.5 The results of the follow-up examinations after complex pelvic trauma with Type A injury to the pelvis

Since only 3 patients presented with this combination, the cases will be dealt with individually:

- A 30 year-old woman suffered from multiple injuries, including craniocerebral damage, trauma to the thorax and abdomen, a vertebral fracture and a transpubic pelvic fracture with rupture of the bladder (PTS = 45). She was treated by laparotomy and suture of the bladder, and the transfusion of 20 blood transfusions was necessary to stabilize her. The pubic fracture was not treated surgically. After 2 years the patient was completely symptom free and the clinical findings were unremarkable. Anatomical normality of the pelvic girdle had been restored. In the summarizing evaluation the "Pelvic Outcome" was assessed as "very good" (clin. 4 points, rad. 3 points).
- A 29 year-old man sustained injuries to the thorax and upper and lower limbs, together with bilateral pubic fractures and damage to the perianal soft tissues (PTS = 9). The pelvis was not stabilized surgically, and no blood transfusion was necessary. At the follow-up examination he was completely symptom free and the clinical findings were unremarkable. Anatomical normality of the pelvic girdle had been restored. In the summarizing evaluation the "Pelvic Outcome" was assessed as "very good" (clin. 4 points, rad. 3 points).
- A 19 year-old man suffered multiple injuries (PTS = 34), with injury to the thorax and upper and lower limbs, together with a fracture of the iliac crest which was stabilized with screw osteosynthesis. A blood replacement of 12 blood transfusions was necessary on the first day. At the follow-up examination he was completely symptom free and the clinical findings were unremarkable. Anatomical normality of the pelvic girdle had been restored. In the summarizing evaluation the "Pelvic Outcome" was assessed as "very good" (clin. 4 points, rad. 3 points).

All the patients with Type A injuries and complex pelvic trauma achieved excellent long-term results, even though two of them had received multiple injuries.

4.6 The results of the follow-up examinations after complex pelvic trauma with Type B injury to the pelvis

Of the 62 patients in the follow-up examination series with complex injury to the pelvis, 12 of them had sustained an isolated injury of Type B. Associated injuries to the pelvis included 7 ruptured bladders, 2 ruptured urethras, one injury to the pelvic gut, 2 lesions of the lumbosacral plexus and a perianal soft-tissue injury. The results for this sample of patients are now described in terms of the parameters of the follow-up examination form.

4.6.1 Pain
1. Assessment of pain by the doctor
The majority of the 12 patients had no or only slight pain (58%). In detail, one patient (8%) reported no pain, 6 patients (50%) slight pain and 3 patients (25%) moderate pain. Two patients (16%) reported sever pain. These two are described below:

> • A 28 year-old woman sustained fractures of the upper and lower limbs and a B2 injury of the pelvis with an intestinal tear (bilateral transpubic fractures, symphyseal dislocation and an SI injury on the right). The PTS amounted to 36 points. The symphysis was plated, thus restoring the normal anatomy of the girdle. Two years later she complained of moderate pain in the back of the pelvic girdle, and movement was restricted with impaired walking ability. The value of the Merle d'Aubigné score was 12 on each side. She also reported dyspareunia and disturbance of micturition. The girdle itself had ben restored to anatomical normality. Heterotopic ossifications (Brooker, Grade III) had developed in both hip joints, which also showed signs of moderate arthrosis.
> • A 17 year-old girl had suffered bilateral transforaminal fracture of the sacrum with a primary lesion of the plexus (PTS = 9) and narrowing of the spinal canal at the level of S1. Sacral decompression was carried out, but the neurological condition deteriorated after the operation. After 2 years there was severe pain over the sacrum with moderate low back pain. Neurologically there was still nerve damage, subjectively graded as "not distressing". The severe pain also led to an impairment of function, and the Merle d'Aubigné score was 14 points on each side.

2. Subjective assessment of the pain by the patient
The severity of the pain was subjectively assessed in terms of a visual analog scale. According to this gradation, 2 patients were free of pain, 5 had slight and 5 moderate pain.

3. Localization of the pain
a) Slight pain near the ***symphysis*** was reported by 2 patients with symphyseal dislocation. The remaining 10 patients, 7 of whom had suffered no injury to the symphysis, were free of pain.
b) No patient complained of pain in the ***ischiopubic region***.
c) Three patients reported pain in the ***inguinal region*** and in the neighborhood of the hip joint. The intensity was assessed as slight by 1 patient and as moderate by 2. These 2 patients also showed degenerative changes in the hip joint. The third had significant limitation of hip-joint function (Merle d'Aubigné score = 8 points) following a lesion of the lumbosacral plexus.

d) Only one patient reported slight pain in the *iliac region*. He has sustained a fracture of the iliac crest which was tender on pressure.

e) One 19 year-old man with a unilateral transiliac fracture dislocation complained of moderate bilateral pain in the *gluteal region* which affected hip-joint function. Anatomical normality of the pelvic girdle had been restored.

f) Moderate *sacroiliac pain* was reported by 2 patients, in each case following unilateral injury to the joint. Anatomical normality of the pelvic girdle had been restored in both cases, but here also there was impairment of hip-joint function.

g) Pain over the *sacrum* was complained of by three patients, of slight intensity in two cases and moderate in one. All three patients had sustained fractures of the sacrum, but there was no residual displacement of the pelvis.

h) *Low back pain* was reported by 2 patients, in one case assessed as moderate and in the other as severe. One patient had suffered from a bilateral transforaminal fracture of the sacrum with a lesion of the plexus, the other had a ventral dislocation of the SI joint. Neither had sustained an accompanying injury to the vertebral column. Anatomical normality of the pelvic girdle had been restored in both cases.

i) Pain associated with the greater *trochanter/thigh/knee*. One patient complained of trochanteric pain and one of pain in the thigh. No pain was reported in the knee, and neither patient had an associated injury of the lower limb.

4.6.2 Provocation tests
Complete data were available for 11 patients.
1. Provocative internal rotation
No patients reported pain on internal rotation.
2. Provocative external rotation
One patient with a transforaminal fracture of the sacrum reported pain under the stress of external rotation. There was no residual displacement of the pelvic girdle.
3. Mennel's sign
Mennel's sign (which involves pain in the region of the sacroiliac joint on compression and hyperextension) was positive in two patients. One of them reported additional pain in the buttock or sacroiliac region. One patient had sustained a bilateral transforaminal fracture of the sacrum with a lesion of the plexus, the other a ventral dislocation of the SI joint. Both had an anatomically normal girdle dorsally. One of them had ventral osteophytes of the SI joint.

4.6.3 Impairment of neurological function
At the follow-up examination, 10 of the 12 patients (83.3%) showed no signs of nerve damage, whereas 2 patients did. As agreed in the protocol, only nerve damage caused by pelvic fractures were documented. These are confined to slight nerve damage (subjectively disregarded disturbances of sensation).

These relate to one patient with a bilateral transforaminal fracture of the sacrum, with primary damage to the plexus and narrowing of the spinal canal, and to a further patient, also with bilateral sacral fracture, who had also sustained bilateral transpubic fractures and a ruptured bladder. The pelvis was stabilized by supraacetabular fixation, leaving a residual displacement of the anterior part of the girdle of >1 cm. At the follow-up examination anatomical normality of the pelvic girdle had, however, been restored. The nature and cause of the nerve damage cannot be evaluated here.

4.6.4 Urological disturbances

At the follow-up examination 9 of the 12 patients (75%) showed no signs of long-term urological impairment. Urological disturbances (disturbances of micturition, partial physical impotence) were reported by 3 patients (25%). One patient reported subjectively distressing results, the other two dismissed the changes as subjectively unimportant. These patients both suffered from additional urological injuries, in each case a ruptured bladder, one with a urethral rupture and one with damage to the perianal soft tissues. At the examination, all three patients suffered from disturbances of micturition and partial impotence. Details of these cases are given below.

- A 55 year-old man with dislocation of the left SI joint, bilateral transpubic fractures and a ruptured bladder was first given emergency stabilization by external fixation. He had also sustained a blunt abdominal injury (PTS = 15). At the follow-up examination anatomical normality of the pelvic girdle was recorded. Clinically there was moderate pain over each SI joint and functional limitation of the left hip joint (Merle d'Aubigné score: 15 points).
- A 28 year-old woman had sustained injury to the right SI joint, bilateral transpubic fractures and dislocation of the symphysis. There was also an intestinal tear and injury to the vagina, together with extrapelvic damage to the upper and lower limbs (PTS = 36). Primary treatment included symphyseal plating and anatomical reconstruction of the girdle. Two years later she complained of moderate pelvic pain dorsally and a marked limitation of mobility and walking (the value of the Merle d'Aubigné score was 12 points on each side). In addition to disturbances of micturition the patient also suffered from dyspareunia. Heterotopic ossifications associated with both hip joints (Brooker, Grade III) had developed and signs of moderate arthrosis were present in both joints.
- A 51 year-old patient suffered from bilateral injury to the SI joints, with a lateral compression fracture of the sacrum, dislocation of the symphysis, bilateral transpubic fractures and a ruptured bladder. The pelvic girdle was reconstructed anatomically with symphyseal plating and bilateral transpubic screws. Apart from slight deep low back pain, the follow-up examination revealed only a distressing partial physical impotence and functional impairment of micturition, not regarded subjectively as disturbing.

4.6.5 Disorders of the anal sphincter

No patient reported any disorder of the anal sphincter.

4.6.6 Mobility at the hip joint

Eleven of the 12 patients showed equal mobility of the hip joint on the two sides or a maximal difference of not more than 20%. One patient had significant limitation of function of one hip joint following a primary lesion of the nerve plexus. The actual cause of this was not determined.

4.6.7 Merle d'Aubigné score

In 10 of the 12 patients the value of the Merle d'Aubigné score was either the same on both sides or differed by only one point. Two patients showed a significant difference in the score between the two sides. One of them had sustained the primary plexus lesion described above, the other had a difference in leg length of 2 cm, the cause of which was not clear. That is to say that there was no associated injury of the lower limb and the pelvic girdle was classified as anatomically normal. The low score recorded for this patient was principally due to the low no of points related to mobility and walking capacity.

4.6.8 Differences in the leg length

Two patients showed differences in leg length of between 2 cm, in one of them this was of functional significance.

4.6.9 Radiological results

Complete radiological reports were available for 10 patients.

1. Residual displacement in the region of the symphysis

Enlarged diastases and craniocaudal residual displacement in the symphyseal region were assessed.

5 patients, 3 of whom received no surgical treatment, showed no residual displacement in the region of the symphysis. Only two patients had sustained symphyseal injuries. In terms of the pelvic girdle classification, 4 injuries of Type B2 and 3 of Type B3 were recorded (bilateral external rotation injury with SI dislocation).

5 patients showed residual displacement in the region of the symphysis. All of them had been stabilized surgically.

- No primary symphyseal injury had been reported for two of these patients. The anterior pelvic girdle had been treated by external fixation, and at the follow-up examination symphyseal residual displacements of 1 and 3mm were recorded.
- One patient had a residual displacement of 1 mm at the follow-up examination after plating of the symphysis.
- After plating of the symphysis, one patient with a B1 injury developed an infection. An 11 mm symphyseal diastasis was present after 2 years.
- A symphyseal dislocation was treated in another patient by external fixation. Infection developed around the Schanz screw. At the follow-up examination there was a residual displacement in the craniocaudal direction of 11mm, together with a diastasis of 12 mm.

2. Residual displacement in the pubic or ischial regions

No patient had a residual displacement of the pubic or ischial rami.

3. Changes in the sacroiliac joint

Eight of the 12 patients (67%) showed no signs of radiological changes in the SI joint (ventral osteophytes, arthrosis or ankylosis). Three patients had ventral osteophytes following primary damage to the SI joint. In one patient with bilateral SI joint injuries an arthrosis developed on one side. The contralateral joint became ankylosed.

4. Further radiological changes in the pelvic girdle
Pelvic girdle ossifications which caused no distress were reported for 1 patient, and 1 patient, after symphyseal plating and secondary infection of the wound, showed signs of osetomyelitis at the follow-up examination. No pseudoarthroses were observed.

5. Periarticular ossifications of the hip joint
A 28 year-old woman had bilateral periarticular ossifications of the hip joint (Brooker, Stage III), together with moderate degeneration of the joints. The Merle d'Aubigné score amounted to 12 points. She had spent a long time under intensive care (> 14 days), but there was no craniocerebral damage. In the pelvis there were an SI-joint injury, a transpubic fracture and symphyseal dislocation, together with an intestinal tear also involving the vagina.

6. Signs of arthrosis at the hip joint
Two men (one 51 and the other 55 years old) showed signs of slight bilateral arthroses. For one of them the Merle d'Aubigné score was slightly decreased to 15 points (17 points on the other side). The third patient was the woman with bilateral moderate hip-joint arthrosis already described above.

7. Necrosis of the femoral head
No changes of this nature were found.

8. Residual displacement of the pelvic girdle
To summarize: residual displacement in the anterior part of the girdle was only present in the region of the symphysis. In only 2 of the 5 patients with this deformity did it amount to > 5 mm.

At the follow-up examination, one patient with a transsacral fracture dislocation which was not treated surgically showed a dorsal residual displacement of 8 mm in the craniocaudal and 5 mm in the a.p. direction. Clinically, there was no pain or difference in the length of the legs.

4.6.10 Social reintegration and rehabilitation

1. Subjective satisfaction
When asked for their own assessment of their total condition after having suffered pelvic fractures, two patients replied that they were "very satisfied" (17%) and 4 (33%) that they were "satisfied" while 4 others offered an indifferent response. Two patients (17%) stated that they were "dissatisfied" or "very dissatisfied". The general response of 83.3% of the patients was therefore either neutral or positive.

2. The Karnofsky-Index
Five patients (42%) had recorded values of 100% and 2 (17%) values of 90%. For 2 patients (17%) the value was 80% and for a further 2 patients (17%) 70%. The most serious limitation, with a value of less than 70%, was found in only one case:

- This was the case of the 28 year-old woman with injury to the right SI joint, bilateral transpubic fractures, symphyseal dislocation, an intestinal tear with injury to the vagina and injuries to the upper and lower limbs

(PTS = 36). The symphysis was plated, with anatomical reconstruction of the pelvic girdle. Two years later she had moderate pain in the pelvic girdle dorsally and marked limitation of mobility and walking, with a Merle d'Aubigné score of 12 on both sides. There was also a disturbance of micturition and dyspareunia. Heterotopic ossifications (Brooker, stage III) and signs of moderate arthrosis were associated with both hip joints.

3. Professional reintegration

Six patients (50%) continued in the same profession as before the accident or were able to continue with their training. Three patients (25%) were indeed fit to work, but had to undergo training for another job because of the accident, or else continued in the same profession but with certain limitations. Three further patients (25%) were rendered unfit for work by the accident or were forced to retire or remain out of work, or continued to be unfit for work. In other words, 75% of the patients remained fit for work after complex trauma of Type B.

4. Sporting activities

Seven patients (58%) reported no change in their sporting activities following the accident, 3 (25%) reported slight limitations due to the accident and 2 (17%) were severely limited.

5. Hobbies

Ten of the 12 (83%) reported no limitation in their hobbies as a result of the accident and 2 (17%) admitted severe limitations. One of these was the woman mentioned above with a severely reduced Karnofsky index, and the other a man with extensive multiple injuries with damage to the plexus and osteomyelitis in the region of the symphysis after infection associated with a symphyseal plate.

6. Social contacts

A total of 10 patients (83.3%) reported that their social environment and contacts had not been affected by the accident. Two patients admitted the loss of social contacts, but without regarding themselves as having become socially withdrawn.

4.6.11 Assessment of the "outcome" following isolated B type injuries

In the following section the results of the follow-up examinations after complex trauma classified as Type B are summarized. The table offers an organized survey of the distribution of the points assessed in the individual subgroups of the outcome assessment. Notable findings are dealt with in greater detail in the adjoining subsections.

	B-type injury with complex trauma		
	Clinical Score	Radiological Score	Rehabilitation
4 points	8,3%		
3 points	58,3%	70%	33,3%
2 points	8,3%	30%	33,3%
1 point	25%	0%	33,3%

Tab. 44: Summary of the outcome after B type injuries with complex trauma (n=12)

4.6.11.1 Total clinical results after complex trauma with Type B fractures

The total clinical result was only "very good" for one patient (8%). For 7 patients (58.3%) it was "good", for one patient (8%) "moderate" and for 3 (25%) "poor". In other words, 64% of the patients achieved a good or very good result.

The 3 patients with a poor result are described below:

- A 28 year-old woman suffered multiple injuries with damage to the right SI joint, bilateral transpubic fractures, symphyseal dislocation, an intestinal tear with injury to the vagina and injuries to the upper and lower limbs (PTS = 36). The symphysis was plated, with anatomical reconstruction of the pelvic girdle. Two years later she had moderate in the pelvic girdle dorsally and marked limitation of mobility and walking, with a Merle d'Aubigné score of 12 on both sides. There was also dyspareunia and a disturbance of micturition. Heterotopic ossifications (Brooker, stage III) and signs of moderate arthrosis had developed in association with both hip joints.
- A 17 year-old girl had suffered bilateral transforaminal fracture of the sacrum with a primary lesion of the plexus (PTS = 9) and narrowing of the spinal canal at the level of S1. Sacral decompression was carried out, and the neurological loss was reversed after the operation. After 2 years there was severe pain over the sacrum with moderate low back pain. Neurologically there was still some damage, subjectively graded as "not distressing". The severe pain also led to an impairment of function, and the Merle d'Aubigné score was 14 points on each side.
- A 51 year-old patient suffered from bilateral injury to the SI joints, with a lateral compression fracture of the sacrum, dislocation of the symphysis, bilateral transpubic fractures and a ruptured bladder. The pelvic girdle was reconstructed anatomically with symphyseal plating and bilateral transpubic screws. Apart from slight deep low back pain, the follow-up examination revealed only a distressing partial physical impotence and functional impairment of micturition, not regarded subjectively as disturbing.

In summary one can say that the poor general clinical results obtained with these patients was predominantly attributable to urogenital disturbances and functional limitations.

4.6.11.2 Total radiological results after complex pelvic trauma with B type fractures

Complete details of the radiological coverage were available for 10 patients. Seven of them (70%) showed restoration of anatomical normality of the pelvic girdle at the follow-up examination. Three (30%) had residual displacements assessed as slight (maximal residual displacement of the posterior girdle 5 mm and/or of the anterior girdle 6-10 mm, and/or maximal residual displacement of the pubic/iliac bones 10-15 mm). No patient had any residual displacement of either the anterior or posterior girdle beyond those described.

4.6.11.3 Rehabilitation ("social reintegration") following isolated fractures of Type B

Taking into account all the patients, social reintegration following the accident could be assessed as "very good" (33%) "moderate" (33%) or "poor" (33%) in 3 groups of 4 patients each. Those with poor results are again individually described:

- 28 year-old woman: see total clinical results
- 17 year-old girl: see total clinical results
- 31 year-old man: defective symphyseal repositioning (11mm) after symphyseal plating
- A 19 year-old man sustained craniocerebral damage, trauma to the thorax, a transiliac fracture dislocation and bilateral fractures of the pubis with a ruptured bladder (PTS = 25). The pelvis was not stabilized surgically. After 2 years he was out of work because of the accident and was receiving a pension.

4.6.11.4 Assessment of the "outcome" of the pelvic injury following complex trauma with B type injuries

In order to assess the "total result" of the pelvic injury, the radiological and clinical results were combined to produce the "outcome" of the pelvic injury. Complete clinical and radiological data were available for 10 patients. No patient had achieved a "very good" result (7 point), but 5 (50%) were assessed as "good" (6 points), 5 (50%) as "moderate" (4-5 points) and no patient as "poor" (2-3 points).

Altogether, it can be stated that only 5 patients (50%) achieved a "good to very good" result following complex trauma of Type B.

4.7 The results of the follow-up examinations after complex pelvic trauma with Type C injury to the pelvis

Of the patients in the follow-up examination series with complex injury to the pelvis, 24 of them had sustained a isolated injury of Type C. Associated injuries to the pelvis included 7 ruptured bladders, 2 ruptured urethras, 4 vascular injuries of the pelvis, 7 injuries to the pelvic gut, 11 lesions of the lumbosacral plexus, 9 perianal soft-tissue injuries and 6 open fractures. 21 patients had suffered C1 and 3 patients C2 injuries. The results for this sample of patients are now described in terms of the parameters of the follow-up examination form.

4.7.1 Pain

1. Assessment of pain by the doctor

The majority of the patients had no or only slight pain (63%). Seven patient reported no pain at all. Eight complained of slight and 7 of moderate pain. Two patients reported severe pain. The two patients with severe pain are described below:

> • A 50 year-old man sustained polytrauma with craniocerebral injury, trauma to the thorax and abdomen, a transforaminal sacral fracture and a left transpubic fracture, together with a torn iliac vein and an extensive retroperitoneal hematoma (PTS = 46). He received local sacral osteosynthesis and ventral supraacetabular external fixation, with anatomical reconstruction of the dorsal pelvic girdle. Two years later there was severe pain in the region of the left sacroiliac joint and sacrum, and also "low back pain". There were no signs of late neurological or urogenital damage, and the pelvic girdle was anatomically normal. MRI of the dorsal pelvic girdle showed multiple soft tissue scars but no indication of nerve damage.
> • A 46 year-old man sustained polytrauma (PTS = 24) with injuries to thorax and abdomen, multiple fractures of the left lower limb, dislocation of the left sacroiliac joint, bilateral transpubic fractures, damage to the pelvic gut and a left-sided lesion of the lumbosacral plexus. Ventral plating of the SI joint was carried out, without additional stabilization of the anterior girdle and reconstruction of the pelvic girdle, delayed for 3 weeks because of complicated intensive care. Two years later there was severe pain in the left half of the pelvis. He still had a lesion of the lumbosacral plexus (assessed as moderate) involving the left sciatic nerve and disturbances of micturition. Radiologically anatomical normality of the pelvic girdle had been restored. Both SI-joints displayed ventral osteophytes. Owing to the severe pain and paralysis, function was severely limited (the Merle d'Aubigné scores were 9 on the left and 14 on the right).

2. Subjective assessment of the pain by the patient

The severity of the pain was subjectively assessed in terms of a visual analog scale. Afterwards it was scaled in steps of 10% and grouped in intervals of 30%. A value of 0% was taken to mean no pain, 1 - 30% slight pain, 31 - 70% moderate pain, and 71 - 100% severe pain. According to this subdivision 8 patients had no pain (33%), 5 patients (21%) slight pain, 9 patients (38%) moderate pain and 2 patients (8%) severe pain.

3. Localization of the pain

a) Three patients complained of pain near the **symphysis**. None of them had sustained symphyseal dislocation, but had only transpubic fractures. These included the 2 patients mentioned under *"Assessment of pain by the physician"* as having severe pain in this region, and also a 20 year-old girl with transpubic fractures and a vaginal tear. In her case also anatomical normality of the pelvic girdle was restored.

b) Two patients reported pain in the **ischiopubic region**, both of whom had sustained transpubic fractures on the affected side. The pain was in one case described as moderate and in the other as severe.

c) Four patients reported pain in the **inguinal region** and in the neighborhood of the **hip joint**. The intensity was assessed as slight by 2 patients, as moderate by 1 and as severe by the fourth. One patient showed degenerative changes of the hip joint and three had nerve lesions.

d) Four patients complained of pain in the **iliac region** - in one case slight, in one moderate and in 2 severe. One of these patients had sustained a traumatic hemipelvectomy, on the remaining side the ilium was fractured. Two patients had dislocated SI-joints and one a transforaminal fracture of the sacrum. In three of the latter, anatomical normality of the pelvic girdle was restored. In the patient with the hemipelvectomy the iliac fracture healed in the anatomical position.

e) Pain in the **gluteal region** was present in 10 patients. The intensity was assessed as slight in 3 cases, as moderate in 5 and as severe in two. Seven patients had sustained sacroiliac joint injuries, two a fractured sacrum and one an iliac fracture. Two patients were not treated surgically, for one of these no radiograph was available, in the other anatomical normality of the pelvic girdle had been restored. Eight patients were stabilized surgically. In 5 cases there was no dorsal residual displacement. In one case where a pubic ramus had undergone plate osteosynthesis, the anterior and posterior girdle (SI-dislocation) showed slight malhealing of up to 5 mm. In two patients for whom combined ventral and dorsal stabilization had been undertaken, transiliac fracture dislocations were fixated with a primary residual displacement of <1 cm. In one of these the defect was found to be unchanged at the follow-up examination, in the other it had increased to 20 mm.

f) Pain in the region of the **sacroiliac joint** was reported by 11 patients. The intensity was slight in 6 cases, moderate in 3 and severe in two. Two of the patients with moderate or severe pain had residual displacement of 12 and 20 mm respectively. In both cases this was reduced to 1 cm by internal stabilization. Anatomical normality of the pelvic girdle was restored in the others. Four of them had sustained a sacroiliac dislocation an one a fracture of the sacrum.

g) ***Pain over the sacrum*** was complained of by thirteen patients, of slight intensity in 5 cases, moderate in 7 and severe in one. Five patients had sustained fractures of the sacrum, the others injury to the sacroiliac joints. In 8 cases there was no residual displacement of the dorsal pelvic girdle. Five patients, all with dorsal internal stabilization, had residual displacement between 6 and 20 mm.

h) *"Low back pain"* was reported by 5 patients, assessed in two cases as slight, in two cases as moderate and in one case as severe. Three patients had sustained a sacral fracture and two SI-joint injuries. One patient had an additional injury to the vertebral column. Only one patient had dorsal residual displacement of 10 mm following internal stabilization, in the remaining 4 anatomical normality of the pelvic girdle had been restored, in one case without surgery.

i) Pain associated with the ***greater trochanter*** and ***thigh*** or ***knee*** was complained of by 4 patients, with the thigh alone by 4 patients and with the trochanteric region alone by 2 patients. No patient reported pain in the knee. One patient had additional injuries of the lower limbs.

4.7.2 Provocation tests
1. Provocative internal rotation
Four patients (17%) reported pain on internal rotation. Two of them experienced slight or moderate pain in the gluteal or sacroiliac region, and two had injured the SI joint or sustained a sacral fracture. In three patients anatomical normality of the pelvic girdle had been restored, and in one there was dorsal residual displacement of 12 mm following internal stabilization alone of a transiliac fracture dislocation. The anterior pelvic girdle had healed with residual displacement of a pubic ramus of 10 mm.

2. Provocative external rotation
Six patients (25%) reported pain on provocative external rotation. Four patients had sustained unstable SI-joint injuries and two an unstable fracture of the sacrum. One patient had no pain, one slight pain in the gluteal or sacroiliac region, 3 moderate pain and one severe pain. In 3 patients anatomical normality of the pelvic girdle had been restored, and in 3 there was residual displacement between 10 and 20 mm following internal stabilization of the dorsal pelvic girdle.

3. Mennel's sign
Mennel's sign (which involves pain in the region of the sacroiliac joint on compression and hyperextension) was positive in 4 patients. Three admitted to slight pain, and one to moderate pain in the region of the SI joint. Three patients had sustained fractures of the sacrum and one a transiliac fracture dislocation. Anatomical normality of the pelvic girdle had been restored in 2 patients, and 2 showed residual displacement of 12 and 13 mm following internal stabilization of the dorsal pelvic girdle. Osteophytes were associated with the SI joint of the affected side in one patient after a transiliac fracture dislocation.

4.7.3 Impairment of neurological function

At the follow-up examination, 14 patients (58%) showed no signs of nerve damage, whereas 10 (42%) patients did. As agreed in the protocol, only nerve damage caused by pelvic fractures was documented. There were 2 cases of slight impairment of sensation (not subjectively distressing), 5 cases of moderate and 2 cases of severe nerve damage.

Of the 12 patients with primary lesions of the lumbosacral plexus, three of them (30%) revealed complete remission of their peripheral neurological impairment at the follow-up examination. A 3 year-old child and a 6-year-old child, both with a traumatic hemipelvectomy, have not been taken into account. The 3 remaining patients are described in more detail below.

- A 23 year-old man with dislocation of the SI joint, a fracture of the left iliac crest, bilateral transpubic fractures and a lesion of the left plexus was treated surgically by ventral SI-plating. Following the operation anatomical normality of the pelvic girdle was restored. Two years later the radiological and clinical findings appeared to be, with the exception of the neurological impairment, perfectly normal.
- A 35 year-old man sustained craniocerebral damage, injuries of the upper and lower limbs a transiliac fracture dislocation on the left, bilateral transpubic fractures, injuries to the pelvic gut and a lesion of the lumbosacral plexus. The dorsal pelvic fracture was stabilized internally, no ventral stabilization was undertaken. Postoperatively ventral and dorsal residual displacement of ≤1 cm was present. After 2 years there was moderate pain in the region of the left SI joint, and the provocation test was positive. Radiologically he showed a craniocaudal residual displacement of 10 mm in the region of the pubic rami, defective repositioning of 12 mm of the posterior pelvic girdle and osteophytes associated with the ventral parts of the sacroiliac joint.
- A 54 year-old man sustained injury to the lower limbs, a transiliac fracture dislocation on the right, bilateral transpubic fractures, a ruptured bladder and a plexus lesion. The pelvis was stabilized ventrally by external fixation and transpubic plate osteosynthesis, and dorsally by ventral plating of the sacroiliac joint. Postoperatively there was both ventral and dorsal residual displacement of ≤1 cm. After 2 years the patient had moderate pain in the region of the SI joint and buttock. Radiologically there was transpubic defective repositioning of 21 mm in the craniocaudal and 20 mm in the anteroposterior direction, as well as ventral osteophytes at the SI joint.

Seven patients with primarily documented lesions of the lumbosacral plexus still showed signs of nerve damage at the follow-up examination. In 5 cases this was assessed as moderate and in 2 as severe. In 5 cases this presented as peripheral deficiency of the sciatic nerve. These patients are described in greater detail below:

- A 22 year-old woman sustained sacroiliac dislocation and a transpubic fracture on the left side. The right common iliac artery and sacral plexus were torn, and perianal soft tissues damaged. The pelvic fractures were not stabilized. There was also an infection originating from the soft tissue wound. Two years later the nerve damage was assessed as severe, and she also suffered from incompetence of the anal sphincter and disturbances of micturition.
- A 39 year-old woman with injuries to an upper limb, a vertebral fracture, a right transforaminal fracture of the sacrum and fractures of the right ilium and pubic bone also had a lesion of the right lumbosacral plexus. As primary measures the ilium was plated and the sacral fracture treated surgically with transiliosacral screws. By this means anatomical reconstruction of the pelvic girdle was achieved. Two years later she had slight pelvic pain on the right side and moderate nerve damage with peripheral signs involving the sciatic nerve in spite of the anatomically normal condition of the pelvic girdle.
- A 38 year-old man sustained polytrauma (PTS = 57) with craniocerebral injury, trauma to the thorax, fractures of the upper and lower limbs, a left transforaminal fracture of the sacrum, ventral dislocation of the left SI joint, bilateral transpubic fractures and dislocation of the symphysis. There was also a lesion of the left nerve plexus. Emergency stabilization of the pelvis by external fixation was performed, and this achieved anatomical normality of the girdle. Fixation was limited to this procedure, and no internal stabilization of the pelvic fracture was undertaken. After 2 years there was moderate pain in the dorsal pelvic girdle and moderate nerve damage in spite of the anatomically normal condition of the pelvic girdle.

- A 51 year-old man suffered craniocerebral damage, trauma to the thorax, fractures of the lower limbs, a transiliac fracture dislocation on the right, symphyseal dislocation and also a lesion of the nerve plexus (PTS = 22). Plate osteosynthesis of the symphysis and SI joint was performed with anatomical reconstruction of the pelvic girdle. Two years later he had slight deep low back pain, and a moderate nerve lesion damage with peripheral signs involving the sciatic nerve. Radiologically there a dorsal residual displacement of the girdle: 7 mm in the craniocaudal and 5 mm in the anteroposterior direction.
- A 52 year-old man sustained craniocerebral injury, trauma to the abdomen, a transforaminal sacral fracture, an SI dislocation on the right, dislocation of the symphysis, rupture of the bladder and injury to the pelvic gut, together with its separation from the surrounding soft tissues, a sacral hematoma and a lesion of the right lumbosacral plexus (PTS = 22). Plating the symphysis restored anatomical normality of the pelvic girdle. After 2 years he complained of moderate pain in the back of the pelvis, and he also had moderate nerve damage with peripheral signs involving the sciatic nerve, disturbances of micturition, partial physical impotence and faecal incontinence, in spite of the anatomically normal condition of the pelvic girdle.
- A 62 year-old man suffered from craniocerebral damage, trauma to the thorax, bilateral transiliac fracture dislocations, dislocation of the symphysis, fracture of a pubic ramus on the left close to the symphysis and a lesion of the nerve plexus (PTS = 27). Following emergency ventral external fixation, the surgical treatment was changed to symphyseal plating and ventral plating of both sacroiliac joints. After the operation there was dorsal residual displacement of the pelvic girdle of ≤1 cm and an anatomically normal position ventrally. Two years later the patient was still complaining of moderate pain over the girdle dorsally, and there was serious nerve damage with peripheral signs involving the sciatic nerve and partial physical impotence. There was also functional impairment and reduced walking ability (Merle d'Aubigné score 8 points on each side). Radiologically posterior healing of the pelvis with residual displacement of 10 mm in the anteroposterior direction and ankylosis of both sacroiliac joints could be observed.
- A 46 year-old man suffered polytrauma also involving the thorax and abdomen, multiple fractures of the left lower limb. dislocation of the left SI joint, bilateral transpubic fractures, injury to the pelvic gut and a lesion of the left lumbosacral plexus (PTS = 24). Ventral plating of the sacroiliac joint without additional stabilization of the anterior pelvic girdle had to be delayed for three weeks because of complicated intensive care. The reconstruction of the pelvic girdle was anatomically normal. Two years later there was severe pain in the left half of the pelvis with clinical signs of impairment of sciatic nerve function and disturbances of micturition. Radiologically anatomical normality of the pelvic girdle had been restored, but there were ventral osteophytes of both SI joints. Owing to the severe pain and nerve paralysis a significant limitation of function remained (Merle d'Aubigné score: left, 9 points; right, 14 points).

At the follow-up examination, three patients were found to have nerve damage that had not been primarily documented. In two of the patients multiple injuries had prevented diagnosis at the time of the accident. These patients are described in greater detail below:

- A 20 year-old woman sustained severe multiple injuries, with trauma to the abdomen, fractures of a lower limb, a vertebral fracture, a right transforaminal fracture of the sacrum, a comminuted fracture of the right ilium, dislocation of the symphysis, a right transpubic fracture, injury to the perianal tissue and an extensive retroperitoneal hematoma on the right side (PTS = 51). The fractured ilium was plated and the pelvic girdle anatomically reconstructed. After 2 years she had moderate deep low back pain and a nerve lesion which was not subjectively distressing, together with an anatomically normal pelvic girdle.
- A 35 year-old man sustained a fracture of a lower limb, dislocation of the right SI joint, dislocation of the symphysis and rupture of the bladder and urethra (PTS = 14). The symphysis and sacroiliac joint were plated and anatomical normality of the pelvic girdle restored. Postoperatively the right ilioinguinal, lateral femoral cutaneous and genitofemoral nerves were paralyzed. Two years later there was no pelvic pain, but severe nerve damage with peripheral signs involving the sciatic nerve, partial physical impotence and disturbances of micturition. There was also dorsal residual displacement of the pelvis of 10 mm in the anteroposterior direction and a symphyseal diastasis of 10 mm, together with ankylosis of the right SI joint.
- An 18 year-old youth suffered polytrauma with craniocerebral injury, trauma to thorax and abdomen, fractures of the lower limbs, dislocation of the right SI joint, a transpubic fracture on the right side, symphyseal dislocation and injury to the perianal soft tissue (PTS = 42). Emergency stabilization of the pelvis was carried out by external fixation. The surgical treatment was later changed to symphyseal plating and ventral plating of the SI joint, with anatomical reconstruction of the pelvic girdle. Two years later uneventful clinical recovery had taken place, apart from a nerve lesion which caused no subjective distress.

4.7.4 Urological disturbances

66% of the patients showed no signs of long-term urological impairment. Urological disturbances (disturbances of micturition, partial physical impotence) were reported by 8 patients. Their accompanying urological disturbances included 4 ruptured bladders, 3 ruptured urethras, 3 nerve plexus lesions and one pelvic compartment syndrome. The 3 patients not mentioned under *Neurological disturbances* are described in greater detail below:

- A 3 year-old boy sustained a right traumatic hemipelvectomy, a fractured left ilium, a left transpubic fracture, a left fractured femur with compartment syndrome, a fractured left lower leg with compartment syndrome and a ruptured bladder (PTS = 59). Complete primary repair of the hemipelvectomy was successful. Two years later disturbances of micturition and faecal incontinence were present, and partial physical impotence was anticipated.
- A 27 year-old man sustained fractures of the lower limbs, an impalement injury of the perianal connective tissue, a ruptured bladder, urethra and rectum, a compound fracture of the pelvis with a transforaminal fracture of the sacrum on the right, dislocation of the left SI joint and of the symphysis (PTS = 35). Emergency stabilization was carried out with a pelvic clamp and symphyseal plating with reconstruction of the anatomy of the pelvic girdle. Later ARDS developed. After 2 years uneventful clinical recovery had taken place, apart from remaining partial physical impotence and disturbances of micturition, and anatomical normality of the pelvic girdle had been restored.
- A 69 year-old woman suffered from polytrauma with a craniocerebral injury, trauma to thorax and abdomen, a vertebral fracture, a transforaminal fracture of the sacrum, bilateral transpubic fractures and a pelvic compartment syndrome (PTS = 51). The pelvic fractures were not treated surgically. After 2 years she had moderate pain in the pelvis dorsally and slight disturbances of micturition, with an anatomically normal pelvic girdle.

4.7.5 Disorders of the anal sphincter

Apart from the two patients already mentioned under *Neurological and Urological disturbances*, this condition was also present in one further patient with a traumatic hemipelvectomy.

4.7.6 Mobility at the hip joint

Eighteen of the 24 patients showed the greatest possible equality of movement between the two hip joints (< 20% difference. In 11 patients this was absolutely identical on the two sides. Seven patients had slight differences of up to 20%. In 6 patients (25%) the difference was greater. Three of them had sustained traumatic hemipelvectomies, and in one other case amputation of the thigh was necessary. The two remaining patients had additional injuries of the lower limbs, and both had moderate or severe nerve lesions.

4.7.7 Merle d'Aubigné score

Apart from the patient whose thigh was amputated and the three with traumatic hemipelvectomies, 15 patients showed the same number of points on either side or a maximal difference of only one point in the Merle d'Aubigné score. In 5 cases there was significant difference. Four of these patients had persistent nerve lesions varying from moderate to severe.

4.7.8 Differences in the leg length

One patient showed a difference in leg length of 1.5 cm for which no pelvic origin could be found. Excluding the patient whose thigh was amputated and the three with traumatic hemipelvectomies, the others showed no difference or a difference of at most 1 cm.

4.7.9 Radiological results

Complete radiological reports were available for 21 patients.

1. Residual displacement in the region of the symphysis

Enlarged diastases and craniocaudal residual displacement in the symphyseal region were assessed.

Fifteen patients showed no residual displacement in the region of the symphysis. Seven patients had sustained symphyseal injuries, 5 of whom had been stabilized surgically (3 plate osteosyntheses, 2 external fixations).

6 patients showed residual displacement in the region of the symphysis. All of them had been stabilized surgically. Two of them had sustained no symphyseal injury, and had been treated by external fixation or plate osteosynthesis for transpubic fractures. They showed 5 and 20 mm diastases respectively. Four patients had sustained a symphyseal injury. One had not been treated surgically and had a craniocaudal residual displacement of 5 mm. The remaining three had been stabilized by external fixation (n = 1) or symphyseal plating (n = 2). They revealed residual displacement of 2 - 10 mm, and also dorsal residual displacement of 7 - 17 mm. None of these 4 patients reported any pain in the anterior pelvic girdle.

2. Residual displacement in the pubic or ischial regions

Seventeen patients had no residual displacement if the pubic or ischial regions. Two had sustained transpubic fractures in combination with dislocation of the symphysis. For one of them only the dorsal pelvic injury had been stabilized, the other was treated exclusively by external fixation. Both showed residual displacement of only 1 mm.

The other two patients had sustained bilateral transpubic fractures, one of whom received only stabilization of the posterior pelvic injury while the other underwent plate osteosynthesis of the transpubic fracture together with dorsal internal stabilization. There were residual displacements of the pubic rami of 10 and 20 mm.

None of these 4 patients reported pain in the anterior pelvic girdle.

3. Changes in the sacroiliac joint

Ten patients showed no sacroiliac joint changes (ventral osteophytes, arthrosis or ankylosis). Five patients had ventral osteophytes involving this joint, 3 had sustained SI-joint injuries and 2 had fractures of the sacrum. Three patients with SI-joint injuries developed arthrosis of the joint, and two ankylosis.

4. Further radiological changes in the pelvic girdle

Pelvic girdle ossifications which caused no distress were reported for 7 patients. Only one of them had sustained a compound fracture of the pelvis. Neither osteomyelitis nor pseudoarthrosis developed.

5. Ossifications and signs of arthrosis at the hip joint. Necrosis of the femoral head.

Following pelvic compartment syndrome a 69 year-old woman had bilateral periarticular ossifications of the hip joint (Brooker, Stage I). She also had moderate degeneration of the left joint and signs of necrosis of the femoral head. The Merle d'Aubigné score amounted to 16 points. This patient had also suffered craniocerebral damage. It was impossible to find out to what extent these findings had been present before the accident.

6. Residual displacement of the pelvic girdle

To summarize: residual displacement in the anterior part of the girdle was present in 9 patients. In 6 cases this was less than 5 mm and in 3 patients > 5 mm.

In 13 patients (62%) complete anatomical normality of the pelvic girdle had been restored. In 3 patients with exclusively ventral stabilization, the symphysis had been plated in 2 and an external fixator applied in one. The remaining 6 patients were treated with dorsal internal fixation, but one was also given a ventral external fixator. The remaining 4 were not treated surgically.

Residual displacement was present in 8 patients. In one of them it was dorsal and slightly less than 5 mm. In the others it amounted to > 5 mm.

- 2 patients were treated by ventral external fixation or transpubic plate osteosynthesis alone. This involved a dislocation of the SI joint (residual displacement 5 mm) and a transforaminal fracture of the sacrum (residual displacement 17 mm).
- 6 patients were treated by dorsal internal stabilization. There were 5 injuries to the SI joint (defective repositioning 7 - 20 mm) and one transforaminal fracture of the sacrum (residual displacement 13 mm). This woman was in the 22nd week of pregnancy, and an anatomical reconstruction of the pelvis was therefore not carried out.

4.7.10 Social reintegration and rehabilitation

1. Subjective satisfaction

When asked for their own assessment of their total condition after having suffered pelvic fractures, 7 patients replied that they were "very satisfied" and 7 that they were "satisfied" while 6 others offered an indifferent response. Four patients stated that they were "dissatisfied" or "very dissatisfied". The general response of 83.3% of the patients was therefore positive (≥ "neutral").

2. The Karnofsky Index

Two patients (8.3%) had recorded values of 100% and 6 values of 90%. For 7 patients the value was 80% and for a further 5 patients 70%. Very serious limitations, with values of less than 70%, were found in 4 cases. Three of these patients had persistent moderate to severe nerve lesions and late impairment of urogenital function. The fourth was the 3 year-old boy with traumatic hemipelvectomy and secondary urogenital damage.

3. Professional reintegration

Ten patients (41.6%) continued in the same profession as before the accident or were able to continue as normal with their training. Eight patients (33%) were indeed fit to work, but had to undergo training for another job because of the accident, or else continued in the same profession but with certain limitations. Six further patients (25%) were rendered unfit for work by the accident or were forced to retire or remain out of work, or continued to be unfit for work. In other words, 75% of the patients remained fit for work.

4. Sporting activities

Nine patients (38%) reported no change in their sporting activities following the accident, 5 reported slight limitations due to the accident and 10 were severely limited.

5. Hobbies

For 12 patients their hobbies remained the same as before the accident. Four reported slight and 8 significant limitations, including the three who had suffered traumatic hemipelvectomy. Therefore 67% had not experienced any marked interference with their hobbies.

6. Social contacts

A total of 18 patients (75%) reported that their social environment and contacts had not been affected by the accident. Six patients admitted the loss of social contacts because of the accident, but without regarding themselves as having become socially withdrawn.

4.7.11 Assessment of the "outcome" after complex trauma with Type C injury

The following section presents a summarizing evaluation of the results at the follow-up examination. Table 45 is a survey of the distribution of points in each of the single groups in the "outcome" assessment.

	C-type injury with complex trauma		
	Clinical Score	Radiological Score	Rehabilitation
4 points	16,7%		
3 points	45,8%	59,1%	20,8%
2 points	4,2%	22,7%	33,3%
1 point	33,3%	18,2%	45,9%

Tab. 45: Summary of the "outcome" after Type C injury with complex trauma (n=24)

4.7.11.1 Total clinical results after complex trauma with Type C injuries

The total clinical result was very good for only four patients. For 11 patients it was good, for one moderate and for 8 poor. In other words, 62,5% of the patients achieved a good or very good result. The patients with a poor clinical are those mentioned under sections 4.7.1, 4.7.3 and 4.7.4.

The poor total clinical results were essentially due to urogenital disturbances (n = 7) and severe pain (n = 1).

4.7.11.2 Total radiological results after complex trauma with Type C injury

Complete details of the radiological assessment were available for 22 patients. Thirteen of them (59.1%) showed anatomic healing at the follow-up examination. Five had residual displacements assessed as slight (maximal residual displacement of the posterior girdle 5 mm and/or of the anterior girdle 6-10 mm, and/or maximal residual displacement of the pubic/iliac bones 10-15 mm). Four patients had significant residual displacement of either the anterior or posterior pelvic girdle.

4.7.11.3 Rehabilitation ("social reintegration") following complex trauma with Type C injuries

Taking into account all the patients, social reintegration following the accident could be assessed as very good in 5 cases, moderate in 8 cases and poor in 11 cases. Those with poor results are enumerated below:

- 3 patients with traumatic hemipelvectomy
- 35, 38, 51, 54 and 62 year-old male patients and a 39 year-old woman (see 4.7.3)
- A 46 year-old man (see 4.7.1)

4.7.11.4 Assessment of the "outcome" of the pelvic injury following complex trauma with C type injuries

In order to assess the total result of the pelvic injury, the radiological and clinical results were combined for evaluating the outcome of the pelvic injury. Complete clinical and radiological data were available for 22 patients. Three patients had achieved a very good result (7 points), 4 were assessed as good (6 points), 13 as moderate (4-5 points) and 2 as poor (2-3 points). Altogether, it can be stated that 31.8% patients achieved a good to very good end result. The patients with a poor clinical "outcome" are analyzed in further detail below:

> - A 62 year-old man sustained craniocerebral damage, trauma to the thorax, bilateral transiliac fracture dislocations, symphyseal dislocation, fracture of a left pubic ramus close to the symphysis and a lesion of the nerve plexus (PTS = 27). Emergency treatment was by ventral external fixation, the procedure being later changed to symphyseal plating and ventral plating of both SI joints. There was a postoperative defective repositioning of the dorsal pelvic girdle of < 1 cm. After 2 years he had moderate pain in the dorsal girdle, severe nerve damage with peripheral signs involving the sciatic nerve and partial physical impotence. There was impairment of function due to pain and a reduction in walking capacity (Merle d'Aubigné score 8 points for both sides). A posterior residual displacement of the pelvis of 10 mm in the anteroposterior direction remained and there was bilateral SI- joint ankylosis.
> - A 35 year-old man had sustained a fracture of the lower limb, dislocation of the right SI joint and of the symphysis, and rupture of the bladder and urethra (PTS = 14). Plating of symphysis and SI joint, together with anatomical reconstruction of the pelvic girdle, was carried out. Postoperatively the right ilioinguinal, lateral femoral cutaneous and genitofemoral nerves were paralyzed. Two years later there was no pelvic pain, but severe nerve damage with peripheral signs involving the sciatic nerve, partial physical impotence and disturbances of micturition. There was also dorsal residual displacement of the pelvis of 10 mm in the anteroposterior direction and a symphyseal diastasis of 10 mm, together with ankylosis of the right SI joint.

4.8 Results of the follow-up examination after isolated fractures of the acetabulum

It was anticipated in the study protocol that patients seen during 1991 and 1992 would be followed up. During this time 349 patients were diagnosed as having acetabular fractures. Twenty-five died during their primary admission to the ward, and a further 18 in the two years before the follow-up examination.

This left 306 patients for follow-up.

Of these patients, 15 were given THP within the first 2 years following the injury (one of them as a primary measure) because of post-traumatic arthrosis or hip necrosis. These patients were excluded from the follow-up examination, and in any case their results were assessed as "poor" and they were regarded separately.

Of the remaining 291 patients, 214 (73.5%) were examined. 145 had sustained isolated acetabular fractures, 48 an acetabular fracture associated with another pelvic lesion and 23 complex fractures of the acetabulum.

In the following section the results of the individual parameters of the follow-up examination form are at first shown for the 145 patients with isolated acetabular fractures. The 48 patients with combined fractures of the acetabulum and pelvic girdle are dealt with in section 4.9.

4.8.1 Pain
1. Evaluation of pain by the physician

At the follow-up examination, 94 of the 145 patients (96%) reported no pain or only slight pain. In detail this included 28 patients (19%) with no pain, 66 (46%) who complained of only slight pain and 39 (27%) with moderate pain. 12 patients (8%) reported severe pain.

Of these 12 patients only one was not treated surgically. This was a case with fracture of the posterior wall and radiological signs of arthrosis of the hip joint.

The remaining 11 patients were treated by internal stabilization of the fracture. The following classification groups were involved:

- 4 patients with fractures of the posterior column of the posterior wall
(3 were anatomically reconstructed, 2 of whom had moderate to severe arthrosis, one with a 1-3 mm step or without arthrotic signs).
- 3 patients with T-type fractures
(one anatomically normal, 2 with a 1-3 mm step of whom both had moderate to severe arthrosis)
- 2 patients with transverse fractures (one combined with a fracture of the femoral head
(one anatomically normal, 1 with a 1-3 mm step or gab, both with moderate to severe arthrosis)
- 1 patient with a transverse fracture and fracture of the posterior wall
(anatomically reconstructed, no arthrosis)
- 1 patient with a fracture of the posterior column
(anatomically reconstructed, slight degenerative changes)

All 12 patients had fractures of the posterior column.

Six of the 11 patients treated surgically showed signs of moderate or severe arthrosis of the affected hip joint at the follow-up examination. In 4 members of this group the acetabulum had not been anatomically reconstructed (incongruity of 1-3 mm), 2 of them had T-type fractures.

2. Subjective assessment of the severity of the pain

The subjective sensitivity to pain was assessed in terms of a visual analog scale. In terms of this scale, 46 patients experienced no pain, 56 slight and 34 moderate pain. Eight patients complained of severe pain. There turned out to be close agreement between the subjective and objective assessments (Table 46).

pain "subjective"		assessment by physician			
"visual analog scale"		none	slight	moderate	severe
0%	"none"	24	1	2	0
1 - 10%		1	19		
11 - 20%	"slight"	2	19	1	0
21 - 30%		1	6	6	1
31 - 40%		0	10	10	0
41 - 50%		0	7	11	3
51 - 60%	"moderate"	0	1	4	3
61 - 70%		0	0	3	2
71 - 80%		0	3	0	2
81 - 90%	"severe"	0	0	1	1
91 - 100%		0	0	1	0

Tab. 46: Comparison between subjective and "objective" assessment of the severity of the pain.

3. Localization of the pain

a) Five patients reported *symphyseal pain*. The intensity was twice assessed as slight, twice as moderate and once as severe. Three patients were treated surgically through a Kocher-Langenbeck approach, and two without operation. There were two fractures of the posterior wall, one transverse fracture, one fracture of the anterior column and one fracture of the posterior column, also with a fracture of the posterior wall.

b) Pain in the *pubic and ischial regions* was reported by 6 patients. The intensity was 4 times assessed as slight and twice as moderate. There were two double-column fractures, one T-type fracture, a fracture of the anterior column, a fracture of the posterior wall and a fracture of the anterior wall together with a posterior hemi-transverse fracture. The transpubic region was therefore included in 5 patients.

c) 88 patients (61%) reported pain in the *inguinal and acetabular regions*. The intensity was assessed 46 times as slight, 32 times as moderate and ten times as severe. The diagnoses for the patients with severe pain are given below:
- 3 fractures of the posterior column and posterior wall
- 2 T-type fractures
- 2 transverse fractures
- 1 fracture of the posterior wall
- 1 fracture of the posterior column

Four of these patients developed severe arthroses, and 9 were stabilized surgically. Two patients showed late neurological damage.

d) 55 patients (38%) complained of pain in the *region of the ilium, buttock and sacroiliac joint*. The intensity was assessed as slight in 30, moderate in 21 and severe in four. The diagnoses for the patients with severe pain are given below:

- 2 fractures of the posterior column and posterior wall
- 1 fracture of the posterior wall
- 1 T-type fracture

One patient also suffered from moderate nerve damage, and two showed severe degenerative changes in the affected hip joint.

e) Pain in the *sacral region* (deep low back pain) was reported by 23 patients (16%); in 12 cases slight, in 10 cases moderate and in one severe.

> The patient with severe sacral pain was a 59 year-old man with fractures of the posterior column and posterior wall, anatomically reconstructed through a Kocher-Langenbeck approach. He also had moderate pain in the buttock and thigh on both sides, a trivial lesion of the sciatic nerve and moderate signs of arthrosis of the affected hip joint and signs of necrosis of the femoral head.

f) Pain involving the *trochanteric region, thigh or knee*. Pain in the region of the thigh, knee joint and greater trochanter was reported by 65 patients (45%). In 27 patients the lower limbs had also been injured.

4. Pain in relation to classification and treatment

Severe pain was most often associated with the classification groups "transverse fracture", "transverse fracture plus fracture of the posterior wall (14%) and "T-type fracture" (18%), and also "posterior column with posterior wall" (27%) (Table 47).

pain	none	slight	moderate	severe	total
posterior wall	7	14	8	1	30
operative	3	11	5	0	19
non-operative	4	3	3	1	11
posterior column	5	7	4	1	17
operative	2	4	3	1	10
non-operative	3	3	1	0	7
anterior wall	0	1	0	0	1
operative	0	0	0	0	0
non-operative	0	1	0	0	1
anterior column	3	7	2	0	12
operative	0	1	1	0	2
non-operative	2	6	1	0	9
transverse	2	11	2	2	17
operative	1	3	1	2	7
non-operative	1	8	1	0	10
post. wall + column	1	6	4	4	15
operative	1	5	4	4	14
non-operative	0	1	0	0	1
transv. + post. wall	0	4	2	1	7
operative	0	3	2	1	6
non-operative	0	1	0	0	1
T-type fracture	2	2	5	2	11
operative	0	2	5	2	9
non-operative	2	0	0	0	2
ant. wall/post. hemi	0	0	1	0	1
operative	0	0	0	0	0
non-operative	0	0	1	0	1
both column	5	11	8	0	24
operative	3	4	6	0	13
non-operative	2	7	2	0	11

Tab. 47: Pain compared to classification and treatment

4.8.2 Provocation tests

A total of 15 patients reported pain on provocation testing. For 9 patients internal provocation was positive, for 4 external provocation testing. Six patients had a positive Mennel's sign. This group included 3 fractures of the posterior wall, one fracture of the posterior column, 5 fractures of the posterior column and posterior wall, one transverse fracture with fracture of the posterior wall, one T-type fracture and two both column fractures. One fracture could not be classified.

4.8.3 Neurological disturbances

Nerve damage was present in 33 patients (23%). In terms of the protocol only nerve damage due to acetabular fractures was documented. There were 18 slight (i.e. not subjectively observed) disturbances, and 13 cases of moderate and two cases of severe nerve damage (see Appendix for further details). In 21 cases the nerve damage was more closely classified as involving peripheral symptoms associated with the sciatic nerve. The total rate of disturbing nerve damage therefore amounted to 10%. The two patients with severe nerve damage are dealt with in greater detail below:

- The acetabulum of a 32 year-old man with a T-type fracture, additional fractures of the lower limbs and craniocerebral injury was reconstructed through a Ruedi approach. After two years, moderate pain in the hip and thigh, slightly limited hip-joint movement, a Merle d´Aubigné score of 13, severe damage to the sciatic nerve and slight degenerative changes in the hip joint were observed.
- A 48 year-old man with fracture of the posterior column and posterior wall, not anatomically reconstructed (incongruity 1-3 mm), treated surgically through a Kocher-Langenbeck approach, had also sustained primary nerve damage. After two years he had severe hip-joint pain, significant limitation of movement at the joint, a Merle d´Aubigné score of 10 and severe nerve damage, but no degenerative changes of the hip joint.

The following table gives a survey showing which type of fracture is associated with nerve damage, and how severe this damage was.

nerve injury	PW	PC	AW	AC	TV	PW/PC	T/PW	T-type	AW/AC + P hemiT	BC
none	80,0%	82,4%	100%	75,0%	94,1%	66,7%	62,5%	63,6%	100%	70,8%
slight	10,0%	0,0%	0,0%	8,3%	0,0%	20,0%	25,0%	18,2%	0,0%	25,0%
moderate	10,0%	17,6%	0,0%	16,7%	5,9%	6,7%	12,5%	9,1%	0,0%	4,2%
severe	0,0%	0,0%	0,0%	0,0%	0,0%	6,6%	0,0%	9,1%	0,0%	0,0%

Tab. 48: Late nerve damage following acetabular fracture compared with the classification

4.8.4 Urological disturbances

94% of the patients (33 women and 112 men) reported no long term urological symptoms. Urological disturbances (disturbances of micturition, partial physical impotence) were reported by 9 patients (6%). Apart from one patient with a long-term handicap subjectively assessed as disturbing, only long-term symptoms judged by the patients to be of little importance were found. The frequency of late urological damage amounted to 6% for men and 6% for women.

1. Disturbances of micturition
Following isolated acetabular fracture, 4 patients (2 men and 2 woman) (3%) reported disturbances of micturition. All patients had sustained a fracture of the posterior wall, in one case combined with a fracture of the posterior column. Three patients were treated through a Kocher-Langenbeck approach, the fourth was not subjected to surgery. One patient had a vertebral fracture as an additional injury.

2. Partial physical impotence (men only)
Five patients reported partial physical impotence at the follow-up examination. Two of these had fractures of the posterior wall and three had double-column fractures. Four patients were treated surgically through a Kocher-Langenbeck approach and one through an enlarged "Maryland" approach. Two patients had additional injuries: one a craniocerebral injury and the other a vertebral fracture.

3. Dyspareunia (women only)
Pain or discomfort on sexual intercourse was not reported.

4.8.5 Malfunction of the anal sphincter
One 48 year-old woman with a fracture of the posterior wall, treated through a Kocher-Langenbeck approach, reported malfunction of the anal sphincter. She had no accompanying craniocerebral damage or vertebral fracture.

4.8.6 Mobility at the hip joint
In the majority of the patients (72%) there was comparative similarity in the mobility of the hip joints (> 80% agreement) on the two sides. In 60 of them it was the same, 43 patients had slight differences of up to 20%. In 40 patients there was a significant difference between the two sides. In the following table the patients are listed in terms of the degree of movement, acetabular classification and accompanying moderate or severe arthrosis. According to this list, significant limitation of movement is to be expected following transverse fractures (47%) and T-type fractures (60%). Such patients show a higher proportion of severe degenerative change.

% ROM	PW	PC	AW	AC	TV	PW/PC	TV/PW	T-type	AW/hemi	BC
> 80%	25	14	1	9	9	10	6	4	0	20
%	86,2%	82,4%	100%	75,0%	52,9%	66,7%	75,0%	40,0%	0%	83,3%
arthrosis 3+4	1	0	0	0	1	1	1	1	0	1
no. ORIF	14	8	0	0	1	9	5	3	0	9
< 80%	4	3	0	3	8	5	2	6	1	4
%	13,8%	17,6%	0%	25,0%	47,1	33,3%	25,0%	60,0%	100%	16,7%
arthrosis 3+4	0	0	0	0	3	2	0	2	1	3
no. ORIF	4	2	0	2	6	5	2	6	0	4

Tab. 49: Acetabular classification compared with to range of motion of the hip joints (acetabular fractures only)

4.8.7 The Merle d'Aubigné score

85 patients (59%) showed equal point values between the two sides or a maximal difference of one point in the Merle d'Aubigné score. 60 patients hat differences of more than one point: 45 of 2-3 points and 15 of more than 3 points. These 15 patients were all treated surgically, and the following causes for the poor Merle d'Aubigné score (pain/mobility/ walking capacity) were associated with:

- a 32 year-old patient with double-column fracture, ankylosed hip (Brooker IV), severe arthrosis and necrosis of the femoral head following infection, Merle d'Aubigné score 3/1/3
- a 24 year-old patient with a Merle d'Aubigné score of 3/5/6 and moderate pain
- a 46 year-old patient with limited mobility, Brooker III, severe nerve damage, Merle d'Aubigné score 3/3/4
- a 50 year-old patient with transverse + posterior wall fractures, limited mobility, Brooker III, Merle d'Aubigné score 2/4/3
- a 74 year-old patient with a transverse fracture, infection and loosening of an implant, severe arthrosis, necrosis of the femoral head, Merle d'Aubigné score 3/3/2
- a 40 year-old patient with transverse + posterior wall fractures, severe nerve damage, Merle d'Aubigné score 3/4/5
- a 49 year-old patient with a posterior column fracture, severe nerve damage, d'Aubigné score 4/4/4
- a 26 year-old patient with posterior wall fracture, severe arthrosis, d'Aubigné score 3/5/4
- a 38 year-old patient with a T-type fracture, Brooker III, severe arthrosis, necrosis of the femoral head, severe limitation of mobility, Merle d'Aubigné score 2/5/3
- a 29 year-old patient with a T-type fracture, Brooker III, severe limitation of mobility, Merle d'Aubigné score 5/3/6
- a 22 year-old patient with a transverse fracture, severe limitation of mobility, severe arthrosis, Merle d'Aubigné score 3/4/6
- a 35 year-old patient with a transverse fracture, moderate arthrosis, limitation of mobility, Merle d'Aubigné score 3/3/5
- a 19 year-old patient with a T-type fracture, severe arthrosis, Merle d'Aubigné score 3/5/6
- a 48 year-old patient with fractures of the posterior column + posterior wall, severe nerve damage, Merle •d'Aubigné score 4/3/3
- a 46 year-old patient with a fracture of the posterior column, severe pain, Merle d'Aubigné score 3/4/5/

Essentially the causes of these poor results include severe degenerative changes, limitation of mobility due to heterotopic ossifications and accompanying nerve damage, which are equally responsible for the pain and limitations of mobility and walking capacity.

The average Merle d'Aubigné score was 15.7 points (range 7-18). In 42 patients there was no limitation of function (18 points). 47 patients achieved good results (16-17 points) and 39 had satisfactory results. The remaining 14 patients showed significant limitations (≤ 12 points).

The correlation between gradations of the Merle d'Aubigné scores and the acetabular classification is given in Table III-4-1 of the Appendix.

4.8.8 Differences in length of the legs

In 133 patients (92%) the legs were of equal length or differed by no more than 1 cm. 12 patients showed differences between 1.5 and 4 cm. Two patients had sustained injuries to the lower limbs and six showed severe degenerative changes in the hip joint.

4.8.9 Radiological results

For some patients with isolated acetabular fractures only incomplete sets of radiographs at follow-up were available. The total number of patients assessed in this section can therefore vary accordingly.

1. Ossifications in the hip joint

No periarticular ossifications were demonstrable in the hip joints of 86 of the patients (59.3%). 39 revealed such ossifications in Stages I and II of Brooker's classification, 7 in Stage III and 2 in Stage IV.

In the group of patients not treated surgically (n = 58), 51 showed no ossifications, 6 in Stage I and one in Stage II. In the groups of surgically stabilized patients, 35 had no ossifications, 18 had Stage I, 14 Stage II, 7 Stage III and 2 Stage IV heterotopic ossifications. The approaches used in these groups included the Kocher-Langenbeck approach (59), the ilioinguinal approach (7), extended approaches (6) and 4 others. The distribution of heterotopic ossifications compared with the approach selected is shown in the following table 50.

	Brooker 0	Brooker I	Brooker II	Brooker III	Brooker IV
Kocher-Langenbeck	26	16	11	4	2
ilioinguinal	5	0	2	0	0
extended approaches	2	1	0	3	0

Tab. 50: Heterotopic ossifications compared with the approach selected

The correlation between acetabular classification and heterotopic ossifications, and between heterotopic ossifications and the Merle d´Aubigné score, is shown in Tables III-4-2 + III-4-3 in the Appendix. The functional result, as expressed by the Merle d´Aubigné score, was reduced ($p < 0.005$) by heterotopic ossifications.

2. Signs of hip-joint arthrosis

In 83 patients (62.4%) the hip joint was radiologically normal and showed no signs of arthrosis. Slight signs of arthrosis were seen in 33, moderate in 9 and severe in 8 patients. The patients with moderate or severe arthrotic changes in the affected hip joint are analyzed below; the 9 moderate cases at the beginning:

- a 32 year-old patient with a posterior wall fracture, Kocher-Langenbeck approach, anatomical reconstruction, slight pain in the hip, Merle d´Aubigné score 17
- an 84 year-old patient with transverse + posterior wall fractures, ilioinguinal approach, 1-3 mm incongruity, no pain, Merle d´Aubigné score 18, problems with contralateral side
- a 63 year-old patient with fractures of posterior wall and column, Kocher-Langenbeck approach, anatomical reconstruction, moderate pain in hip, Merle d´Aubigné score 12
- a 77 year-old patient with a both-column fracture, not treated surgically, moderate pain, Merle d´Aubigné score 18
- a 55 year-old patient with a transverse fracture, not treated surgically, slight pain in hip, Merle d´Aubigné score 18
- a 54 year-old patient with a -type fracture, Kocher-Langenbeck approach, 1-3 mm incongruity, severe pain in hip, Merle d´Aubigné score 11
- a 59 year-old patient with fracture of posterior wall + column, Kocher-Langenbeck approach, anatomical reconstruction, moderate pain in hip, necrosis of femoral head, Brooker III, Merle d´Aubigné score 13
- a 66 year-old patient with a double-column fracture, Maryland approach, anatomical reconstruction, moderate pain in hip, Brooker III, Merle d´Aubigné score 13
- a 49 year-old patient with a transverse fracture + fracture of posterior wall, not treated surgically, slight pain in hip, Merle d´Aubigné score 15, Brooker II

The 8 patients with severe arthrosis were characterized as follows:

- a 32 year-old patient with a double-column fracture, Kocher-Langenbeck approach, incongruity > 3 mm, infection, iatrogenic nerve damage, ankylosis of the hip joint (Brooker IV), Merle d´Aubigné score 7
- a 20 year-old patient with a double-column fracture, extended iliofemoral approach, anatomical reconstruction, moderate pain in hip, Merle d´Aubigné score 15
- a 13 year-old patient with a transverse fracture, not treated surgically, slight pain, Merle d´Aubigné score 13
- a 74 year-old patient with a transverse fracture, Kocher-Langenbeck approach, anatomical reconstruction, moderate pain in hip, Merle d´Aubigné score 8, necrosis of femoral head
- a 26 year-old patient with a fracture of the posterior wall, Kocher-Langenbeck approach, anatomical reconstruction, moderate pain in hip, necrosis of femoral head, Merle d´Aubigné score 12
- a 22 year-old patient with a transverse fracture + Pipkin-fracture, Maryland approach, anatomical reconstruction, severe pain in hip, Merle d´Aubigné score 13
- a 39 year-old patient with fractures of posterior wall and column, Kocher-Langenbeck approach, anatomical reconstruction, severe pain in hip, Merle d´Aubigné score 13
- a 78 year-old patient with an anterior wall and posterior hemitransverse fracture, not treated surgically, moderate pain in hip, Merle d´Aubigné score 12

The correlation between the classification of acetabular fractures and the stages of post-traumatic arthrosis is shown in Table III-4-4 in the Appendix.

3. Necrosis of the femoral head

Necrosis of the femoral head was diagnosed in 12 patients. These included 4 fractures of the posterior wall, 2 of the posterior column, one of the anterior column, 2 transverse fractures, 1 case of fracture of the posterior column and wall, a T-type fracture and 2 double-column fractures. 10 of these patients were stabilized surgically. 5 of the hip-joint necroses were at stage I, 3 in stage II, 3 in stage III and one in stage IV (Ficat/Arlet classification (5)).

4.8.10 Social reintegration and rehabilitation

1. Subjective satisfaction

After having been treated for their pelvic fractures, 33 patients declared themselves to be "very satisfied" with their general condition. 62 were "satisfied" and 30 offered an indifferent response. 19 patients were "dissatisfied" or "very dissatisfied". The general assessment of their condition by 87% of the patients was therefore positive or neutral.

2. Karnofsky Index

The Karnofsky Index was used to measure the efficiency and self-reliance of the patients. A value of 100% was allotted to 31 patients (22.1%), a value of 90% to 50, a value of 80% to 42 and a value of 70% to 8. Values of over 80% were therefore allotted to 57.9% of the patients, which signifies only very slight impairment or none at all. The most serious limitations with values of less than 70% were observed only in isolated cases (n = 9). Five of these patients showed signs of moderate or severe arthrosis.

3. Professional reintegration

90 patients (62.9%) continued in the same profession as before the accident or remained in the same training program. 35 patients (24.5%) were at least partly able to work, but had completed a different training because of the accident or were limited in the practice of their original work. 18 patients (12.6%) were unable to work as a result of the injury, or had retired or were receiving unemployment benefit, or remained out of work.

Thus, following an isolated fracture of the acetabulum, 87.4% of the patients were still able to work.

4. Sporting activities

The majority of patients (n = 62) reported that their sporting activities had not been altered by the accident, and 55 others admitted slight limitations. A further 27 patients stated that, for them, sport was severely limited as a result of the injury.

5. Hobbies

For the majority of patients (n = 91) their hobbies remained the same as before the accident, and 43 reported slight alterations. 10 patients admitted severe limitations. Thus, for 93% there was no essential alteration in their hobbies.

5. Social contacts

A total of 129 patients (89.6%) concluded that their social environment and contacts had not been changed by the accident. Fifteen admitted the loss of social contacts caused by the injury, but without regarding themselves as having become socially withdrawn.

4.8.12 Total hip replacement after acetabular fractures

Fifteen patients were eventually given total hip replacements and were not available for the follow-up examination. Their general result was assessed as "poor". Detailed analysis of these patients is given below.

- A 28 year-old man with a double-column fracture treated through a Kocher-Langenbeck approach, THR after 1.5 years
- A 37 year-old man with transverse + Pipkin-fracture, treated through a triradiate approach, postoperative incongruity of 1-3 mm
- A 66 year-old woman with a posterior wall fracture treated through a Kocher-Langenbeck approach, postoperative incongruity of 1-3 mm
- A 55 year-old man with a double-column fracture treated through a Kocher-Langenbeck, postoperative incongruity of 1-3 mm
- A 26 year-old man with a posterior wall fracture treated through a Kocher-Langenbeck approach, anatomical reconstruction, severe arthrosis
- An 86 year-old man with a double-column fracture, treated through a Smith-Petersen approach, anatomical reconstruction
- A 38 year-old man with a T-type fracture, treated through a Maryland approach, anatomical reconstruction, two intraarticular screws
- A 65 year-old man with a fracture of the posterior wall and a Pipkin-fracture, anatomical reconstruction, arthrosis and secondary dislocation
- A 71 year-old patient with a slightly dislocated transverse fracture, primary THR through an anterolateral approach
- An 85 year-old patient with a fracture of the anterior column, primary THR
- A 65 year-old patient with a double-column fracture treated through a Kocher-Langenbeck approach, severe infection and an intraarticular screw, anatomical reconstruction
- A 34 year-old man with transverse and posterior wall fractures treated through a Maryland approach, anatomical reconstruction, a loose dorsal subchondral screw which did not go through the cartilaginous layer, radiological calcification (Brooker II-II) and signs of arthrosis of the acetabulum and femoral head necrosis
- A 47 year-old woman with a T-type fracture treated through a Kocher-Langenbeck approach, radiological calcification (Brooker III) and very severe signs of arthrosis of the acetabulum, moderate pain, significant limitation of hip-joint function
- A 58 year-old man with fractures of the posterior wall and column, acetabular osteosynthesis after 15 days because of a mobilization refracture, therefore a change of treatment and THR implantation
- A 52 year-old man with a transverse fracture, Kocher-Langenbeck approach, postoperative incongruity of 1-3 mm, severe arthrosis

4.9. Results of the follow-up examination after combined fracture of acetabulum and pelvic girdle

Forty-eight patients had sustained a fracture of the pelvis combined with a fracture of the acetabulum. The injuries involved were of Type A (10), Type B (19), and Type C (19). Among the acetabular fractures, 3 involved the posterior wall, 7 the posterior column, 12 the anterior column. Five were transverse fractures, 2 fractures of both the posterior column and posterior wall, 3 transverse fractures together with a fracture of the posterior wall, 6 T-type fractures and 10 both column fractures. Since it was often impossible to distinguish between disturbances due to fractures of the pelvic girdle and those due to acetabular fractures, a combined evaluation of the most important parameters entered on the follow-up document were simply classified as Type A, B or C injuries, without a more detailed distinction being made between the accompanying acetabular fractures.

4.9.1 Pain

For the purpose of analyzing this sample, only objective evaluation by the doctor was taken into account. Under this heading, 31 patients (65%) were found at the follow-up examination to have no pain or only slight pain. In detail: 8 patients (17%) reported no pain, 23 (48%) only slight pain and 14 (29%) moderate pain. Only 2 patients (4%) complained of severe pain.

Pain in the anterior (transsymphyseal and transpubic) regions of the girdle were only reported for 4 patients (8%). Pain in the dorsal part of the girdle (iliac, gluteal, sacroiliac and sacral pain) was present in 31 cases (65%). Pain in the region of the hip joint (acetabular and inguinal pain) was found in 52% of cases (n = 25).

In terms of the pelvic girdle classification the following values were recorded (Table 51).

Pain	type A n = 10	type B n = 19	type C n = 19
none	2	3	3
slight	5	11	7
moderate	2	4	8
severe	1	0	1
anterior pelvic girdle	1	1	2
area of hip joint	6	8	11
posterior pelvic girdle	7	11	13

Tab. 51: Presence and localization of pain compared with the pelvic classification

4.9.2 Neurological disturbances

Nerve damage was present in 14 patients (29%). There were 9 slight (i.e. not subjectively observed) disturbances, one case of moderate and 4 cases of severe nerve damage (see Appendix for further details). In 10 cases the nerve damage was more closely classified as involving peripheral symptoms associated with the sciatic nerve. The total rate of distressing nerve damage therefore amounted to 10%. In relationship with the pelvic girdle injury classification the following results were recorded (Fig. 52).

neurology	type A n = 10	type B n = 19	type C n = 19
none	7	15	12
slight	1	3	5
moderate	1	0	0
severe	1	1	2

Tab. 52: Neurology compared with pelvic girdle classification

4.9.3 Urological disturbances

Eighty-eight percent of the patients reported no long-term urological symptoms. Urological disturbances (disturbances of micturition, partial physical impotence) were reported by 6 patients (13%). 4 men had sustained Type C injuries, and all of them suffered from partial physical impotence, 2 in combination with disturbances of micturition. One woman with a Type B injury reported a disturbance of micturition/dyspareunia.

One man with a Type C injury of the pelvis had, in addition to the late urological damage, faecal incontinence.

4.9.4 Mobility at the hip joint and the Merle d'Aubigné score

Thirty-four patients (71%) showed an similar degree of mobility in the two hip joints (< 20% difference). To be precise, 25 patients showed a similar bilateral degree of mobility, 9 had slight differences of up to 20%, and in 13 there was a significant difference between the two sides.

Thirty-two patients (67%) showed equal point values between the two sides or a maximal difference of one point in the Merle d'Aubigné score. 16 patients had differences of more than one point. The mean Merle d'Aubigné score amounted to 15.6 points (3 - 18 points). 12 patients enjoyed unlimited function (18 points), 15 had a good result (16 - 17 points), 11 a satisfactory result, and the remaining 10 patients showed marked limitations ($\leq$ 12 points).

4.9.5 Radiological results
Complete radiological results were available for 44 patients.
1. Residual displacement of the pelvic girdle
No residual displacement or diastases in the region of the symphysis were observed in 39 patients (89%). In 5 cases there were diastases or dislocations of between 3 and 14 mm. 4 of them had sustained C type injuries and one a B type injury.

Two patients showed residual displacements of 1 and 6 mm of the ischial and pubic bones. Both had sustained transpubic fractures which were not treated surgically.

To summarize: 7 patients (16%) had residual displacements in the anterior part of the girdle (symphysis or ischiopubic regions), in 5 cases (11.4%) of which these were less than 5 mm and in 2 cases > 5 mm.

For 40 patients (90.9%) anatomical normality of the pelvic girdle had been restored. In 4 patients (1 B type and 3 C type injuries) there were residual displacements of between 2 and 18 mm. In none of the patients had dorsal stabilization of the girdle been carried out.

2. Changes in the hip joint
Twenty patients (45.5%) showed periarticular ossifications of the hip joint, in two of whom these were at Stage IV (Brooker). These two patients had sustained a transverse fracture alone or combined with a fracture of the posterior wall and were treated through either a Maryland or a Kocher-Langenbeck approach.

In 18 patients (40.9%) radiological signs of arthrosis were present in the hip joint, 7 of whom (15.9%) showed moderate or severe arthrotic changes. These latter had acetabular fractures, which included a. fracture of the anterior column, a transverse fracture, a fracture of the posterior column and the posterior wall, a transverse fracture including one of the posterior wall, a T-type fracture and both column fractures.

Severe necrosis of the femoral head was diagnosed in 2 patients, who had a transverse fracture and fracture of the posterior wall and a both column, and who were treated through an ilioinguinal or a Kocher-Langenbeck approach.

4.9.6 Social reintegration and rehabilitation
Complete records were available for 47 patients.
1. Subjective satisfaction
After having sustained pelvic fractures, 10 patients declared themselves to be subjectively "very satisfied" with their general condition, 23 were "satisfied" and 8 offered an indifferent response. Six patients were "dissatisfied" or "very dissatisfied". The general assessment of their condition by 87% of the patients was therefore positive or neutral.
2. Karnofsky Index
A value of 100% was allotted to 7 patients (14.9%), of 90% to 17, of 80% to 16 and of 70% to 4. Values of over 80% were therefore recorded for 51% of the patients, which signifies only very slight impairment or none at all. The most serious limitations with values of less than 70% were observed only in isolated cases (n = 4).
3. Professional reintegration
26 patients remained in the same profession as before the accident or continued with the same training. 13 patients were at least partly able to work, but had completed a different training because of the accident or were limited in the practice of their original profession. 7 patients were unable to work as a result of the injury, or had retired or were receiving unemployment benefit, or remained out of work.
In other words, 84.4% of the patients were still able to work.
4. Sporting activities
The largest group of patients (n = 17) reported that their sporting activities had not been altered by the accident, and 16 others admitted slight limitations. A further 14 patients stated that, for them, sport was severely limited as a result of the injury.
5. Hobbies
For the majority of patients (n = 29) their hobbies remained the same as before the accident. 13 reported slight changes and 4 admitted to significant limitations. Thus, for 91.3% there was no essential alteration in their hobbies.
6. Social contacts
A total of 40 patients concluded that their social environment and contacts had not been changed by the accident. Four admitted the loss of social contacts caused by the injury, but without regarding themselves as having become socially withdrawn. Two had become socially withdrawn as a result of the accident.

4.9.7 Assessment of the "outcome" following combined pelvic girdle and acetabular fractures

The following chapter deals with the summarized values of the results of the follow-up examinations. Table 53 is a survey of how the point-scoring distribution in individual subgroups is assessed.

| | combined pelvic girdle and acetabular fractures ||||||||
| | Clinical Score ||| Radiological Score ||| Social Reintegration |||
	A	B	C	A	B	C	A	B	C
4 points	2	3	2						
3 points	6	12	10	10	16	13	1	8	2
2 points	0	2	1	0	1	2	5	4	10
1 point	2	1	6	0	0	2	3	6	6

Tab. 53: "Outcome in relation to pelvic girdle classification

4.9.7.1 Total clinical results after combined pelvic and acetabular fractures

The total clinical result was only very good in 14.9% of the patients (n = 7). It was good in 59.6% (n = 28), moderate in 6.4% (n = 3) and poor in 19.1% (n = 9). Thus, 74.5% of the patients achieved a good to very good result. The relationship to the pelvic girdle classification is shown in the above table (Table 53).

Two of the 9 patients with a poor result had transpubic fractures (A type injury) accompanied by a T-type fracture or a fracture of the anterior column. In both cases the poor result followed an acetabular fracture with severe pain or serious nerve damage (T-type fracture). One patient with a Type B3 injury (SI joint, transsacral fracture dislocation, dislocation of the symphysis) and a transverse fracture also had serious nerve damage on the side of the acetabular fracture. The remaining 6 patients had sustained Type C injuries (5 cases of injury to the SI joint and 1 bilateral fracture of the sacrum), 4 of these against a background of polytrauma (PTS 31-70). In 4 cases the poor result was due to accompanying urogenital or neurological late damage. For the others it was the result of functional limitation following the development of a severe arthrosis on the side of the acetabular fracture.

4.9.7.2 Total radiological results after combined pelvic and acetabular fractures

Complete radiological records were available for 44 patients. A total of 39 patients (88.6%) had a perfect anatomical result at the time of the follow-up examination. Three showed slight residual displacement (maximum posterior defect 5 mm and/or anterior girdle symphysis 6-10 mm and/or pubis/ischium 10-15 mm). Two patients had significant residual displacement of the anterior or posterior girdle. The relationship to the pelvic girdle classification is shown in the above table (Table 53).

Seven patients showed moderate or severe arthrotic changes in the hip joint. The acetabular fractures included a fracture of the anterior column, a transverse fracture, a fracture of the posterior column and wall, a transverse fracture with fracture of the posterior wall, a T-type fracture and 2 both column fractures. Five of these patients were treated surgically, 4 with anatomical reconstruction of the pelvic girdle.

4.9.7.3 Rehabilitation ("social reintegration") following combined pelvic girdle and acetabular fractures

Taking into account all the patients, the total "social" result "very good" (3 points) for only 24.5% (n = 11). It was judged to be "moderate" for 42.2% (n = 19) and "poor" for 33.3% (n = 15). The relationship to the pelvic girdle classification is shown in the above table (Table 53).

4.9.7.4 Assessment of the "outcome" of the pelvic injury following combined pelvic girdle and acetabular fractures

In order to assess the "total result" of the pelvic injury, the radiological and clinical results were combined to produce the "outcome". Complete clinical and radiological data were available for 43 patients. As a result 7 of them could be assessed as having a achieved a "very good" result (7 points), 22 a "good" result (6 points), 12 a "moderate" result (4-5) points, and 2 a "poor" result (2-3 points). Thus, 67.4% enjoyed a good or very good end result. The relationship to the pelvic girdle classification is shown in the following table (Table 54).

	combined pelvic gridle and acetabular fractures		
	pelvic outcome		
	A	B	C
7 points	2	3	2
6 points	6	9	7
5 points	0	3	0
4 points	2	1	6
3 points	0	0	1
2 points	0	0	1

Tab. 54: "Outcome" related to pelvic classification

4.10 Follow-up examination after bilateral fractures of the acetabulum

Twenty-one patients had sustained bilateral acetabular fractures. Of these 13 were treated within the follow-up period from 1991 to 1992. For 10 patients (76.9%) clinical, and for 9 patients (69.2%) radiological follow-up data were available. These patients are examined more closely below.

Four patients had Type C injuries with bilateral acetabular fractures.

- A 44 year-old man sustained polytrauma (PTS = 53) with damage to the thorax, injuries of the upper and lower limbs, a Type C3 pelvic injury with dislocation of the left SI joint, bilateral both column fractures and damage to the left nerve plexus. Surgical stabilization of the pelvis was carried out with ventral plating of the SI joint and left acetabular osteosynthesis through an ilioinguinal approach with anatomical reconstruction of the girdle and acetabulum. Two years later he had moderate pain in the left hip together with significant (50%) limitation of mobility compared with the other side. The Merle d'Aubigné score was correspondingly poor (3/3/3) and there was a persistent lesion of the left lumbosacral plexus. Radiologically the pelvis was anatomically normal, but the left acetabulum showed severe arthrosis with ossifications (Brooker III) and there were signs of necrosis of the femoral head. The right acetabulum was radiologically normal.
Clinical score: 2 points.
- A 41 year-old man sustained complex trauma to the pelvis with injury to the gut, abdominal trauma, a Type C3 injury to the pelvis with dislocation of the right SI joint, dislocation of the symphysis, a both column fracture on the right and a fracture of the left anterior column. Surgical stabilization of the pelvis was carried out with symphyseal plating and osteosynthesis of the right acetabulum through a Kocher-Langenbeck approach with anatomical reconstruction of the pelvic girdle and right acetabulum. Two years later he had severe pain on both sides with marked limitation of hip movement on the left, a Merle d'Aubigné score of (2/4/4/) on the right, (1/3/4) on the left and severe nerve injury on the right. Radiologically there was a dorsal residual displacement of 10 mm (a.p. direction), and the left acetabulum showed slight arthrosis with ossifications (Brooker III) and early signs of a femoral head necrosis. Radiologically the right acetabulum was normal.
Clinical score: 1 point.
- A 50 year-old man sustained trauma to the abdomen, injury to the vertebral column and lower limb, as well as a Type C3 injury to the pelvis with dislocation of the left SI joint and bilateral fractures of the anterior column, together with a sciatic nerve lesion on the right (PTS = 31). No surgical treatment of the pelvic or acetabular fractures was undertaken. Two years later he had moderate gluteal and sacroiliac pain on the left, but normal mobility of both hip joints, together with a bilateral Merle d'Aubigné score of (3/6/4). There was a severe lesion of the right sciatic nerve. Radiologically a marked dorsal residual displacement was observed: 16 mm in the a.p. and 12 mm in the craniocaudal direction. The structure of the hip joints was normal.
Clinical score: 1 point.
- A 20 year-old man sustained polytrauma (PTS = 40) with craniocerebral injury, trauma to the thorax and abdomen, injuries of the upper and lower limbs, a Type C3 injury of the pelvis with a right transalar fracture of the sacrum. There were also bilateral fractures of the posterior wall and column and a fracture of the left superior pubic ramus. No surgical treatment of the pelvic or acetabular fractures was carried out. Two years later he had moderate pain in both hips with bilaterally equal hip mobility and equal Merle d'Aubigné scores (5/6/5). Radiologically the pelvis was anatomically normal, but there were slight degenerative changes in both hips.
Clinical score: 2 points.

To summarize: after Type C3 injuries of the pelvis with bilateral acetabular fractures only moderate or poor long-term results can be expected.

Four patients had bilateral acetabular fractures with Type B injuries of the pelvis.

- A 22 year-old woman sustained polytrauma (PTS = 29), with craniocerebral damage, injuries to the lower limbs, a Type B injury of the pelvis with a left transforaminal compression fracture of the sacrum, a fracture of the right anterior column and the left posterior wall, together with bilateral transpubic fractures. No surgical treatment of the pelvic or acetabular fractures was undertaken. Two years later she had slight pain in the left half of the pelvis, without limitation of hip movement and corresponding Merle d'Aubigné scores of (5/6/6) on the left and (6/6/6) on the right, She also complained of dyspareunia. Radiologically the pelvis was normal and the hip joints unremarkable.
Clinical score: 2 points

- A 30 year-old man sustained polytrauma (PTS = 50) with damage to thorax and abdomen and injuries to the lower limbs, Type B injury to the pelvis (complex trauma) with dislocation of the right SI joint, symphyseal dislocation, transverse and transpubic fractures on both sides and injury to the pelvic blood vessels. The pelvis was stabilized surgically by supraacetabular external fixation, no surgical treatment of the acetabular fractures and anatomical reconstruction of the girdle. There was multiple organ failure and a fixation pin became infected. Two years later he had slight pain in the left inguinal region, but hip mobility was unrestricted on both sides. The Merle d'Aubigné score amounted to 18 points on either side (6/6/6). Radiologically the pelvis was anatomically normal and both hips were normal.
Clinical score: 3 points
- A 24 year-old woman sustained injuries to the upper and lower limbs, a Type B3 injury to the pelvis with dislocation of the right SI joint, a left compression fracture of the sacrum, dislocation of the symphysis, and bilateral transpubic fractures and fractures of the posterior wall. The pelvis was stabilized surgically by supraacetabular external fixation, no surgical treatment of the acetabular fractures and anatomical reconstruction of the girdle. Postoperatively there was a ventral dislocation of less than 1 cm. Two years later she had moderate deep low back pain and pain in the inguinal region, together with slight restriction of movement at the left hip joint with a corresponding Merle d'Aubigné score (4/6/4). She also complained of a disturbance of micturition. Radiologically the pelvis was anatomically normal dorsally, but there was a symphyseal diastasis of 7 mm and a craniocaudal residual displacement of 3 mm. The left acetabulum showed slight arthrosis, the right was radiologically normal.
Clinical score: 2 points
- A 22 year-old man sustained polytrauma (PTS = 42) with trauma to thorax and abdomen and injury to the upper and lower limbs, a Type B injury to the pelvis (complex trauma) with dislocation of the left SI joint, bilateral transverse fractures and a left transpubic fracture. No surgical treatment of the pelvis was carried out, but the right acetabulum was stabilized through a Kocher-Langenbeck approach with a postoperative acetabular incongruity of 1 - 3 mm. An account of the clinical course is not available. Radiologically the pelvis was anatomically normal and the hip joints unremarkable.

B type injury of the pelvis combined with bilateral acetabular fractures presents a picture which, compared with the C type of injury, appears to offer a somewhat better clinical result. Three patients suffered from isolated bilateral fractures of the acetabulum.

- A 24 year-old man sustained complex pelvic trauma with a right both column fracture and fracture of the left posterior column, together with an open perianal pelvic injury. The acetabular fractures were not treated surgically. Two years later he had slight pain in both inguinal regions without any restriction of hip mobility and the Merle d'Aubigné score on both sides was 17 points (5/6/6). Radiologically both hip joints were normal.
Clinical score: 3 points
- A 27 year-old man (PTS = 27) sustained trauma to the thorax with injuries of the upper and lower limbs and bilateral T-type fractures. Surgical stabilization of the acetabular was carried out through a Kocher-Langenbeck approach with postoperative acetabular incongruity on the right of 1 - 3 mm and anatomical reconstruction of the left. Two years later he had severe bilateral pain in the hips with significant limitation of mobility on the right and Merle d'Aubigné scores of 11 and 13 points. No radiological control was available.
Clinical Score: 1 point
- A 24 year-old woman sustained a transverse fracture and a fracture of the right posterior wall, together with an undisplaced transverse fracture on the left. Surgical stabilization of the right acetabulum was carried out through a Kocher-Langenbeck approach, together with anatomical reconstruction of the joint. Two years later she had no pain, but mobility was slightly restricted by the right hip (Merle d'Aubigné score (6/4/5)). No radiological control was available.
Clinical score: 3 points

4.11 Treatment and outcome for patients with isolated posterior pelvic girdle injuries

Posterior pelvic girdle injuries only were recorded for a total of 22 patients. Transverse fractures of the sacrum and fractures of the coccyx and iliac crest are here not taken into account. Eleven of the patients were treated during the follow-up period from 1991 to 1992. Clinical records of the course of the injury were available for 6 patients and radiological records for 5. The treatment and long-term results for these 6 patients are, whenever available, dealt with in greater detail below:

> • A 22 year-old man with a vertebral fracture and a left transalar fracture of the sacrum. Diagnosed by means of a radiographic overview and 2-D CT. Classified as a Type A injury. No surgical treatment and mobilization within 3 days. Two years later he had slight low back pain and partial physical impotence. Condition otherwise unremarkable.
> *Clinical score: 2 points*

In this patient there was a possible fracture extension of an accompanying vertebral fracture. This was, however, not more precisely described, so that the possible connection can only be a matter of surmise.

Injuries of Type B were described in 3 patients:

> • A 17 year-old girl sustained as a result of a car accident bilateral transforaminal fractures of the sacrum and a cauda equina syndrome, also bilateral. Sacral decompression was carried out at the level of S1 to relieve the narrowing, neurological regression. Postoperatively there was no increased deficiency, it had in fact regressed. Two years later she had severe dorsal pelvic pain and functional neurological impairment was still present. No radiological control was available.
> *Clinical score: 1 point*
> • A 21 year-old woman sustained as a result of a car accident bilateral transforaminal fractures of the sacrum, craniocerebral damage and injuries of the lower limbs. No surgical treatment of the pelvic fractures was undertaken. Two years later she had severe dorsal pelvic pain but an anatomically normal pelvic girdle.
> *Clinical score: 1 point*
> •A 44 year-old woman with craniocerebral damage, trauma to the thorax, injuries of the upper and lower limbs, a left transalar sacral fracture and a comminuted fracture of the ilium (PTS = 29). No surgical treatment of the pelvic fracture was carried out. Two years later she was completely free of pain and the pelvic girdle was anatomically normal.
> *Clinical score: 4 points*

Two patients sustained Type C injuries with only dorsal pelvic injuries:

> • A 28 year-old man suffered burial under debris with injuries to the lower limbs, dislocation of the left SI joint and a right transforaminal fracture of the sacrum after a motorcycle accident. Dorsal stabilization of the pelvic girdle with sacral pinning and anatomical reconstruction of the pelvic girdle. Two years later he had slight pain on the left side of the pelvis. Otherwise the clinical findings were unremarkable. Radiologically the pelvic girdle was anatomically normal.
> *Clinical score: 3 points*
> • A 31 year-old man suffered multiple injuries (PTS = 43) from a motorcycle accident, together with trauma to thorax and abdomen, injuries to the lower limbs and a right transiliac fracture dislocation. No surgical treatment of the pelvic fracture. Two years later he had slight pain on the left side of the pelvis. Otherwise the clinical findings were unremarkable.
> *Clinical score: 3 points*

4.12 Treatment and outcome for patients with Type C injuries exclusively treated by external fixation

Between 1991 and 1992 a total of 13 patients were treated for Type C pelvic injuries exclusively by external fixation. Of these patients, 8 were kept under continuous complete clinical and radiological checking. The treatment and long-term results for these patients are dealt with in greater detail below:

- A 33 year-old man sustained polytrauma (PTS = 42) with craniocerebral injury, trauma to thorax and abdomen, injuries to the lower limbs, a vertebral fracture, dislocation of the right SI joint and of the symphysis. A supraacetabular external fixator (Kiel model) was placed in position for over 14 days. Dorsal and ventral residual displacements of > 1 cm remained. Two years later the clinical findings were unremarkable, but radiologically there remained a slight dorsal residual displacement of 3 mm in the craniocaudal direction and a symphyseal diastasis of 7 mm.
Clinical score: 4 points, Radiological score: 2 points

- A 39 year-old woman sustained trauma to the abdomen, a right transforaminal fracture and an overlapping dislocation of the symphysis. Primary treatment consisted of the placement of a supraacetabular external fixator (Kiel model). Dorsal and ventral residual displacements of ≤ 1 cm remained. Two years later the clinical findings were unremarkable. Radiologically there was a marked dorsal residual displacement of the girdle of 17 mm in the craniocaudal, and 8 mm in the a.p. direction.
Clinical score: 4 points, Radiological score: 1 point

- A 33 year-old man sustained trauma to the thorax, a left transsacral fracture dislocation, dislocation of the symphysis, a right transpubic fracture, a transverse fracture of the right acetabulum and urethral rupture. He was treated by supraacetabular external fixation after 8-14 days and anatomical reconstruction of the girdle. Two years later he had moderate pain in the region of the left SI joint and deep low back pain. Radiologically the pelvic girdle was anatomically normal.
Clinical score: 2 points, Radiological score: 3 points

- A 48 year-old man sustained injuries to the lower limb, a left transalar fracture of the sacrum, a right transpubic fracture, and a both column fracture on the left. Treatment consisted of osteosynthesis of the left acetabulum, placement of a supraacetabular external fixator after 3-7 days and anatomical reconstruction of the girdle and of a slight residual displacement of the acetabulum. Two years later he had moderate pain in the region of the left hip and radiological signs of slight arthrosis. The pelvic girdle showed dorsal residual displacement of 14 mm in the craniocaudal and 18 mm in the a.p. direction.
Clinical score: 2 points, Radiological score: 1 point

- A 38 year-old man sustained polytrauma (PTS = 57) with craniocerebral damage, trauma to the thorax, injuries to the upper and lower limbs, complex pelvic trauma with a left transforaminal fracture of the sacrum, dislocation of the left SI joint, bilateral transpubic fractures, dislocation of the symphysis, and a lesion of the lumbosacral plexus. He was treated by supraacetabular external fixation and anatomical reconstruction of the pelvic girdle. Two years later he had moderate pain in the dorsal part of the pelvis and remaining moderate nerve injuries. Radiologically the pelvic girdle was anatomically normal.
Clinical score: 2 points, Radiological score: 3 points

- A 55 year-old man sustained polytrauma (PTS = 55) with craniocerebral damage, trauma to the thorax, injuries to the lower limbs, complex pelvic trauma with a left transsacral fracture dislocation, a transverse fracture of the right acetabulum, bilateral transpubic fractures, and damage to the pelvic vessels with an extensive retroperitoneal hematoma. He was treated by supraacetabular external fixation. Ventral and dorsal residual displacements of ≤ 1 cm remained. Two years later he had severe pain in the dorsal part of the pelvis. Radiologically the pelvic girdle was anatomically normal.
Clinical score: 1 point, Radiological score: 3 points

- A 21 year-old woman sustained craniocerebral damage, injury to the upper limbs, a fractured left ilium and bilateral transpubic fractures. Treatment consisted of the placement of a supraacetabular external fixator after 3-7 days and anatomical reconstruction of the girdle. Two years later she was completely free of symptoms and radiologically the pelvic girdle was anatomically normal.
Clinical score: 4 points, Radiological score: 3 points

- A 26 year-old woman sustained polytrauma (PTS = 54) with trauma to the thorax and abdomen, injuries to the lower limbs, a right transiliac fracture dislocation, a right transalar fracture of the sacrum and a right transpubic fracture. Treatment consisted of the placement of a supraacetabular external fixator after more than 14 days. Dorsal and ventral residual displacements of ≤ 1 cm remained. Two years later she had slight pain over the left hip and a slight nerve impairment. The pelvic girdle showed a dorsal residual displacement of 10 mm in the craniocaudal, and 20 mm in the a.p. direction.
Clinical score: 3 points, Radiological score: 1 point

In summary one can say that four patients enjoyed a good or even a very good long-term clinical result in spite of significant residual displacement of the pelvic girdle, but that for four patients (50%) the clinical result was poor.

5. Summary of the follow-up

The presented data confirm the fact that patients after pelvic fractures represent a quite inhomogenous random. The severity of pelvic injury varies from simple undisplaced pubic fractures to unstable crushing injuries with a wide range of pelvic soft tissue trauma. Additionally, concomitant extrapelvic injuries are frequently observed. Thus, general prognostic statements are influenced by a high number of parameters and even with this high number of patients highly comparable groups are small in number and statistical evaluation will fail due to small spot-check volumes.

For a better understanding the following chapter will summarize the previously mentioned important results and will therefore facilitate a more "general" evaluation of the late sequelae after pelvic injuries.

5.1 Pain

The cause of pain is analysed in relation to the classification of pelvic injury (Fig. 31-33). For easier comparison the parameter "no pain" and "slight pain" are summarized and are compared to patients with "moderate" or "severe pain".

The classification of the pelvic injury is subdivided in patients with "uncomplicated pelvic fractures", patients after "complex pelvic trauma" and patients with isolated acetabular fractures or acetabular fractures in combination with pelvic ring injuries.

The frequency of pain increased for patients with complex pelvic trauma, patients with an acetabular fracture and in correlation to the stability of the pelvic ring:

• After stable A-type fractures moderate/severe pain was observed in 13%, additional peripelvic soft tissue trauma showed no increase, while additional acetabular fractures raised this rate to 30%.

• After isolated B-type fractures moderate/severe pain was present in 21% of the cases. After B-type fractures with peripelvic soft tissue injury moderate/severe pain doubled to 42%, while the combination with an acetabular fracture did not change this rate (22%).

• In isolated C-type fractures moderate or severe pain was found in 30%, after additional peripelvic soft tissue injury in 37% and after additional acetabular fracture in 47%.

5.1 Pain

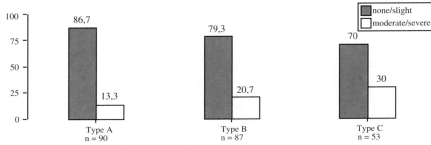

Fig. 31: Percentage of pain after isolated pelvic ring injuries.

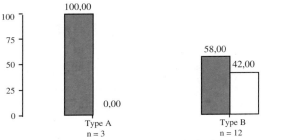

Fig. 32: Percentage of pain after complex pelvic ring injuries.

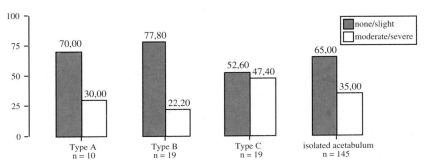

Abb. 33: Percentage of pain after pelvic ring and acetabular fractures.

5.2 Long-term neurologic disabilities

As previously mentioned the longterm neurological findings were summarized as "no", "moderate" and "severe". The correlation between the pelvic classification and the severity of the observed neurological deficits is summarized in Figure 34 - 36.
The rate of neurologic deficits was essentially depending on the stability of the pelvic ring. An additional acetabular fracture only leads to a higher rate after A-type fractures.

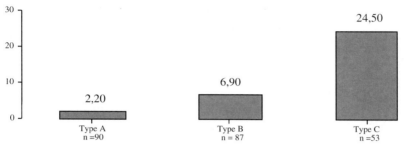

Fig. 34: Percentage of moderate or severe neurologic disturbances after isolated pelvic ring injuries

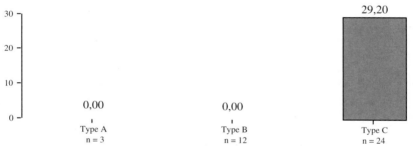

Fig. 35: Percentage of moderate or severe neurologic disturbances after complex pelvic ring injuries

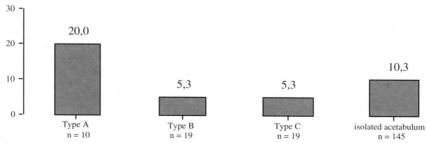

Fig. 36: Percentage of moderate or severe neurologic disturbances after pelvic ring injuries combined with acetabular fractures

5.3 Long-term urologic disabilities

Long-term urological deficits were found in 11,7 % of all patients (males: 14.6%, females: 7.1%). Primary injury to the urogenital system was a main factor leading to long-term urological deficits in 36%. But even with no reported primary urogenital injury a rate of 8-14% long-term deficits was observed depending on the classification (Fig.37). The relatively high rate after A-type injuries might be explained by the higher mean age of these patients (49.2 years). In Fig. 37-39 the observed rate in relation to different classification groups is displayed.

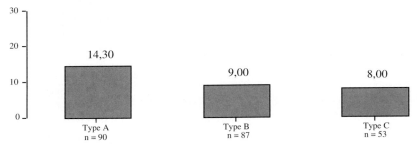

Fig. 37: Percentage of urologic deficits after isolated pelvic ring injuries

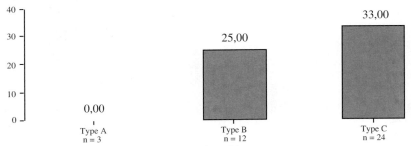

Fig. 37: Percentage of urologic deficits after complex pelvic trauma

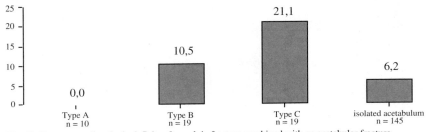

Fig. 39: Percentage of urologic deficits after pelvic fracture combined with an acetabular fracture

- urologic disturbances were found in 11,7% after pelvic and acetabular fractures

- without primary urologic injury long-term urologic disabilities were found in 8-14%

- after primary urologic injury 36% showed long-term urologic disabilities

- after complex pelvic trauma an increasing rate of 25-33% dependent of the amount of pelvic instability was seen

- in unstable pelvic ring injuries combined with an acetabular fracture 11%-21% had urologic disturbances

5.4 Clinical result

The summary of the clinical result at follow up showed a correlation to the classification of the primary injury. For example the rate of "excellent clinical results" dropped from 46% after A-type injuries to 16% after complex pelvic trauma (Fig. 40). A detailed analyses is presented in the appendix (see Table {III-4-5}).

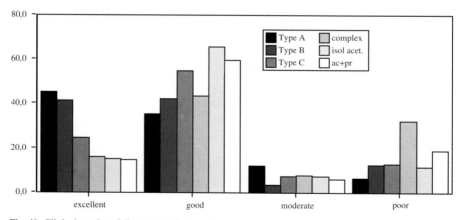

Fig. 40: Clinical result at follow up vs. classification

5.5 Radiological result

The overall radiological results in the observed group of patients must be considered as good. While after A-type injuries per definition all patients showed anatomical healing of the pelvic ring, this rate was 90.1% after B-type injuries and 71.2% after C-type injuries.(Fig. 41). A "poor radiological outcome" was most frequently seen after isolated C-type injuries. A more detailed evaluation is given in the appendix (see Table {III-4-6}).

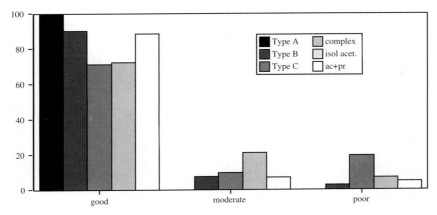

Fig. 41: Radiological result vs. classification

5.6 Rehabilitation ("social reintegration")

As expression of the severity of the general trauma a complete "social reintegration" with an basically unchanged life situation when compared to the time period before the accident was only observed in 49.4% of the patients after A-type, 50% after B-type, 26.4% after C-type fractures and 21% after complex pelvic trauma. Severe limitations of daily living were found in 50.9% after isolated C-type fractures and suprisingly in 31% after isolated A-type fractures (Fig. 42). A more detailed analysis is given in the appendix (see Table {III-4-7}).

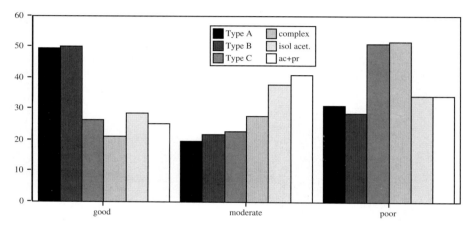

Fig. 42: Social reintegration vs. classification

5.7 Pelvic Outcome

For general assessment of the "result" after the pelvic fracure, the points of the radiological and the clinical results were summed up to the "pelvic outcome" score. Remarkable differences were observed between the subgroups of the classification. While after isolated A-type injuries excellent results (7 points) were found in 46%, this rate decreased to 14% after complex pelvic trauma. Poor outcome results were not noted after isolated A-type and B-type fractures. After isolated C-type fractures this rate was 7.7%, after complex pelvic trauma 10.5% (Fig. 43). A more detailed analysis is presented in the appendix (see Table {III-4-8}).

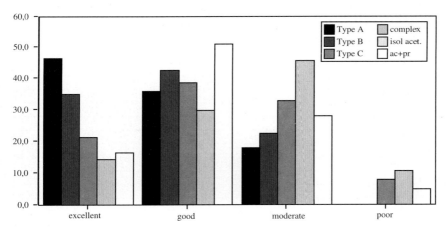

Fig. 43: Pelvic outcome vs. classification

5.8. Which factors do influence the long-term result ?

For a more detailed analysis of the influence of specific parameters to the longterm result, these were correlated in overview tables allowing the observation of trends, as due to the high variability a statistically valid comparison was not successful. Only patients after isolated pelvic ring injuries were included (n = 269).

Table 55 - 59 is representing possible factors influencing the observed rates of "late pain", "neurological deficits", "urological deficits" and "clinical- and radiological outcome".

In the left column of the table the factors are displayed, wheras in the middle and the right column the frequency of this factor within the observation group is displayed.

5.8.1 Predictive factors for "severe pain"

In 10 patients severe pain was observed at follow-up, three of them suffering from complex pelvic trauma. These 10 patients were compared to 116 the patients without pain (Tab. 55).

	no pain (n = 116)	sever pain (n = 10)
multiple injured patients	33,6%	80%
Ø PTS	18,0 Pts (3 - 53)	24,1 Pts (9 - 46)
complex pelvic trauma	9,5%	30%
stay of ICU > 14 days	10,3%	40%
SI-joint injury	23,3%	50%
sacral fracture	24,1%	40%
A-type injury	46,6%	10%
B-type injury	34,5%	60%
C-type injury	18,9%	30%
injury of posterior pelvic ring	46,6%	90%
severe pain anterior		0%
severe pain posterior		70%
severe pain anterior + posterior		30%
neurological disturbances	4,3%	60%
urological disturbances	4,3%	50%
posterior malunion > 5mm	3,4%	10%

Tab. 55: Influencing parameters to "severe pain"

Patients with severe pain sustained a more severe general injury, had a higher rate of unstable pelvic ring injuries and additional complex pelvic trauma and presented a higher rate of neurological and urological long-term disturbances.

5.8.2 Factors predicting neurological deficits

In 10 patients moderate or severe neurological deficits were dedected at follow up. 8 of these patients were suffering from multiple injuries, in three of these the polytrauma let to an ICU stay of more than 14 days. The average PTS in this group was 20,4 points (9 - 54 points). 3 patients sustained a complex pelvic trauma, in 7 patients an injury of the SI-region was present. Overall, 9 patients had injury of the posterior pelvic ring. At follow-up 5 patients had in addition urological deficits. In three patients the radiological result was rated as poor with a residual posterior displacement of over 5mm.

	no neurological deficit (n = 222)	moderate/severe neurology (n = 10)
male:female	1:1	9:1
complex pelvic trauma	12,1%	30,0%
SI-joint injury	27,4%	70,0%
sacral fracture	24,7%	10,0%
A-type injury	39,9%	0%
B-type injury	38,1%	30,0%
SI-joint	43,5%	33,3%
sacral fracture	43,5%	33,3%
C-type injury	22,0%	70,0%
SI-joint	42,8%	85,7%
sacral fracture	42,8%	0%
posterior pelvic ring injury	56,5%	90,0%
urological disturbances	9,4%	50,0%
posterior malunion > 5mm*	5,7%	30,0%

Tab. 56: Neurological distrubances
* not all patients had radiological follow-up

Neurological deficits were related to posterior pelvic ring injury, C-type injuries, SI-joint injury and posterior malunion.

5.8.3 Which factors predict urological deficits ?

Overall, urological deficits were present at follow up in 38 patients of which 11 had a primary complex pelvic trauma.

	no urological disturancy (n = 222)	urological dsitrubancy (n = 38)
complex pelvic trauma	12,2%	28,9%
symphyseal injury	26,6%	42,1%
bladder rupture	4,5%	13,2%
urethra disruption	0,5%	10,5%
pelvic bowel injury	1,8%	10,5%
SI-joint injury	33,6%	47,4%
sacral fracture	28,2%	36,8%
A-type injury	33,8%	34,2%
B-type injury	39,2%	31,6%
C-type injury	27,0%	34,2%
posterior malunion > 5mm *	7,8%	10,5%

Tab. 57: **Urological deficits** (* not all patients had radiological follow-up)

Overall, urological deficits were related to complex pelvic trauma, primary urologic injuries and symphyseal injuries.

5.8.4 Which factors predispose for a poor radiological result ?

There were 15 patients with a poor radiological result. 14 of these had a C-type pelvic injury, the remaining a B-type injury. In table 58 the 14 patients with C-type injuries (11x ORIF) are compared to the 50 patients after C-type injuries presenting a good radiological scoring at follow up (ORIF was performed in 31 of these patients).

	radiol. score 3 points	radiol. score 1 point
iliac fracture	12,0%	14,3%
SI-joint injury	40,0%	71,4%
sacral fracture	48,0%	14,3%
non-operative treatment	38,0%	21,4%
only anterior stabilization	8%	27,3%
only anterior external fixator	4,0%	18,2%
only posterior fx stabilization	22,0%	18,2%
ant. + post. stabilization	32,0%	54,5%
Clinical score: 4 points	24,0%	7,1%
Clinical score: 3 points	34,0%	28,6%
Clinical score: 2 points	24,0%	42,9%
Clinical score: 1 point	18,0%	21,4%

Tab. 58: **Poor radiological outcome**

Poor radiological results showed some correlation to an injury to the SI-joint and the use of solely anterior internal stabilization or the use of an external frame alone. Good and excellent clinical results were more frequently seen in correlation to a good radiological result.

5.8.5 Which factors predict a poor clinical result ?

26 patients had a poor clinical result at follow up, 10 of them after a complex pelvic trauma. These 26 patients were compared to the 97 patients with an excellent clinical result (Tab. 59).

	excellent (n = 108)	poor (n = 26)
multiple injured patients	65,7%	80,8%
Ø PTS	17,6 pts (3 - 53)	25,6 pts (9 - 54)
complex pelvic trauma	7,4%	38,5%
stay on ICU > 14 ays	9,3%	42,3%
SI-joint injury	22,2%	61,5%
sacral fracture	23,1%	30,8%
A-type injury	48,1%	7,7%
B-type injury	36,1%	42,3%
C-type injury	15,8%	50,0%
posterior pelvic ring injury	44,4%	96,2%
severe pain		38,5%
neurological distrubances		73,1%
urological disturbances		57,7%
posterior malunion > 5mm *	3,5%	20,8%

Tab. 59: Poor clinical result (* not all patients had radiological follow-up)

21 patients suffered from a polytrauma, three of them required an ICU-treatment of more than 14 days. The average PTS in this group was 25.6 points (9 - 54 points). One third of these patients sustained complex pelvic trauma, 60% had injury of the SI-region, 30% had sacral fractures. Overall, 96% of the patients had injury of the posterior pelvic ring. Primary reason for poor clinical outcome was severe pain in 38%, neurological disturbances in 73% and urological disturbances in 58%. At follow-up 5 patients had urological dusturbances, 5 patients had a poor radiological result with posterior residual displacement of > 5mm.

The patients with poor clinical outcome more frequently suffered from severe general trauma and had a higher rate of unstable pelvic ring injuries and additional peripelvic soft tissue injuries.

5.8.6 Which predict a poor pelvic outcome ?

11 patients had a poor pelvic outcome at follow up. 9 patients were polytraumatized, 5 of them required an ICU-treatment of more than 14 days. The average PTS was 26 points (9 - 52 points). Three patients suffered from complex pelvic trauma, 8 had injury of the SI-region, 1 had a sacral fracture. All of these patients had injuries of the posterior pelvic ring.

The primary reason for a poor rating in the clinical outcome was a moderate or severe pain in 9 patients, neurological deficits in 8 cases and urological deficits in 4 cases. All neurological deficits were functionally disabeling. All patients showed additionally a poor radiological result with posterior residual displacement of > 5mm.

These 11 patients were compared to 134 patients with good or excellent pelvic outcome (Tab. 60).

	excellent/good (6-7 points) (n = 134)	poor (2-3 points) (n = 11)
multiple injured patients	69,4%	81,2%
Ø PTS	19,1 pts (3 - 54)	26,0 pts (9 - 52)
complex pelvic trauma	8,2%	27,3%
stay on ICU > 14 days	10,4%	45,5%
SI-joint injury	28,4%	78,8%
sacral fracture	27,6%	9,1%
A-type injury	33,6%	0%
B-type injury	42,5%	0%
C-type injury	23,9%	100%
posterior pelvic ring injury	61,9%	100%
moderate/severe pain		78,8%
neurological distrubances	0,7%	78,8%
urological disturbances	0%	36,4%
posterior malunion > 5mm *	0%	100%

Tab. 60: Pelvic outcome.

Poor results were found more frequently after unstable C-type injuries and were all combined with a residual displacement of the posterior pelvic ring of more than 5 mm. The general injury severity was higher compared to patients with good or excellent outcome.

5.9 The influence of the location of stabilization to the radiological result

Isolated B-type injuries

28 patients after isolated B-type injuries underwent surgical stabilization of the pelvic ring. In 25 cases a solely anterior stabilization was performed, two patients had solely posterior stabilization and in one patient a combined anterior and posterior stabilization was performed. At follow up only one patient was rated with 2 points in the radiological result and one with 1 point ("poor"), both after solely anterior stabilizations:

- After B1-injury a patient was treated with an external fixator. Postoperatively an anterior residual displacement of < 1cm was present. After two years a posterior malunion with 7mm residual displacement was observed. Clinical score: 4 points.
- After a B1-injury a symphyseal disruption was treated by plating and cerclage wiring. After two years there was symphyseal malposition of 10mm and posterior malunion with a 5mm displacement. Clinical score: 4 points

Isolated C-type injuries

31 patients with isolated C-type injuries were treated with surgical stabilization. In 4 cases a solely anterior stabilization was performed, in 8 patients a solely posterior stabilization and in 18 patients a combined anterior and posterior stabilization. Fig. 44 compares the patients with "good and moderate" result to those with a "poor" radiological score.

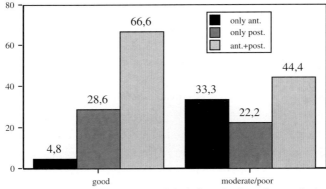

Fig. 44: Percentage of good and moderate/poor radiological results dependent on the location of pelvic ring stabilization.

A good radiological result after isolated C-type injuries was more frequently correlated with a combined anterior and posterior pelvic ring stabilization.

5.10 Evaluation of specific patient groups

Several patients could not be treated according to the presently recommended standards, i.e. patients after unstable pelvic ring injuries treated non-operatively or patients with non-operative treated of symphyseal disruptions. These specific groups are now analysed according to their long-term result.

5.10.1 Nonoperative treatment of C-type fractures

21 patients of the follow-up group had a nonoperative treatment of a C-type injury. The posterior pelvic lesion consisted of a sacral fracture in 13 patients, a SI-joint injury in 8 and an iliac fracture in 4 patients. 4 patients had combinations of sacral fractures and SI-joint injuries.

	none	slight	moderate	severe
pain	6	9	6	0
neurologic deficit	15	2	3	1
urological deficit	19	1	1	0
Outcome	**excellent**	**good**	**moderate**	**poor**
clinical	5	8	5	3
radiological		15	3	3
soc. reintegration		6	6	9
pelvic outcome	5 (23,8%)	7 (33,3%)	5 (23,8%)	4 (19,1%)
pelvic outcome (operatively, n = 32)	6 (18,8%)	10 (31,3%)	12 (37,5%)	4 (12,5%)

5.10.2 Nonoperative treatment of symphyseal disruptions

In 42 patients of the follow up group a symphyseal disruptions was treated nonoperatively. Residual displacements at follow up were infrequent leading to no difference when compared to patients after surgical reconstruction.

	none	slight	moderate	severe
pain	6	11	0	1
neurologic disturb	16	0	1	1
urological disturb.	16	2	0	0
Outcome	**excellent**	**good**	**moderate**	**poor**
clinical	6	9	1	2
radiological		14	3	0
soc. reintegration		11	4	3
pelvic outcome	6 (35,3%)	5 (29,4%)	6 (35,3%)	0

5.10.3 Primary posterior pelvic ring displacement > 10mm

In 15 patients of the follow up group a primary posterior displacement of the SI-joint in C-type injuries was recorded (Tab. 63).

	none	slight	moderate	severe
pain	4	4	5	2
neurologic disturb	6	2	4	3
urological disturb.	10	3	2	0
Outcome	**excellent**	**good**	**moderate**	**poor**
clinical	2	3	3	7
radiological		8	2	3
soc. reintegration		3	2	10
pelvic outcome	2	1	7	3

Tab. 63: Primary posterior pelvic ring dislocation > 10mm

6. Summary and "key-notes"

6.1 Mortality

The overall mortality after pelvic and/or acetabular fracture was 7.9%.
The mortality was correlated to different parameter:
   Complex pelvic trauma (peripelvic soft tissue injury)
   Without peripelvic soft tissue injury mortality rate was 7.2% compared to 21.3% after complex pelvic trauma. There was no significant difference between isolated C-type injuries and complex pelvic trauma.
   General injury severity
   There was a significant increase from Group I (0.25%) to Group IV (43.7%)
   Pelvic ring stability
   With increasing pelvic ring instability mortality rates increased. A significant increase in the mortality rate was seen from type A (3.3%) to type B (12.7%) to type C (15.6%).
No correlation was found in this study to the choosen therapy (operative treatment 8.2%, non-operative treatment 9.2%), different ageing groups and the amount of pelvic ring insta-bility inbetween complex pelvic injuries (type A 19%, type B 16%, type C 26%). By inter-preting these data it has to be taken into account that the individual indication for a specific treament and the amount of primary displacement was beyond the scope of this study.

6.2 Emergency treatment

5.4% (n = 93) of the patients had an unstable pelvic injury (B-, C-type injuries) and were rated as "hemodynamically unstable" (≥ 2 units of packed red blood cells). The mortality rate in this specific group was high (33.3%), 42% of these deaths were directly related to the pelvic injury. These patients were young (Ø 34.9 years) and in general suffered from a severe polytrauma (average PTS 36.8 points).
25 patients were treated by emergency external fixation (pelvic C-clamp (12.9%), external fixator (15%)). The type of emergency stabilization showed not influence to the mortality rate (36% vs. 32%).
Emergency angiography was performed in 8 patients (8,6%). In only three cases (3.2%) this procedure was performed > 6 hours after admission.
In 53 patients (57%) an emergency laparotomy was performed, 60% of these patients had intraabdominal injuries, 90% showed large retroperitoneal hematomas, in 36% a pelvic packing was performed.
28 patients were treated without surgical intervention primarily on the ICU.

The most frequently observed pelvic soft tissue injuries in the group of "unstable patients" were ruptures of the bladder in 35%, lumbosacral plexus injuries in 31%, pelvic vascular injury in 28% and urethral disruption in 21.5%.
Emergency treatment was effective with hemodynamic stabilization in 39 patients, 23 improved, 23 remained unstable and 8 died of exsanguination.

6.3 Techniques of stabilization

In several regions of the pelvis the technique of stabilization was uniform in a way that "standard procedures" can be postulated for these regions.
These regions were the pubic symphyses, the transpubic region, the transiliac and transiliosacral region. For sacral fractures still several methods of stabilization are applied

Symphyseal disruption
Symphyseal disruption was treated operatively in 144 patients, in 17 of them the type of stabilization was changed in the later course. These patients remained unconsidered. The plate fixation has to be considered as the method of choice for the disrupted pubic symphysis resulting in low infection rates and a high percentage of anatomical healings (Tab. 64).

type of osteosynthesis	number	%	anatomical reconstr.	infection rate
symphyseal plating	n = 98	77,2%	91,8%	5,1%
external fixator	n = 25	19,7%	44%	9%

Tab. 64: Type of osteosynthesis for symphyseal disruption.

Transpubic instabilities
Transpubic fractures without additional symphyseal injury were stabilized in 63 patients. In three patients the type of stabilization was changed in the later course.
The preferred method of stabilization in this fracture area was the external fixator (Tab. 65).

type of osteosynthesis	number	%	anatomical reconstr.	infection rate
external fixator	n = 49	81,7%	57,1%	4,1%
reconstruction plate	n = 9	15,0%	77,8%	0%
transpubic screws	n = 1	1,7%	n = 1	0%

Tab. 65: Type of osteosynthesis for transpubic instabilities.

SI-joint injury
Operative stabilizations of the injured SI-joint were performed in 42 patients. No infection was seen. The preferred method were the anterior plating techniques (Tab. 66).

type of osteosynthesis	number	%	anatomical reconstr.	infection rate
anterior plating	n = 37	88,1%	75,7%	0%
transiliosacral lag screw	n = 4	9,5%	100%	50% (n = 2)

Tab. 66: Type of osteosynthesis for SI-joint injury.

Sacral fractures

In 35 cases sacral fractures were treated operatively. In 4 cases transverse plating of the fractured sacrum was performed, 6 patients were treated by sacral bars, 12 by transiliosacral lag screw fixation and 9 by "localized" sacral plating techniques. In 4 patients other procedures were performed. No preferred stabilization method could be identified (Tab. 67).

type of osteosynthesis	number	%	anatomical reconstr.	infection rate
transverse plating	n = 4	11,4%	75%	25% (n = 1)
sacral bars	n = 6	17,1%	66,7%	33% (n = 2)
"localized" plates	n = 9	25,7%	66,7%	0%
transiliosacral lag srew	n = 12	34,3%	75%	0%

Tab. 67: Type of osteosynthesis for symphyseal disruption.

6.4 Nonoperative treatment

For analysis of the influence of operative stabilizations for the pelvic outcome 53 patients after isolated C-type fractures were analysed. No differences were found but one has to take into account that the indications for stabilizations were part of the study and therefore the amount of primary displacement was not available for closer analysis (Tab. 68).

	poor	moderate	good	excellent
non-operative	19,05%	23,81%	33.33%	23.81%
operative	12,5%	37,5%	31.25%	18.75%

Tab. 68: Outcome of patients with non-operative vs. operative treatment of C-type injuries.

6.5 Short summary of the results after pelvic ring injuries

The following tables give a short summary of demographic data and the longterm follow-up results after pelvic ring injuries.

1. Demographics (n = 1185):

	Type A (n = 728)	Type B (n = 205)	Type C (n = 143)	complex (n = 109)
mean age	58,1	36,1	37,7	34,4
male : female	1,7:1	0,67:1	0,79:1	0,4:1
multiply injured patients	40,1%	78,0%	82,5%	85,3%
mean PTS	17,4	22,0	28,1	28,5
rate of stabilization	2,5%	31,2%	50,3%	55,0%
rate of ICU treatment	19,2%	50,7%	65,0%	78,0%
mortality	3,4%	13,2%	17,5%	21,1%
complication rate	3,1%	13,2%	21,7%	33,0%
infection rate (ORIF)	11% (n = 2)	3,1%	9,7%	3,3%
post. anat. reconstruction	100%	100%	72,2%	87,2%

2. Follow-up results (n = 269):

	Type A (n = 90)	Type B (n = 87)	Type C (n = 53)	complex (n = 39)
pain	43,3%	55,2%	71,7%	71,8%
none	56,7%	44,8%	28,3%	10,2%
slight	30,0%	34,5%	41,5%	25,7%
moderate	12,2%	16,1%	28,3%	35,9%
severe	1,1%	4,6%	1,9%	28,2%
neurological disturbances	4,4%	14%	34%	30,8%
urological disturbanes	14,3%	9%	8%	28,2%
clinical score (excellent)	45,6%	41,4%	24,5%	20,6%
clinical score (good)	35,6%	42,5%	54,7%	25,6%
clinical score (moderate)	12,2%	3,5%	7,6%	28,2%
clinical score (poor)	6,6%	12,6%	13,2%	25,6%
radiol. score (good)	100%	91,3%	71,2%	65,7%
radiol. score (moderate)	0%	7,5%	9,6%	22,9%
radiol. score (poor)	0%	1,2%	19,2%	11,4%
soc. reintegration (good)	47,8%	50,6%	26,5%	30,8%
soc. reintegr. (moderate)	17,8%	20,7%	22,6%	30,8%
soc. reintegration (poor)	34,4%	28,7%	50,9%	38,4%
pelvic outcome (excellent)	46%	35%	21,2%	11,4%
pelvic outcome (good)	26%	42,5%	38,4%	17,2%
pelvic outcome (moderate)	18%	22,5%	32,7%	60,0%
pelvic outcome (poor)	0%	0%	7,7%	11,4%

6.6 Short summary of results after acetabular fractures

The following tables give a short summary of demographic data and the longterm follow-up results after acatabular injuries.

Demographics (n = 486):

	isolated acetabular fracture (n = 360)	acetabulum + pelvic ring (n = 126)
mean age	43,1	37,4
male : female	0,27:1	0,57:1
multiply injured patients	54,4%	81,7%
mean PTS	19,2	27,2
rate of stabilization	55,3%	43,7%
rate of ICU treatment	42,8%	73,0%
mortality	4,4%	7,1%
complication rate	13,9%	23,8%
infection rate (ORIF)	4,5%	9,1%

Follow-up results (n = 193):

	isolated acetabular fracture (n = 145)	acetabulum + pelvic ring (n = 48)
pain	80,7%	83%
none	19,3%	17,0%
slight	45,5%	48,9%
moderate	26,9%	29,8%
severe	8,3%	4,3%
neurological disturbances	22,8%	29,2%
urological disturbanes	6,2%	12,5%
clinical score (excellent)	16,6%	14,9%
clinical score (good)	44,1%	59,6%
clinical score (moderate)	29,7%	6,4%
clinical score (poor)	9,6%	19,1%
soc. reintegration (good)	28,4%	24,5%
soc. reintegr. (moderate)	37,6%	42,2%
soc. reintegration (poor)	34,0%	33,3%

6.7 Conclusions of the study design

The main task of the multicenter study was the aquisition of a sufficiant number of patients in a short time for statistical analysis. This goal was basically reached, with a sample of 1722 consecutive patients within 3 years relevant data for an actual epidemiological analysis could be gathered. Despite this the study design showed some problems which should be discussed at this place for improvement of further studies.

- Due to the high variability of pelvic fractures and the interindividual differences of the patients let to small randoms in several analysis of specific problems. Therefore frequently a single case analysis was necessarry.

This problem could be overcome by the specific definition for those "problem groups" in further studies even with acceptance of a longer observation period.

- The conception of a multicenter data aquisition and the system of evaluation sheets was basically successful, but for further use some points could be optimized. The design of the evaluation sheets was prepared for digitalization by a code sheet reader, which limited data to yes/no entries. This required a reduction of the entry possibilities which later let to difficulties in the statistical evaluation (e.g. length of ICU-stay, time of mobilisation). Unfortunately at the end an automatically data aquisition could not be realized and all data had to be entered manually.

For further studies a combination of coded and uncoded data together with a direct digital data transmitioner would be preferable.

- Another problem is the interobserver reliability of classifications in multicenter studies. At the beginning of the study great efforts were made for unification of the classification with workshops and case discussions. After data aquisition a raliability evaluation was performed and thus the interobserver differences could certainly reduced in comparison to other studies. But nevertheless in some cases no consensus could be reached. As no radiographical information were available a correction or further discussion was not possible. This specific problem of "intra-" and "inter-observer" reliability is recently discussed for several classifications, whereas pelvic and acetabular fractures certainly represent a specific problem due to the complexity of the observed fracture pattern.

For forthcoming studies, especially if these are focusing on specific "subproblems" a combined analysis of the radiographs is strongly recommended, for reaching a "consensus classifiction" and for identification of differences in the interpretation which might lead to optimization of the classification system.

The rapid progress in computer technologies should enable such a process cost effective through teleconferencing and electronical picture processing even in a multicenter setting.

- The completion of this study let to a continuous process of discussions and "learning" which enabled a much more differenciated sight to injuries of the pelvis and acetabulum and their late sequelae. The presented study can only serve as a basis for further evaluation of dedected problems. By the clear identification of specific problems a closer examination of these injuries will be possible and might hopefully lead to new therapeutical approaches for reduction of the still unacceptably high rate of poor late results after these injuries.

• A specific problem is the overall rating of the long-term result after pelvic injuries. Presently used "scores" are either complicated (7) or do not specifically focus on the pelvic injury (SF 36). Intense discussion within the study group let to the presented evaluation system which allows a simple but complete representation of the late result in respect to clinical and radiological problems. By the reduction to only few grades the results can easily be controlled by "common sense". It is clear that such a system cannot be validaded by a controll group as it specifically focuses on pelvic fractures. As the application in the majority of cases resulted in a normal distribution of the results, a further use of this system seems to be acceptable for further studies. The influence of a change in therapy on the long-term result could thus be "graduated".

Anhang I
Appendix I

Anhang I umfaßt die Darstellung der verwendeten Klassifikationen und der zur Erfassung entwickelten Erhebungsbögen. Wenn möglich erfolgt die zweisprachige Darstellung, die detaillierten Nachuntersuchungsbögen liegen in deutscher Sprache vor.

Appendix I includes the applied classification systems and the evaluation sheets. If possible a bilingual description was choosen. The basic evaluation forms are included in english translation. They should serve as reference for the summations given in appendix II, where due to technical reasons only the "german" layout could be included.

Hannover Polytrauma-Schlüssel

Schädel		**Thorax**	
SHT I°	4	Sternum, Rippenfrakturen (1-3)	2
SHT II°	8	Rippenserienfraktur	5
SHT III°	12	Rippenserienfraktur beidseits	10
Mittelgesichtsfraktur leicht	2	Pneumothorax	2
Mittelgesichtsfraktur schwer	4	Hämatothorax	2
		Lungenkontusion	7
		Lungenkontusion beidseits	9
		instabiler Thorax	3
		Aortenruptur	7

Abdomen		**Becken/Wirbelsäule**	
Milzruptur	9	stabile Beckenfraktur (A)	3
Leber- und Milzruptur	13 (18)	instabile Beckenfraktur (B, C)	9
Leberruptur schwer	13 (18)	Komplextrauma Becken	12
Magen-, Darm-, Nieren-		Wirbelfraktur	3
Mesenterialverletzung	9	Querschnittssyndrom	3
		Beckenquetschung	15

Extremitäten		**Alter**	
Oberschenkeltrümmerfraktur	12	≤ 10	0
zentrale Hüftluxationsfraktur	12	10 - 39	0
einfache Oberschenkelfraktur	8	40 - 49	1
Oberarm, Schultergürtel	4	50 - 54	2
Unterschenkelfraktur	4	55 - 59	3
Patella-, OSG-Fraktur, Kniebänder	2	60 - 64	5
Unterarm-, Elenbogenfraktur	2	65 - 69	8
Gefäßverletzung Oberschenkel	8	70 - 74	13
Gefäßverletzung Oberarm	8	≥ 75	21
Gefäßverletzung Unterram/Unterschenkel	4		
II° und III° Fraktur	4		
schwerer Weichteilschaden	2		

Hannover Polytrauma-Score

Cranium
head injury I°	4
head injury II°	8
head injury III°	12
simple fracture face	2
severe fracture face	4

Chest
sternum, rib fractures (1-3)	2
muliple rib fractures	5
mulipile rib fracture bilateral	10
Pneumothorax	2
Hematothorax	2
Lung contusion	7
Lung contusion bilateral	9
unstable chest wall	3
aortic rupture	7

Abdomen
rupture of spleen	9
rupture of liver & spleen	13 (18)
rupture of liver: severe	13 (18)
stomach, bowel, renal	
mesenterical injury	9

Pelvis/Spine
stable pelvic fracture (A)	3
unstable pelvic fracture (B, C)	9
complex pelvic trauma	12
spine fracture	3
paraplegia	3
crush injury pelvis	15

Extremities
comminuted femur fracture	12
acetabular fracture	12
simple femur fracture	8
fx of humerus/shoulde girdle	4
lower leg fracture	4
patella-, ankle-fracture, knee ligaments	2
forearm-, elbow fracture	2
major vessel injury of the thigh	8
major vessel injury of the proximal upper extremity	8
major vessel injury of the forearm or lower leg	4
II° and III° open fractures	4
severe soft tissue injury	2

Age
≤ 10	0
10 - 39	0
40 - 49	1
50 - 54	2
55 - 59	3
60 - 64	5
65 - 69	8
70 - 74	13
≥ 75	21

Classification pelvic ring (modified Tile-classification, AO-Manual, 1991 (10))

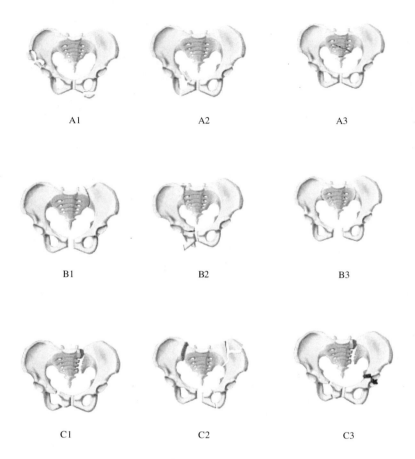

Classification of acetabular fractures (acc. to Letournel (6))

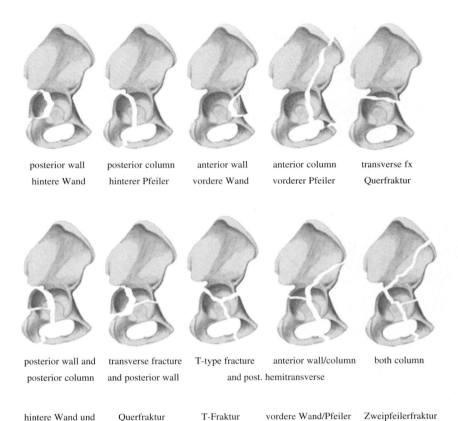

Classification of sacrum fractures (acc. to Denis (3))

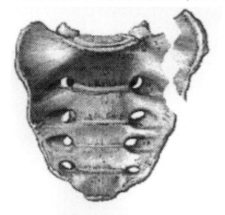

Fracture classification acc. to Denis:

Zone I: transalar,

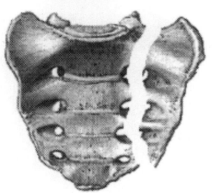

Zone II: transforaminal,

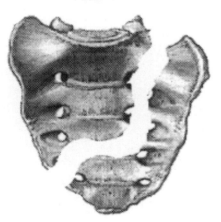

Zone III: central

Arbeitsgruppe Becken in der Deutschen Sektion der AO International — Studie Beckenverletzungen

Bogen 1

Markieren Sie bitte mindestens ein Feld pro Zeile. Bei Unsicherheiten bzw. Ergänzungen
* Klartext * markieren und Erläuterungen unter Zeilenangabe auf der Rückseite eintragen.
Patientenidentifikation (Aufkleber) nur auf dem in der Akte verbleibenden Bogen !
Bei Sakrum-, Acetab.fx, und nach Laparotomie bitte zusätzlich Ergänzungsbögen ausfüllen !

Aufkleber oder ID (verbleibt in der Akte !)

Alter [ ] J   Größe: [ ] cm   Kliniknummer [ ]   Unfalldatum [ ]
Geschlecht w m   Gewicht: [ ] kg   Fallnummer [ ]   Aufnahmedatum [ ]

1. **Unfallart**: Pkw / Lkw / Motorrad / Fahrrad / Fußgänger / Sturz / Sturz aus gr. Höhe / Ver-schüttung / unbekannt / Klartext
2. **Mechanismus**: allgemein: Anprall / Einklemm. / Überroll / unbekannt — speziell: kompr. a.p. / kompr. lat. / ax.Stauch. / komplex / unbekannt / Klartext
3. **Rettungsmittel**: primär: selbst / RHS / NEF/NAW / RTW / KTW — Verlegung / unbekannt / Klartext
4. **Verletzungsmuster**: isoliert / Becken / SHT / Thorax / Abdomen / O.Extrem. / U.Extrem. / WS / PTS : [ ]   ISS : [ ] / unbekannt / Klartext
5. **Diagnostik Becken**: Becken ap / Hüfte ap / Rö. inlet / Rö.outlet / Rö. ala / Rö.obturat. / CT 2D / CT 3 D / Tomogr. / MRI / unbekannt / Klartext

6. **Beckenverletzung**:

- **Iliosakral rechts**: nein / ja — IS-Sprengung / transsakrale Lux. Fx / transiliakale Lux. Fx / Dislokation > 10 mm
- **Transsakral rechts**: nein / ja — Querfortsatz / transalare Fx / transforaminale Fx / zentrale Fx
- **Transsakral links**: nein / ja — Querfortsatz / transalare Fx / transforaminale Fx / zentrale Fx
- **Iliosakral links**: nein / ja — IS-Sprengung / transsakrale Lux. Fx / transiliakale Lux. Fx / Dislokation > 10 mm
- **Transiliakal rechts**: nein / ja — Beckenrand Fx / Beckenring Fx / Trümmer Fx
- **Transiliakal links**: nein / ja — Beckenrand Fx / Beckenring Fx / Trümmer Fx
- **Acetabulum rechts**: nein / ja — Querfraktur / zusätzl. Pipkin / HW + HPf / Hinterwand / Q + HW / hinterer Pfeiler / T-Fraktur / Vorderwand / VW/Pf + hemiquer / vorderer Pfeiler / beide Pfeiler
- **Acetabulum links**: nein / ja — Querfraktur / zusätzl. Pipkin / HW + HPf / Hinterwand / Q + HW / hinterer Pfeiler / T-Fraktur / Vorderwand / VW/Pf + hemiquer / vorderer Pfeiler / beide Pfeiler
- ‖‖‖ Bitte die Frakturlinien im Übersichtsbild einzeichnen ! ‖‖‖
- **Transpubisch rechts**: nein / ja — Os pubis / Ramus ossis ischii / Trümmerfraktur
- **Transsymphysär**: nein / ja — Dislokation ≤ 10 mm / Dislokation > 10 mm / überlappend / symphysennahe Fx
- **Transpubisch links**: nein / ja — Os pubis / Ramus ossis ischii / Trümmerfraktur
- Hemi- / offene pelvekt. / Steiß- bein-Fx / Kom-partment / Klartext

7. **Fx-Klassifikation**: A1 / A2 / A3 / B1 / B2 / B3 / C1 / C2 / C3 / AC isoliert / AC + BR / unbekannt
8. **Zusatzverl. Becken**: keine / Blase / Urethra / pelv. Gefäße / retrop. Hämatom / Darm / Plexus einseitig / Plexus beidseits / WT perianal / extra-pelv. WT / unbekannt / Klartext
9. **Notfalltherapie Becken, <6h nach Trauma**: keine / Beck. Zwinge* / Lapa-ratomie* / Embo-lisation* / Fix.ext. / Osteo-synthese / unbekannt / Klartext
11. **Op nach Unfall**: keine / < 2h n.Unfall / 2-6h n.Unfall / Verfahrs-wechsel** / Klartext

Beckenring ventral: keine / < 24 h / 24h - 71 h / 3 d - 7 d / 8d - 14 d / > 14 d
Beckenring dorsal: keine / < 24 h / 24h - 71 h / 3 d - 7 d / 8d - 14 d / > 14 d
Acetabulum rechts: keine / < 24 h / 24h - 71 h / 3 d - 7 d / 8d - 14 d / > 14 d
Acetabulum links: keine / < 24 h / 24h - 71 h / 3 d - 7 d / 8d - 14 d / > 14 d

10. **verwendetes Osteosynthesematerial** — !! OP-Bericht beilegen !!

- **Symphyse**: entfällt / keine / DCP / Reko-Pl. / SD / Cercl/Schrauben / andere
- **Fixateur externe**: keiner / supraacet / Ilium / andere**
- **Os pubis rechts**: keine / DCP / Reko-Pl / Schrauben / andere
- **Os pubis links**: keine / DCP / Reko-Pl / Schrauben / andere
- **Acetabulum rechts**: keine / DCP / Reko-Pl. / Schrauben / Platte/Schrauben / andere
- **Acetabulum links**: keine / DCP / Reko-Pl. / Schrauben / Platte/Schrauben / andere
- **Os ilium rechts**: keine / DCP / Reko-Pl. / Schrauben / Platte/Schrauben / andere
- **Os ilium links**: keine / DCP / Reko-Pl. / Schrauben / Platte/Schrauben / andere
- **ISG rechts**: keine / SI-Schraub / ISG-Pl / Platte/Schrauben / andere
- **ISG links**: keine / SI-Schraub / ISG-Pl / Platte/Schrauben / andere
- **Os sacrum rechts**: keine / DCP quer / Sac.-Stäbe / SI-Schraub / lok. Sac.-Platte / andere
- **Os sacrum links**: keine / DCP quer / Sac.-Stäbe / SI-Schraub / lok. Sac.-Platte / andere

12. **Dauer Intensivstat.**: keine / < 3d / 4 d - 7 d / 8 d - 14 d / > 14 d / unbekannt / Klartext
13. **Komplikationen**: keine / Thrombose / Embolie / ARDS / MOV / systemisch Blutung** / Infekt** / neurogen** / pelvin WT** / extra-pelv. WT / unbekannt / Klartext
14. **Beginn Mobilisation**: keine / abh. v. Begl.Verl / sofort / < 3 d / 3 d - 7 d / 8 d - 20 d / 3 W - 6 W / 7W - 12 W / > 12 W / unbekannt / Klartext
15. **Verlauf**: verstorben / Urs. Becken / and. Ursache / Entl. n.Hause / verl. Reha. / Re-OP** / NU nötig / unbekannt / Klartext
16. **Ergebnis postop BR**: entfällt — ventral: anatom. / Disl. ≤1 cm / Disl. >1 cm / Redislokat. / Korr. — dorsal: anatom. / Disl. ≤1 cm / Disl. >1 cm / Redislokat. / Korr / Klartext
17. **Ergebnis postop AC**: entfällt — rechts: 0-1mm / 2-3mm Inkongr. / ≥ 4mm Inkongr. / Sublux HK — links: keine / 0-1mm / 2-3mm Inkongr. / ≥ 4mm Inkongr. / Sublux HK / Klartext

*: Bitte Kopie OP Bericht beilegen   **: Bitte Klartext ausfüllen

© MHH UCH / AO

Arbeitsgruppe Becken in der Deutschen Sektion der AO International — Studie Beckenverletzungen — **Bogen 2**

Markieren Sie bitte mindestens ein Feld pro Zeile. Bei Unsicherheiten bzw. Ergänzungen
* Klartext * markieren und Erläuterungen unter Zeilenangabe auf der Rückseite eintragen.
Patientenidentifikation (Aufkleber) nur auf dem in der Akte verbleibenden Bogen !

Aufkleber oder ID (verbleibt in der Akte !)

Alter __ J   Größe: __ cm   Kliniknummer __   Unfalldatum __
Geschlecht w / m   Gewicht: __ kg   Fallnummer __   Aufnahmedatum __

1. größte Inkongr. Gelenk
- rechts: < 5mm | 5-10 mm | 11-15 mm | 16-20 mm | 21-25 mm | 26-30 mm | > 30 mm | unbekannt | Klartext
- links: < 5mm | 5-10 mm | 11-15 mm | 16-20 mm | 21-25 mm | 26-30 mm | > 30 mm | unbekannt | Klartext

2. Frakturverlauf
- rechts
- links

a.p.   ala   obt.

|||| Bitte die Frakturlinien im Übersichtsbild einzeichnen ! ||||
Bei gleichzeitig beidseits vorhandenen Acetabulumfrakturen, bitte den Frakturverlauf der linken Seite in die Abbildung auf dem Bogen 2 einzeichnen und den Frakturverlauf der rechten Seite in eine Kopie der Bogen 2 - Abbildung einzeichnen
Die kopierte Abbildung bitte an den Bogen 2 heften und zur Dokumentation mitschicken.

3. OP-Vorbereitung
- rechts: keine | Modell | Zeichnung | präop Extension | OP nur geplant* | konservativ nur Lagerung | nur Extension | unbekannt | Klartext
- links: keine | Modell | Zeichnung | präop Extension | OP nur geplant* | konservativ nur Lagerung | nur Extension | unbekannt | Klartext

4. Lagerung
- rechts: entfällt | Rücken | Bauch | Seiten | Ext.tisch | Norm.tisch | Vacu-ummatraze | Distraktor | unbekannt | Klartext
- links: entfällt | Rücken | Bauch | Seiten | Ext.tisch | Norm.tisch | Vacu-ummatraze | Distraktor | unbekannt | Klartext

5. Zugang
- rechts: entfällt | Kocher Langenbeck | Ilio-Inguinal | erw. Ilio-fem. | Triradiate | Smith Peterson | doppelter Zugang simultan | versetzt(sek.) | Modifikation | andere* | Klartext
- links: entfällt | Kocher Langenbeck | Ilio-Inguinal | erw. Ilio-fem. | Triradiate | Smith Peterson | doppelter Zugang simultan | versetzt(sek.) | Modifikation | andere* | Klartext

6. OP Dauer
- rechts: entfällt | < 2 h | 2-3 h | 3-4 h | 4-5 h | 5-6 h | > 6 h | in min __ | unbekannt | Klartext
- links: entfällt | < 2 h | 2-3 h | 3-4 h | 4-5 h | 5-6 h | > 6 h | in min __ | unbekannt | Klartext

7. Blutverlust
- rechts: entfällt | - 500 ml | - 750 ml | - 1000 ml | - 1250 ml | - 1500 ml | - 1750 ml | - 2000 ml | > 2000 ml | unbekannt | Klartext
- links: entfällt | - 500 ml | - 750 ml | - 1000 ml | - 1250 ml | - 1500 ml | - 1750 ml | - 2000 ml | > 2000 ml | unbekannt | Klartext

8. IntraOP Besonderheiten
- rechts: entfällt | keine | evoz. Potentiale | Cellsaver | art.Kath. | Epi- duralkath. | andere* | unbekannt | Klartext
- links: entfällt | keine | evoz. Potentiale | Cellsaver | art.Kath. | Epi- duralkath. | andere* | unbekannt | Klartext

9. Komplikationen
keine | rechts: keine | intra OP | post OP | früh | spät | links: keine | intra OP | post OP | früh | spät | Klartext

10. Nachbehandlung
- rechts: keine | Thromb prophylaxe | peri-op Antibic. | Indo metacin | Rö-Bestrahlg | CPM | andere* | unbekannt | Klartext
- links: keine | Thromb prophylaxe | peri-op Antibic. | Indo metacin | Rö-Bestrahlg | CPM | andere* | unbekannt | Klartext

*: Bitte Klartext ausfüllen

© MHH UCH / AO

Arbeitsgruppe Becken in der Deutschen Sektion der AO International — Studie Beckenverletzungen

Bogen 3

Diesen Bogen ausfüllen, wenn bei instabiler Beckenverletzung mit starkem Blutverlust (> 2 Blutkonserven) Notfallmaßnahmen erforderlich werden. Vorher in jedem Fall einen Basisbogen 1 anlegen. Markieren Sie bitte in allen Zeilen mindestens ein Feld pro Zeile, bei Unsicherheiten bzw. Ergänzungen "Klartext" markieren und Erläuterungen unter Zeilenangabe auf der Rückseite eintragen. Patientenidentifikation (Aufkleber) nur auf dem in der Akte verbleibenden Bogen!

Aufkleber oder ID (verbleibt in der Akte!)

Klinikummer | Unfalldatum
Fallnummer | Aufnahmedatum

1. Notfalltherapie (Schockraum)	keine	Beck. zwinge	Embolisat.	Laparat.	Fix. ext	nur Int. station				unbekannt	Klartext
2. Zeit Anlage ext. Fixat.	entfällt	< 30 min	30-59 min	60-89 min	90-119min	120-179 min	3 h - 5 h	> 6 h		unbekannt	Klartext
3. Zeit Einlieferung.-Embol	entfällt	< 30 min	30-59 min	60-89 min	90-119min	120-179 min	3 h - 5 h	> 6 h		unbekannt	Klartext
4. Bluteinh. bis ext. Fixat.	entfällt	keine	1-2 Kons.	3-4 Kons.	5-6 Kons.	7-10 Kons.	11-15 Kons	> 15 Kons.		unbekannt	Klartext
5. Bluteinh. bis Embolisat.	entfällt	keine	1-2 Kons.	3-4 Kons.	5-6 Kons.	7-10 Kons.	11-15 Kons	> 15 Kons.		unbekannt	Klartext
6. Diagnostik	klinisch	Sonograph.	Lavage	I.V. Pyelogr.	retro. Zystogr.	CT	Angio.	andere*		unbekannt	Klartext
7. Ergebn. Notfalltherapie (Schockraum)	Kreislauf stabil	Kreisl. gebessert	Kreisl. instabil	verblutet						unbekannt	Klartext
8. Wunde/Kontus.Schürf. (Umfang Becken)	keine	<1/4	1/4 - <1/2	1/2 - <3/4	3/4 - 4/4	Perineum				unbekannt	Klartext
9. Hautdefekt (Umfang Becken)	keine	<1/4	1/4 - <1/2	1/2 - <3/4	3/4 - 4/4	Perineum				unbekannt	Klartext
10. Verletzungen intrapelvin	keine	Rektum	Art. iliaca	V. iliaca einseitig	Plexus beidseits	Urethra	Blase	Ureter	Vagina	Uterus	andere*
11. Verletzungen extrapelvin	keine	Milz	Leber	Dünndarm	Colon	Sigm. Rektum	Blase	Uterus	andere*	unbekannt	Klartext
12. Zeit Einlief.-Laparatom	entfällt	< 30 min	30-59 min	60-89 min	90-119min	120-179 min	3 h - 5 h	> 6 h		unbekannt	Klartext
13. Ausdehnung retroperitoneales Hämatom	entfällt	zentral	lat. bis Art ren	klein. zentr. bis Becken	kompl. bis Diaphr.					unbekannt	Klartext
14. Vorgehen R. Hämatom	entfällt	belassen	teilw. eröffnet	kompl. eröffnet						unbekannt	Klartext
15. Blutung RH.	keine	arteriell	lokal venös	diffus venös	aus Fraktur.					unbekannt	Klartext
16. Op Maßnahmen	entfällt	Umstechung	Ligatur	Gefäßnaht	Tamponade	Fibrin	effektiv	ineffektiv		unbekannt	Klartext
17. bei Tamponade	entfällt	bis 3 Tücher	bis 5 Tücher	bis 10 Tücher	bis 20 Tücher		effektiv	ineffektiv		unbekannt	Klartext
18. Bauchverschluß	entfällt	Fascie verschloss.	Netz	Abd. apertus						unbekannt	Klartext
19. Bluteinh. bis Laparat.	entfällt	keine	1-2 Kons.	3-4 Kons.	5-6 Kons.	7-10 Kons.	11-15 Kons	> 15 Kons.		unbekannt	Klartext
20. Bluteinh. bis 3 Tage nach Einlieferung	entfällt	keine	1-2 Kons.	3-4 Kons.	5-6 Kons.	7-10 Kons.	11-15 Kons	> 15 Kons.		unbekannt	Klartext
21. Anzahl second look	entfällt	keiner	1	2	3	4	5	> 5		unbekannt	Klartext
22. Dauer Beatmung	keine	< 3 d	3 d - 6d	1 W - 2 W	> 2 W					unbekannt	Klartext
23. Ausgang	überlebt	letal intra op	letal 1. Woche	letal 2. Woche	letal später					unbekannt	Klartext
24. Todesursache	entfällt	verblutet	ARDS	MOV	Embolie			andere*		unbekannt	Klartext

*: Bitte Klartext ausfüllen

© MHH UCH / AO

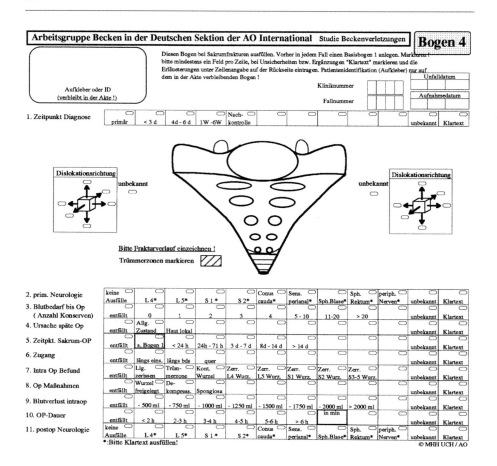

German Multicenter Study Group — Pelvic & Acetabular Fractures — Sheet 1

Please mark at least one field per row. For addition information, mark "optional comment" and elaborate on the reverse of the page. With sacral or acetabular fractures, and after laparotomy please complete the additional sheet.

Patient ID sticker

Age ____ y   height: ____ cm
Sex f / m   weight: ____ kg   Case No. ____
date of injury ____
date of admission ____

1.	Type of Accident	car / truck / motorcycle / bicycle / pedestrian / fall (fall fr. gr. height / burial) / unknown / opt. comment
2.	Mechanism	collision / trapped / rollover / unknown / a.p. compr / lat. compr / axial com / complex / unknown / opt. comment (generally / specific)
3.	Transfer/Emergency Vehicle	self presenting / helicopter / physician / ambulance / transfer / unknown / opt. comment (primary)
4.	Injury Pattern	solitary pelvis / head injury / thorax / abdomen / upper extremit / lower extremit / spine / PTS: / ISS: / unknown / opt. comment
5.	Pelvic Diagnostics	x-ray a.p. / inlet view / outlet view / x-ray ala / x-ray obt. / CT 2D / CT 3D tomogr. / MRI / unknown / opt. comment

6. Pelvic Injury

SI joint right: no / yes — SI rupture / transsacral fx disloc. / transiliac.fx.disloc. / dislocation > 10 mm

transsacral right: no / yes — fx L5 transv. process / transalar fracture / transforaminal fract / central fracture

transsacral left: no / yes — fx L5 transv. process / transalar fracture / transforaminal fract / central fracture

SI joint left: no / yes — SI rupture / transsacral fx disloc. / transiliac.fx.disloc. / dislocation > 10 mm

transiliacal right: no / yes — pelvic rim fract. / pelvic ring fract. / comminuted fract.

transiliacal left: no / yes — pelvic rim fract. / pelvic ring fract. / comminuted fract.

acetabulum right: no / yes — pipkin fracture / posterior wall / posterior column / anterior wall / anterior column / transverse / post wall+col / trans+post col / T-type / AW+post hemi / both columns

acetabulum left: no / yes — pipkin fracture / posterior wall / posterior column / anterior wall / anterior column / transverse / post wall+col / trans+post col / T-type / AW+post hemi / both columns

||||| please draw fracture lines in diagram ! |||||

transpubic right: no / yes — os pubis / ramus ossis ischii / comminuted fract.

transsymphysial: no / yes — dislocation < 10 mm / dislocation > 10 mm / overlapping / avulsion fract. symph

transpubic left: no / yes — os pubis / ramus ossis ischii / comminuted fract.

open fracture / coccyx fracture / Hemipelvectomy / Com-partment / opt. comment

7. Fracture - Classification (AO Manual 1991)

A 1 / A 2 / A 3 / B 1 / B 2 / B 3 / C 1 / C 2 / C 3 / actab. isolated / acet + pelv.ring / unknown

8.	Concom. pelv. injuries	none / bladder / urethra / pelv. vessels / retrop. hematoma / bowel / plexus one sided / plexus both sided / pelvic soft tissue / other soft tissue / unknown / opt. comment
9.	Emergency Treatment (pelvis, <6h post trauma)	none / C-clamp / lapa-rotomy / embo-lisation / ext. fix. / osteo-synthesis / unknown / opt. comment
10.	Internal Fixation when?	none / <2h / 2-6h / posttraum / posttraum change of method* / opt. comment

anterior pelvic ring: none / <24 h / 24h-71h / 3 d-7 d / 8 d-14 d / >14 d
right acetabulum: none / <24 h / 24h-71h / 3 d-7 d / 8 d-14 d / >14 d
posterior pelvic ring: none / <24 h / 24h-71h / 3 d-7 d / 8 d-14 d / >14 d
left acetabulum: none / <24 h / 24h-71h / 3 d-7 d / 8 d-14 d / >14 d

11. Type of int. fix./ external fix.

not applicable

symphysis: none / DCP / recoplate / wire / wire/screw / others*
external fixator: none / supraacet / ilium / others* / opt. comment
right pubis: none / DCP / recoplate / screws / others*
left pubis: none / DCP / recoplate / screws / others*
right acetabulum: none / DCP / recoplate / screws / plates / + screws / others*
left acetabulum: none / DCP / recoplate / screws / plates / + screws / others*
right ilium: none / DCP / recoplate / screws / plates / + screws / others*
left ilium: none / DCP / recoplate / screws / plates / + screws / others*
right SI-joint: none / SI-screws / SI-plates / plates / + screws / others*
left SI-joint: none / SI-screws / SI-plates / plates / + screws / others*
right sacrum: none / transv. DCP / scar. bars / SI-screws / plate / local / others*
left sacrum: none / transv. DCP / scar. bars / SI-screws / plate / local / others*

!! OP-Bericht beilegen !!

12.	duration intensive care	none / <3 d / 4 d-7 d / 8 d-14 d / >14 d / unknown / opt. comment
13.	complications	none / systemisch thrombosis / embolism / ARDS / MOF / major bleeding / pelvic infection / neuro-logical / pelvic soft tissue / extrapel. soft tissue / unknown / opt. comment
14.	time of mobilisation	none / dep.of add.injuries / immediate / <3 d / 3 d-7 d / 8 d-20 d / 3 W-6 W / 7 W-12 W / >12 W / unknown / opt. comment
15.	course	dead reason / pelvis reason / other / disch. / disch. for home / re-operated / foll.up required / posterior / unknown / opt. comment
16.	result pelvic ring	not applicable / anatomic / disl. <1 cm / disl. >1 cm right / redislokat. / anatomic / disl. <1 cm / disl. >1 cm left / redislokat. / Corr. posterior / Corr. / comment
17.	result acetabulum	not applicable / none / 0-1mm inkongr. / 2-3mm inkongr. / ≥4mm inkongr. / sublux FH right / none / 0-1mm inkongr. / 2-3mm inkongr. / ≥4mm inkongr. / sublux FH left / comment

© MHH UCH / AO

German Multicenter Study Group — Pelvic & Acetabular Fractures — Sheet 2

Please mark at least one field per row. For addition information, mark "optional comment" and elaborate on the reverse of the page. With sacral or acetabular fractures, and after laparotomy please complete the additional sheet.

Patient ID sticker

Age ___ y   height: ___ cm   date of injury
Sex f / m   weight: ___ kg   Case No. ___   date of admission

1. greatest joint incongruence

		<5 mm	5-10 mm	11-15 mm	16-20 mm	21-25 mm	26-30 mm	>30 mm			unknown	opt. comment
right	mm	○	○	○	○	○	○	○			○	○
left	mm	○	○	○	○	○	○	○			○	○

2. Fracture Lines
○ right
○ left

a.p.   ala   obt.

3. Prae-OP Planing

	none	model	drawing	präop traction	OP planed	conserv. treatment bedrest	traction				unknown	opt. comment
right	○	○	○	○	○	○	○				○	○
left	○	○	○	○	○	○	○				○	○

4. Patient Position

	non applicable	supine	prone	lateral	fract.table	normal matress	vacuum matress	distractor			unknown	opt. comment
right	○	○	○	○	○	○	○	○			○	○
left	○	○	○	○	○	○	○	○			○	○

5. Approach

	non applicable	Kocher-Langenb.	ilio-inguinal	ext. iliofem.	Triradiate	Maryland	Smith Peterson	double approach simultan.	modi-fication		unknown	opt. comment
right	○	○	○	○	○	○	○	○	○		○	○
left	○	○	○	○	○	○	○	○	○		○	○

6. time of OP

	non applicable	<2 h	2-3 h	3-4 h	4-5 h	5-6 h	>6 h				unknown	opt. comment
right	○	○	○	○	○	○	○				○	○
left	○	○	○	○	○	○	○				○	○

7. blood loss

	<250 ml	-500 ml	-750 ml	-1000 ml	-1250 ml	-1500 ml	-1750 ml	-2000 ml	>2000 ml		unknown	opt. comment
right	○	○	○	○	○	○	○	○	○		○	○
left	○	○	○	○	○	○	○	○	○		○	○

8. intraop monitoring/ procedures

	non applicable	none	evoct. potentials	cellsaver	art.cath.	epi-duralcath.	others*				unknown	opt. comment
right	○	○	○	○	○	○	○				○	○
left	○	○	○	○	○	○	○				○	○

9. postop therapy

	non applicable	none	thromb. proph.	periop antibiotics	indo metacin	radiatio	CPM				unknown	opt. comment
right	○	○	○	○	○	○	○				○	○
left	○	○	○	○	○	○	○				○	○

© MHH UCH / AO

German Multicenter Study Group — Pelvic & Acetabular Fractures — **Sheet 3**

Complete this sheet, when pelvic injuries are combined with concomittant pelvic soft tissue or pelvic organ injuries. Complete Sheet A first in each case.
Please mark "other" and elaborate on the reverse of the page.

Patient ID sticker

Age ____ y   height: ____ cm
Sex f / m   weight: ____ kg   Case No. ____

date of injury
date of admission

1.	emergency therapy	none	C-Clamp	embolisat.	laparatomy	ext. fix	only ICU				unknown	opt. / comment
2.	time to ext.Fix. applic.	non applicable	< 30 min	30-59min	60-89min	90-119min	120-179 min	3 h - 5 h	> 6 h		unknown	opt. / comment
3.	time adm. to embol.	non applicable	< 30 min	30-59min	60-89min	90-119min	120-179 min	3 h - 5 h	> 6 h		unknown	opt. / comment
4.	bloodUnits until ext. fix.	non applicable	none	1-2 Units	3-4 Units	5-6 Units	7-10 Units	11-15 Units	>15 Units		unknown	opt. / comment
5.	bloodUnits until embol.	non applicable	none	1-2 Units	3-4 Units	5-6 Units	7-10 Units	11-15 Units	>15 Units		unknown	opt. / comment
6.	emergency diagnostics	clinical	ultra sonogr.	lavage	i.v.pyelography	retrogr. cystogr.	CT	Angio.			unknown	opt. / comment
7.	results of emerg.therapy	circul. stable	circ. improved	circul. unstable	exsanguinated						unknown	opt. / comment
8.	wound contus/abrasion pelvic circumference	none	<1/4	1/4 - <1/2	1/2 - <3/4	3/4 - 4/4	perineum				unknown	opt. / comment
9.	skin defect pelvic circumference	none	<1/4	1/4 - <1/2	1/2 - <3/4	3/4 - 4/4	perineum				unknown	opt. / comment
10.	intrapelvic injuries	none	rectum	sigma	iliac art.	iliac vein	ureter	vagina	uterus	other	unknown	opt. / comment
11.	extrapelvic injuries	none	spleen	liver	small bowel	colon					unknown	opt. / comment
12.	time adm to lap.	non applicable	< 30 min	30-59min	60-89min	90-119min	120-179 min	3 h - 5 h	> 6 h		unknown	opt. / comment
13.	extend of retroperitoneal haematoma	non applicable	central	lat. renal art.	lower pelvis	centr. diaphragm					unknown	opt. / comment
14.	procedure retroperitoneal haematoma	non applicable	none	partial opening	compl. opening						unknown	opt. / comment
15.	haemorrhage of retroperitoneal haematoma	none	arterial	venous	difuse venous	from fracture	vessel			other	unknown	opt. / comment
16.	OP procedures	non applicable	suture	ligations	reconstr.	tamponade	fibrin	effective	ineffective		unknown	opt. / comment
17.	tamponade	non applicable	up to 3 towels	up to 5 towels	up to 10 towels	up to 20 towels		effective	ineffective		unknown	opt. / comment
18.	abdominal closure	non applicable	fascia closed	dacron mesh	open abdomen						unknown	opt. / comment
19.	blood Units until laparatomy	non applicable	none	1-2 Units	3-4 Units	5-6 Units	7-10 Units	11-15 Units	>15 Units		unknown	opt. / comment
20.	blood Units up to 3d postadmission	non applicable	none	1-2 Units	3-4 Units	5-6 Units	7-10 Units	11-15 Units	>15 Units		unknown	opt. / comment
21.	number of revisions "second look"	non applicable	none	1	2	3	4	5	> 5		unknown	opt. / comment
22.	time on respirator	none	< 3 d	3 d - 6d	1 W - 2 W	> 2 W					unknown	opt. / comment
23.	outcome	survival	letal intraop	letal 1. week	letal 2. week	letal later					unknown	opt. / comment
24.	cause of death	non applicable	exsanguinated	ARDS	MOF	embolism					unknown	opt. / comment

© MHH UCH / AO

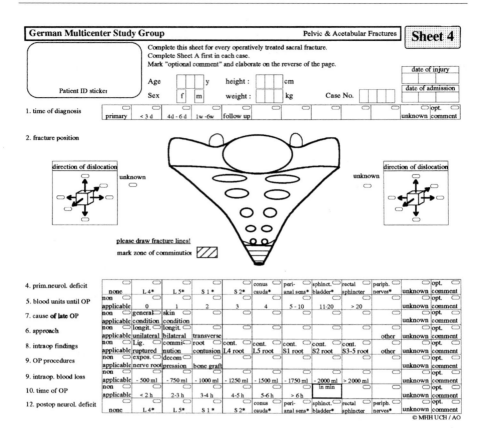

Nachuntersuchungsbogen - Follow-up Sheet

Arbeitsgruppe Becken in der Deutschen Sektion der AO International
Studie Beckenverletzungen

Bogen NK UCH

Bei Unsicherheiten bzw. Ergänzungen Erläuterungen auf der Rückseite eintragen. Patientenidentifikation (Aufkleber) nur auf dem in der Akte verbleibenden Bogen

NU-Datum

Alter ☐☐ J Größe: ☐☐☐ cm
Geschlecht ☐w ☐m Gewicht: ☐☐☐ kg

Klinik-Nr ☐☐☐

ANAMNESE (klinische Beschwerden):

SCHMERZEN:
☐ Anlauf ☐ Nacht ☐ Ruhe ☐ Sitz ☐ Belastung

Os pubis ☐	Acetabulum ☐	Ilium ☐	SI-Gelenk ☐	Leiste ☐	Oberschenkel ☐
Os pubis ☐	Acetabulum ☐	Ilium ☐	SI-Gelenk ☐	Leiste ☐	Oberschenkel ☐
Gluteal ☐	Trochanter ☐	Symphyse ☐	low back pain ☐	Os Sacrum ☐	
Gluteal ☐	Trochanter ☐				

0 = keine
1 = leicht
2 = mäßig
3 = stark

GEHHILFEN:
☐ keine ☐ glgtl. 1 Stock ☐ 1 Stock ☐ 1 UAGS ☐ 2 Stöcke ☐ 2 UAGS ☐ Rollstuhl

0 = nein
1 = ja

GEHFÄHIGKEIT:
ohne Gehhilfe ☐ > 60 min ☐ - 60 min ☐ - 30 min ☐ < 10 min ☐
mit Gehhilfe ☐ > 60 min ☐ - 60 min ☐ - 30 min ☐ < 10 min ☐

0 = normal
1 = leichte Einschränkung
2 = starke Einschränkung

GANGBILD:
☐ kein Hinken ☐ Hinken minimal ☐ Hinken mäßig ☐ Hinken stark

0 = keine 1 = minimal
2 = mäßig 3 = stark

BEWEGUNGSUMFANG:

WS Flexion/ Extension __/__/__
Rotation __/__/__
Lateralflexion __/__/__

rechts   links

Hüfte Flexion/ Extension __/__/__ __/__/__
IR/AR Rückenlage 90° __/__/__ __/__/__
IR/AR Bauchlage 90° __/__/__ __/__/__
Abduktion/ Adduktion __/__/__ __/__/__
Knie Flexion/ Extension __/__/__ __/__/__

100 - 95% = 6
80 - 94% = 5
70 - 89% = 4
60 - 69% = 3
50 - 59% = 2
< 50% = 1

Arbeitsgruppe Becken in der Deutschen Sektion der AO International
Studie Beckenverletzungen

Bogen NK UCH

PULSSTATUS:

rechts ☐ normal nicht palpabel ☐ A. fem. ☐ A. popl. ☐ A. dors. ped. ☐ A. tib. post. ☐

links ☐ normal nicht palpabel ☐ A. fem. ☐ A. popl. ☐ A. dors. ped. ☐ A. tib. post. ☐

BEINLANGENDIFFERENZ:

gesamt ☐ SIAS bis Malleolus (+ = rechts länger, - = links länger)
OS ☐ SIAS bis KG-Spalt (+ = rechts länger, - = links länger)
US ☐ KG-Spalt bis Malleolus (+ = rechts länger, - = links länger)

☐
0 = seitengleich
1 = ≤ 1cm BLD
2 = > 1cm BLD

SYMPHYSE:

☐ unauffällig
☐ DS
☐ ap Kompressionsschmerz
☐ lat Kompressionsschmerz
☐ Instabilität klinisch

☐
0 = stabil
1 = ap instabil
2 = lat instabil

PUBIS:

rechts   links
☐ unauffällig   ☐ unauffällig
☐ DS   ☐ DS

ILIUM:

rechts   links
☐ unauffällig   ☐ unauffällig
☐ DS   ☐ DS

ILIOSAKRALGELENK:

rechts   links
☐ unauffällig   ☐ unauffällig
☐ DS   ☐ DS
☐ ap Kompressionsschmerz   ☐ ap Kompressionsschmerz
☐ lat Kompressionsschmerz   ☐ lat Kompressionsschmerz
☐ Mennel-Zeichen   ☐ Mennel-Zeichen
☐ Viererzeichen   ☐ Viererzeichen
☐ Instabilität klinisch   ☐ Instabilität klinisch

☐
0 = stabil
1 = ap instabil
2 = lat instabil

LWS:

☐ DS/KS Dornfortsätze
☐ Lasègue rechts positiv   ☐ Lasègue links positiv
☐ Muskelhartspann rechts   ☐ Muskelhartspann links
☐ cm Finger-Boden-Abstand
☐ cm Schober

MERLE D'AUBIGNE-SCORE:

rechts   links

rechts: Schmerzen ☐ Mobilität ☐   links: Schmerzen ☐ Mobilität ☐ Gehfähigkeit ☐

Arbeitsgruppe Becken in der Deutschen Sektion der AO International
Studie Beckenverletzungen

Bogen NK UCH

FUNKTIONSTESTS:

- ☐ cm Abstand zur Unterlage im Schneidersitz rechts
- ☐ cm Abstand zur Unterlage im Schneidersitz links
- ☐ Kniebeugen Zweibeinstand/min   ☐ KniebeugenEinbeinstand rechts/min
- ☐ side-step/min   ☐ KniebeugenEinbeinstand links/min
- ☐ Seilspringen durchführbar

MIKTIONSSTÖRUNG:
☐ 0 = nein / 1 = ja

DEFÄKATIONSSTÖRUNG:
☐ 0 = nein / 1 = ja

EREKTILE DYSFUNKTION:
☐ 0 = nein / 1 = ja

RONTGEN-DIAGNOSTIK:
☐ keine ☐ a.p. ☐ inlet ☐ outlet ☐ ala ☐ obt ☐ Tomo
☐ 2D CT ☐ 3D CT ☐ SI-CT

RONTGEN: DISLOKATION:

Dislokation vertikal ☐ mm   Dislokation ap ☐ mm
Diastase Symphyse ☐ mm   Dislokation Symphyse superior-inferior ☐ mm

RONTGEN: OSSIFIKATIONEN:

rechts ☐ 0 ☐ I ☐ II ☐ III ☐ IV
links ☐ 0 ☐ I ☐ II ☐ III ☐ IV

rechts ☐   links ☐

RONTGEN: HELFET GRADING SYSTEM:

1 = excellent: essentially normal x-ray
2 = good: mild spur formation, joint space narrowing, sclerosis or non-congruence
3 = fair: mild mottling or subluxation, moderate spur formation, joint space narrowing or sclerosis
4 = poor: any collapse of the femoral head, any subchondral cysts, moderate/severe mottling c
           subluxation, severe spur formation, joint space narrowing or sclerosis

rechts ☐   links ☐

rechts	links	Klartext ausfüllen
☐ osteophtäre Randanbauter	☐ osteophtäre Randanbauter	☐ Implantatlockerung
☐ Gelenkspaltverschmälerung	☐ Gelenkspaltverschmälerung	☐ Implantatbruch
☐ Inkongruenz AC/HK	☐ Inkongruenz AC/HK	☐ mal-union
☐ subchondrale Sklerosierung	☐ subchondrale Sklerosierung	☐ non-union
☐ mottling of femoral head	☐ mottling of femoral head	☐ Infektion/Osteitis
☐ HK-Subluxation	☐ HK-Subluxation	
☐ HKN	☐ HKN	

RONTGEN: SI-GELENK:

rechts
- ☐ unauffällig
- ☐ Arthrose
- ☐ ventral knöcherne Spange
- ☐ Ankylose

links
- ☐ unauffällig
- ☐ Arthrose
- ☐ ventral knöcherne Spange
- ☐ Ankylose

RONTGEN: TEXT

Arbeitsgruppe Becken in der Deutschen Sektion der AO International
Studie Beckenverletzungen

Bogen NK SOZ

AHB:
☐ nein ☐ ja ____ Dauer (Wochen)

ARBEITSUNFÄHIGKEIT:
☐ nein ☐ ja ____ Dauer bis (Datum)

MdE: Ursache, Verlauf und Datum der Wiederaufnahme der Erwerbsfähigkeit

aktuell

RENTE: ☐ nein ☐ ja ____ seit wann (Datum)

BERUF:
aktuell ausgeübte Tätigkeit (Klartext)

prae Trauma ☐ 1 = arbeitslos, 2 = Schule/Hausfrau, 3 = Azubi/Student, 4 = Zivi/BW, 5 = erlernter Beru
6 = Umschulung, 7 = selbständig, 8 = RentnerIn

post Trauma ☐ 1 = arbeitslos, 2 = Schule/Hausfrau, 3 = Azubi/Student, 4 = Zivi/BW, 5 = erlernter Beru
6 = Umschulung, 7 = selbständig, 8 = RentnerIn, 9 = noch krank

HOBBIES:
aktuell ausgeübte Hobbies (Klartext)

☐ 0 = keine, 1 = wie prae Trauma, 2 = deutliche Einschränkung, 3 = nicht mehr durchführbar, 4 = neue

SPORT:
aktuell ausgeübte Sportarten (Klartext)

☐ 0 = keine, 1 = wie prae Trauma, 2 = deutliche Einschränkung, 3 = nicht mehr durchführbar, 4 = neue

SOZIALE KONTAKTE:
Klartext

☐ 0 = keine, 1 = wie prae Trauma, 2 = deutliche Einschränkung, 3 = nicht mehr durchführbar, 4 = neue

KARNOWSKY-INDEX:

normale Aktivität, keine Beschwerden	100%
minimale Verletzungsfolgen, minimal verminderte Aktivität und Belastbarkeit	90%
normale Aktivität nur mit Anstrengung, deutlich verringerte Aktivität, erkennbare Verletzungsfolgen	80%
unfähig zu normaler Aktivität oder Belastung, versorgt sich selbständig	70%
gelegentliche Hilfe notwendig, versorgt sich jedoch noch weitgehend selbst	60%
beträchtliche Hilfen notwendig, häufige medizinische Unterstützung	50%
ständige Unterstützung und Pflege, häufige ärztliche Hilfe erforderlich	40%
überwiegend bettlägrig, spezielle Hilfe erforderlich, ggf. Dauerpflege oder Hospitalisierung	30%
Hospitalisierung, Dauerhilfe notwendig	20%
moribund	10%
Tod	0%

aktuell

Arbeitsgruppe Becken in der Deutschen Sektion der AO International
Studie Beckenverletzungen

Bogen NK NEU

KRAFTPRÜFUNG:

re li
☐ ☐ Hüftflexoren
☐ ☐ Hüftextensoren
☐ ☐ Hüftadduktoren
■ ☐ Hüftabduktoren: s. rechts
☐ ☐ Knieflexoren
☐ ☐ Knieextensoren

re li
☐ ☐ Fußextensoren
☐ ☐ Fußflexoren
☐ ☐ Fußpronatoren
☐ ☐ Fußsupinatoren
☐ ☐ Zehenflexoren
☐ ☐ Zehenextensoren Dig I
☐ ☐ Zehenextensoren Dig II-IV

rechts links
☐ ☐
Hüftabduktoren

☐ Zehengang (0 = keine Probleme, 1 = leichte Probleme, 2 = nicht durchführbar)
☐ Hackengang (0 = keine Probleme, 1 = leichte Probleme, 2 = nicht durchführbar)

TRENDELENBURG/DUCHENNE:

☐ Duchenne, bds negativ
☐ Duchenne, re positiv
☐ Duchenne, li positiv
☐ Duchenne, bds positiv

Trendelenburg
☐
0 = bds negativ
1 = re positiv
2 = li positiv
3 = bds positiv

PERIPHERE NEUROLOGIE:

0 = keiner
1 = N. iliohypogastricus, 2 = N. ilioinguinalis, 3 = N. cut. fem. lat, 4 = N. genitofemoralis
5 = N. femoralis, 6 = N. obturatorius, 7 = N. glutaeus sup., 8 = N. glutaeus inf., 9 = N. cut. fem. post..
10 = N. pudendus, 11 = N. ischiadicus, 12 = N. ischiadicus(peroneal), 13 = N. ischiadicus(tibial)

☐
0 = nein
1 = ja

rechts links
☐☐☐☐ ☐☐☐☐ 1. komplett (Ausfall sensible und motorisch)
☐☐☐☐ ☐☐☐☐ 2. inkomplett (sensibel oder motorisch)

RADIKULÄRE NEUROLOGIE:

0 = keiner
1 = L3 (sensibel L3, Parese M. quadriceps femoris, Ausfall PSR, DD: Femoralisläsion:: Ausbreitungsgebiet des N. saphenus bleibt intakt)
2 = L4 (sensibel L4, Parese M. quadriceps femoris und M. tibialis anterior, Abschwächung PSR, DD: Femoralisläsion Beteiligung M. tibialis anterior)
3 = L5 (sensibel L5, Parese M. ext. hallucis longus (und oft M. ext. digitorum brevis), Ausfall Tibialis-Posterior-Reflex
4 = S1 (sensibel S1, Parese Mm.peronaei, evtl. M. triceps surae et glutaei, Ausfall ASR)
5 = L4/5 (sensibel L4 und L5, alle US-Strecker, evtl auch M. quadriceps femoris, Abschwächung PSR, Ausfall Tibialis-Posterior-Reflex, DD: Peronaeusläsion: Freibleiben der Mm.peronaei)
6 = L5/S1 (sensibel L5 und S1, Parese Zehenstrecker, Mm.peronaei, glgtl M.triceps surae et glutaei, Ausfall Tibialis-Posterior-Reflex und ASR, DD: Peronaeusläsion)

☐
0 = nein
1 = ja

rechts links
☐☐☐☐ ☐☐☐☐ 1. komplett
☐☐☐☐ ☐☐☐☐ 2. inkomplett

BEFUND (KLARTEXT):

Klinisch:

EMG:

Arbeitsgruppe Becken in der Deutschen Sektion der AO International
Studie Beckenverletzunge

Bogen NK NEU

UMFANGMESSUNG:

rechts ___ cm
links ___ cm
10 cm oberhalb KG

rechts ___ cm
links ___ cm
20 cm oberhalb KG

rechts ___ cm
links ___ cm
KG-Spalt

rechts ___ cm
links ___ cm
15 cm unterhalb KG

REFLEXSTATUS:

Patellarsehnenreflex
rechts ☐ normal ____ ++,+,Ø,-,- -
links ☐ normal ____ ++,+,Ø,-,- -

Achillessehnenreflex
rechts ☐ normal ____ ++,+,Ø,-,- -
links ☐ normal ____ ++,+,Ø,-,- -

SENSIBILITÄT:

Arbeitsgruppe Becken in der Deutschen Sektion der AO International	**Bogen NK URO**
Studie Beckenverletzungen	

1. Bestehen durch die Beckenverletzung Einschränkungen oder Schmerzen beim Wasser lassen?

☐ keine Einschränkungen ☐ starke Einschränkungen
☐ leichte Einschränkungen ☐ vollständig eingeschränkt
☐ mittelgradige Einschränkungen

2. Wie häufig müssen Sie tagsüber/nachts wasserlassen?

tagsüber ☐ gar nicht   nachts ☐ gar nicht
☐ einmal ☐ einmal
☐ zweimal ☐ zweimal
☐ dreimal ☐ dreimal
☐ viermal ☐ viermal
☐ mehr als viermal ☐ mehr als viermal

3. Ist Ihr Harnstrahl normal oder abgeschwächt?

☐ normal
☐ abgeschwächt

4a. Hatten Sie nach Ihrem Unfall einen oder mehrere Harnwegsinfekte (z.B. Brennen beim Wasserlassen)?

☐ ja
☐ nein

4b. Falls ja, hatten Sie dabei Fieber?

☐ ja
☐ nein

5. Welche Einschränkungen bestehen durch die Beckenverletzung in Ihrer sexuellen Aktivität?

☐ keine ☐ starke Einschränkungen
☐ leichte Einschränkungen ☐ vollständig eingeschränkt
☐ mittelgradige Einschränkungen ☐ keine sexuelle Aktivität

6. Wie beurteilen Sie Ihr Erektions-/Ejakulationsverhalten?

Erektion ☐ normal, wie vor dem Unfall
☐ abgeschwächt, Geschlechtsverkehr aber möglich
☐ totaler Erektionsverlust
Ejakulation ☐ vorhanden
☐ nicht vorhanden

7. Haben Sie beim Geschlechtsverkehr ein Orgasmusgefühl?

☐ ja
☐ nein

8. Wie können Sie den Geschlechtsverkehr durchführen?

☐ normal, wie vor dem Unfall
☐ leichte Einschränkungen
☐ starke Einschränkungen
☐ Schmerzen beim Geschlechtsverkehr
☐ nicht möglich

9. Bestehen durch die Beckenverletzung Einschränkungen oder Schmerzen beim Stuhlgang?

☐ keine Einschränkungen
☐ leichte Einschränkungen
☐ mittelgradige Einschränkungen
☐ starke Einschränkungen
☐ vollständig eingeschränkt, Anus praeter

| Arbeitsgruppe Becken in der Deutschen Sektion der AO International | **Patientenfragebogen** |

Sehr geehrter Patient,
wir bitten Sie diesen Fragebogen durch Ankreuzen der jeweils für Sie zutreffenden Punkte auszufüllen und dann wieder abzugeben. Diese Aussagen dienen dazu, sich ein genaues Bild über die durch Ihre Verletzung hervorgerufenen Beschwerden zu machen bzw. die Besserung der Beschwerden festzustellen.
BITTE bis auf die gekennzeichneten Ausnahmen PRO FRAGE NUR EINE ANTWORT ANKREUZEN !

1. Haben Sie Schmerzen im rechten Hüftgelenk ? ☐ JA ☐ NEIN
wenn ja, beantworten Sie bitte auch die folgenden Fragen:

Wie stark sind Ihre Schmerzen im rechten Hüftgelenk ?
- ☐ leichte Schmerzen
- ☐ mittelstarke Schmerzen
- ☐ starke Schmerzen bei Belastung
- ☐ starke Schmerzen in Ruhe

Wie empfinden Sie diese Schmerzen ?
(mehrere Antworten möglich)

Wann treten diese Schmerzen auf ?

- ☐ scharf, stechend
- ☐ dumpf
- ☐ intensiv
- ☐ dauernd
- ☐ wechselnd
- ☐ selten

- ☐ Schmerzen bei den ersten Schritten, die kurz danach enden
- ☐ Schmerzen nur nach längerem Gehen ($\geq$ 30 min)
- ☐ ständige Schmerzen beim Gehen
- ☐ ständige Schmerzen bei Gehen und beim Sitzen
- ☐ Schmerzen, die Sie regelmäßig nachts aufwachen lassen

2. Haben Sie Schmerzen im linken Hüftgelenk ? ☐ JA ☐ NEIN
wenn ja, beantworten Sie bitte auch die folgenden Fragen:

Wie stark sind Ihre Schmerzen im linken Hüftgelenk ?
- ☐ leichte Schmerzen
- ☐ mittelstarke Schmerzen
- ☐ starke Schmerzen bei Belastung
- ☐ starke Schmerzen in Ruhe

Wie empfinden Sie diese Schmerzen ?
(mehrere Antworten möglich)

Wann treten diese Schmerzen auf ?

- ☐ scharf, stechend
- ☐ dumpf
- ☐ intensiv
- ☐ dauernd
- ☐ wechselnd
- ☐ selten

- ☐ Schmerzen bei den ersten Schritten, die kurz danach enden
- ☐ Schmerzen nur nach längerem Gehen ($\geq$ 30 min)
- ☐ ständige Schmerzen beim Gehen
- ☐ ständige Schmerzen bei Gehen und beim Sitzen
- ☐ Schmerzen, die Sie regelmäßig nachts aufwachen lassen

3. Haben Sie Schmerzen im übrigen Beckenbereich (außer Hüftgelenk) ? ☐ JA ☐ NEIN
wenn ja, beantworten Sie bitte auch die folgenden Fragen:

Wie stark sind Ihre Schmerzen im übrigen Becken ?
- ☐ leichte Schmerzen
- ☐ mittelstarke Schmerzen
- ☐ starke Schmerzen bei Belastung
- ☐ starke Schmerzen in Ruhe

Wie empfinden Sie diese Schmerzen ?
(mehrere Antworten möglich)

Wann treten diese Schmerzen auf ?

- ☐ scharf, stechend
- ☐ dumpf
- ☐ intensiv
- ☐ dauernd
- ☐ wechselnd
- ☐ selten

- ☐ Schmerzen bei den ersten Schritten, die kurz danach enden
- ☐ Schmerzen nur nach längerem Gehen ($\geq$ 30 min)
- ☐ ständige Schmerzen beim Gehen
- ☐ ständige Schmerzen bei Gehen und beim Sitzen
- ☐ Schmerzen, die Sie regelmäßig nachts aufwachen lassen

Tragen Sie Ihr Schmerzempfinden im Beckenbereich mit einem Kreuz in diese Skala ein !

|⊢―――――――――――――――――――⊣|

keine Schmerzen ――――――――→ stärkste Schmerzen

| Arbeitsgruppe Becken in der Deutschen Sektion der AO International | **Patientenfragebogen** |

4. Wie beurteilen Sie Ihre Arbeits-/Aktivitäts-Fähigkeit?
- [ ] schwere körperliche Arbeiten/Aktivitäten möglich
- [ ] nur mittelschwere körperliche Arbeiten/Aktivitäten möglich
- [ ] nur leichte körperliche Arbeiten/Aktivitäten möglich
- [ ] häufig sitzende Tätigkeiten/Aktivitäten möglich
- [ ] nur sitzende Tätigkeiten/Aktivitäten möglich
- [ ] ständig bettlägrig

5. Bestehen Einschränkungen Ihrer häuslichen Aktivitäten?   [ ] JA   [ ] NEIN

wenn ja, kreuzen Sie bitte die entsprechenden Einschränkungen an:
(mehrere Antworten möglich)
- [ ] leichte Einschränkungen
- [ ] mäßige Einschränkungen
- [ ] mittel bis schwere Einschränkungen
- [ ] schwerste Einschränkungen

6. Wie schätzen Sie Ihre Arbeitsfähigkeit während der letzten 3 Monate ein?
- [ ] 100% arbeitsfähig
- [ ] 75% arbeitsfähig
- [ ] 50% arbeitsfähig
- [ ] 25% arbeitsfähig
- [ ] nicht arbeitsfähig

7. Wie häufig kam es zu Steifheitsgefühlen, Bewegungseinschränkungen oder Schwächegefühlen im Hüftgelenk?
- [ ] nie
- [ ] einaml pro Monat oder seltener
- [ ] 2-3 mal pro Monat
- [ ] etwa 1 mal pro Woche
- [ ] mehrmals pro Woche
- [ ] täglich

8. Wie häufig kam es zu Unsicherheitsgefühlen im übrigen Beckenbereich?
- [ ] nie
- [ ] einaml pro Monat oder seltener
- [ ] 2-3 mal pro Monat
- [ ] etwa 1 mal pro Woche
- [ ] mehrmals pro Woche
- [ ] täglich

9. Welche Einschränkungen bestehen durch die Beckenverletzung in Ihrer sportlichen Freizeit?
- [ ] keine
- [ ] leichte Einschränkungen
- [ ] mittelgradige Einschränkungen
- [ ] starke Einschränkungen
- [ ] vollständig eingeschränkt
- [ ] keine Interesse - bisher keine sportlichen Aktivitäten

| Arbeitsgruppe Becken in der Deutschen Sektion der AO International | **Patientenfragebogen** |

10. Welche Einschränkungen bestehen durch die Beckenverletzung in Ihrer Arbeitsfähigkeit ?

☐ keine
☐ leichte Einschränkungen
☐ mittelgradige Einschränkungen
☐ starke Einschränkungen
☐ vollständig eingeschränkt
☐ keine Arbeit - aus anderen Gründen

11. Welche Einschränkungen bestehen beim Anziehen von Schuhen und/oder Strümpfen ?

a) rechts
☐ keine Einschränkungen
☐ leichte Einschränkungen
☐ starke Einschränkungen
☐ Schuhe/Strümpfe anziehen allein unmöglich

b) links
☐ keine Einschränkungen
☐ leichte Einschränkungen
☐ starke Einschränkungen
☐ Schuhe/Strümpfe anziehen allein unmöglich

12. Welche Einschränkungen bestehen beim Treppensteigen ?

☐ keine Einschränkungen
☐ kontinuierlich, aber mit Hilfe des Treppengeländers oder anderer Hilfen
☐ eine Stufe nach der anderen, beide Füße auf jeder Stufe
☐ sonstige Einschränkungen
☐ Treppensteigen unmöglich

13. Welche Einschränkungen bestehen beim Aufstehen aus dem Sitzen ?

☐ Aufstehen aus dem Sitzen vom normalen Stuhl ohne Zuhilfenahme der Arme
☐ Aufstehen nur mit Hilfe der Arme
☐ unfähig aufzustehen

14. Benötigen Sie eine Gehhilfe ?

☐ keine
☐ nur bei langen Gehstrecken wird ein Handstock benötigt
☐ regelmäßig ein Handstock
☐ regelmäßig eine Unterarmgehstütze ("Krücke")
☐ regelmäßig zwei Handstöcke
☐ regelmäßig zwei Unterarmgehstützen ("Krücken")
☐ ein Gehwagen wird benötigt
☐ Gehen unmöglich

15. Wie lange können Sie ohne Gehhilfe laufen ?

☐ uneingeschränkt > 60 min
☐ 31 - 60 min
☐ 11 - 30 min
☐ 2 - 10 min
☐ < 2 min
☐ Gehen unmöglich

Appendix I

| Arbeitsgruppe Becken in der Deutschen Sektion der AO International | Patientenfragebogen |

16. Wie lange können Sie unter Zuhilfenahme von Gehhilfen laufen ?

☐ uneingeschränkt > 60 min
☐ 31 - 60 min
☐ 11 - 30 min
☐ 2 - 10 min
☐ < 2 min
☐ Gehen unmöglich

17. Wie beurteilen Sie Ihre Gehfähigkeit (Hinken) ?

☐ kein Hinken
☐ leichtes Hinken
☐ mittelgradiges Hinken
☐ starkes Hinken

18. Wie beurteilen Sie Ihre Gehfähigkeit (Hinken) unter Zuhilfenahme von Gehhilfen ?

☐ kein Hinken
☐ leichtes Hinken
☐ mittelgradiges Hinken
☐ starkes Hinken

19. Sind Sie mit Ihrem derzeitigen Gesundheitszustand zufrieden ?

☐ sehr zufrieden
☐ zufrieden
☐ neutral
☐ unzufrieden
☐ sehr unzufrieden

20. Wie stark glauben Sie, werden die Restschmerzen im Becken nach Behandlungsende Ihrer Beckenverletzung sein ?

☐ keine Restbeschwerden
☐ geringfügige Beschwerden
☐ mittelgradige Beschwerden
☐ starke Beschwerden
☐ stärkste Beschwerden

21. Wie stark glauben Sie, werden Ihre täglichen Einschränkungen nach Behandlungsende Ihrer Beckenverletzung sein ?

☐ keine Einschränkungen
☐ geringfügige Einschränkungen
☐ mittelgradige Einschränkungen
☐ starke Einschränkungen
☐ stärkste Einschränkungen

22. Sind Sie mit dem Endergebnis der Behandlung Ihrer Beckenverletzung zufrieden ?

☐ zufrieden
☐ unzufrieden
☐ noch nicht endgültig zu beurteilen

23. Ist seit der letzten Untersuchung Ihres Beckens eine Verbesserung oder eine Verschlechterung eingetreten ?

☐ Verbesserung
☐ gleich geblieben
☐ Verschlechterung

Appendix I

Arbeitsgruppe Becken in der Deutschen Sektion der AO International
Studie Beckenverletzungen

Bogen NK UCH

Bei Unsicherheiten bzw. Ergänzungen Erläuterungen auf der Rückseite eintragen. Patientenidentifikation (Aufkleber) nur auf dem in der Akte verbleibenden Bogen

Alter ☐☐☐ J Größe : ☐☐☐ cm
Geschlecht ☐w ☐m Gewicht : ☐☐☐ kg

NU-Datum ☐☐ ☐☐
Unfall-Datum ☐☐ ☐☐

1. Schmerzen
visual analog-scale [1]
objektiv [2] ☐
☐

2. Schmerzlokalisation [2]
Symphyse ☐   low back pain ☐   Os Sacrum ☐
rechts: Os pubis ☐ Acetabulum ☐ Ilium ☐ SI-Gelenk ☐ Leiste ☐
links: Os pubis ☐ Acetabulum ☐ Ilium ☐ SI-Gelenk ☐ Leiste ☐
rechts: Oberschenkel ☐ Gluteal ☐ Trochanter ☐ Knie ☐
links: Oberschenkel ☐ Gluteal ☐ Trochanter ☐ Knie ☐

3. Beweglichkeit Hüftgelenke
[3] rechts: Flex/Ext __/__/__ IR/AR Rücken __/__/__ IR/AR Bauch __/__/__ Abd/Add __/__/__
[3] links: Flex/Ext __/__/__ IR/AR Rücken __/__/__ IR/AR Bauch __/__/__ Abd/Add __/__/__
% Gegenseite [4]

4. Beinlängendifferenz [5] ☐

5. Provokationstests [6]
Außenrotation ☐
Innenrotation ☐
Mennel-Zeichen ☐

6. Merle d'Aubigné Score [7]
rechts: Schmerzen ☐ Mobilität ☐   links: Schmerzen ☐ Mobilität ☐   Gehfähigkeit ☐

7. Neurologie*
objektiv [8]
Ischiadicusläsion [8]   rechts: ☐ links: ☐ ☐

8. Urologie*
erektile Dysfunktion [9]
Miktionsstörungen [9] ☐

9. Sphincterfunktionsstörungen* [10]

10. Sozialstatus
Karnofsky-Index [11] ☐
Minderung der Erwerbsfähigkeit ☐
berufliche Reintegration [12] ☐
Sport [13] ☐
Hobby [13] ☐
soziale Kontakte [14] ☐
subjektive Zufriedenheit [15] ☐

11. Dislokation Symphyse
craniocaudal [17] ☐   Diastase [16] ☐

12. Dislokation Schambein
ap [17] ☐   craniocaudal [16] ☐

13. Dislokation dorsal
craniocaudal [18] ☐   ap ☐   Maximum ☐

14. SI-Veränderungen [19]
rechts: ☐   links: ☐

15. sonstiges [20] Ossifikationen Beckenring ☐ Osteomyelitis ☐ malunion/nonunion ☐

16. Ossifikationen Acetabulum [21]
rechts: ☐   links: ☐

17. Arthrose-Rating Acetabulum [22]
rechts: ☐   links: ☐   ☐

18. Hüftkopfnekrose [23]
rechts: ☐   links: ☐

* handschriftlicher neurologischer/urologischer/abdomineller Befund
[ ]: s. Rückseite

Appendix I

Arbeitsgruppe Becken in der Deutschen Sektion der AO International	Bogen Score UCH
Studie Beckenverletzungen	

[1]: Eintragen des Prozentwetes der subjektiv empfundenen Schmerzen
[2]: Eintrag der objektiv eruierten Schmerzen gemäß nachfolgendem Schema auch lokalisationsbezogen:
   0 = keine: keinerlei Schmerzen im Becken- und Acetabulumbereich
   1 = leicht: nur nach längerer Belastung auftretend, wechselnd, keine Medikation erforderlich, keine Aktivitätseinschränkungen
   2 = mittel: regelmäßige Belastungsschmerzen, selten Analgetika, Aktivitätsgrad leicht eingeschränkt
   3 = stark: ständige Ruheschmerzen, Nachtruhe durch Schmerz gestört, regelmäßige Analgetikaeinnahme
[3]: Neutral-Null-Methode
[4]: Prozentuale Bewertung der Hüftbeweglichkeit im Seitenvergleich. Es wird der Quotient der Gesamtbeweglichkeit der verletzten zur unverletzten Seite gebildet und entsprechend folgender Einteilung verschlüsselt: 100 - 95% = 6, 80 - 94% = 5, 70 - 89% = 4, 60 - 69% = 3, 50 - 59% = 2, < 50% = 1
   Sind beide Acetabuli verletzt wird als Referenzwert für ein normales Hüftgelenk ein Wert von 290° als Gesamtreferenzwert verwendet (Maximalwerte: Flex/Ext 120/0/10°, IR/AR 40/0/50°, Abd/Add 40/0/30°)
[5]: Die Beinlängendifferenz wird durch Unterlage von standardisierten Brettchen unter das verkürzte Bein bestimmt. Als Orientierungspunkt gilt die Crista iliaca. Es wird nur die beckenbedingte Beinlängendifferenz bestimmt.
[6]: Bestimmung der Außenrotationsprovokation des Beckens: 0 = negativ, 1 = posistiv
   Der Patient liegt in Rückenlage. Mit beiden Händen (überkreuzt) wird mit gestreckten Armen gleichmäßig Druck nach dorsolateral auf beide Spinae iliacae anteriores superiores ausgeübt und eine Außenrotationsbewegung provoziert. Der Test ist bei Schmerzen positiv.
   Bestimmung der "lateral compression"-Provokation des Beckens:
   Der Patient liegt in Seitenlage mit ca. 45° flektiertem Hüft- und Kniegelenk. Der Untersucher übt mit beiden Handflächen bei gestreckten Armen gleichmäßig Druck auf den vordersten Punkt der Crista iliaca nach ventromedial aus und provoziert damit eine Kompression des vorderen Beckenringes sowie der ventralen SI-Fuge. Der Test ist positiv, wenn Schmerzen auftreten.
   Mennel-Zeichen:
   Der Patient liegt in Seitenlage. Das unten liegende Bein wird mit beiden Händen in maximaler Hüft- und Knieflexion vor dem Bauch fixiert. Das oben gestreckte, in der Hüfte extendierte Bein wird am Oberschenkel von ventral nach hinten geführt, während Druck auf das Sakrum nach ventral ausübt wird. Bei typischem Schmerz ist das Zeichen positiv.
[7]: Merle d`Aubigné, Postel, U: Functional results of the hip arthroplasty with acrylic prosthesis. J Bone Joint Surg 36-A, 1954, 451
   Der Merle d`Aubigné-Score wird einzeln für die Gehfähigkeit sowie beidseits für Mobilität und Schmerzen dokumentiert.
   18 Pkt. = keine Funktionseinschränkung
   16 - 17 = leichte Funktionseinschränkung
   13 - 15 = deutliche Funktionseinschränkung
   ≤ 12 = erhebliche Funktionseinschränkung
[8]: Neurologie
   objektiv: 0 = keine Neurologie, 1 = subjektiv nicht bemerkte Sensibilitätsstörung, 2 = subjektiv vorhandene Sensibilitätsstörung ohne Verlust der Schutzsensibilität und/oder motorische Störungen ohne Funktionsbehinderung, 3 = sensible Störungen mit Verlust der Schutzsensibilität und/oder motorische Störungen mit Funktionsbehinderung
   Ischiadicusläsion: 0 = keine, 1 = vorhanden
[9]: Urologie
   0 = keine urologischen Störungen
   1 = Miktionsstörungen ohne Restharnbildung und/oder subjektiv nicht störende erektile Dysfunktion oder Orgasmusstörung
   2 = Miktionsstörungen mit Restharnbildung und/oder subjektiv störende erektile Dysfunktion oder Orgasmusstörung
[10]: Sphincter Mastdarm: 0 = keine Inkontinenz, 1 = Sphincterstörungen jeglicher Art
[11]: Karnofsky-Index (mod. Karnofsky, DA Clinical evaluation of anticancer drugs. GANN Monograph 2: 223 - 231)
[12]: Berufliche Reintegration
   0 = gleicher beruf wie vor dem Unfall oder unauffälliger Ausbildungswerdegang, MdE ≤ 10
   1 = arbeitsfähig, aber unfallbedingte Umschulung oder Einschränkungen im alten Beruf, MdE 11 - 35
   2 = unfallbedingte Berufsunfähigkeit, Rente, Arbeitslosigkeit, noch vorhandene Arbeitsunfähigkeit, MdE > 35
[13]: Freizeit/Sport-Aktivitäten: 0 = neue oder keine Veränderungen, 1 = bestehende unfallbedingte Einschränkungen
   2 = erhebliche Einschränkungen
[14]: Soziale Kontakte: 0 = neue oder keine Veränderungen, 1 = Verlust von sozialen Kontakten und/oder unfallbedingt, 2 = soziale Desintegration
[15]: subjektive Zufriedenheit: entsprechend Frage 19 des Fragebogens: 5 = sehr zufrieden - 1 = sehr unzufrieden
[16]: Zur Bestimmung der Symphysendiastase wird der Abstand der beiden Schambeinäste in der Mitte der Symphyse bestimmt.
[17]: Die craniocaudale Dislokation wird mit der Outlet-Aufnahme bestimmt. Durch die Symphysenmitte wird eine zum Röntgenbild senkrechte Linie gezeichnet.Durch die beiden Tubercula pubica wird eine Tangente gezeichnet,die die erste Linie im Winkel 90° schneidet. Der Abstand beider Tangenten entspricht der Dislokation. Entsprechendes gilt für dieBestimmung der Schambeindislokation.
[18]: Dislokation dorsal: Auf beiden Seiten wird dorsal die Dislokation in ap- Richtung und craniocaudaler Richtung bestimmt. Auf der Outlet-Aufnahme wird die craniocaudale Dislokation ermittelt, in dem ein Senkrechte durch die distale LWS und das Sakrum durch das Steißbein gezeichnet. Senkrecht dazu werden an jede Crista iliaca eine Tangente gezeichnet. Der Abstand entspricht der Dislokation. Zur Ermittlung der ap-Dislokation wird in der Inlet-Aufnahme durch die Mitte von Symphyse und Sakrum eine Linie gezeichnet. Senkrecht dazu werden durch die Spitzen der Spinae ischiadicae zwei Linien gezeichnet, deren Abstand der Dislokation entspricht.
[19]: SI-Gelenk: Unterscheidung zwischen: 0= keine Veränderungen, 1 = nur ventraler Osteophyt, 2 = Arthrose, 3 = Ankylose
[20]: Ossifikationen Beckenring: 0 = keine, 1 = ja, aber ohne funktionelle Relevanz, 2 = funktionell störend
   Osteomyelitis: 0 = keine, 1 = vorhanden; malunion/nonunion: 0 = keine, 1 = partiell, keine Unterbrechung Beckenring/Acetabulum, 2 = kompletteUnterbrechung Beckenring/Acetabulum
[21]: paraartikuläre Ossifikationen: Brooker AF, Bowerman JW, Robinson RA, Riley LH; Ectopic ossification following total hip replacement. Incidence and a method of classification. J Bone Joint Surg 55-A, 1973, 1629 - 1632
[22]: 1 = normales Hüftgelenk im Röntgenbild oder wie Gegenseite, 2 = geringe Osteophytenbildung, Sklerosierung, Gelenkspaltverschmälerung und/oder geringe Inkongruenz, 3 = mäßige Subluxation des Hüftkopfes, Sprenkelung des Hüftkopfes, Osteophytenbildung und/oder Gelenkspaltverschmälerung, 4 = starke Hüftkopfdeformität, jede subchondrale Zystenbildung, starke Subluxation des Hüftkopfes oder Sprenkelung, zahlreiche Osteophyten, schwere subchondrale Sklerosierung oder Gelenkspaltverschmälerung
[23]: Ficat, RP: Idiopathic bone necrosis of the femoral head. Early diagnosis and treatment. J Bone Joint Surg 67-B/1985/3-9

Zusammenfassende Ergebnisbeurteilung ("Outcome")

Um alle gewonnenen Ergebnisse zusammenzufassen und vergleichend abzuschätzen, wurden drei Themenbereiche gebildet und darin jeweils minimal 1 bis maximal 3 bzw. 4 Punkte vergeben (Tab. 57-59).

(I) Radiologisches Resultat: Hier wurde im wesentlichen der Frage nachgegangen, ob das Ziel der chirurgischen Behandlung, d.h. die anatomische Wiederherstellung des Beckenrings realisiert wurde. Die Einschätzung erfolgte von 1 Punkt (Minimum) bis 3 Punkten (Maximum) (Tab. 57).

(II) Klinische Resultat: Es wurde die Frage beantwortet, inwieweit der Patient durch die Folgen der Beckenverletzung eingeschränkt ist. Aufgrund der größeren Wertigkeit der klinischen Beschwerden wurden Punkte von 1 bis 4 vergeben (Tab. 58).

(III)Soziale Reintegration Hier wurde evaluiert, inwieweit der Patient durch die Folgen des Unfalls, also der Gesamtverletzung, in seiner Lebensführung behindert ist. Neben der Beckenverletzung gehen hier auch allgemeine Verletzungsfolgen ein. Zu diesem Themenkomplex wurden als Minimum 1 Punkt , als Maximum 3 Punkte vergeben (Tab. 59).

Um das Gesamtergebnis nach der Beckenverletzung einzuschätzen, wurden die Punktewerte der Gruppen I und II addiert und die resultierende 7 Punkte-Skala wie folgt beurteilt: 7 Punkte stellte ein ausgezeichnetes Resultat dar, 6 Punkte ein gutes Resultat, 4 und 5 Punkte ein ausreichendes Resultat sowie 3 und 2 Punkte ein schlechtes Resultat.

Punkte	Radiologisches Resultat (maximal 3 Punkte)
3	• Posterior anatomische Heilung • Fehlstellung vorderer Beckenring Symphyse < 5mm und/oder • Maximale Fehlstellung Scham-/Sitzbein < 10 mm
2	• Maximale posteriore Fehlstellung 5 mm und /oder • Max. Fehlstellung vorderer Beckenring Symphyse 6-10 mm und/oder • Maximale Fehlstellung Scham-/Sitzbein 10-15 mm
1	• Posteriore Fehlstellung > 5 mm und/oder • Fehlstellung vorderer Beckenring Symphyse > 10mm und/oder • Maximale Fehlstellung Scham-/Sitzbein > 15 mm

Tab. 57: Kriterien der radiologischen Untersuchungen

Punkte	Klinisches Resultat (maximal 4 Punkte)
4	• Keine Schmerzen • Kein neurologisches Defizit • Kein urologisches Defizit • Keine funktionellen Einschränkungen.
3	• Schmerzen nach intensiver Belastung, keine Analgetika • Leichte funktionelle Einschränkungen (gelegentliches Hinken) • Leichte sensible Nervenstörungen, subjektiv nicht störend
2	• Nach Belastung immer Schmerzen, gelegentlich Analgetika • Deutliche Funktionsbehinderung (Hinken, Gehstock) • Motorische Nervenstörungen nicht behindernd und/oder ausgedehntere Sensibilitätsstörungen ohne Verlust der Schutzsensibilität. • Miktionsstörungen ohne Restharnbildung und/oder erektile Dysfunktion oder andere Sexualstörungen die subjektiv nicht behindernd empfunden werden.
1	• Dauerschmerzen, Ruheschmerzen, häufig Analgetika • Dauerhafte beckenbedingte Benutzung von Gehstützen oder Rollstuhl • Behindernde motorische Nervenstörungen und/oder sensible Störungen mit Verlust der Schutzsensibilität • Miktionsstörungen mit restharnbildung und/oder subjektiv behindernder erektilen Dysfunktion oder anderen Sexualstörungen. • Blasen- oder Mastdarminkontinenz

Tab. 58: Kriterien der klinischen Untersuchung

	Soziale Reintegration (maximal 3 Punkte)
3	• Unveränderte Berufstätigkeit wie vor Unfall • Freizeit und Sportverhalten unverändert • Unveränderte soziale Situation
2	• Eingeschränkte Tätigkeit im alten Beruf • Umschulung im Gange oder abgeschlossen • Verminderter sportlicher Aktivitätsgrad • leichte Einschränkungen in sozialen Kontakten • Gelegentliche externe Hilfe erforderlich
1	• Unfallbedingt berufsunfähig oder Behindertentätigkeit • Deutlich eingeschränkte Freizeitaktivitäten, kein Sport. • Sozial deutlich eingeschränkt oder desintegriert • Häufig fremde Hilfe erforderlich

Tab. 59: Zusammenfassung der Ergebnisbeurteilung nach Beckenringfrakturen ("Outcomebeurteilung")

Summary of assessment of the outcome

Summary of the assessment of the results ("outcome"): in order to summarize and facilitate comparisons of all the results, they were assembled under three different headings, and each allocated points between the minimal 1 and a maximum of 3 or 4 (see Table 57 to 59).

(I)   Radiological results

This was essentially a matter of deciding whether or not the aim of the surgical treatment - that is to say, the restoration of an anatomically normal pelvic girdle - had been achieved. Assessment ranged from 1 point (minimal) to 3 points (maximal) (Table 57).

(II)   Clinical results

Here the question of whether or not the patient suffered limitations as a results of the pelvic injury was answered. Because of the greater importance of the clinical incapacity, points were allocated from 1 to 4 (Table 58).

(III)   Social reintegration

Under this heading an attempt was made to evaluate to what extent the patient's life had been altered as a result of the accident. Both local pelvic and all other injuries were included, and the result awarded 1 point (minimal) to 3 points (maximal) (Table 59).

In order to estimate the total result of the pelvic injury, values from Groups I and II were added together and the resulting 7 point scale assessed as follows: 7 points for an excellent result, 6 for a good result, 4 and 5 for an adequate result and 3 or 2 for a poor result.

Points	Radiological Result (maximum 3 points)
3	• Posterior anatomical normality • Residual displacement of the pelvic symphysis < 5 mm and/or • Maximal residual displacement of the pubis/ischium < 10 mm
2	• Maximal posterior residual displacement 5 mm and/or • Residual displacement of the pelvic symphysis 6-10 mm and/or • Maximal residual displacement of the pubis/ischium 10-15 mm
1	• Maximal posterior residual displacement > 5 mm and/or • Residual displacement of the pelvic symphysis > 10 mm and/or • Maximal residual displacement of the pubis/ischium > 15 mm

Tab. 57: **Criteria for the radiological examination.**

points	Clinical Result (maximum 4 points)
4	• No pain • No neurological impairment • No urological impairment • No functional limitations
3	• Pain only after severe effort, no analgesics required • Slight functional impairment (occasional limping) • Slight neurological disturbance, not subjectively distressing
2	• Invariably pain after effort, occasional analgesics required • Significant impairment of function (limping, walking-stick required) • Impairment of motor nerve function not regarded as a handicap and/or extensive sensory disturbance without loss of protective reflexes • Disturbances of micturition without residual urine in bladder and/or partial physical impotence, or other disturbances of sexual function not regarded as distressing

1	• Continual pain, pain at rest, analgesics frequently required
	• Permanent use of crutch or wheel chair required because of pelvic injury
	• Impairment of motor nerve function regarded as a handicap and/or sensory
	  disturbance with loss of protective reflexes
	• Disturbances of micturition with residual urine in bladder and/or subjectively disturbing physical impotence or other disturbances of sexual
	  function Urinary or faecal incontinence

Tab. 58: **Criteria for the clinical examination.**

points	Social Reintegration (maximum 3 points)
3	• The same profession as before the accident • Sports and free-time activities unchanged • Social activities unchanged
2	• Limited employment in previous profession • Retraining being undertaken or completed • Reduced sporting activities • Occasional external support required
1	• Unable to work owing to accident or employment as handicapped person • Significantly reduced free-time activities, no sport • Social life signicantly limited or socially withdrawn • Frequent external assistance required

Tab. 59: **Summary of assessment of the results following a pelvic fracture ("evaluation of the outcome")**

Anhang II
Appendix II

Anhang II umfaßt Summationsauswertungen. Sie entstehen durch die Summation der einzelnen Eintragungen im Erhebungsbogen nach Auswahl einer bestimmten Patientengruppe. Sie erlauben eine schnelle Orientierung über die "Besonderheiten" dieser spezifischen Gruppe.

Appendix II includes the summation analyses of the evaluation sheets. These reports were genenerated by summation of the entries in each single field after selecting a specific patient group. They allow a rapid orientation about specific features within these patient group. The evaluation sheets had to be kept in german langueage due to the design of the database. The translations of the sheets given in Appendix I can serve as aid for interpretation.

354 Appendix II

Summation Sheet 1: all patients (n = 1722)

Arbeitsgruppe Becken in der Deutschen Sektion der AO International Studie Beckenverletzungen **Bogen 1**

Markieren Sie bitte mindestens ein Feld pro Zeile. Bei Unsicherheiten bzw. Ergänzungen " Klartext " markieren und Erläuterungen unter Zeilenangabe auf der Rückseite eintragen. Patientenidentifikation (Aufkleber) nur auf dem in der Akte verbleibenden Bogen ! Bei Sakrum-, Acetab.fx, und nach Laparatomie bitte zusätzlich Ergänzungsbögen ausfüllen!

Aufkleber oder ID (verbleibt in der Akte !)   Alter: J   Größe: cm   Kliniknummer   Unfalldatum
Geschlecht: w m   Gewicht: kg   Fallnummer   Aufnahmedatum

1. Unfallart	541	18	126	57	179	516	188	21		30	49
	Pkw	Lkw	Motorrad	Fahrrad	Fußgänger	Sturz	Sturz Höhe	Verschütt		unbekannt	Klartext
2. Mechanismus	1316	143	49	198	235	414	90	200	767	0	16
	Anprall	Einklemm.	Überroll.	unbekannt	kompr. a.p.	kompr. lat.	ax.Stauch.	komplex	unbekannt		Klartext
3. Rettungsmittel	114	167	449	204	175	455				430	0
	selbst	RHS	NEF/NAW	RTW	KTW	Verlegung				unbekannt	Klartext
4. Verletzungsmuster	713	484	426	182	349	503	140	PTS: 21,2145		14	0
	isol. Pelvis	SHT	Thorax	Abdomen	O.Extrem.	U.Extrem.	WS			unbekannt	Klartext
5. Diagnostik Becken	1721	432	421	472	466	590	56	5		4	1
	Becken ap	Rö. inlet	Rö.outlet	Rö. ala	Rö.obturat.	CT 2D	CT 3 D	Tomogr.		unbekannt	Klartext

6. Beckenverletzung:

Iliosakral rechts: nein ☐ ja 170; IS- Sprengung 110; transsakrale Lux. Fx 22; transiliakale Lux. Fx 60; Dislokation > 10 mm 26

Transsakral rechts: nein ☐ ja 164; Querfortsatz ; transalare Fx 62; transforaminale Fx 69; zentrale Fx 34

Transsakral links: nein ☐ ja 182; Querfortsatz ; transalare Fx 69; transforaminale Fx 83; zentrale Fx 29

Iliosakral links: nein ☐ ja 151; IS- Sprengung 106; transsakrale Lux. Fx 22; transiliakale Lux. Fx 25; Dislokation > 10 mm 24

Transiliakal rechts: nein ☐ ja 74; Beckenrand Fx 53; Beckenring Fx 20; Trümmer Fx 8

Transiliakal links: nein ☐ ja 86; Beckenrand Fx 54; Beckenring Fx 29; Trümmer Fx 8

Acetabulum rechts: nein ☐ ja 255; hinterer Pfeiler 39; vorderer Pfeiler 24; Querfraktur 40; beide Pfeiler 40

Acetabulum links: nein ☐ ja 303; hinterer Pfeiler 49; vorderer Pfeiler 29; Querfraktur 47; beide Pfeiler 32

||||| Bitte die Frakturlinien im Übersichtsbild einzeichnen ! |||||

Transpubisch rechts: nein ☐ ja 671; Os pubis 603; Ramus ossis ischii 550; Trümmerfraktur 8

Transsymphysär: nein ☐ ja 224; Dislokation ≤ 10 mm 41; Dislokation > 10 mm 171; überlappend 5; symphysennahe Fx 21

Transpubisch links: nein ☐ ja 599; Os pubis 519; Ramus ossis ischii 500; Trümmerfraktur 15

30 | 8
offene Fx | Hemipelv.
22
Steißbein | Klartext

7. Fx-Klassifikation	14	728	43	109	158	29	173	29	73	368	0	171
	A1	A2	A3	B1	B2	B3	C1	C2	C3	AC isoliert	unbekannt	unbekannt
8. Zusatzverl. Becken	1481	65	33	30	90	32	79	13	29	27	7	5
	keine	Blase	Urethra	pelv. Gef	retro Häm	Darm	Plex eins	Plex bds	WT perianal	extrap WT	unbekannt	Klartext
9.Notfalltherapie Becken,<6h nach Trauma	1549	19	94	3	48	42	17	50			2	5
	keine	Zwinge*	Lap	Embol.	Fix.ext.	Osteosynth	<2h	2-6h			unbekannt	Klartext
10. verwendetes Osteosyn- thesematerial	1207	1600	65	52	Sym 1	1	3	1627	85	Fix ext 10	0	5
	entfällt	keine	DCP	Reko-Pl.		SD	Schrauben	andere	keiner	supraacet	Ilium	andere rechts
	1705	2	9	6	0	Os pubis rechts	1709	0	9	3	1	Os pubis links
	keine	DCP	Reko-Pl	Schrauben	andere		keine	DCP	Reko-Pl.	Schrauben	andere	
	1586	9	42	AC re 15	65	7	1580	10	38	AC li 22	65	7
!! OP-Bericht beilegen !!	keine	DCP	Reko-Pl.	Schrauben	Platte/Schr	andere	keine	DCP	Reko-Pl.	Schrauben	Platte/Schr	andere
	1698	7	7	Ilium 2	8	0	1693	3	11	Ilium 4	8	3
	keine	DCP	Reko-Pl.	Schrauben	Platte/Schr	andere	keine	DCP	Reko-Pl.	Schrauben	Platte/Schr	andere
	1695	4	16	7	0	ISG rechts	1687	4	19	11	1	ISG links
	keine	SI-Schraub	ISG-Pl	Platte/Schr	andere		keine	SI-Schraub	ISG-Pl	Platte/Schr	andere	
	1701	2	5	Sakr re 7	3	4	1698	2	6	Sakr li 6	6	4
	keine	DCP quer	Sac.-Stäbe	SI-Schraub	lok. Platte	andere	keine	DCP quer	Sac.-Stäbe	SI-Schraub	lok. Platte	andere
11. OP nach Unfall	1218	59	63	106	39	32		10				4
	keine	< 24 h	24h - 71 h	3 d - 7 d	8 d - 14 d	> 14 d						Klartext
12. Dauer Intensivstat.	993	236	156	114	204						42	2
	keine	< 3d	4d - 7 d	8 d - 14 d	> 14 d						unbekannt	Klartext
13. Komplikationen	1476	20	16	54	37	29	41	41	28	11	22	10
	keine	Thrombose	Embolie	ARDS	MOV	Blutung**	Infekt**	neurogen**	WT**	extrap. WT	unbekannt	Klartext
14. Beginn Mobilisation	158		295	236	292	261	259	113	34		70	3
	keine		sofort	< 3d	3 d - 7 d	8 d - 20 d	3 W - 6 W	7W - 12 W	> 12 W		unbekannt	Klartext
15. Verlauf	139	15	121	976	571	19	8				28	13
	verstorben	Ursache	n.Hause	verl. Reha.	Re-OP**	NU nötig					unbekannt	Klartext
16. Ergebnis postop BR	ventral 209	61	7	1		dorsal 227	38	6	1			
	anatom.	Disl.≤1cm	Disl.>1cm	Re-Disl		anatom.	Disl.≤1cm	Disl.>1cm	Re-Disl			

* : Bitte Kopie OP Bericht beilegen   ** : Bitte Klartext ausfüllen   © MHH UCH / AO

Appendix II

Summation Sheet 1: all fractures involving pelvic girdle (n = 1076)

Arbeitsgruppe Becken in der Deutschen Sektion der AO International Studie Beckenverletzungen **Bogen 1**

Markieren Sie bitte mindestens ein Feld pro Zeile. Bei Unsicherheiten bzw. Ergänzungen " Klartext " markieren und Erläuterungen unter Zeilenangabe auf der Rückseite eintragen.
Patientenidentifikation (Aufkleber) nur auf der Akte verbleibenden Bogen !
Bei Sakrum-, Acetab.fx, und nach Laparatomie bitte zusätzlich Ergänzungsbögen ausfüllen!

Aufkleber oder ID (verbleibt in der Akte !)

Alter | | J Größe : | | cm Kliniknummer
Geschlecht | w | m Gewicht : | | kg Fallnummer

Unfalldatum
Aufnahmedatum

1. Unfallart	Pkw 245 / Lkw 6 / Motorrad 60 / Fahrrad 35 / Fußgänger 126 / Sturz 428 / Sturz Höhe 117 / Verschütt 12	unbekannt 21 / Klartext 29
2. Mechanismus	Anprall 853 / Einklemm. 76 / Überroll 19 / unbekannt 116 / kompr. a.p. 173 / kompr. lat. 265 / ax. Stauch. 44 / komplex 109 / unbekannt 473	0 / Klartext 12
3. Rettungsmittel	selbst 104 / RHS 86 / NEF/NAW 267 / RTW 159 / KTW 158 / Verlegung 175	226 / unbekannt 0 / Klartext 0
4. Verletzungsmuster	isol. Pelvis 506 / SHT 267 / Thorax 226 / Abdomen 85 / O.Extrem. 205 / U.Extrem. 273 / WS 92 / PTS: 19,728	11 / unbekannt 0 / Klartext 0
5. Diagnostik Becken	Becken ap 1076 / Rö. inlet 253 / Rö.outlet 244 / Rö. ala 123 / Rö.obturat. 124 / CT 2D 222 / CT 3D 13 / Tomogr. 4	3 / unbekannt 1

6. Beckenverletzung:

Iliosakral rechts: nein □ / ja 92 / IS- Sprengung 54 / transsakrale Lux. Fx 14 / transiliakale Lux. Fx 42 / Dislokation > 10 mm 8

Transsakral rechts: nein □ / ja 94 / Querfortsatz — / transalare Fx 39 / transforaminale Fx 30 / zentrale Fx 25

Transsakral links: nein □ / ja 126 / Querfortsatz — / transalare Fx 53 / transforaminale Fx 50 / zentrale Fx 22

Iliosakral links: nein □ / ja 82 / IS- Sprengung 56 / transsakrale Lux. Fx 11 / transiliakale Lux. Fx 17 / Dislokation > 10 mm 9

Transiliakal rechts: nein □ / ja 61 / Beckenrand Fx 48 / Beckenring Fx 14 / Trümmer Fx 5

Transiliakal links: nein □ / ja 67 / Beckenrand Fx 47 / Beckenring Fx 19 / Trümmer Fx 5

Acetabulum rechts: nein □ / ja 0 / hinterer Pfeiler 0 / vorderer Pfeiler 0 / Querfraktur 0 / beide Pfeiler 0

Acetabulum links: nein □ / ja 0 / hinterer Pfeiler 0 / vorderer Pfeiler 1 / Querfraktur 0 / beide Pfeiler 0

||||| Bitte die Frakturlinien im Übersichtsbild einzeichnen ! |||||

Transpubisch rechts: nein □ / ja 516 / Os pubis 467 / Ramus ossis ischii 427 / Trümmerfraktur 6

Transsymphysär: nein □ / ja 131 / Dislokation ≤ 10 mm 21 / Dislokation > 10 mm 101 / überlappend 4 / symphysennahe Fx 13

Transpubisch links: nein □ / ja 471 / Os pubis 408 / Ramus ossis ischii 386 / Trümmerfraktur 10

offene Fx 2 / Hemipelv. 0 / Steißbein 22 / Klartext 0

7. Fx-Klassifikation	14	672	42	77	111	17	122	21	0	2	0
	A1	A2	A3	B1	B2	B3	C1	C2	C3	AC isoliert	unbekannt / unbekannt
8. Zusatzverl. Becken	1045	0	0	0	19	0	7	0	0	5	4 / 0
	keine	Blase	Urethra	pelv. Gef	retro Häm	Darm	Plex eins	Plex bds	WT perianal	extrap WT	unbekannt / Klartext
9. Notfalltherapie Becken,<6h nach Trauma	1016	7	23	0	19	15	7	18			0 / 1
	keine	Zwinge*	Lap	Embol.	Fix.ext.	Osteosynth	< 2h	2-6h			unbekannt / Klartext
10. verwendetes Osteosynthesematerial	922	1007	38	27	Sym 1	0	3	1028	42	Fix ext 6	0 / 2
	entfällt	keine	DCP	Reko-Pl.	SD	Schrauben	andere	keiner	supraacet	Ilium	andere** / Klartext
	1070	1	4	1	0	Os pubis 1067	0	6	2	1	Os pubis 0
	keine	DCP	Reko-Pl.	Schrauben	rechts		keine	DCP	Reko-Pl.	andere	links
	1076	0	0	AC re 0	0	0	1076	0	0	AC li 0	0 / 0
	keine	DCP	Reko-Pl.	Schrauben	Platte/Schr	0	keine	DCP	Reko-Pl.	Schrauben	Platte/Schr
!! OP-Bericht beilegen !!	1061	6	4	Ilium 1	1	4	1057	2	4	Ilium 3	7 / 3
	keine	DCP	Reko-Pl.	Platte/Schr	andere		keine	DCP	Reko-Pl.	Platte/Schr	andere
	1064	1	6	5	0	ISG 0	1059	1	11	4	1 / ISG
	keine	SI-Schraub	ISG-Pl	andere	rechts		keine	SI-Schraub	ISG-Pl	andere	links
	1066	2	4	Sakr re 2	1	1	1061	1	5	Sakr li 5	3 / 1
	keine	DCP quer	Sac.-Stäbe	SI-Schraub	lok. Platte	andere	keine	DCP quer	Sac.-Stäbe	SI-Schraub	lok. Platte / andere
11. OP nach Unfall	927	26	22	25	7	0		4			
	keine	< 24 h	24h - 71 h	3 d - 7 d	8 d - 14 d	> 14 d					Klartext
12. Dauer Intensivstat.	729	113	70	57	98					2	2
	keine	< 3d	4 d - 7 d	8d - 14 d	> 14 d					unbekannt	Klartext
13. Komplikationen	981	7	9	23	17	5	13	9	3	5	14 / 4
	keine	Thrombose	Embolie	ARDS	MOV	Blutung**	Infekt**	neurogen**	WT**	extrap. WT	unbekannt / Klartext
14. Beginn Mobilisation	96		267	177	192	123	129	42	10		35 / 2
	keine	sofort	< 3d	3 d - 7 d	8 d - 20 d	3 W - 6 W	7W - 12 W	> 12 W			unbekannt / Klartext
15. Verlauf	77	2	707	274	6	1					14 / 6
	verstorben	Becken	Ursache	n. Hause	verl. Reha.	Re-OP**	NU nötig				unbekannt / Klartext
16. Ergebnis postop BR	ventral 122	29	2	0		dorsal 133	18	2	1		
	anatom.	Disl.≤1cm	Disl.>1cm	Re-Disl		anatom.	Disl.≤1cm	Disl.>1cm	Re-Disl		

* : Bitte Kopie OP Bericht beilegen ** : Bitte Klartext ausfüllen

© M-IH UCH / AO

Appendix II

Summation Sheet 1: isolated A-type fractures (n = 728)

Arbeitsgruppe Becken in der Deutschen Sektion der AO International — Studie Beckenverletzungen — **Bogen 1**

Markieren Sie bitte mindestens ein Feld pro Zeile. Bei Unsicherheiten bzw. Ergänzungen "Klartext" markieren und Erläuterungen unter Zeilenangabe auf der Rückseite eintragen. Patientenidentifikation (Aufkleber) nur auf dem in der Akte verbleibenden Bogen! Bei Sakrum-, Acetab.fx, und nach Laparatomie bitte zusätzlich Ergänzungsbögen ausfüllen!

Aufkleber oder ID (verbleibt in der Akte!) — Alter [ ] J — Größe: [ ] cm — Kliniknummer [ ] — Unfalldatum [ ]
Geschlecht w [ ] m [ ] — Gewicht: [ ] kg — Fallnummer [ ] — Aufnahmedatum [ ]

1. Unfallart	106 Pkw	3 Lkw	22 Motorrad	27 Fahrrad	74 Fußgänger	394 Sturz	66 Struz Höhe	3 Verschütt		14 unbekannt	21 Klartext
2. Mechanismus	620 Anprall	22 Einklemm.	4 Überroll	70 unbekannt	119 kompr. a.p.	178 kompr. lat.	29 ax.Stauch.	53 komplex	337 unbekannt	0	12 Klartext
3. Rettungsmittel	101 selbst	33 RHS	146 NEF/NAW	132 RTW	151 KTW	70 Verlegung				129 unbekannt	0 Klartext
4. Verletzungsmuster	436 isol. Pelvis	109 SHT	101 Thorax	29 Abdomen	114 O.Extrem.	116 U.Extrem.	47 WS	PTS: 17,4209		7 unbekannt	0 Klartext
5. Diagnostik Becken	728 Becken ap	104 Rö. inlet	99 Rö.outlet	76 Rö. ala	76 Rö.obturat.	57 CT 2D	4 CT 3D	3 Tomogr.		2 unbekannt	1 Klartext

6. Beckenverletzung:

Iliosakral rechts: nein [ ] ja 1 — IS- Sprengung 1 — transsakrale Lux. Fx 1 — transiliakale Lux. Fx 1 — Dislokation > 10 mm 0

Transsakral rechts: nein [ ] ja 2 3 — Querfortsatz 1 — transalare Fx 3 — transforaminale Fx 2 — zentrale Fx 1 8

Transsakral links: nein [ ] ja 2 8 — Querfortsatz 7 — transforaminale Fx 2 — zentrale Fx 1 8

Iliosakral links: nein [ ] ja 2 — IS- Sprengung 1 — transsakrale Lux. Fx 0 — transiliakale Lux. Fx 1 — Dislokation > 10 mm 0

Transiliakal rechts: nein [ ] ja 4 5 — Beckenrand Fx 4 5 — Beckenring Fx 0 — Trümmer Fx 3

Transiliakal links: nein [ ] ja 4 4 — Beckenrand Fx 4 2 — Beckenring Fx 2 — Trümmer Fx 4

Acetabulum rechts: nein [ ] ja 0 — hinterer Pfeiler 0 — vorderer Pfeiler 0 — Querfraktur 0 — beide Pfeiler 0

Acetabulum links: nein [ ] ja 0 — hinterer Pfeiler 0 — vorderer Pfeiler 1 — Querfraktur 0 — beide Pfeiler 0

Transsymphysär

Transpubisch rechts: nein [ ] ja 3 3 9 — Os pubis 3 0 0 — Ramus ossis ischii 2 7 4 — Trümmerfraktur 1

Dislokation ≤ 10 mm 4 — Dislokation > 10 mm 4 — überlappend 1 0 — symphysennahe Fx 5

Transpubisch links: nein [ ] ja 3 0 9 — Os pubis 2 6 7 — Ramus ossis ischii 2 4 7 — Trümmerfraktur 4 — offene Fx 0 / Hemipelv. 0 — 2 2 Steißbein — Klartext

IIII Bitte die Frakturlinien im Übersichtsbild einzeichnen! IIII

7. Fx-Klassifikation	14 A1	672 A2	42 A3	0 B1	0 B2	0 B3	0 C1	0 C2	0 C3	AC isoliert 1	0 unbekannt	0 unbekannt
8. Zusatzverl. Becken	723 keine	0 Blase	0 Urethra	0 pelv. Gef	2 retro Häm	0 Darm	0 Plex eins	0 Plex bds	4 WT perianal	0 extrap WT	0 unbekannt	0 Klartext
9. Notfalltherapie Becken,<6h nach Trauma	720 keine	0 Zwinge*	2 Lap	0 Embol.	1 Fix.ext.	2 Osteosynth	0 < 2h	4 2-6h			0 unbekannt	1 Klartext
10. verwendetes Osteosynthesematerial	709 entfällt	726 keine	0 DCP	0 Reko-Pl.	Sym 0 SD	0 Schrauben	0 keiner	726 supraacet	0 Illium	Fix ext 2	0	1 andere
	728 keine	0 DCP	0 Reko-Pl.	0	0 AC re	0 Schrauben	Os pubis rechts	726 keine	1 DCP	0 Reko-Pl.	1 Schrauben	0 andere
!! OP-Bericht beilegen !!	728 keine	0 DCP	0 Reko-Pl.	0 Schrauben	0 Platte/Schr	0 andere	728 keine	0 DCP	0 AC li	0 Schrauben	0 Platte/Schr	0 andere
	727 keine	1 DCP	0 Reko-Pl.	Ilium 0 Schrauben	0 Platte/Schr	0 andere	717 keine	1 DCP	3 Reko-Pl.	Ilium 3 Schrauben	2 Platte/Schr	2 andere
	728 keine	0 SI-Schraub	0 ISG-Pl.	0 Platte/Schr	0 andere	ISG rechts	727 keine	1 SI-Schraub	0 ISG-Pl.	0 Platte/Schr	0 andere	ISG inks
	728 keine	0 DCP quer	0 Sac.-Stäbe	0 SI-Schraub	0 lok. Platte	Sakr re 0 andere	728 keine	0 DCP quer	0 Sac.-Stäbe	Sakr li 0 SI-Schraub	0 lok. Platte	0 andere
11. OP nach Unfall	711 keine	4 < 24h	2 24h - 71 h	1 3 d - 7 d	1 8 d - 14 d	0 > 14 d		0				0 Klartext
12. Dauer Intensivstat.	585 keine	56 < 3d	27 4 d - 7 d	23 8 d - 14 d	35 > 14 d						8 unbekannt	0 Klartext
13. Komplikationen	698 keine	3 Thrombose	4 Embolie	10 ARDS	3 MOV	1 Blutung**	3 Infekt**	0 neurogen**	2 WT**	1 extrap. WT	7 unbekannt	1 Klartext
14. Beginn Mobilisation	43 keine	252 sofort	157 < 3 d	137 3 d - 7 d	58 8 d - 20 d	46 3 W - 6 W	9 7W -12 W	3 > 12 W			20 unbekannt	1 Klartext
15. Verlauf	25 verstorben	0 Becken	Ursache	n.Hause	551 verl. Reha.	143 Re-OP**	1 NU nötig				8 unbekannt	4 Klartext
16. Ergebnis postop BR	19 ventral	2 anatom.	0 Disl.≤1cm	0 Disl.>1cm	0 Re-Disl		dorsal	17 anatom.	2 Disl.≤1cm	0 Disl.>1cm	0 Re-Disl	

*: Bitte Kopie OP Bericht beilegen **: Bitte Klartext ausfüllen

© MHH UCH / AO

Appendix II

Summation Sheet 1: isolated B-type fractures (n = 205)

Arbeitsgruppe Becken in der Deutschen Sektion der AO International — Studie Beckenverletzungen — **Bogen 1**

Markieren Sie bitte mindestens ein Feld pro Zeile. Bei Unsicherheiten bzw. Ergänzungen "Klartext" markieren und Erläuterungen unter Zeilenangabe auf der Rückseite eintragen. Patientenidentifikation (Aufkleber) nur auf der Akte verbleibenden Bogen!
Bei Sakrum-, Acetab.fx, und nach Laparatomie bitte zusätzlich Ergänzungsbögen ausfüllen!

Aufkleber oder ID (verbleibt in der Akte!) | Alter __ J | Größe __ cm | Kliniknummer __ | Unfalldatum __
Geschlecht w / m | Gewicht __ kg | Fallnummer __ | Aufnahmedatum __

1. Unfallart	79 Pkw	3 Lkw	26 Motorrad	27 Fahrrad	23 Fußgänger	24 Sturz	7 Sturz Höhe	Verschütt	6 unbekannt / 6 Klartext
2. Mechanismus	136 Anprall	34 Einklemm.	8 Überroll	27 unbekannt	33 Kompr.a.p.	55 kompr. lat.	4 ax.Stauch.	32 komplex	81 unbekannt / 0 Klartext
3. Rettungsmittel	3 selbst	1 RHS	65 NEF/NAW	15 RTW	7 KTW	58 Verlegung			61 unbekannt / 0 Klartext
4. Verletzungsmuster	45 isol. Pelvis	90 SHT	62 Thorax	28 Abdomen	60 O.Extrem.	94 U.Extrem.	2 WS	1 PTS: 22,0487	1 unbekannt / 0 Klartext
5. Diagnostik Becken	205 Becken ap	81 Rö. inlet	79 Rö.outlet	23 Rö. ala	24 Rö.obturat.	86 CT 2D	4 CT 3D	1 Tomogr.	1 unbekannt / 0 Klartext

6. Beckenverletzung:

Iliosakral rechts: nein ☐ / ja 47 — IS-Sprengung 34; transsakrale Lux. Fx 6; transiliakale Lux. Fx 9; Dislokation > 10 mm 2

Transsakral rechts: nein ☐ / ja 36 — Querfortsatz __; transalare Fx 19; transforaminale Fx 14; zentrale Fx 3

Transsakral links: nein ☐ / ja 53 — Querfortsatz __; transalare Fx 28; transforaminale Fx 24; zentrale Fx 1

Iliosakral links: nein ☐ / ja 44 — IS-Sprengung 35; transsakrale Lux. Fx 4; transiliakale Lux. Fx 5; Dislokation > 10 mm 2

Transiliakal rechts: nein ☐ / ja 3 — Beckenrand Fx 1; Beckenring Fx 2; Trümmer Fx 0

Transiliakal links: nein ☐ / ja 9 — Beckenrand Fx 3; Beckenring Fx 5; Trümmer Fx 1

Acetabulum rechts: nein ☐ / ja 0 — hinterer Pfeiler 0; vorderer Pfeiler 0; Querfraktur 0; beide Pfeiler 0

Acetabulum links: nein ☐ / ja 0 — hinterer Pfeiler 0; vorderer Pfeiler 0; Querfraktur 0; beide Pfeiler 0

Transpubisch rechts: nein ☐ / ja 92 — Os pubis 84; Ramus ossis ischii 79; Trümmerfraktur 2

Transsymphysär: nein ☐ 83 / ja __ — Dislokation ≤ 10 mm 14; Dislokation > 10 mm 65; überlappend 2; symphysennahe Fx 5

Transpubisch links: nein ☐ / ja 86 — Os pubis 73; Ramus ossis ischii 73; Trümmerfraktur 2

offene Fx 1 / Hemipelv. 0 / Steißbein __ / Klartext __

Bitte die Frakturlinien im Übersichtsbild einzeichnen!

7. Fx-Klassifikation	0 A1	0 A2	0 A3	77 B1	111 B2	17 B3	0 C1	0 C2	0 C3	AC isoliert 1 / unbekannt 0 / Klartext 0
8. Zusatzverl. Becken	199 keine	0 Blase	0 Urethra	0 pelv. Gef	6 retro Häm	0 Darm	0 Plex eins	0 Plex bds	WT perineal 0	extrap WT 1 / Klartext 0
9. Notfalltherapie Becken,<6h nach Trauma	187 keine	1 Zwinge*	8 Lap	0 Embol.	4 Fix.ext.	5 Osteosynth	1 <2h	4 2-6h		unbekannt 0 / Klartext 0
10. verwendetes Osteosynthesematerial	141 entfällt	160 keine	22 DCP	19 Reko-Pl.	1 Sym SD	0 Schrauben andere	3 keiner rechts	189 supraacet	13 Ilium	Fix ext 3 / andere** 0 / Klartext 0
	204 keine	0 DCP	1 Reko-Pl.	0 Schrauben AC re	0 Platte/Schr andere	0	204 keine	1 DCP	0 Reko-Pl.	Schrauben AC li 0 / Platte/Schr andere 0 / Os pubis links 0
!! OP-Bericht beilegen !!	205 keine	0 DCP	0 Reko-Pl.	0 Schrauben Ilium	0 Platte/Schr andere	0	204 keine	0 DCP	1 Reko-Pl.	Schrauben Ilium 0 / Platte/Schr andere 0
	203 keine	0 DCP	1 Reko-Pl.	1 Schrauben ISG	0 Platte/Schr andere	0 rechts	205 keine	0 DCP	0 Reko-Pl.	Schrauben ISG 0 / Platte/Schr andere 0 / ISG links 0
	205 keine	0 SI-Schraub	0 ISG-Pl	0 Platte/Schr Sakr re	0 andere	0	205 keine	0 SI-Schraub	0 ISG-Pl	Platte/Schr Sakr li 0 / andere 0
	142 keine	14 DCP quer	14 Sac.-Stäbe	8 SI-Schraub	3 lok. Platte	4 andere		2 keine		DCP quer / Sac.-Stäbe / SI-Schraub / lok. Platte / andere
11. OP nach Unfall	97 keine	32 < 24 h	22 24h - 71 h	19 3 d - 7 d	31 8 d - 14 d	4 > 14 d				Klartext 1
12. Dauer Intensivstat.	175 keine	1 < 3d	4 4 d - 7 d	8 8 d - 14 d	9 > 14 d					unbekannt 7 / Klartext 1
13. Komplikationen	29 keine	11 Thrombose	16 Embolie	35 ARDS	44 MOV	2 Blutung**	3 Infekt**	2 neurogen**	0 WT**	extrap. WT 3 / unbekannt 3 / Klartext 1
14. Beginn Mobilisation	27 keine	1 sofort	103 < 3 d	71 3 d - 7 d	3 8 d - 20 d	0 3 W - 6 W	7W - 12 W	> 12 W		unbekannt 6 / Klartext 1
15. Verlauf	verstorben	Becken	Ursache	n.Hause	verl. Reha.	Re-OP**	NU nötig			unbekannt 0 / Klartext 0
16. Ergebnis postop BR	ventral 55 anatom.	8 Disl.≤1cm	1 Disl.>1cm	0 Re-Disl	dorsal	64 anatom.	0 Disl.≤1cm	0 Disl.>1cm	0 Re-Disl	

*: Bitte Kopie OP Bericht beilegen   **: Bitte Klartext ausfüllen

© MHH UCH / AO

Summation Sheet 1: isolated C-type fractures (n = 143)

Appendix II

Summation Sheet 1: complex pelvic trauma (n = 160)

Arbeitsgruppe Becken in der Deutschen Sektion der AO International — Studie Beckenverletzungen — **Bogen 1**

Markieren Sie bitte mindestens ein Feld pro Zeile. Bei Unsicherheiten bzw. Ergänzungen " Klartext " markieren und Erläuterungen unter Zeilenangabe auf der Rückseite eintragen. Patientenidentifikation (Aufkleber) nur auf dem in der Akte verbleibenden Bogen ! Bei Sakrum-, Acetab.fx, und nach Laparatomie bitte zusätzlich Ergänzungsbögen ausfüllen!

Aufkleber oder ID (verbleibt in der Akte !)

Alter | J | Größe : | cm | Kliniknummer
Geschlecht | w | m | Gewicht : | kg | Fallnummer
Unfalldatum | Aufnahmedatum

1. Unfallart

	Pkw	Lkw	Motorrad	Fahrrad	Fußgänger	Sturz	Sturz Höhe	Verschütt			unbekannt	Klartext
	60	4	17	6	30	7	20	7			2	7

2. Mechanismus

	Anprall	Einklemm.	Überroll.	unbekannt	kompr. a.p.	kompr. lat.	ax.Stauch.	komplex	unbekannt			Klartext
	96	26	24	13	27	23	13	45	51		0	1

3. Rettungsmittel

	selbst	RHS	NEF/NAW	RTW	KTW	Verlegung					unbekannt	Klartext
	0	30	54	6	0	64					43	0

4. Verletzungsmuster

	isol. Pelvis	SHT	Thorax	Abdomen	O.Extrem.	U.Extrem.	WS	PTS :			unbekannt	Klartext
	20	72	76	61	38	80	17	31,043			1	0

5. Diagnostik Becken

	Becken ap	Rö. inlet	Rö.outlet	Rö. ala	Rö.obturat.	CT 2D	CT 3 D	Tomogr.			unbekannt	Klartext
	159	64	63	31	30	73	8	0			1	0

6. Beckenverletzung:

Iliosakral rechts: nein / ja 5 | 1 ; IS-Sprengung 3 2 ; transsakrale Lux. Fx 7 ; transiliakale Lux. Fx 1 2 ; Dislokation > 10 mm 1 3

Transsakral rechts: nein / ja 4 5 ; Querfortsatz ; transalare Fx 1 2 ; transforaminale Fx 3 0 ; zentrale Fx 3

Transsakral links: nein / ja 3 1 ; Querfortsatz ; transalare Fx 5 ; transforaminale Fx 2 1 ; zentrale Fx 5

Iliosakral links: nein / ja 4 2 ; IS- Sprengung 2 7 ; transsakrale Lux. Fx 8 ; transiliakale Lux. Fx 7 ; Dislokation > 10 mm 1 2

Transiliakal rechts: nein / ja 8 ; Beckenrand Fx 2 ; Beckenring Fx 4 ; Trümmer Fx 2

Transiliakal links: nein / ja 1 1 ; Beckenrand Fx 5 ; Beckenring Fx 5 ; Trümmer Fx 2

Acetabulum rechts: nein / ja 3 1 ; hinterer Pfeiler 2 ; vorderer Pfeiler 2 ; Querfraktur 8 ; beide Pfeiler 6

Acetabulum links: nein / ja 2 9 ; hinterer Pfeiler 2 ; vorderer Pfeiler 2 ; Querfraktur 4 ; beide Pfeiler 3

Transsymphysär: nein / ja 5 7 ; Dislokation ≤ 10 mm 9 ; Dislokation > 10 mm 4 6 ; überlappend 7 ; symphysennahe Fx 6

Transpubisch rechts: nein / ja 8 6 ; Os pubis 7 6 ; Ramus ossis ischii 7 6 ; Trümmerfraktur 1

Transpubisch links: nein / ja 7 9 ; Os pubis 7 3 ; Ramus ossis ischii 7 4 ; Trümmerfraktur 4

2 7	8
offene Fx	Hemipelv.
0	
Steißbein	Klartext

||||| Bitte die Frakturlinien im Übersichtsbild einzeichnen ! |||||

7. Fx-Klassifikation

0	21	0	15	20	9	51	8	30	6	0	45
A1	A2	A3	B1	B2	B3	C1	C2	C3	AC isoliert	unbekannt	

8. Zusatzverl. Becken

	0	65	33	30	61	32	37	12	29	18	0	4
	keine	Blase	Urethra	pelv. Gef	retro Häm	Darm	Plex eins	Plex bds	WT perianal	extrap WT	unbekannt	Klartext

9. Notfalltherapie Becken,<6h nach Trauma

	73	11	60	3	21	25	7	25			1	1
	keine	Zwinge*	Lap	Embol.	Fix.ext.	Osteosynth	< 2h	2-6h			unbekannt	Klartext

10. verwendetes Osteosynthesematerial

	68	128	18	13	Sym	0	1	0	126	31	Fix ext 3	0	3
	entfällt	keine	DCP	Reko-Pl.	SD	Schrauben	andere	keiner	supraacet	Ilium	andere**	Os pubis	

| 152 | 0 | 3 | 5 | 0 | Os pubis 158 | 0 | 1 | 0 | | | links |

| 152 | 0 | 1 | AC re 4 | 0 | 149 | 0 | 1 | AC li 5 | 6 | 0 |
| keine | DCP | Reko-Pl. | Schrauben | andere | keine | DCP | Reko-Pl. | Schrauben | Platte/Schr | andere |

!! OP-Bericht beilegen !!

| 151 | 1 | 3 | Ilium 1 | 4 | 0 | 155 | 0 | 3 | Ilium 1 | 1 | 0 |
| keine | DCP | Reko-Pl. | Schrauben | Platte/Schr | andere | keine | DCP | Reko-Pl. | Schrauben | Platte/Schr | andere |

| 148 | 2 | 8 | 2 | 0 | ISG 150 | 0 | 6 | 4 | 0 | ISG |
| keine | SI-Schraub | ISG-Pl | Platte/Schr | andere | rechts | keine | SI-Schraub | ISG-Pl | Platte/Schr | andere | links |

| 152 | 0 | 1 | Sakr re 4 | 2 | 153 | 0 | 1 | Sakr li 3 | 2 |
| keine | DCP quer | Sac.-Stäbe | SI-Schraub | lok. Platte | andere | keine | DCP quer | Sac.-Stäbe | SI-Schraub | lck. Platte | andere |

11. OP nach Unfall

	68	25	4	13	10	6						3
	keine	< 24 h	24h - 71 h	3 d - 7 d	8 d - 14 d	> 14 d					4	Klartext

12. Dauer Intensivstat.

	32	27	31	20	47						4	0
	keine	< 3d	4d - 7 d	8d - 14 d	> 14 d						unbekannt	Klartext

13. Komplikationen

	96	3	1	3	12	23	10	8	12	5	1	4
	keine	Thrombose	Embolie	ARDS	MOV	Blutung**	Infekt**	neurogen**	WT**	extrap. WT	unbekannt	Klartext

14. Beginn Mobilisation

	32		2	8	6	26	40	27	8		11	0
	keine		sofort	< 3 d	3 d - 7 d	8 d - 20 d	3 W - 6 W	7W -12 W	> 12 W		unbekannt	Klartext

15. Verlauf

	34	13	2	0	50	71	5	1			2	2
	verstorben	Becken	Ursache	n. Hause	verl. Reha.	Re-OP**	NU nötig					

16. Ergebnis postop BR

	ventral 5 6	2 4	0			dorsal 6 4	1 4	2	0			
	anatom.	Disl.>1cm	Disl.>1cm	Re-Disl		anatom.	Disl.>1cm	Disl.>1cm	Re-Disl			

* : Bitte Kopie OP Bericht beilegen ** : Bitte Klartext ausfüllen

© MHH UCH / AO

Summation Sheet 1: isolated acetabulum without complex pelvic trauma (n = 360)

Arbeitsgruppe Becken in der Deutschen Sektion der AO International — Studie Beckenverletzungen — **Bogen 1**

Markieren Sie bitte mindestens ein Feld pro Zeile. Bei Unsicherheiten bzw. Ergänzungen " Klartext " markieren und Erläuterungen unter Zeilenangabe auf der Rückseite eintragen. Patientenidentifikation (Aufkleber) nur auf der in der Akte verbleibenden Bogen ! Bei Sakrum-, Acetab.fx, und nach Laparatomie bitte zusätzlich Ergänzungsbögen ausfüllen!

Aufkleber oder ID (verbleibt in der Akte !)

Alter [ ] J   Größe: [ ] cm   Kliniknummer [ ]
Geschlecht [w] [m]   Gewicht: [ ] kg   Fallnummer [ ]
Unfalldatum [ ]   Aufnahmedatum [ ]

1. Unfallart

170	6	36	14	12	71	39	0		5	7
Pkw	Lkw	Motorrad	Fahrrad	Fußgänger	Sturz	Struz Höhe	Verschütt		unbekannt	Klartext

2. Mechanismus

274	26	1	56	25	93	30	26	183	0	3
Anprall	Einklemm.	Überroll	unbekannt	kompr. a.p.	kompr. lat.	ax.Stauch.	komplex		unbekannt	Klartext

3. Rettungsmittel

8	30	94	32	17	165				117	0
selbst	RHS	NEF/NAW	RTW	KTW	Verlegung				unbekannt	Klartext

4. Verletzungsmuster

164	92	78	15	70	95	17	PTS :		1	0
isol. Pelvis	SHT	Thorax	Abdomen	O.Extrem.	U.Extrem.	WS	19,1944		unbekannt	Klartext

5. Diagnostik Becken

360	58	59	249	242	213	25	0		0	0
Becken ap	Rö. inlet	Rö.outlet	Rö. ala	Rö.obturat.	CT 2D	CT 3 D	Tomogr.		unbekannt	Klartext

6. Beckenverletzung:

Iliosakral rechts: nein [ ] ja [0]; IS-Sprengung [0]; transsakrale Lux. Fx [ ]; transiliakale Lux. Fx [2]; Dislokation > 10 mm [0]

Transsakral rechts: nein [ ] ja [1]; Querfortsatz [ ]; transalare Fx [0]; transforaminale Fx [1]; zentrale Fx [0]

Transsakral links: nein [ ] ja [0]; Querfortsatz [ ]; transalare Fx [0]; transforaminale Fx [0]; zentrale Fx [0]

Iliosakral links: nein [ ] ja [2]; IS-Sprengung [2]; transsakrale Lux. Fx [0]; transiliakale Lux. Fx [0]; Dislokation > 10 mm [0]

Transiliakal rechts: nein [ ] ja [0]; Beckenrand Fx [ ]; Beckenring Fx [0]; Trümmer Fx [0]

Transiliakal links: nein [ ] ja [0]; Beckenrand Fx [ ]; Beckenring Fx [0]; Trümmer Fx [0]

Acetabulum rechts: nein [ ] ja [166]; hinterer Pfeiler [31]; vorderer Pfeiler [12]; Querfraktur [21]; beide Pfeiler [27]

Acetabulum links: nein [ ] ja [199]; hinterer Pfeiler [38]; vorderer Pfeiler [16]; Querfraktur [32]; beide Pfeiler [20]

IIII Bitte die Frakturlinien im Übersichtsbild einzeichnen ! IIII

Transpubisch rechts: nein [ ] ja [ ]; Os pubis [1]; Ramus ossis ischii [1]; Trümmerfraktur [0]

Transsymphysär: nein [ ] ja [5]; Dislokation ≤ 10 mm [3]; Dislokation > 10 mm [2]; überlappend [0]; symphysennahe Fx [0]

Transpubisch links: nein [ ] ja [2]; Os pubis [2]; Ramus ossis ischii [2]; Trümmerfraktur [0]

offene Fx [1]   Hemipelv. [0]   Steißbein [ ]   Klartext [ ]

7. Fx-Klassifikation

0	0	0	0	0	0	0	0	360	0	0
A 1	A 2	A 3	B 1	B 2	B 3	C 1	C 2	C 3	AC isoliert	unbekannt	unbekannt

8. Zusatzverl. Becken

335	0	0	0	3	0	21	0	0	1	0
keine	Blase	Urethra	pelv. Gef	retro Häm	Darm	Plex eins	Plex bds	WT perianal	extrap WT	Klartext

9. Notfalltherapie Becken,<6h nach Trauma

354	0	3	0	0	0	0	1	0	0	3
keine	Zwinge*	Lap	Embol.	Fix.ext.	Osteosynth	< 2h	2-6h		unbekannt	Klartext

10. verwendetes Osteosynthesematerial

162	360	0	0	Sym 0	0	0	360	0	Fix ext 0	0	0
entfällt	keine	DCP	Reko-Pl.	SD	Schrauben	rechts	andere	keiner	supraacet	Ilium	andere**	Os pubis

| 360 | 0 | 0 | 0 | 0 | Os pubis 360 | 0 | 0 | 0 | 0 | 0 | links |
| keine | DCP | Schrauben | andere | rechts | | keine | DCP | Schrauben | andere | links |

| 256 | 7 | 32 | AC re 11 | 48 | 7 | 261 | 6 | 27 | AC li 10 | 49 | 7 |
| keine | DCP | Reko-Pl. | Schrauben | Platte/Schr | andere | keine | DCP | Reko-Pl. | Schrauben | Platte/Schr | andere |

!! OP-Bericht beilegen !!

| 360 | 0 | 0 | Ilium 0 | 0 | 0 | 360 | 0 | 0 | Ilium 0 | 0 | 0 |
| keine | DCP | Reko-Pl. | Schrauben | Platte/Schr | andere | keine | DCP | Reko-Pl. | Schrauben | Platte/Schr | andere |

| 360 | 0 | 0 | 0 | ISG 0 | 0 | 360 | 0 | 0 | 0 | 0 | ISG |
| keine | SI-Schraub | ISG-Pl | Platte/Schr | rechts | andere | keine | SI-Schraub | ISG-Pl | Platte/Schr | andere | links |

| 360 | 0 | 0 | Sakr re 0 | 0 | 0 | 360 | 0 | 0 | Sakr li 0 | 0 | 0 |
| keine | DCP quer | Sac.-Stäbe | SI-Schraub | lok. Platte | andere | keine | DCP quer | Sac.-Stäbe | SI-Schraub | lok. Platte | andere |

11. OP nach Unfall

164	5	27	52	18	14		1			Klartext
keine	< 24h	24h - 71 h	3 d - 7 d	8 d - 14 d	> 14 d					

12. Dauer Intensivstat.

198	71	31	20	33					16	0
keine	< 3d	4 d - 7 d	8 d - 14 d	> 14 d					unbekannt	Klartext

13. Komplikationen

305	9	2	8	5	0	11	14	10	0	5	2
keine	Thrombose	Embolie	ARDS	MOV	Blutung**	Infekt**	neurogen**	WT	extrap. WT	unbekannt	Klartext

14. Beginn Mobilisation

19		23	47	89	61	20	10		17	1
keine	sofort	< 3 d	3 d - 7 d	8 d - 20 d	3 W - 6 W	7 W -12 W	> 12 W		unbekannt	Klartext

15. Verlauf

17	0		16	174	161	4	0		9	3
verstorben	Becken	Ursache	n.Hause	verl. Reha.	Re-OP**	NU nötig			unbekannt	Klartext

16. Ergebnis postop BR

ventral: [1] anatom.   [0] Dist.≤1cm   [2] Dist.>1cm   [1] Re-Disl
dorsal: [1] anatom.   [0] Dist.≤1cm   [0] Dist.>1cm   [0] Re-Disl

* : Bitte Kopie OP Bericht beilegen   ** : Bitte Klartext ausfüllen

© MHH UCH / AO

Appendix II

Summation Sheet 1: acetabulum + pelvic girdle (n = 126)

Arbeitsgruppe Becken in der Deutschen Sektion der AO International — Studie Beckenverletzungen — **Bogen 1**

Markieren Sie bitte mindestens ein Feld pro Zeile. Bei Unsicherheiten bzw. Ergänzungen "Klartext" markieren und Erläuterungen unter Zeilenangabe auf der Rückseite eintragen. Patientenidentifikation (Aufkleber) nur auf dem in der Akte verbleibenden Bogen! Bei Sakrum-, Acetab.fx, und nach Laparatomie bitte zusätzlich Ergänzungsbögen ausfüllen!

Aufkleber oder ID (verbleibt in der Akte!)

Alter [ ] J   Größe: [ ] cm   Kliniknummer [ ]   Unfalldatum [ ]
Geschlecht [w][m]   Gewicht: [ ] kg   Fallnummer [ ]   Aufnahmedatum [ ]

1. Unfallart	66		2	13	2	11	10	12	2	2	6
	Pkw		Lkw	Motorrad	Fahrrad	Fußgänger	Sturz	Sturz Höhe	Verschütt	unbekannt	Klartext
2. Mechanismus	93		15	5	13	10	33	3	20	60	0	0
	Anprall	Einklemm.	Überroll.	unbekannt	kompr. a.p.	kompr. lat.	ax.Stauch.	komplex	unbekannt		Klartext
3. Rettungsmittel	2		21	34	7	0		51			44	0
	selbst	RHS	NEF/NAW	RTW	KTW	Verlegung		PTS:			unbekannt	Klartext
4. Verletzungsmuster	23		53	46	21	36	55	14	27,232		1	0
	isol. Pelvis	SHT	Thorax	Abdomen	O.Extrem.	U.Extrem.	WS				unbekannt	Klartext
5. Diagnostik Becken	126		57	55	69	70	82	10	1		0	0
	Becken ap	Rö. inlet	Rö.outlet	Rö. ala	Rö.obturat.	CT 2D	CT 3 D	Tomogr.			unbekannt	Klartext

6. Beckenverletzung:

Iliosakral rechts: nein ☐   ja 27
- IS- Sprengung 24
- transsakrale Lux. Fx 1
- transiliakale Lux. Fx 4
- Dislokation > 10 mm 5

Transsakral rechts: nein ☐   ja 24
- Querfortsatz 11
- transalare Fx 11
- transforaminale Fx 8
- zentrale Fx 5

Transsakral links: nein ☐   ja 25
- Querfortsatz 11
- transalare Fx 11
- transforaminale Fx 12
- zentrale Fx 2

Iliosakral links: nein ☐   ja 25
- IS- Sprengung 21
- transsakrale Lux. Fx 3
- transiliakale Lux. Fx 1
- Dislokation > 10 mm 3

Transiliakal rechts: nein ☐   ja 5
- Beckenrand Fx 3
- Beckenring Fx 2
- Trümmer Fx 1

Transiliakal links: nein ☐   ja 8
- Beckenrand Fx 2
- Beckenring Fx 5
- Trümmer Fx 1

Acetabulum rechts: nein ☐   ja 58
- hinterer Pfeiler 6
- vorderer Pfeiler 10
- Querfraktur 11
- beide Pfeiler 7

Acetabulum links: nein ☐   ja 75
- hinterer Pfeiler 9
- vorderer Pfeiler 10
- Querfraktur 11
- beide Pfeiler 9

‖‖ Bitte die Frakturlinien im Übersichtsbild einzeichnen! ‖‖

Transpubisch rechts: nein ☐   ja 68
- Os pubis 59
- Ramus ossis ischii 46
- Trümmerfraktur 1

Transsymphysär: nein ☐   ja 31
- Dislokation ≤ 10 mm 8
- Dislokation > 10 mm 22
- überlappend 0
- symphysennahe Fx 2

Transpubisch links: nein ☐   ja 47
- Os pubis 36
- Ramus ossis ischii 38
- Trümmerfraktur 1

offene Fx 0   Hemipelv. 0
Steißbein 0   Klartext

7. Fx-Klassifikation	0	35	1	17	27	3	0	0	43	0	0	126
	A 1	A 2	A 3	B 1	B 2	B 3	C 1	C 2	C 3	AC isoliert	unbekannt	unbekannt
8. Zusatzverl. Becken	101	0	0	0	7	0	14	1	0	4	2	1
	keine	Blase	Urethra	pelv. Gef	retro Häm	Darm	Plex eins	Plex bds	WT perianal	extrap WT	unbekannt	Klartext
9. Notfalltherapie Becken, <6h nach Trauma	106	1	8	0	8	2	3	6			1	0
	keine	Zwinge*	Lap	Embol.	Fix.ext.	Osteosynth	< 2h	2-6h			unbekannt	Klartext
10. verwendetes Osteosynthesematerial	55	105	9	12	Sym 0	0	0	113	12	Fix ext 1	0	0
	entfällt	keine	DCP	Reko-Pl.	SD	Schrauben	andere	keiner	supraacet	Ilium	andere**	Klartext
	123	1	2	0	0	0	Os pubis 124	0	2	0	0	Os pubis rechts
	keine	DCP	Reko-Pl.	Schrauben	andere	rechts	keine	DCP	Reko-Pl.	Schrauben	andere	links
	102	2	9	AC re 4	0	0	94	4	10	AC li 7	10	0
!! OP-Bericht beilegen !!	keine	DCP	Reko-Pl.	Schrauben	Platte/Schr	andere	keine	DCP	Reko-Pl.	Schrauben	Platte/Schr	andere
	126	0	0	Ilium 0	0	0	121	1	4	Ilium 0	0	0
	keine	DCP	Reko-Pl.	Schrauben	Platte/Schr	andere	keine	DCP	Reko-Pl.	Schrauben	Platte/Schr	andere
	123	1	2	ISG 0	0	0	118	3	2	ISG 2	0	1
	keine	SI-Schraub	ISG-Pl	Platte/Schr	andere	rechts	keine	SI-Schraub	ISG-Pl	Platte/Schr	andere	links
	123	0	0	Sakr re 1	1	1	124	1	0	Sakr li 0	0	1
	keine	DCP quer	Sac.-Stäbe	SI-Schraub	lok. Platte	andere	keine	DCP quer	Sac.-Stäbe	SI-Schraub	lok. Platte	andere
11. OP nach Unfall	59	3	10	16	4	5		1				1
	keine	< 24 h	24h - 71 h	3 d - 7 d	8 d - 14 d	> 14 d						Klartext
12. Dauer Intensivstat.	34	25	24	17	26						0	1
	keine	< 3d	4 d - 7 d	8 d - 14 d	> 14 d						unbekannt	Klartext
13. Komplikationen	94	1	2	10	3	1	7	10	3	1	2	0
	keine	Thrombose	Embolie	ARDS	MOV	Blutung**	Infekt**	neurogen**	WT**	extrap. WT	unbekannt	Klartext
14. Beginn Mobilisation	11		3	4	17	23	29	24	6		7	0
	keine	sofort	< 3d	3 d - 7 d	8 d - 20 d	3 W - 6 W	7W - 12 W	> 12 W			unbekannt	Klartext
15. Verlauf	11	0	9	45	65	4	2	0			3	2
	verstorben	Becken	Ursache	n.Hause	verl. Reha.	Re-OP**	NU nötig					
16. Ergebnis postop BR	ventral 30	8	1	0		dorsal 29	6	2	0			
	anatom.	Disl.>1cm	Disl.>1cm	Re-Disl		anatom.	Disl.>1cm	Disl.>1cm	Re-Disl			

* : Bitte Kopie OP Bericht beilegen   ** : Bitte Klartext ausfüllen

© MHH UCH / AO

Summation Sheet 1: all acetabular fractures (n = 537)

Arbeitsgruppe Becken in der Deutschen Sektion der AO International — Studie Beckenverletzungen — **Bogen 1**

Markieren Sie bitte mindestens ein Feld pro Zeile. Bei Unsicherheiten bzw. Ergänzungen " Klartext " markieren und Erläuterungen unter Zeilenangabe auf der Rückseite eintragen.
Patientenidentifikation (Aufkleber) nur auf dem in der Akte verbleibenden Bogen !
Bei Sakrum-, Acetab.fx, und nach Laparatomie bitte zusätzlich Ergänzungsbögen ausfüllen !

Aufkleber oder ID (verbleibt in der Akte !)

Alter | J | Größe : | cm | Kliniknummer | Unfalldatum
Geschlecht | w | m | Gewicht : | kg | Fallnummer | Aufnahmedatum

1. Unfallart	258	9	51	16	37	81	59	4	7	15
	Pkw	Lkw	Motorrad	Fahrrad	Fußgänger	Sturz	Struz Höhe	Verschütt	unbekannt	Klartext
2. Mechanismus	396	51	15	72	42	135	39	58	260	0	3
	Anprall	Einklemm.	Überroll	unbekannt	kompr. a.p.	kompr. lat.	ax.Stauch.	komplex	unbekannt		Klartext
3. Rettungsmittel	10	55	145	40	17	243			177	0
	selbst	RHS	NEF/NAW	RTW	KTW	Verlegung			unbekannt	Klartext
4. Verletzungsmuster	191	171	153	57	121	181	34	PTS : 22,7052	2	0
	isol. Pelvis	SHT	Thorax	Abdomen	O.Extrem.	U.Extrem.	WS		unbekannt	Klartext
5. Diagnostik Becken	537	137	136	343	336	326	40	1	0	0
	Becken ap	Rö. inlet	Rö.outlet	Rö. ala	Rö.obturat.	CT 2D	CT 3D	Tomogr.	unbekannt	Klartext

6. Beckenverletzung:

Iliosakral rechts		Transsakral rechts		Transsakral links		Iliosakral links	
nein	ja 44	nein	ja 40	nein	ja 34	nein	ja 43
IS- Sprengung	35	Querfortsatz		Querfortsatz		IS- Sprengung	35
transsakrale Fx	4	transalare Fx	15	transalare Fx	12	transsakrale Fx	6
transiliakale Lux. Fx	9	transforaminale Fx	19	transforaminale Fx	18	transiliakale Lux. Fx	2
Dislokation > 10 mm	8	zentrale Fx	7	zentrale Fx	4	Dislokation > 10 mm	10

Transiliakal rechts			Transiliakal links	
nein	ja	5	nein	ja 9
Beckenrand Fx		3	Beckenrand Fx	2
Beckenring Fx		2	Beckenring Fx	6
Trümmer Fx		1	Trümmer Fx	1

Acetabulum rechts			Acetabulum links	
nein	ja	255	nein	ja 303
hinterer Pfeiler		39	hinterer Pfeiler	49
vorderer Pfeiler		24	vorderer Pfeiler	28
Querfraktur		40	Querfraktur	47
beide Pfeiler		40	beide Pfeiler	32

|||| Bitte die Frakturlinien im Übersichtsbild einzeichnen ! ||||

Transpubisch rechts		Transsymphysär		Transpubisch links			
nein	ja 89	nein	ja 56	nein	ja 68	10	1
Os pubis	75	Dislokation ≤ 10 mm	14			Os pubis	52	offene Fx	Hemipelv.
Ramus ossis ischii	64	Dislokation > 10 mm	41	Ramus ossis ischii	59	0	
Trümmerfraktur	1	überlappend	0	Trümmerfraktur	3	Steißbein	Klartext
		symphysennahe Fx	4				

7. Fx-Klassifikation	0	37	1	22	32	6	0	73	366	0	171
	A 1	A 2	A 3	B 1	B 2	B 3	C 1	C 2	C 3	AC isoliert	unbekannt	unbekannt
8. Zusatzverl. Becken	436	19	8	10	31	8	51	6	7	8	3	1
	keine	Blase	Urethra	pelv. Gef	retro Häm	Darm	Plex lumb	Plex bds	WT perianal	extrap WT	unbekannt	Klartext
9.Notfalltherapie Becken,<6h nach Trauma	484	6	31	2	13	7	4	15			2	3
	keine	Zwinge*	Lap	Embol.	Fix.ext.	Osteosynth	< 2h	2-6h			unbekannt	Klartext
10. verwendetes Osteosynthesematerial	236	509	13	15	Sym 0	0	0	515	21	Fix ext 1	0	1
	entfüllt	keine	DCP	Reko-Pl.	SD	Schrauben	andere	keiner	supraacet	Ilium	andere**	Klartext
	533	1	2	1	0	Os pubis	535	0	2	0	0	Os pubis
	401	9	42	AC re 15	65	rechts	7	395	10	38	AC li 22	65	7
!! OP-Bericht beilegen !!	536	0	Ilium 0	1	0	andere	531	0	5	Ilium 0	0	0
	keine	DCP	Reko-Pl.	Schrauben	Platte/Schr	andere	keine	DCP	Reko-Pl.	Schrauben	Platte/Schr	andere
	528	3	5	1	0	ISG	525	3	4	5	0	ISG
	keine	SI-Schraub	ISG-Pl	Platte/Schr	andere	rechts	keine	SI-Schraub	ISG-Pl	Platte/Schr	andere	inks
	532	0	1	Sakr re 2	1	1	532	1	0	Sakr li 2	1	1
	keine	DCP quer	Sac.-Stäbe	SI-Schraub	lok. Platte	andere	keine	DCP quer	Sac.-Stäbe	SI-Schraub	lok. Platte	andere
11. OP nach Unfall	242	14	39	73	26	22			4			1
	keine	< 24 h	24h - 71 h	3 d - 7 d	8 d - 14 d	> 14 d						Klartext
12. Dauer Intensivstat.	242	102	62	44	79						17	1
	keine	< 3d	4 d - 7 d	8 d - 14 d	> 14 d						unbekannt	Klartext
13. Komplikationen	422	11	5	23	14	10	25	30	21	2	8	3
	keine	Thrombose	Embolie	ARDS	MOV	Blutung**	Infekt**	neurogen**	WT**	extrap. WT	unbekannt	Klartext
14. Beginn Mobilisation	41		26	52	95	118	96	59	22		29	1
	keine		sofort	< 3 d	3 d - 7 d	3 W - 6 W	7 W -12 W	> 12 W			unbekannt	Klartext
15. Verlauf	39	5	30	231	251	12	7	NU nötig			14	6
	verstorben	Becken	Ursache	n.Hause	verl. Reha.	Re-OP**					unbekannt	Klartext
16. Ergebnis postop BR	ventral 46	17	3	1		dorsal 48	11	2	0			
	anatom.	Disl.>Tcm	Disl.>Tcm	Re-Disl		anatom.	Disl.>Tcm	Disl.>Tcm	Re-Disl			

* : Bitte Kopie OP Bericht beilegen   ** : Bitte Klartext ausfüllen   © MHH UCH / AO

Anhang III
Appendix III

Anhang III umfaßt Tabellen der statistischen Auswertung. Hiermit wird eine Detailanalyse des Zahlenmaterials zu speziellen Fragestellungen möglich. Zur Interpretation sollten die Erläuterungen im Text herangezogen werden.

Appendix III includes complete tables of the statistical analyses. They enable a more detailed analyses of the data in respect to special problems. For interpretation one should refer to the explanations given within the text.

Explanation of the tables

Numerical order of the tables orientates on the specific chapters. The roman numeral characters the appendix, the first arabic numeral the chapter and the second arabic numeral numbers the tables itself: for example III-2-1 means appendix III, chapter 2, first table.

Each segment of a table is subdivided into 4 cells:
- the first cell contains the specific total number dependent of type of row and column
- the second cell (Column %) contains the percentage of the specific total number within the column
- the third cell (Row %) contains the percentage of the specific total number within the row
- the fourth cell (Total %) contains the percentage of the specific total number to the overall total number

The following table is used for explantation:

	type A	Column %	type C	complex	acetabulum	total
primär	657		114	96	186	1215
		64.29%				
Row %	54.07%		9.38%	7.90%	15.31%	100%
ORIF	82		65	64	165	455
Column %	10.73%	31.35%	34.95%	40.00%	45.83%	
Row %	18.02%		14.29%	14.07%	36.26%	
Total %	4.76%		3.77%	3.72%	9.58%	26.42%
non ORIF	25		7	0	9	52
Column %	3.27%	4.37%	3.76%	0.00%	2.50%	
Row %	48.08%		13.46%	0.00%	17.31%	
Total %	1.45%		0.41%	0.00%	0.52%	3.02%
Sum	764	252	186	160	360	1722
Total %	44.37%	14.63%	10.80%	9.29%	20.91%	100%

Tab. {III-1}: Treatment vs. Klassifikation
Column %: percentage of the total number within the column (vertical).
Row %: contains the percentage of the total number within the row (horizontal).
Total %: percentage of the specific total number to the overall total number

Tab. {III-2-1}

hospital	year 1991	year 1992	year 1993	total
HANNOVER	**111**	**111**	**128**	**350**
Column %	19.54%	19.41%	21.99%	
Row %	31.71%	31.71%	36.57%	
Total %	6.45%	6.45%	7.43%	20.33%
FREIBURG	**41**	**59**	**58**	**158**
Column %	7.22%	10.31%	9.97%	
Row %	25.95%	37.34%	36.71%	
Total %	2.38%	3.43%	3.37%	9.18%
KIEL	**48**	**45**	**54**	**147**
Column %	8.45%	7.87%	9.28%	
Row %	32.65%	30.61%	36.73%	
Total %	2.79%	2.61%	3.14%	8.54%
BRAUNSCHWEIG	**90**	**64**	**82**	**236**
Column %	15.85%	11.19%	14.09%	
Row %	38.14%	27.12%	34.75%	
Total %	5.23%	3.72%	4.76%	13.70%
CELLE	**35**	**45**	**49**	**129**
Column %	6.16%	7.87%	8.42%	
Row %	27.13%	34.88%	37.98%	
Total %	2.03%	2.61%	2.85%	7.49%
MÜNCHEN	**41**	**36**	**29**	**106**
Column %	7.22%	6.29%	4.98%	
Row %	38.68%	33.96%	27.36%	
Total %	2.38%	2.09%	1.68%	6.16%
BERLIN	**33**	**32**	**44**	**109**
Column %	5.81%	5.59%	7.56%	
Row %	30.28%	29.36%	40.37%	
Total %	1.92%	1.86%	2.56%	6.33%
TÜBINGEN	**53**	**52**	**38**	**143**
Column %	9.33%	9.09%	6.53%	
Row %	37.06%	36.36%	26.57%	
Total %	3.08%	3.02%	2.21%	8.30%
AUGSBURG	**51**	**89**	**69**	**209**
Column %	8.98%	15.56%	11.86%	
Row %	24.40%	42.58%	33.01%	
Total %	2.96%	5.17%	4.01%	12.14%
MARBURG	**65**	**39**	**31**	**135**
Column %	11.44%	6.82%	5.33%	
Row %	48.15%	28.89%	22.96%	
Total %	3.77%	2.26%	1.80%	7.84%
Col.Tot.	**568**	**572**	**582**	**1722**
Total %	32.98%0	33.22%	33.80%	100%

Percentage presentation of the patients recorded per hospital and per year.

Tab. {III-2-2}

month	CLASSIFICATION					total
	type A	type B	type C	complex	isolated acetabulum	
january	27	6	7	4	18	62
Column %	6.63%	3.73%	5.65%	3.77%	8.61%	
Row %	43.55%	9.68%	11.29%	6.45%	29.03%	
Total %	2.68%	0.60%	0.70%	0.40%	1.79%	6.16%
february	32	16	8	10	13	79
Column %	7.86%	9.94%	6.45%	9.43%	6.22%	
Row %	40.51%	20.25%	10.13%	12.66%	16.46%	
Total %	3.18%	1.59%	0.79%	0.99%	1.29%	7.85%
march	27	15	7	4	16	69
Column %	6.63%	9.32%	5.65%	3.77%	7.66%	
Row %	39.13%	21.74%	10.14%	5.80%	23.19%	
Total %	2.68%	1.49%	0.70%	0.40%	1.59%	6.85%
april	36	16	7	11	14	84
Column %	8.85%	9.94%	5.65%	10.38%	6.70%	
Row %	42.86%	19.05%	8.33%	13.10%	16.67%	
Total %	3.57%	1.59%	0.70%	1.09%	1.39%	8.34%
may	38	20	10	8	15	91
Column %	9.34%	12.42%	8.06%	7.55%	7.18%	
Row %	41.76%	21.98%	10.99%	8.79%	16.48%	
Total %	3.77%	1.99%	0.99%	0.79%	1.49%	9.04%
june	28	10	9	11	18	76
Column %	6.88%	6.21%	7.26%	10.38%	8.61%	
Row %	36.84%	13.16%	11.84%	14.47%	23.68%	
Total %	2.78%	0.99%	0.89%	1.09%	1.79%	7.55%
july	45	15	12	15	21	108
Column %	11.06%	9.32%	9.68%	14.15%	10.05%	
Row %	41.67%	13.89%	11.11%	13.89%	19.44%	
Total %	4.47%	1.49%	1.19%	1.49%	2.09%	10.72%
august	40	17	12	14	33	116
Column %	9.83%	10.56%	9.68%	13.21%	15.79%	
Row %	34.48%	14.66%	10.34%	12.07%	28.45%	
Total %	3.97%	1.69%	1.19%	1.39%	3.28%	11.52%
september	29	11	14	5	17	76
Column %	7.13%	6.83%	11.29%	4.72%	8.13%	
Row %	38.16%	14.47%	18.42%	6.58%	22.37%	
Total %	2.88%	1.09%	1.39%	0.50%	1.69%	7.55%
october	34	14	12	5	17	82
Column %	8.35%	8.70%	9.68%	4.72%	8.13%	
Row %	41.46%	17.07%	14.63%	6.10%	20.73%	
Total %	3.38%	1.39%	1.19%	0.50%	1.69%	8.14%
november	39	10	13	9	16	87
Column %	9.58%	6.21%	10.48%	8.49%	7.66%	
Row %	44.83%	11.49%	14.94%	10.34%	18.39%	
Total %	3.87%	0.99%	1.29%	0.89%	1.59%	8.64%
december	32	11	13	10	11	77
Column %	7.86%	6.83%	10.48%	9.43%	5.26%	
Row %	41.56%	14.29%	16.88%	12.99%	14.29%	
Total %	3.18%	1.09%	1.29%	0.99%	1.09%	7.65%
Col.Tot.	407	161	124	106	209	1007
Total %	40.42%	15.99%	12.31%	10.53%	20.75%	100%

Distribution of fracture classification subgroups according to month of injury.

Tab. {III-2-3}

month	PTS group I	PTS group II	PTS group III	PTS group IV	total
january	**12**	**42**	**6**	**1**	**61**
Column %	5.63%	7.14%	4.29%	1.56%	
Row %	19.67%	68.85%	9.84%	1.64%	
Total %	1.19%	4.18%	0.60%	0.10%	6.07%
february	**17**	**44**	**9**	**9**	**79**
Column %	7.98%	7.48%	6.43%	14.06%	
Row %	21.52%	55.70%	11.39%	11.39%	
Total %	1.69%	4.38%	0.90%	0.90%	7.86%
march	**18**	**41**	**7**	**3**	**69**
Column %	8.45%	6.97%	5.00%	4.69%	
Row %	26.09%	59.42%	10.14%	4.35%	
Total %	1.79%	4.08%	0.70%	0.30%	6.87%
april	**17**	**42**	**18**	**7**	**84**
Column %	7.98%	7.14%	12.86%	10.94%	
Row %	20.24%	50.00%	21.43%	8.33%	
Total %	1.69%	4.18%	1.79%	0.70%	8.36%
may	**20**	**55**	**11**	**5**	**91**
Column %	9.39%	9.35%	7.86%	7.81%	
Row %	21.98%	60.44%	12.09%	5.49%	
Total %	1.99%	5.47%	1.09%	0.50%	9.05%
june	**14**	**44**	**12**	**6**	**76**
Column %	6.57%	7.48%	8.57%	9.38%	
Row %	18.42%	57.89%	15.79%	7.89%	
Total %	1.39%	4.38%	1.19%	0.60%	7.56%
july	**29**	**62**	**9**	**8**	**108**
Column %	13.62%	10.54%	6.43%	12.50%	
Row %	26.85%	57.41%	8.33%	7.41%	
Total %	2.89%	6.17%	0.90%	0.80%	10.75%
august	**21**	**66**	**22**	**7**	**116**
Column %	9.86%	11.22%	15.71%	10.94%	
Row %	18.10%	56.90%	18.97%	6.03%	
Total %	2.09%	6.57%	2.19%	0.70%	11.54%
september	**13**	**49**	**9**	**5**	**76**
Column %	6.10%	8.33%	6.43%	7.81%	
Row %	17.11%	64.47%	11.84%	6.58%	
Total %	1.29%	4.88%	0.90%	0.50%	7.56%
october	**17**	**52**	**10**	**3**	**82**
Column %	7.98%	8.84%	7.14%	4.69%	
Row %	20.73%	63.41%	12.20%	3.66%	
Total %	1.69%	5.17%	1.00%	0.30%	8.16%
november	**18**	**50**	**12**	**6**	**86**
Column %	8.45%	8.50%	8.57%	9.38%	
Row %	20.93%	58.14%	13.95%	6.98%	
Total %	1.79%	4.98%	1.19%	0.60%	8.56%
december	**17**	**41**	**15**	**4**	**77**
Column %	7.98%	6.97%	10.71%	6.25%	
Row %	22.08%	53.25%	19.48%	5.19%	
Total %	1.69%	4.08%	1.49%	0.40%	7.66%
Col.Tot.	**213**	**588**	**140**	**64**	**1005**
Total %	21.19%	58.51%	13.93	6.37%	100.%

Distribution of PTS-groups according to month of injury.

Tab. {III-3-1}

type of accident	Classification						total
	type A	type B	type C	complex	isolated acetab.	a.c.+p.r.	
car	106	79	60	60	170	66	541
Column %	14.56%	38.54%	41.96%	37.50%	47.22%	52.38%	----
Row %	19.59%	14.60%	11.09%	11.09%	31.42%	12.20%	100.00%
Total %	6.16%	4.59%	3.48%	3.48%	9.87%	3.83%	31.42%
truck	3	3	0	4	6	2	18
Column %	0.41%	1.46%	0.00%	2.50%	1.67%	1.59%	----
Row %	16.67%	16.67%	0.00%	22.22%	33.33%	11.11%	100.00%
Total %	0.17%	0.17%	0.00%	0.23%	0.35%	0.12%	1.05%
motorcycle	22	26	12	17	36	13	126
Column %	3.02%	12.68%	8.39%	10.62%	10.00%	10.32%	----
Row %	17.46%	20.63%	9.52%	13.49%	28.57%	10.32%	100.00%
Total %	1.28%	1.51%	0.70%	0.99%	2.09%	0.75%	7.32%
bicycle	27	4	4	6	14	2	57
Column %	3.71%	1.95%	2.80%	3.75%	3.89%	1.59%	----
Row %	47.37%	7.02%	7.02%	10.53%	24.56%	3.51%	100.00%
Total %	1.57%	0.23%	0.23%	0.35%	0.81%	0.12%	3.31%
pedestrian	74	27	25	30	12	11	179
Column %	10.16%	13.17%	17.48%	18.75%	3.33%	8.73%	----
Row %	41.34%	15.08%	13.97%	16.76%	6.70%	6.15%	100.00%
Total %	4.30%	1.57%	1.45%	1.74%	0.70%	0.64%	10.39%
fall	392	23	11	7	71	10	514
Column %	53.85%	11.22%	7.69%	4.38%	19.72%	7.94%	----
Row %	76.26%	4.47%	2.14%	1.36%	13.81%	1.95%	100.00%
Total %	22.76%	1.34%	0.64%	0.41%	4.12%	0.58%	29.85%
fall height	66	24	26	20	39	12	187
Column %	9.07%	11.71%	18.18%	12.50%	10.83%	9.52%	----
Row %	35.29%	12.83%	13.90%	10.70%	20.86%	6.42%	100.00%
Total %	3.83%	1.39%	1.51%	1.16%	2.26%	0.70%	10.86%
buriel	3	7	2	7	0	2	21
Column %	0.41%	3.41%	1.40%	4.38%	0.00%	1.59%	----
Row %	14.29%	33.33%	9.52%	33.33%	0.00%	9.52%	100.00%
Total %	0.17%	0.41%	0.12%	0.41%	0.00%	0.12%	1.22%
unknown	14	6	1	2	5	2	30
Column %	1.92%	2.93%	0.70%	1.25%	1.39%	1.59%	----
Row %	46.67%	20.00%	3.33%	6.67%	16.67%	6.67%	100.00%
Total %	0.81%	0.35%	0.06%	0.12%	0.29%	0.12%	1.74%
add.comment	21	6	2	7	7	6	49
Column %	2.88%	2.93%	1.40%	4.38%	1.94%	4.76%	----
Row %	42.86%	12.24%	4.08%	14.29%	14.29%	12.24%	100.00%
Total %	1.22%	0.35%	0.12%	0.41%	0.41%	0.35%	2.85%
Col.Tot.	728	205	143	160	360	126	1722
Total %	42.28%	11.90%	8.30%	9.29%	20.91%	7.32%	100.00%

Type of accident acc. to fracture classification.

Tab. {III-3-2}

mechanism	Classification						total
	type A	type B	type C	complex	isolated acetab.	a.c.+p.r.	
direct blow	620	136	97	96	274	93	1316
Column %	85.16%	66.34%	67.83%	60.00%	76.11%	73.81%	----
Row %	47.11%	10.33%	7.37%	7.29%	20.82%	7.07%	100.00%
Total %	36.00%	7.90%	5.63%	5.57%	15.91%	5.40%	76.42%
constriction	22	34	20	26	26	15	143
Column %	3.02%	16.59%	13.99%	16.25%	7.22%	11.90%	----
Row %	15.38%	23.78%	13.99%	18.18%	18.18%	10.49%	100.00%
Total %	1.28%	1.97%	1.16%	1.51%	1.51%	0.87%	8.30%
run over	4	8	7	24	1	5	49
Column %	0.55%	3.90%	4.90%	15.00%	0.28%	3.97%	----
Row %	8.16%	16.33%	14.29%	48.98%	2.04%	10.20%	100.00%
Total %	0.23%	0.46%	0.41%	1.39%	0.06%	0.29%	2.85%
others	70	27	19	13	56	13	198
Column %	9.62%	13.17%	13.29%	8.12%	15.56%	10.32%	----
Row %	35.35%	13.64%	9.60%	6.57%	28.28%	6.57%	100.00%
Total %	4.07%	1.57%	1.10%	0.75%	3.25%	0.75%	11.50%
unknown	12	0	0	1	3	0	16
Column %	1.65%	0.00%	0.00%	0.62%	0.83%	0.00%	----
Row %	75.00%	0.00%	0.00%	6.25%	18.75%	0.00%	100.00%
Total %	0.70%	0.00%	0.00%	0.06%	0.17%	0.00%	0.93%
Col.Tot.	728	205	143	160	360	126	1722
Total %	42.28%	11.90%	8.30%	9.29%	20.91%	7.32%	100.00%

General mechanism of injury.

Tab. {III-3-3}

mechanism	Classification						total
	type A	type B	type C	complex	isolated acetab.	a.c.+p.r.	
ap compr.	119	33	21	27	25	10	235
Column %	16.35%	16.10%	14.69%	16.88%	6.94%	7.94%	----
Row %	50.64%	14.04%	8.94%	11.49%	10.64%	4.26%	100.00%
Total %	6.91%	1.92%	1.22%	1.57%	1.45%	0.58%	13.65%
lat. compr.	178	55	32	23	93	33	414
Column %	24.45%	26.83%	22.38%	14.38%	25.83%	26.19%	----
Row %	43.00%	13.29%	7.73%	5.56%	22.46%	7.97%	100.00%
Total %	10.34%	3.19%	1.86%	1.34%	5.40%	1.92%	24.04%
vertical shear	29	4	11	13	30	3	90
Column %	3.98%	1.95%	7.69%	8.12%	8.33%	2.38%	----
Row %	32.22%	4.44%	12.22%	14.44%	33.33%	3.33%	100.00%
Total %	1.68%	0.23%	0.64%	0.75%	1.74%	0.17%	5.23%
complex	53	32	24	45	26	20	200
Column %	7.28%	15.61%	16.78%	28.12%	7.22%	15.87%	----
Row %	26.50%	16.00%	12.00%	22.50%	13.00%	10.00%	100.00%
Total %	3.08%	1.86%	1.39%	2.61%	1.51%	1.16%	11.61%
others	337	81	55	51	183	60	767
Column %	46.29%	39.51%	38.46%	31.88%	50.83%	47.62%	----
Row %	43.94%	10.56%	7.17%	6.65%	23.86%	7.82%	100.00%
Total %	19.57%	4.70%	3.19%	2.96%	10.63%	3.48%	44.54%
unknown	12	0	0	1	3	0	16
Column %	1.65%	0.00%	0.00%	0.62%	0.83%	0.00%	----
Row %	75.00%	0.00%	0.00%	6.25%	18.75%	0.00%	100.00%
Total %	0.70%	0.00%	0.00%	0.06%	0.17%	0.00%	0.93%
Col.Tot.	728	205	143	160	360	126	1722
Total %	42.28%	11.90%	8.30%	9.29%	20.91%	7.32%	100.00%

Special types of injury mechanism acc. to fracture classification.

Tab. {III-3-4}

first aid treatment	Classification						total
	type A	type B	type C	complex	isolated acetab.	a.c.+p.r.	
self presenting	102	3	0	0	8	1	114
Column %	16.16%	2.22%	0.00%	0.00%	4.32%	1.54%	----
Row %	89.47%	2.63%	0.00%	0.00%	7.02%	0.88%	100.00%
Total %	8.49%	0.25%	0.00%	0.00%	0.67%	0.08%	9.49%
rescue helicopter	33	35	18	30	30	21	167
Column %	5.23%	25.93%	19.78%	31.91%	16.22%	32.31%	----
Row %	19.76%	20.96%	10.78%	17.96%	17.96%	12.57%	100.00%
Total %	2.75%	2.91%	1.50%	2.50%	2.50%	1.75%	13.91%
emergency physician ambulance	146	65	56	54	93	32	446
Column %	23.14%	48.15%	61.54%	57.45%	50.27%	49.23%	----
Row %	32.74%	14.57%	12.56%	12.11%	20.85%	7.17%	100.00%
Total %	12.16%	5.41%	4.66%	4.50%	7.74%	2.66%	37.14%
rescue ambulance	131	15	11	6	32	7	202
Column %	20.76%	11.11%	12.09%	6.38%	17.30%	10.77%	----
Row %	64.85%	7.43%	5.45%	2.97%	15.84%	3.47%	100.00%
Total %	10.91%	1.25%	0.92%	0.50%	2.66%	0.58%	16.82%
ambulance	151	7	0	0	16	0	174
Column %	23.93%	5.19%	0.00%	0.00%	8.65%	0.00%	----
Row %	86.78%	4.02%	0.00%	0.00%	9.20%	0.00%	100.00%
Total %	12.57%	0.58%	0.00%	0.00%	1.33%	0.00%	14.49%
unknown	68	10	6	4	6	4	98
Column %	10.78%	7.41%	6.59%	4.26%	3.24%	6.15%	----
Row %	69.39%	10.20%	6.12%	4.08%	6.12%	4.08%	100.00%
Total %	5.66%	0.83%	0.50%	0.33%	0.50%	0.33%	8.16%
Col.Tot.	631	135	91	94	185	65	1201
Total %	**52.54%**	**11.24%**	**7.58%**	**7.83%**	**15.40%**	**5.41%**	**100.00%**

Prehospital treatment in patients which were directly admitted from the scene.

Tab. {III-3-5}

ISS	Classification						total
	type A	type B	type C	complex	isolated acetab.	a.c.+p.r.	
≤ 15	423	80	35	29	165	35	767
Column %	87.40%	55.94%	35.35%	23.02%	76.04%	44.87%	----
Row %	55.15%	10.43%	4.56%	3.78%	21.51%	4.56%	100.00%
Total %	36.88%	6.97%	3.05%	2.53%	14.39%	3.05%	66.87%
15-30	46	36	35	40	39	28	224
Column %	9.50%	25.17%	35.35%	31.75%	17.97%	35.90%	----
Row %	20.54%	16.07%	15.62%	17.86%	17.41%	12.50%	100.00%
Total %	4.01%	3.14%	3.05%	3.49%	3.40%	2.44%	19.53%
31-45	9	17	18	37	13	10	104
Column %	1.86%	11.89%	18.18%	29.37%	5.99%	12.82%	----
Row %	8.65%	16.35%	17.31%	35.58%	12.50%	9.62%	100.00%
Total %	0.78%	1.48%	1.57%	3.23%	1.13%	0.87%	9.07%
46-60	5	4	7	13	0	3	32
Column %	1.03%	2.80%	7.07%	10.32%	0.00%	3.85%	----
Row %	15.62%	12.50%	21.88%	40.62%	0.00%	9.38%	100.00%
Total %	0.44%	0.35%	0.61%	1.13%	0.00%	0.26%	2.79%
> 60	1	6	4	7	0	2	20
Column %	0.21%	4.20%	4.04%	5.56%	0.00%	2.56%	----
Row %	5.00%	30.00%	20.00%	35.00%	0.00%	10.00%	100.00%
Total %	0.09%	0.52%	0.35%	0.61%	0.00%	0.17%	1.74%
Col.Tot.	484	143	99	126	217	78	1147
Total %	42.20%	12.47%	8.63%	10.99%	18.92%	6.80%	100.00%

ISS versus fracture classification

Tab. {III-3-6}

type of injury	PTS group I	PTS group II	PTS group III	PTS group IV	total
car	89	299	109	42	539
Column %	21.92%	30.02%	47.19%	48.28%	
Row %	16.51%	55.47%	20.22%	7.79%	
Total %	5.17%	17.38%	6.34%	2.44%	31.34%
truck	3	12	1	2	18
Column %	0.74%	1.20%	0.43%	2.30%	
Row %	16.67%	66.67%	5.56%	11.11%	
Total %	0.17%	0.70%	0.06%	0.12%	1.05%
motorcycle	25	76	20	5	126
Column %	6.16%	7.63%	8.66%	5.75%	
Row %	19.84%	60.32%	15.87%	3.97%	
Total %	1.45%	4.42%	1.16%	0.29%	7.33%
bicycle	29	18	7	3	57
Column %	7.14%	1.81%	3.03%	3.45%	
Row %	50.88%	31.58%	12.28%	5.26%	
Total %	1.69%	1.05%	0.41%	0.17%	3.31%
pedestrian	36	87	29	27	179
Column %	8.87%	8.73%	12.55%	31.03%	
Row %	20.11%	48.60%	16.20%	15.08%	
Total %	2.09%	5.06%	1.69%	1.57%	10.41%
fall	125	361	28	0	514
Column %	30.79%	36.24%	12.12%	0.00%	
Row %	24.32%	70.23%	5.45%	0.00%	
Total %	7.27%	20.99%	1.63%	0.00%	29.88%
fall from gr. height	55	98	28	6	187
Column %	13.55%	9.84%	12.12%	6.90%	
Row %	29.41%	52.41%	14.97%	3.21%	
Total %	3.20%	5.70%	1.63%	0.35%	10.87%
buriel	10	9	1	1	21
Column %	2.46%	0.90%	0.43%	1.15%	
Row %	47.62%	42.86%	4.76%	4.76%	
Total %	0.58%	0.52%	0.06%	0.06%	1.22%
unknown	9	19	2	0	30
Column %	2.22%	1.91%	0.87%	0.00%	
Row %	30.00%	63.33%	6.67%	0.00%	
Total %	0.52%	1.10%	0.12%	0.00%	1.74%
add. comment	25	17	6	1	49
Column %	6.16%	1.71%	2.60%	1.15%	
Row %	51.02%	34.69%	12.24%	2.04%	
Total %	1.45%	0.99%	0.35%	0.06%	2.85%
Col.Tot.	406	996	231	87	1720
Total %	23.6%	57.9%	13.4%	5.1%	100%

Type of accident vs. PTS-group

Tab. {III-3-7}

type of injury	Classification						total
	type A	type B	type C	complex	isolated acetab.	a.c.+p.r.	
isolated pelvic fx	436	45	25	20	164	23	713
Column %	59.89%	21.95%	17.48%	12.50%	45.56%	18.25%	----
Row %	61.15%	6.31%	3.51%	2.81%	23.00%	3.23%	100.00%
Total %	25.32%	2.61%	1.45%	1.16%	9.52%	1.34%	41.41%
head injury	33	15	9	7	16	9	89
Column %	4.53%	7.32%	6.29%	4.38%	4.44%	7.14%	----
Row %	37.08%	16.85%	10.11%	7.87%	17.98%	10.11%	100.00%
Total %	1.92%	0.87%	0.52%	0.41%	0.93%	0.52%	5.17%
chest/abdomen	23	2	10	15	17	10	77
Column %	3.16%	0.98%	6.99%	9.38%	4.72%	7.94%	----
Row %	29.87%	2.60%	12.99%	19.48%	22.08%	12.99%	100.00%
Total %	1.34%	0.12%	0.58%	0.87%	0.99%	0.58%	4.47%
upper+lower extr.	85	39	15	20	56	17	232
Column %	11.68%	19.02%	10.49%	12.50%	15.56%	13.49%	----
Row %	36.64%	16.81%	6.47%	8.62%	24.14%	7.33%	100.00%
Total %	4.94%	2.26%	0.87%	1.16%	3.25%	0.99%	13.47%
spine S	15	5	6	0	3	3	32
Column %	2.06%	2.44%	4.20%	0.00%	0.83%	2.38%	----
Row %	46.88%	15.62%	18.75%	0.00%	9.38%	9.38%	100.00%
Total %	0.87%	0.29%	0.35%	0.00%	0.17%	0.17%	1.86%
HI + CA	16	10	10	18	19	9	82
Column %	2.20%	4.88%	6.99%	11.25%	5.28%	7.14%	----
Row %	19.51%	12.20%	12.20%	21.95%	23.17%	10.98%	100.00%
Total %	0.93%	0.58%	0.58%	1.05%	1.10%	0.52%	4.76%
HI + UL	24	23	12	11	27	15	112
Column %	3.30%	11.22%	8.39%	6.88%	7.50%	11.90%	----
Row %	21.43%	20.54%	10.71%	9.82%	24.11%	13.39%	100.00%
Total %	1.39%	1.34%	0.70%	0.64%	1.57%	0.87%	6.50%
HI + S	1	2	0	0	3	0	6
Column %	0.14%	0.98%	0.00%	0.00%	0.83%	0.00%	----
Row %	16.67%	33.33%	0.00%	0.00%	50.00%	0.00%	100.00%
Total %	0.06%	0.12%	0.00%	0.00%	0.17%	0.00%	0.35%
CA + UL	30	15	10	22	21	11	109
Column %	4.12%	7.32%	6.99%	13.75%	5.83%	8.73%	----
Row %	27.52%	13.76%	9.17%	20.18%	19.27%	10.09%	100.00%
Total %	1.74%	0.87%	0.58%	1.28%	1.22%	0.64%	6.33%
UL + S	11	4	4	4	4	5	32
Column %	1.51%	1.95%	2.80%	2.50%	1.11%	3.97%	----
Row %	34.38%	12.50%	12.50%	12.50%	12.50%	15.62%	100.00%
Total %	0.64%	0.23%	0.23%	0.23%	0.23%	0.29%	1.86%
CA + S	4	1	0	2	2	1	10
Column %	0.55%	0.49%	0.00%	1.25%	0.56%	0.79%	----
Row %	40.00%	10.00%	0.00%	20.00%	20.00%	10.00%	100.00%
Total %	0.23%	0.06%	0.00%	0.12%	0.12%	0.06%	0.58%
HI + CA + UL	27	34	25	29	22	17	154
Column %	3.71%	16.59%	17.48%	18.12%	6.11%	13.49%	----
Row %	17.53%	22.08%	16.23%	18.83%	14.29%	11.04%	100.00%
Total %	1.57%	1.97%	1.45%	1.68%	1.28%	0.99%	8.94%
HI + CA + S	0	1	4	5	1	1	12
Column %	0.00%	0.49%	2.80%	3.12%	0.28%	0.79%	----
Row %	0.00%	8.33%	33.33%	41.67%	8.33%	8.33%	100.00%
Total %	0.00%	0.06%	0.23%	0.29%	0.06%	0.06%	0.70%
CA + UL + S	8	3	4	4	0	2	21
Column %	1.10%	1.46%	2.80%	2.50%	0.00%	1.59%	----
Row %	38.10%	14.29%	19.05%	19.05%	0.00%	9.52%	100.00%
Total %	0.46%	0.17%	0.23%	0.23%	0.00%	0.12%	1.22%

HI + UL + S	3	2	1	0	2	0	8
Column %	0.41%	0.98%	0.70%	0.00%	0.56%	0.00%	----
Row %	37.50%	25.00%	12.50%	0.00%	25.00%	0.00%	100.00%
Total %	0.17%	0.12%	0.06%	0.00%	0.12%	0.00%	0.46%
HI + AC + UL + S	5	3	5	2	2	2	19
Column %	0.69%	1.46%	3.50%	1.25%	0.56%	1.59%	----
Row %	26.32%	15.79%	26.32%	10.53%	10.53%	10.53%	100.00%
Total %	0.29%	0.17%	0.29%	0.12%	0.12%	0.12%	1.10%
unknown	7	1	3	1	1	1	14
Column %	0.96%	0.49%	2.10%	0.62%	0.28%	0.79%	----
Row %	50.00%	7.14%	21.43%	7.14%	7.14%	7.14%	100.00%
Total %	0.41%	0.06%	0.17%	0.06%	0.06%	0.06%	0.81%
total	728	205	143	160	360	126	1722
Total %	42.28%	11.90%	8.30%	9.29%	20.91%	7.32%	100.00%

Associated injuries.

HI = head injury
AC = abdomen + chest injury
UL = upper and lower extremity injury
S = spine injury

Tab. {III-3-8}

type of pelvic fracture treatment	Classification						total
	type A	type B	type C	complex	isolated acetab.	a.c.+p.r.	
non-operative	710	141	71	68	161	55	1206
Column %	97.53%	68.78%	49.65%	42.50%	44.72%	43.65%	----
Row %	58.87%	11.69%	5.89%	5.64%	13.35%	4.56%	100.00%
Total %	41.23%	8.19%	4.12%	3.95%	9.35%	3.19%	70.03%
pelvic ring	18	64	72	74	0	16	244
Column %	2.47%	31.22%	50.35%	46.25%	0.00%	12.70%	----
Row %	7.38%	26.23%	29.51%	30.33%	0.00%	6.56%	100.00%
Total %	1.05%	3.72%	4.18%	4.30%	0.00%	0.93%	14.17%
acetabulum	0	0	0	8	199	31	238
Column %	0.00%	0.00%	0.00%	5.00%	55.28%	24.60%	----
Row %	0.00%	0.00%	0.00%	3.36%	83.61%	13.03%	100.00%
Total %	0.00%	0.00%	0.00%	0.46%	11.56%	1.80%	13.82%
pr + ac	0	0	0	10	0	24	34
Column %	0.00%	0.00%	0.00%	6.25%	0.00%	19.05%	----
Row %	0.00%	0.00%	0.00%	29.41%	0.00%	70.59%	100.00%
Total %	0.00%	0.00%	0.00%	0.58%	0.00%	1.39%	1.97%
total	728	205	143	160	360	126	1722
Total %	42.28%	11.90%	8.30%	9.29%	20.91%	7.32%	100.00%

Type of pelvic fracture treatment.

pr = pelvic ring
ac = acetabulum

Tab. {III-3-9}

18 x pelvic ring:
  4 years, pubis: K-wire
  10 years, Ilium: k-wire iliac wing
  16 years, Ilium: cerclage wiring
  16 years, Ilium: DC-plate + screws
  18 years, Iluim: screws
  19 years, Ilium: DC-plate
  23 years, Ilium: reconstruktion-plate + screws
  23 years, Ilium: screws ilium + screw fixation of the anterior superior iliac spine
  24 years, Ilium: screws
  24 years, reconstruction-plate pubic symphysis
  41 years, SI-joint: screws + screw fixation of the anterior superior iliac spine
  50 years, external fixator ilium
  51 years, Ilium: plate + screws
  52 years, external fixator ilium
  52 years, reconstruction-plate pubic symphysis + pubic bone
  55 years, Ilium: reconstruktion-plate
  61 years, Ilium: Ilium: reconstruktion-plate
  65 years, Ilium: reconstruktion-plate + screws

Type of osteosynthesis in A-type fractures.

Tab. {III-3-10}

	Classification					
type of osteosynth.	type A	type B	type C	complex	ac + pr	total
DC-plate	0	22	16	18	9	65
Column %	0.00%	48.89%	72.73%	56.25%	42.86%	----
Row %	0.00%	33.85%	24.62%	27.69%	13.85%	100.00%
Total %	0.00%	18.03%	13.11%	14.75%	7.38%	53.28%
reconstruction-plate	2	20	6	13	12	53
Column %	100.00%	44.44%	27.27%	40.62%	57.14%	----
Row %	3.77%	37.74%	11.32%	24.53%	22.64%	100.00%
Total %	1.64%	16.39%	4.92%	10.66%	9.84%	43.44%
K-wire	0	1	0	0	0	1
Column %	0.00%	2.22%	0.00%	0.00%	0.00%	----
Row %	0.00%	100.00%	0.00%	0.00%	0.00%	100.00%
Total %	0.00%	0.82%	0.00%	0.00%	0.00%	0.82%
cerclage	0	0	0	1	0	1
Column %	0.00%	0.00%	0.00%	3.12%	0.00%	----
Row %	0.00%	0.00%	0.00%	100.00%	0.00%	100.00%
Total %	0.00%	0.00%	0.00%	0.82%	0.00%	0.82%
others	0	2	0	0	0	2*
Column %	0.00%	4.44%	0.00%	0.00%	0.00%	----
Row %	0.00%	100.00%	0.00%	0.00%	0.00%	100.00%
Total %	0.00%	1.64%	0.00%	0.00%	0.00%	1.64%
summation	2	45	22	32	21	122
Total%	**1.64%**	**36.89%**	**18.03%**	**26.23%**	**17.21%**	**100.00%**

Internal fixation of the pubic symphysis.
* 1x reconstruction-plate + cerclage wiring pubic symphysis, 1x reconstruction-plate + screws

Tab. {III-3-11}

type of osteosynth.	Classification					
	type A	type B	type C	complex	ac + pr	total
DC-plate	0	0	1	0	1	2
Column %	0.00%	0.00%	11.11%	0.00%	25.00%	----
Row %	0.00%	0.00%	50.00%	0.00%	50.00%	100.00%
Total %	0.00%	0.00%	3.85%	0.00%	3.85%	7.69%
reconstruction-plate	1	2	5	4	3	15
Column %	50.00%	100.00%	55.56%	44.44%	75.00%	----
Row %	6.67%	13.33%	33.33%	26.67%	20.00%	100.00%
Total %	3.85%	7.69%	19.23%	15.38%	11.54%	57.69%
screws	0	0	3	5	0	8
Column %	0.00%	0.00%	33.33%	55.56%	0.00%	----
Row %	0.00%	0.00%	37.50%	62.50%	0.00%	100.00%
Total %	0.00%	0.00%	11.54%	19.23%	0.00%	30.77%
others	1	0	0	0	0	1*
Column %	50.00%	0.00%	0.00%	0.00%	0.00%	----
Row %	100.00%	0.00%	0.00%	0.00%	0.00%	100.00%
Total %	3.85%	0.00%	0.00%	0.00%	0.00%	3.85%
summation	2	2	9	9	4	26
Total%	7.69%	7.69%	34.62%	34.62%	15.38%	100.00%

Internal fixation pubic fracture.
* K-wire

Tab. {III-3-12}

type of osteosynth.	Classification					
	type A	type B	type C	complex	ac + pr	total
DC-plate	2	0	6	1	1	10
Column %	16.67%	0.00%	28.57%	7.14%	16.67%	----
Row %	20.00%	0.00%	60.00%	10.00%	10.00%	100.00%
Total %	3.70%	0.00%	11.11%	1.85%	1.85%	18.52%
reconstruction-plate	3	1	4	6	4	18
Column %	25.00%	100.00%	19.05%	42.86%	66.67%	----
Row %	16.67%	5.56%	22.22%	33.33%	22.22%	100.00%
Total %	5.56%	1.85%	7.41%	11.11%	7.41%	33.33%
screws	3	0	1	2	1	7
Column %	25.00%	0.00%	4.76%	14.29%	16.67%	----
Row %	42.86%	0.00%	14.29%	28.57%	14.29%	100.00%
Total %	5.56%	0.00%	1.85%	3.70%	1.85%	12.96%
plate + screws	2	0	9	5	0	16
Column %	16.67%	0.00%	42.86%	35.71%	0.00%	----
Row %	12.50%	0.00%	56.25%	31.25%	0.00%	100.00%
Total %	3.70%	0.00%	16.67%	9.26%	0.00%	29.63%
others	2	0	1	0	0	3*
Column %	16.67%	0.00%	4.76%	0.00%	0.00%	----
Row %	66.67%	0.00%	33.33%	0.00%	0.00%	100.00%
Total %	3.70%	0.00%	1.85%	0.00%	0.00%	5.56%
summation	12	1	21	14	6	54
Total%	22.22%	1.85%	38.89%	25.93%	11.11%	100.00%

Internal fixation of transiliac fractures.
* 1x cerclage wiring, 2x K-wire fixation iliac wing

Tab. {III-3-13}

	Classification					
type of osteosynth.	type A	type B	type C	complex	ac + pr	total
SI-screws	1	0	1	2	3	7
Column %	50.00%	0.00%	3.85%	9.52%	33.33%	----
Row %	14.29%	0.00%	14.29%	28.57%	42.86%	100.00%
Total %	1.67%	0.00%	1.67%	3.33%	5.00%	11.67%
anterior plating	1	1	16	13	3	34
Column %	50.00%	50.00%	61.54%	61.90%	33.33%	----
Row %	2.94%	2.94%	47.06%	38.24%	8.82%	100.00%
Total %	1.67%	1.67%	26.67%	21.67%	5.00%	56.67%
plate + screws	0	1	8	6	3	18
Column %	0.00%	50.00%	30.77%	28.57%	33.33%	----
Row %	0.00%	5.56%	44.44%	33.33%	16.67%	100.00%
Total %	0.00%	1.67%	13.33%	10.00%	5.00%	30.00%
others	0	0	1	0	0	1
Column %	0.00%	0.00%	3.85%	0.00%	0.00%	----
Row %	0.00%	0.00%	100.00%	0.00%	0.00%	100.00%
Total %	0.00%	0.00%	1.67%	0.00%	0.00%	1.67%
summation	2	2	26	21	9	60
Total%	3.33%	3.33%	43.33%	35.00%	15.00%	100.00%

Internal fixation of SI-joint injuries.
* reconstruction-plate

Tab. {III-3-14}

	Classification			
type of osteosynth.	type C	complex	ac + pr	total
DC-plate	3	0	1	4
Column %	15.00%	0.00%	25.00%	----
Row %	75.00%	0.00%	25.00%	100.00%
Total %	8.57%	0.00%	2.86%	11.43%
reconstruction-plate	5	1	0	6
Column %	25.00%	9.09%	0.00%	----
Row %	83.33%	16.67%	0.00%	100.00%
Total %	14.29%	2.86%	0.00%	17.14%
screws	7	4	1	12
Column %	35.00%	36.36%	25.00%	----
Row %	58.33%	33.33%	8.33%	100.00%
Total %	20.00%	11.43%	2.86%	34.29%
plate + screws	4	4	1	9
Column %	20.00%	36.36%	25.00%	----
Row %	44.44%	44.44%	11.11%	100.00%
Total %	11.43%	11.43%	2.86%	25.71%
others	1	2	1	4*
Column %	5.00%	18.18%	25.00%	----
Row %	25.00%	50.00%	25.00%	100.00%
Total %	2.86%	5.71%	2.86%	11.43%
summation	20	11	4	35
Total%	57.14%	31.43%	11.43%	100.00%

Internal fixation of sacral fractures.
* 1x SI-screws + sacral bars, 1x sacral decompression, 1x transverse plating + SI-screws, 1x unknown

Tab. {III-3-15}

time of stay on ICU	Classification						total
	type A	type B	type C	complex	isolated acetab.	a.c.+p.r.	
none	585	97	47	32	198	34	993
Column %	80.36%	47.32%	32.87%	20.00%	55.00%	26.98%	----
Row %	58.91%	9.77%	4.73%	3.22%	19.94%	3.42%	100.00%
Total %	33.97%	5.63%	2.73%	1.86%	11.50%	1.97%	57.67%
< 24h	56	32	25	27	71	25	236
Column %	7.69%	15.61%	17.48%	16.88%	19.72%	19.84%	----
Row %	23.73%	13.56%	10.59%	11.44%	30.08%	10.59%	100.00%
Total %	3.25%	1.86%	1.45%	1.57%	4.12%	1.45%	13.70%
24 - 71h	26	22	21	31	31	24	155
Column %	3.57%	10.73%	14.69%	19.38%	8.61%	19.05%	----
Row %	16.77%	14.19%	13.55%	20.00%	20.00%	15.48%	100.00%
Total %	1.51%	1.28%	1.22%	1.80%	1.80%	1.39%	9.00%
3 - 7 days	23	19	15	20	20	17	114
Column %	3.16%	9.27%	10.49%	12.50%	5.56%	13.49%	----
Row %	20.18%	16.67%	13.16%	17.54%	17.54%	14.91%	100.00%
Total %	1.34%	1.10%	0.87%	1.16%	1.16%	0.99%	6.62%
8 - 14 days	35	31	32	47	32	26	203
Column %	4.81%	15.12%	22.38%	29.38%	8.89%	20.63%	----
Row %	17.24%	15.27%	15.76%	23.15%	15.76%	12.81%	100.00%
Total %	2.03%	1.80%	1.86%	2.73%	1.86%	1.51%	11.79%
> 14 days	3	4	3	3	8	0	21
Column %	0.41%	1.95%	2.10%	1.88%	2.22%	0.00%	----
Row %	14.29%	19.05%	14.29%	14.29%	38.10%	0.00%	100.00%
Total %	0.17%	0.23%	0.17%	0.17%	0.46%	0.00%	1.22%
summation	728	205	143	160	360	126	1722
Total%	42.28%	11.90%	8.30%	9.29%	20.91%	7.32%	100.00%

Length of time spent in the intensive care unit versus fracture classification.

Tab. {III-3-16}

time of stay ICU	isol. pelvis	isol.acetab.	ac + pr	total
none	**751**	**199**	**43**	**993**
Column %	63.38%	54.37%	25.15%	
Row %	75.63%	20.04%	4.33%	
Total %	43.61%	11.56%	2.50%	57.67%
< 3 days	**134**	**74**	**29**	**237**
Column %	11.31%	20.22%	16.96%	
Row %	56.54%	31.22%	12.24%	
Total %	7.78%	4.30%	1.68%	13.76%
3-7 days	**93**	**33**	**29**	**155**
Column %	7.85%	9.02%	16.96%	
Row %	60.00%	21.29%	18.71%	
Total %	5.40%	1.92%	1.68%	9.00%
8-14 days	**70**	**21**	**23**	**114**
Column %	5.91%	5.74%	13.45%	
Row %	61.40%	18.42%	20.18%	
Total %	4.07%	1.22%	1.34%	6.62%
> 14 days	**125**	**32**	**46**	**203**
Column %	10.55%	8.74%	26.90%	
Row %	61.58%	15.76%	22.66%	
Total %	7.26%	1.86%	2.67%	11.79%
unknown	**12**	**7**	**1**	**20**
Column %	1.01%	1.91%	0.58%	
Row %	60.00%	35.00%	5.00%	
Total %	0.70%	0.41%	0.06%	1.16%
summation	**1185**	**366**	**171**	**1722**
Total %	68.82%	21.25%	9.93%	100%

Length of time spent in the intensive care unit versus pelvic/acetabular fracture.

Tab. {III-3-17}

mortality	Classification						total
	type A	type B	type C	complex	isolated acetab.	a.c.+p.r.	
survived	703	178	118	126	344	117	1586
Column %	96.57%	86.83%	82.52%	78.75%	95.56%	92.86%	----
Row %	44.33%	11.22%	7.44%	7.94%	21.69%	7.38%	100.00%
Total %	40.82%	10.34%	6.85%	7.32%	19.98%	6.79%	92.10%
dead	25	27	25	34	16	9	136
Column %	3.43%	13.17%	17.48%	21.25%	4.44%	7.14%	----
Row %	18.38%	19.85%	18.38%	25.00%	11.76%	6.62%	100.00%
Total %	1.45%	1.57%	1.45%	1.97%	0.93%	0.52%	7.90%
Total	728	205	143	160	360	126	1722
Column %	42.28%	11.90%	8.30%	9.29%	20.91%	7.32%	100.00%

Mortality versus fracture classification.

Tab. {III-3-18}

type of injury	dead		total
	no	yes	
isolated pelvic fx	**701**	**12**	**713**
Column %	44.20%	8.82%	
Row %	98.32%	1.68%	
Total %	40.71%	0.70%	41.41%
head injury HI	**81**	**8**	**89**
Column %	5.11%	5.88%	
Row %	91.01%	8.99%	
Total %	4.70%	0.46%	5.17%
chest/abdomen CA	**67**	**10**	**77**
Column %	4.22%	7.35%	
Row %	87.01%	12.99%	
Total %	3.89%	0.58%	4.47%
upper+lower extr. UL	**225**	**7**	**232**
Column %	14.19%	5.15%	
Row %	96.98%	3.02%	
Total %	13.07%	0.41%	13.47%
spine S	**31**	**1**	**32**
Column %	1.95%	0.74%	
Row %	96.88%	3.12%	
Total %	1.80%	0.06%	1.86%
HI + CA	**63**	**19**	**82**
Column %	3.97%	13.97%	
Row %	76.83%	23.17%	
Total %	3.66%	1.10%	4.76%
HI + UL	**100**	**12**	**112**
Column %	6.31%	8.82%	
Row %	89.29%	10.71%	
Total %	5.81%	0.70%	6.50%
HI + S	**6**	**0**	**6**
Column %	0.38%	0.00%	
Row %	100.00%	0.00%	
Total %	0.35%	0.00%	0.35%
CA + UL	**98**	**11**	**109**
Column %	6.18%	8.09%	
Row %	89.91%	10.09%	
Total %	5.69%	0.64%	6.33%
UL + S	**30**	**2**	**32**
Column %	1.89%	1.47%	
Row %	93.75%	6.25%	
Total %	1.74%	0.12%	1.86%
CA + S	**9**	**1**	**10**
Column %	0.57%	0.74%	
Row %	90.00%	10.00%	
Total %	0.52%	0.06%	0.58%
HI + CA + UL	**110**	**44**	**154**
Column %	6.94%	32.35%	
Row %	71.43%	28.57%	
Total %	6.39%	2.56%	8.94%
HI + CA + S	**9**	**3**	**12**
Column %	0.57%	2.21%	
Row %	75.00%	25.00%	
Total %	0.52%	0.17%	0.70%
CA + UL + S	**19**	**2**	**21**
Column %	1.20%	1.47%	
Row %	90.48%	9.52%	
Total %	1.10%	0.12%	1.22%

Appendix III

HI + UL + S	**8**	**0**	**8**
Column %	0.50%	0.00%	
Row %	100.00%	0.00%	
Total %	0.46%	0.00%	0.46%
HI + AC + UL + S	**15**	**4**	**19**
Column %	0.95%	2.94%	
Row %	78.95%	21.05%	
Total %	0.87%	0.23%	1.10%
unknown	**14**	**0**	**14**
Column %	0.88%	0.00%	
Row %	100.00%	0.00%	
Total %	0.81%	0.00%	0.81%
Col.Tot.	**1586**	**136**	**1722**
Total %	92.10%	7.90%	100.00%

Mortality versus associated injuries.

HI = head injury
AC = abdomen and chest injury
UL = upper and lower extremity injury
S = spine

Tab. {III-3-19}

mortality	Classification						total
	type A	type B	type C	complex	isolated acetab.	a.c.+p.r.	
combination	2	2	4	14	11	5	38
Column %	6.67%	6.90%	11.43%	21.54%	20.00%	15.62%	----
Row %	5.26%	5.26%	10.53%	36.84%	28.95%	13.16%	100.00%
Total %	0.81%	0.81%	1.63%	5.69%	4.47%	2.03%	15.45%
DVT	2	1	3	2	5	1	14
Column %	6.67%	3.45%	8.57%	3.08%	9.09%	3.12%	----
Row %	14.29%	7.14%	21.43%	14.29%	35.71%	7.14%	100.00%
Total %	0.81%	0.41%	1.22%	0.81%	2.03%	0.41%	5.69%
pulm. embolism	3	4	1	2	2	1	13
Column %	10.00%	13.79%	2.86%	3.08%	3.64%	3.12%	----
Row %	23.08%	30.77%	7.69%	15.38%	15.38%	7.69%	100.00%
Total %	1.22%	1.63%	0.41%	0.81%	0.81%	0.41%	5.28%
ARDS	9	6	4	6	4	5	34
Column %	30.00%	20.69%	11.43%	9.23%	7.27%	15.62%	----
Row %	26.47%	17.65%	11.76%	17.65%	11.76%	14.71%	100.00%
Total %	3.66%	2.44%	1.63%	2.44%	1.63%	2.03%	13.82%
MOF	2	6	3	4	1	0	16
Column %	6.67%	20.69%	8.57%	6.15%	1.82%	0.00%	----
Row %	12.50%	37.50%	18.75%	25.00%	6.25%	0.00%	100.00%
Total %	0.81%	2.44%	1.22%	1.63%	0.41%	0.00%	6.50%
pelvic bleeding	0	0	3	16	0	1	20
Column %	0.00%	0.00%	8.57%	24.62%	0.00%	3.12%	----
Row %	0.00%	0.00%	15.00%	80.00%	0.00%	5.00%	100.00%
Total %	0.00%	0.00%	1.22%	6.50%	0.00%	0.41%	8.13%
infection	2	3	6	5	6	6	28
Column %	6.67%	10.34%	17.14%	7.69%	10.91%	18.75%	----
Row %	7.14%	10.71%	21.43%	17.86%	21.43%	21.43%	100.00%
Total %	0.81%	1.22%	2.44%	2.03%	2.44%	2.44%	11.38%
neurology	0	2	5	6	11	8	32
Column %	0.00%	6.90%	14.29%	9.23%	20.00%	25.00%	----
Row %	0.00%	6.25%	15.62%	18.75%	34.38%	25.00%	100.00%
Total %	0.00%	0.81%	2.03%	2.44%	4.47%	3.25%	13.01%
soft tissues	2	0	0	7	8	2	19
Column %	6.67%	0.00%	0.00%	10.77%	14.55%	6.25%	----
Row %	10.53%	0.00%	0.00%	36.84%	42.11%	10.53%	100.00%
Total %	0.81%	0.00%	0.00%	2.85%	3.25%	0.81%	7.72%
other soft tissues	1	2	1	1	0	1	6
Column %	3.33%	6.90%	2.86%	1.54%	0.00%	3.12%	----
Row %	16.67%	33.33%	16.67%	16.67%	0.00%	16.67%	100.00%
Total %	0.41%	0.81%	0.41%	0.41%	0.00%	0.41%	2.44%
add. comment	0	0	1	1	2	0	4
Column %	0.00%	0.00%	2.86%	1.54%	3.64%	0.00%	----
Row %	0.00%	0.00%	25.00%	25.00%	50.00%	0.00%	100.00%
Total %	0.00%	0.00%	0.41%	0.41%	0.81%	0.00%	1.63%
unknown	7	3	4	1	5	2	22
Column %	23.33%	10.34%	11.43%	1.54%	9.09%	6.25%	----
Row %	31.82%	13.64%	18.18%	4.55%	22.73%	9.09%	100.00%
Total %	2.85%	1.22%	1.63%	0.41%	2.03%	0.81%	8.94%
Col.Tot.	30	29	35	65	55	32	246
Total %	12.20%	11.79%	14.23%	26.42%	22.36%	13.01%	100.00%

Complications versus fracture classification.

Tab. {III-3-20}

| mobilization | Classification |||||| total |
	type A	type B	type C	complex	isolated acetab.	a.c.+p.r.	
none	23	5	3	2	5	3	41
Column %	3.27%	2.81%	2.54%	1.59%	1.45%	2.59%	----
Row %	56.10%	12.20%	7.32%	4.88%	12.20%	7.32%	100.00%
Total %	1.45%	0.32%	0.19%	0.13%	0.32%	0.19%	2.59%
immediately	250	9	3	1	23	3	289
Column %	35.51%	5.06%	2.54%	0.79%	6.69%	2.59%	----
Row %	86.51%	3.11%	1.04%	0.35%	7.96%	1.04%	100.00%
Total %	15.76%	0.57%	0.19%	0.06%	1.45%	0.19%	18.22%
< 3 days	157	16	4	7	47	4	235
Column %	22.30%	8.99%	3.39%	5.56%	13.66%	3.45%	----
Row %	66.81%	6.81%	1.70%	2.98%	20.00%	1.70%	100.00%
Total %	9.90%	1.01%	0.25%	0.44%	2.96%	0.25%	14.82%
3 - 7 days	137	34	20	6	76	15	288
Column %	19.46%	19.10%	16.95%	4.76%	22.09%	12.93%	----
Row %	47.57%	11.81%	6.94%	2.08%	26.39%	5.21%	100.00%
Total %	8.64%	2.14%	1.26%	0.38%	4.79%	0.95%	18.16%
8 - 20 days	56	44	20	26	89	23	258
Column %	7.95%	24.72%	16.95%	20.63%	25.87%	19.83%	----
Row %	21.71%	17.05%	7.75%	10.08%	34.50%	8.91%	100.00%
Total %	3.53%	2.77%	1.26%	1.64%	5.61%	1.45%	16.27%
3 - 6 weeks	46	52	31	40	61	29	259
Column %	6.53%	29.21%	26.27%	31.75%	17.73%	25.00%	----
Row %	17.76%	20.08%	11.97%	15.44%	23.55%	11.20%	100.00%
Total %	2.90%	3.28%	1.95%	2.52%	3.85%	1.83%	16.33%
7 - 12 weeks	9	9	24	27	19	24	112
Column %	1.28%	5.06%	20.34%	21.43%	5.52%	20.69%	----
Row %	8.04%	8.04%	21.43%	24.11%	16.96%	21.43%	100.00%
Total %	0.57%	0.57%	1.51%	1.70%	1.20%	1.51%	7.06%
> 12 weeks	3	2	5	8	9	6	33
Column %	0.43%	1.12%	4.24%	6.35%	2.62%	5.17%	----
Row %	9.09%	6.06%	15.15%	24.24%	27.27%	18.18%	100.00%
Total %	0.19%	0.13%	0.32%	0.50%	0.57%	0.38%	2.08%
unknown	20	6	7	9	14	7	63
Column %	2.84%	3.37%	5.93%	7.14%	4.07%	6.03%	----
Row %	31.75%	9.52%	11.11%	14.29%	22.22%	11.11%	100.00%
Total %	1.26%	0.38%	0.44%	0.57%	0.88%	0.44%	3.97%
others	3	1	1	0	1	2	8
Column %	0.43%	0.56%	0.85%	0.00%	0.29%	1.72%	----
Row %	37.50%	12.50%	12.50%	0.00%	12.50%	25.00%	100.00%
Total %	0.19%	0.06%	0.06%	0.00%	0.06%	0.13%	0.50%
Col.Tot.	704	178	118	126	344	116	1586
Total %	44.39%	11.22%	7.44%	7.94%	21.69%	7.31%	100.00%

Mobilization time for the 1586 surviving patients.

Tab. {III-3-21}

	Classification					
anterior pelvic ring	type A	type B	type C	complex	ac + pr	total
anatomic	18	55	52	58	31	214
Column %	94.74%	85.94%	72.22%	69.05%	79.49%	----
Row %	8.41%	25.70%	24.30%	27.10%	14.49%	100.00%
Total %	6.47%	19.78%	18.71%	20.86%	11.15%	76.98%
displacement <1cm	1	8	19	24	7	59
Column %	5.26%	12.50%	26.39%	28.57%	17.95%	----
Row %	1.69%	13.56%	32.20%	40.68%	11.86%	100.00%
Total %	0.36%	2.88%	6.83%	8.63%	2.52%	21.22%
displacement >1cm	0	1	1	2	1	5*
Column %	0.00%	1.56%	1.39%	2.38%	2.56%	----
Row %	0.00%	20.00%	20.00%	40.00%	20.00%	100.00%
Total %	0.00%	0.36%	0.36%	0.72%	0.36%	1.80%
Col.Tot.	**19**	**64**	**72**	**84**	**39**	**278**
Total %	**6.83%**	**23.02%**	**25.90%**	**30.22%**	**14.03%**	**100.00%**

Postoperative result anterior pelvic gridle.
* B3, 2x C1, C3: external fixator supraacetabular, B1: DC-plate pubic symphysis

Tab. {III-3-22}

type of injury	anatomic	disl. ≤ 1cm	disl. > 1cm	total
isol. pelvis	163	44	4	211
Column %	78.37%	72.13%	80.00%	
Row %	77.25%	20.85%	1.90%	
Total %	59.49%	16.06%	1.46%	77.01%
pr + ac	45	17	1	63
Column %	21.63%	27.87%	20.00%	
Row %	71.43%	26.98%	1.59%	
Total %	16.42%	6.20%	0.36%	22.99%
Col.Tot.	**208**	**61**	**5**	**274**
Total %	**75.91%**	**22.26%**	**1.82%**	**100.00%**

Postoperative result anterior pelvic girdle vs. type of pelvic injury.

Tab. {III-3-23}

posterior pelvic ring	Classification					total
	type A	type B	type C	complex	ac + pr	
anatomic	11	3	48	31	9	102
Column %	84.62%	100.00%	81.36%	72.09%	64.29%	----
Row %	10.78%	2.94%	47.06%	30.39%	8.82%	100.00%
Total %	8.33%	2.27%	36.36%	23.48%	6.82%	77.27%
dislocation ≤ 1cm	2	0	11	11	5	29
Column %	15.38%	0.00%	18.64%	25.58%	35.71%	----
Row %	6.90%	0.00%	37.93%	37.93%	17.24%	100.00%
Total %	1.52%	0.00%	8.33%	8.33%	3.79%	21.97%
dislocation >1cm	0	0	0	1	0	1
Column %	0.00%	0.00%	0.00%	2.33%	0.00%	----
Row %	0.00%	0.00%	0.00%	100.00%	0.00%	100.00%
Total %	0.00%	0.00%	0.00%	0.76%	0.00%	0.76%
Col.Tot.	13	3	59	43	14	132
Total %	9.85%	2.27%	44.70%	32.58%	10.61%	100.00%

Postoperative result posterior pelvic girdle.

Tab. {III-3-24}

	anatomic	disl. ≤ 1cm	disl. >1cm	total
isol. pelvic girdle	176	26	4	206
Column %	78.92%	70.27%	66.67%	
Row %	85.44%	12.62%	1.94%	
Total %	66.17%	9.77%	1.50%	77.44%
pr + ac	47	11	2	60
Column %	21.08%	29.73%	33.33%	
Row %	78.33%	18.33%	3.33%	
Total %	17.67%	4.14%	0.75%	22.56%
Col.Tot.	223	37	6	266
Total %	83.83%	13.91%	2.26%	100.00%

Postoperative result posterior pelvic girdle vs. type of pelvic fracture.

Tab. {III-3-25}

classification	islo. acetabulum	ac + pr	total
posterior wall	65	5	70
Column %	18.62%	3.25%	----
Row %	92.86%	7.14%	100.00%
Total %	12.92%	0.99%	13.92%
posterior column	38	16	54
Column %	10.89%	10.39%	----
Row %	70.37%	29.63%	100.00%
Total %	7.55%	3.18%	10.74%
anterior wall	5	7	12
Column %	1.43%	4.55%	----
Row %	41.67%	58.33%	100.00%
Total %	0.99%	1.39%	2.39%
anterior column	38	25	63
Column %	10.89%	16.23%	----
Row %	60.32%	39.68%	100.00%
Total %	7.55%	4.97%	12.52%
transverse	45	41	86
Column %	12.89%	26.62%	----
Row %	52.33%	47.67%	100.00%
Total %	8.95%	8.15%	17.10%
post. wall+column	23	4	27
Column %	6.59%	2.60%	----
Row %	85.19%	14.81%	100.00%
Total %	4.57%	0.80%	5.37%
transv.+post. wall	27	9	36
Column %	7.74%	5.84%	----
Row %	75.00%	25.00%	100.00%
Total %	5.37%	1.79%	7.16%
T-type fracture	23	17	40
Column %	6.59%	11.04%	----
Row %	57.50%	42.50%	100.00%
Total %	4.57%	3.38%	7.95%
ant.wall/post.hemi	11	2	13
Column %	3.15%	1.30%	----
Row %	84.62%	15.38%	100.00%
Total %	2.19%	0.40%	2.58%
both column	74	28	102
Column %	21.20%	18.18%	----
Row %	72.55%	27.45%	100.00%
Total %	14.71%	5.57%	20.28%
Col.Tot.	349	154	503
Total %	69.38%	30.62%	100.00%

Classification of acetabular fractures acc. to Letournel.

Tab. {III-3-26}

age	0-9	10-19	20-29	30-39	40-49	50-59	60-69	70-79	80-89	≥90	Total
Ø ORIF	2	12	34	16	15	25	19	14	11	4	152
Column %	100%	44.4%	42.0%	27.6%	32.6%	39.7%	63.3%	77.8%	78.6%	100%	----
Row %	1.3%	7.9%	22.4%	10.5%	9.8%	16.4%	12.5%	9.2%	7.2%	2.6%	100%
Total %	0.6%	3.5%	9.9%	4.7%	4.4%	7.3%	5.5%	4.1%	3.2%	1.2%	44.3%
ORIF	0	15	47	42	31	38	11	4	3	0	191
Column %	0%	55.6%	58.0%	72.4%	67.4%	60.3%	36.7%	22.2%	21.4%	0%	----
Row %	0%	7.8%	24.6%	22.0%	16.2%	19.9%	5.8%	2.1%	1.6%	0%	100%
Total %	0%	4.4%	13.7%	12.2%	9.0%	11.1%	3.2%	1.2%	0.9%	0%	55.7%
gesamt	2	27	81	58	46	63	30	18	14	4	343
gesamt%	0.6%	7.9%	23.6%	16.9%	13.4%	18.4%	8.7%	5.3%	4.1%	1.2%	100%

Type of treatment of isolated acetabular fractures acc. to age.

Tab. {III-3-27}

PTS-group	I	II	III	IV	Total
Ø ORIF	20	104	24	4	152
Column %	51.28%	41.11%	52.17%	80.00%	----
Row %	13.16%	68.42%	15.79%	2.63%	100.00%
Total %	5.83%	30.32%	7.00%	1.17%	44.31%
ORIF	19	149	22	1	191
Column %	48.72%	58.89%	47.83%	20.00%	----
Row %	9.95%	78.01%	11.52%	0.52%	100.00%
Total %	5.54%	43.44%	6.41%	0.29%	55.69%
Col.Tot.	39	253	46	5	343
Total %	11.37%	73.76%	13.41%	1.46%	100.00%

Type of treatment of isolated acetabular fractures vs. PTS-group.

Tab. {III-3-28}

approach	isol. acetab.	acetab. + pr	total
Kocher-Langenbeck	127	28	155
Column %	66.15%	45.16%	----
Row %	81.94%	18.06%	100.00%
Total %	50.00%	11.02%	61.02%
ilioinguinal	25	18	43
Column %	13.02%	29.03%	----
Row %	58.14%	41.86%	100.00%
Total %	9.84%	7.09%	16.93%
Smith/Petersen	4	0	4
Column %	2.08%	0.00%	----
Row %	100.00%	0.00%	100.00%
Total %	1.57%	0.00%	1.57%
ext. iliofemoral	7	1	8
Column %	3.65%	1.61%	----
Row %	87.50%	12.50%	100.00%
Total %	2.76%	0.39%	3.15%
Maryland-Modification	12	5	17
Column %	6.25%	8.06%	----
Row %	70.59%	29.41%	100.00%
Total %	4.72%	1.97%	6.69%
Triradiate	4	1	5
Column %	2.08%	1.61%	----
Row %	80.00%	20.00%	100.00%
Total %	1.57%	0.39%	1.97%
ventral/dorsal one-step	6	4	10
Column %	3.12%	6.45%	----
Row %	60.00%	40.00%	100.00%
Total %	2.36%	1.57%	3.94%
ventral/dorsal 2-steps	1	4	5
Column %	0.52%	6.45%	----
Row %	20.00%	80.00%	100.00%
Total %	0.39%	1.57%	1.97%
others	6	1	7
Column %	3.12%	1.61%	----
Row %	85.71%	14.29%	100.00%
Total %	2.36%	0.39%	2.76%
Col.Tot.	192	62	254
Total %	75.59%	24.41%	100.00%

Type of acetabular fracture vs. approach.

Tab. {III-3-29}

	KL	ilioing	Smith Peter.	ext. iliofem	Mary-land	Tri-radiate	v.+d. simult	v. + d. 2-step	others	Total
posterior wall	42	0	0	0	0	0	0	0	2	44
Column %	27.10%	0.00%	0.00%	0.00%	0.00%	0.00%	0.00%	0.00%	28.57%	----
Row %	95.45%	0.00%	0.00%	0.00%	0.00%	0.00%	0.00%	0.00%	4.55%	100.0%
Total %	16.54%	0.00%	0.00%	0.00%	0.00%	0.00%	0.00%	0.00%	0.79%	17.32%
posterior column	22	0	0	1	0	0	1	0	0	24
Column %	14.19%	0.00%	0.00%	12.50%	0.00%	0.00%	10.00%	0.00%	0.00%	----
Row %	91.67%	0.00%	0.00%	4.17%	0.00%	0.00%	4.17%	0.00%	0.00%	100.0%
Total %	8.66%	0.00%	0.00%	0.39%	0.00%	0.00%	0.39%	0.00%	0.00%	9.45%
ant. wall	0	0	1	0	0	0	0	0	0	1
Column %	0.00%	0.00%	25.00%	0.00%	0.00%	0.00%	0.00%	0.00%	0.00%	----
Row %	0.00%	0.00%	100.0%	0.00%	0.00%	0.00%	0.00%	0.00%	0.00%	100.0%
Total %	0.00%	0.00%	0.39%	0.00%	0.00%	0.00%	0.00%	0.00%	0.00%	0.39%
anterior column	1	10	1	0	0	0	0	0	1	13
Column %	0.65%	23.26%	25.00%	0.00%	0.00%	0.00%	0.00%	0.00%	14.29%	----
Row %	7.69%	76.92%	7.69%	0.00%	0.00%	0.00%	0.00%	0.00%	7.69%	100.0%
Total %	0.39%	3.94%	0.39%	0.00%	0.00%	0.00%	0.00%	0.00%	0.39%	5.12%
transverse	17	9	0	0	2	1	1	0	3	33
Column %	10.97%	20.93%	0.00%	0.00%	11.76%	20.00%	10.00%	0.00%	42.86%	----
Row %	51.52%	27.27%	0.00%	0.00%	6.06%	3.03%	3.03%	0.00%	9.09%	100.0%
Total %	6.69%	3.54%	0.00%	0.00%	0.79%	0.39%	0.39%	0.00%	1.18%	12.99%
post. wall + column	20	1	0	0	0	0	0	0	0	21
Column %	12.90%	2.33%	0.00%	0.00%	0.00%	0.00%	0.00%	0.00%	0.00%	----
Row %	95.24%	4.76%	0.00%	0.00%	0.00%	0.00%	0.00%	0.00%	0.00%	100.0%
Total %	7.87%	0.39%	0.00%	0.00%	0.00%	0.00%	0.00%	0.00%	0.00%	8.27%
transv. + post. wall	20	3	0	1	1	2	1	0	0	28
Column %	12.90%	6.98%	0.00%	12.50%	5.88%	40.00%	10.00%	0.00%	0.00%	----
Row %	71.43%	10.71%	0.00%	3.57%	3.57%	7.14%	3.57%	0.00%	0.00%	100.0%
Total %	7.87%	1.18%	0.00%	0.39%	0.39%	0.79%	0.39%	0.00%	0.00%	11.02%
T-type fracture	12	1	0	1	6	1	1	3	1	26
Column %	7.74%	2.33%	0.00%	12.50%	35.29%	20.00%	10.00%	60.00%	14.29%	----
Row %	46.15%	3.85%	0.00%	3.85%	23.08%	3.85%	3.85%	11.54%	3.85%	100.0%
Total %	4.72%	0.39%	0.00%	0.39%	2.36%	0.39%	0.39%	1.18%	0.39%	10.24%
ant.wall/ post.hemi	1	3	0	0	2	1	1	0	0	8
Column %	0.65%	6.98%	0.00%	0.00%	11.76%	20.00%	10.00%	0.00%	0.00%	----
Row %	12.50%	37.50%	0.00%	0.00%	25.00%	12.50%	12.50%	0.00%	0.00%	100.0%
Total %	0.39%	1.18%	0.00%	0.00%	0.79%	0.39%	0.39%	0.00%	0.00%	3.15%
both column	20	16	2	5	6	0	5	2	0	56
Column %	12.90%	37.21%	50.00%	62.50%	35.29%	0.00%	50.00%	40.00%	0.00%	----
Row %	35.71%	28.57%	3.57%	8.93%	10.71%	0.00%	8.93%	3.57%	0.00%	100.0%
Total %	7.87%	6.30%	0.79%	1.97%	2.36%	0.00%	1.97%	0.79%	0.00%	22.05%
Col.Tot.	155	43	4	8	17	5	10	5	7	254
Total %	61.02%	16.93%	1.57%	3.15%	6.69%	1.97%	3.94%	1.97%	2.76%	100.0%

Fracture classification acetabulum vs. approach.

Tab. {III-3-30}

classification	<2h	2-3h	3-4h	4-5h	5-6h	>6h	Total
posterior wall	15	22	4	0	0	0	41
Column %	42.86%	19.82%	9.76%	0.00%	0.00%	0.00%	----
Row %	36.59%	53.66%	9.76%	0.00%	0.00%	0.00%	100.00%
Total %	6.22%	9.13%	1.66%	0.00%	0.00%	0.00%	17.01%
posterior column	5	15	2	2	0	0	24
Column %	14.29%	13.51%	4.88%	8.70%	0.00%	0.00%	----
Row %	20.83%	62.50%	8.33%	8.33%	0.00%	0.00%	100.00%
Total %	2.07%	6.22%	0.83%	0.83%	0.00%	0.00%	9.96%
anterior wall	1	0	0	0	0	0	1
Column %	2.86%	0.00%	0.00%	0.00%	0.00%	0.00%	----
Row %	100.00%	0.00%	0.00%	0.00%	0.00%	0.00%	100.00%
Total %	0.41%	0.00%	0.00%	0.00%	0.00%	0.00%	0.41%
anterior column	1	9	2	0	1	0	13
Column %	2.86%	8.11%	4.88%	0.00%	6.67%	0.00%	----
Row %	7.69%	69.23%	15.38%	0.00%	7.69%	0.00%	100.00%
Total %	0.41%	3.73%	0.83%	0.00%	0.41%	0.00%	5.39%
transverse	5	13	8	2	1	2	31
Column %	14.29%	11.71%	19.51%	8.70%	6.67%	12.50%	----
Row %	16.13%	41.94%	25.81%	6.45%	3.23%	6.45%	100.00%
Total %	2.07%	5.39%	3.32%	0.83%	0.41%	0.83%	12.86%
post. wall+column	2	12	5	2	0	0	21
Column %	5.71%	10.81%	12.20%	8.70%	0.00%	0.00%	----
Row %	9.52%	57.14%	23.81%	9.52%	0.00%	0.00%	100.00%
Total %	0.83%	4.98%	2.07%	0.83%	0.00%	0.00%	8.71%
transv.+post. wall	3	11	6	4	1	1	26
Column %	8.57%	9.91%	14.63%	17.39%	6.67%	6.25%	----
Row %	11.54%	42.31%	23.08%	15.38%	3.85%	3.85%	100.00%
Total %	1.24%	4.56%	2.49%	1.66%	0.41%	0.41%	10.79%
T-type fracture	1	5	3	7	4	4	24
Column %	2.86%	4.50%	7.32%	30.43%	26.67%	25.00%	----
Row %	4.17%	20.83%	12.50%	29.17%	16.67%	16.67%	100.00%
Total %	0.41%	2.07%	1.24%	2.90%	1.66%	1.66%	9.96%
ant.wall/post.hemi	1	2	1	0	1	2	7
Column %	2.86%	1.80%	2.44%	0.00%	6.67%	12.50%	----
Row %	14.29%	28.57%	14.29%	0.00%	14.29%	28.57%	100.00%
Total %	0.41%	0.83%	0.41%	0.00%	0.41%	0.83%	2.90%
both column	1	22	10	6	7	7	53
Column %	2.86%	19.82%	24.39%	26.09%	46.67%	43.75%	----
Row %	1.89%	41.51%	18.87%	11.32%	13.21%	13.21%	100.00%
Total %	0.41%	9.13%	4.15%	2.49%	2.90%	2.90%	21.99%
Col.Tot	35	111	41	23	15	16	241
Total %	14.52%	46.06%	17.01%	9.54%	6.22%	6.64%	100.00%

Time of ORIF vs. acetabular fracture classification.

Tab. {III-3-31}

approach	<2h	2-3h	3-4h	4-5h	5-6h	>6h	Total
Kocher/Langenb.	30	78	22	11	4	2	147
Column %	85.71%	70.27%	53.66%	47.83%	26.67%	12.50%	----
Row %	20.41%	53.06%	14.97%	7.48%	2.72%	1.36%	100.00%
Total %	12.45%	32.37%	9.13%	4.56%	1.66%	0.83%	61.00%
ilioinguinal	2	20	10	5	2	2	41
Column %	5.71%	18.02%	24.39%	21.74%	13.33%	12.50%	----
Row %	4.88%	48.78%	24.39%	12.20%	4.88%	4.88%	100.00%
Total %	0.83%	8.30%	4.15%	2.07%	0.83%	0.83%	17.01%
Smith/Petersen	1	1	1	1	0	0	4
Column %	2.86%	0.90%	2.44%	4.35%	0.00%	0.00%	----
Row %	25.00%	25.00%	25.00%	25.00%	0.00%	0.00%	100.00%
Total %	0.41%	0.41%	0.41%	0.41%	0.00%	0.00%	1.66%
ext. iliofemoral	0	4	0	1	0	3	8
Column %	0.00%	3.60%	0.00%	4.35%	0.00%	18.75%	----
Row %	0.00%	50.00%	0.00%	12.50%	0.00%	37.50%	100.00%
Total %	0.00%	1.66%	0.00%	0.41%	0.00%	1.24%	3.32%
Maryland	0	0	0	3	9	5	17
Column %	0.00%	0.00%	0.00%	13.04%	60.00%	31.25%	----
Row %	0.00%	0.00%	0.00%	17.65%	52.94%	29.41%	100.00%
Total %	0.00%	0.00%	0.00%	1.24%	3.73%	2.07%	7.05%
Triradiate	0	4	0	1	0	0	5
Column %	0.00%	3.60%	0.00%	4.35%	0.00%	0.00%	----
Row %	0.00%	80.00%	0.00%	20.00%	0.00%	0.00%	100.00%
Total %	0.00%	1.66%	0.00%	0.41%	0.00%	0.00%	2.07%
ventral +dorsal one-step	0	1	5	1	0	2	9
Column %	0.00%	0.90%	12.20%	4.35%	0.00%	12.50%	----
Row %	0.00%	11.11%	55.56%	11.11%	0.00%	22.22%	100.00%
Total %	0.00%	0.41%	2.07%	0.41%	0.00%	0.83%	3.73%
ventral +dorsal two-steps	0	1	1	0	0	1	3
Column %	0.00%	0.90%	2.44%	0.00%	0.00%	6.25%	----
Row %	0.00%	33.33%	33.33%	0.00%	0.00%	33.33%	100.00%
Total %	0.00%	0.41%	0.41%	0.00%	0.00%	0.41%	1.24%
others	2	2	2	0	0	1	7
Column %	5.71%	1.80%	4.88%	0.00%	0.00%	6.25%	----
Row %	28.57%	28.57%	28.57%	0.00%	0.00%	14.29%	100.00%
Total %	0.83%	0.83%	0.83%	0.00%	0.00%	0.41%	2.90%
Col.Tot.	35	111	41	23	15	16	241
Total %	14.52%	46.06%	17.01%	9.54%	6.22%	6.64%	100.00%

Operating time vs. approach.

Tab. {III-3-32}

hemorrhage ml	<501ml	<751ml	<1001ml	<1251	<1500ml	<1751	<2001ml	>2000ml	Total
Kocher/Lang	65	23	26	6	11	3	2	6	142
Column %	80.25%	57.50%	57.78%	60.00%	61.11%	50.00%	28.57%	23.08%	----
Row %	45.77%	16.20%	18.31%	4.23%	7.75%	2.11%	1.41%	4.23%	100.00%
Total %	27.90%	9.87%	11.16%	2.58%	4.72%	1.29%	0.86%	2.58%	60.94%
ilioinguinal	9	7	11	1	4	2	0	6	40
Column %	11.11%	17.50%	24.44%	10.00%	22.22%	33.33%	0.00%	23.08%	----
Row %	22.50%	17.50%	27.50%	2.50%	10.00%	5.00%	0.00%	15.00%	100.00%
Total %	3.86%	3.00%	4.72%	0.43%	1.72%	0.86%	0.00%	2.58%	17.17%
Smith/Pet.	2	0	0	1	0	0	0	1	4
Column %	2.47%	0.00%	0.00%	10.00%	0.00%	0.00%	0.00%	3.85%	----
Row %	50.00%	0.00%	0.00%	25.00%	0.00%	0.00%	0.00%	25.00%	100.00%
Total %	0.86%	0.00%	0.00%	0.43%	0.00%	0.00%	0.00%	0.43%	1.72%
ext.iliofem.	1	1	1	0	0	0	1	4	8
Column %	1.23%	2.50%	2.22%	0.00%	0.00%	0.00%	14.29%	15.38%	----
Row %	12.50%	12.50%	12.50%	0.00%	0.00%	0.00%	12.50%	50.00%	100.00%
Total %	0.43%	0.43%	0.43%	0.00%	0.00%	0.00%	0.43%	1.72%	3.43%
Maryland	2	1	1	1	2	0	2	7	16
Column %	2.47%	2.50%	2.22%	10.00%	11.11%	0.00%	28.57%	26.92%	----
Row %	12.50%	6.25%	6.25%	6.25%	12.50%	0.00%	12.50%	43.75%	100.00%
Total %	0.86%	0.43%	0.43%	0.43%	0.86%	0.00%	0.86%	3.00%	6.87%
Triradiate	0	1	3	0	0	0	0	1	5
Column %	0.00%	2.50%	6.67%	0.00%	0.00%	0.00%	0.00%	3.85%	----
Row %	0.00%	20.00%	60.00%	0.00%	0.00%	0.00%	0.00%	20.00%	100.00%
Total %	0.00%	0.43%	1.29%	0.00%	0.00%	0.00%	0.00%	0.43%	2.15%
ant.+post. one-step	0	3	2	1	1	1	1	0	9
Column %	0.00%	7.50%	4.44%	10.00%	5.56%	16.67%	14.29%	0.00%	----
Row %	0.00%	33.33%	22.22%	11.11%	11.11%	11.11%	11.11%	0.00%	100.00%
Total %	0.00%	1.29%	0.86%	0.43%	0.43%	0.43%	0.43%	0.00%	3.86%
ant.+post. two-steps	0	2	0	0	0	0	1	0	3
Column %	0.00%	5.00%	0.00%	0.00%	0.00%	0.00%	14.29%	0.00%	----
Row %	0.00%	66.67%	0.00%	0.00%	0.00%	0.00%	33.33%	0.00%	100.00%
Total %	0.00%	0.86%	0.00%	0.00%	0.00%	0.00%	0.43%	0.00%	1.29%
others	2	2	1	0	0	0	0	1	6
Column %	2.47%	5.00%	2.22%	0.00%	0.00%	0.00%	0.00%	3.85%	----
Row %	33.33%	33.33%	16.67%	0.00%	0.00%	0.00%	0.00%	16.67%	100.00%
Total %	0.86%	0.86%	0.43%	0.00%	0.00%	0.00%	0.00%	0.43%	2.58%
Col.Tot.	81	40	45	10	18	6	7	26	233
Total %	34.76%	17.17%	19.31%	4.29%	7.73%	2.58%	3.00%	11.16%	100.00%

Blood loss in relation to approach for acetabular stabilization

Tab. {III-4-0}

refused	35
severe head injury	3
paraplegia	1
foreign country	7
other/incomplete	1
unknown	40
deceased	46

Reasons for lost of follow-up

Tab. {III-4-1}

MDA-Score (points)	18	16-17	13-15	≤12	total
posterior wall	11	9	9	1	30
Column %	26.83%	19.57%	24.32%	8.33%	----
Row %	36.67%	30.00%	30.00%	3.33%	100.00%
Total %	8.09%	6.62%	6.62%	0.74%	22.06%
posterior column	5	6	4	2	17
Column %	12.20%	13.04%	10.81%	16.67%	----
Row %	29.41%	35.29%	23.53%	11.76%	100.00%
Total %	3.68%	4.41%	2.94%	1.47%	12.50%
anterior wall	0	1	0	0	1
Column %	0.00%	2.17%	0.00%	0.00%	----
Row %	0.00%	100.00%	0.00%	0.00%	100.00%
Total %	0.00%	0.74%	0.00%	0.00%	0.74%
anterior column	4	7	0	1	12
Column %	9.76%	15.22%	0.00%	8.33%	----
Row %	33.33%	58.33%	0.00%	8.33%	100.00%
Total %	2.94%	5.15%	0.00%	0.74%	8.82%
transverse	6	7	4	0	17
Column %	14.63%	15.22%	10.81%	0.00%	----
Row %	35.29%	41.18%	23.53%	0.00%	100.00%
Total %	4.41%	5.15%	2.94%	0.00%	12.50%
post. wall+column	1	4	8	2	15
Column %	2.44%	8.70%	21.62%	16.67%	----
Row %	6.67%	26.67%	53.33%	13.33%	100.00%
Total %	0.74%	2.94%	5.88%	1.47%	11.03%
transv.+post. wall	3	2	1	2	8
Column %	7.32%	4.35%	2.70%	16.67%	----
Row %	37.50%	25.00%	12.50%	25.00%	100.00%
Total %	2.21%	1.47%	0.74%	1.47%	5.88%
T-type fracture	2	2	5	2	11
Column %	4.88%	4.35%	13.51%	16.67%	----
Row %	18.18%	18.18%	45.45%	18.18%	100.00%
Total %	1.47%	1.47%	3.68%	1.47%	8.09%
ant.wall/post.hemi	0	0	0	1	1
Column %	0.00%	0.00%	0.00%	8.33%	----
Row %	0.00%	0.00%	0.00%	100.00%	100.00%
Total %	0.00%	0.00%	0.00%	0.74%	0.74%
both column	9	8	6	1	24
Column %	21.95%	17.39%	16.22%	8.33%	----
Row %	37.50%	33.33%	25.00%	4.17%	100.00%
Total %	6.62%	5.88%	4.41%	0.74%	17.65%

Merle d´Aubigné Score vs. fracture classification of all acetabular fractures

Tab. {III-4-2}

heterot. ossific.	Brooker 0	Brooker I	Brooker II	Brooker III	Brooker IV	total
posterior wall	18	8	1	1	0	28
Column %	20.93%	38.10%	8.33%	16.67%	0.00%	----
Row %	64.29%	28.57%	3.57%	3.57%	0.00%	100.00%
Total %	14.29%	6.35%	0.79%	0.79%	0.00%	22.22%
posterior column	10	2	4	0	0	16
Column %	11.63%	9.52%	33.33%	0.00%	0.00%	----
Row %	62.50%	12.50%	25.00%	0.00%	0.00%	100.00%
Total %	7.94%	1.59%	3.17%	0.00%	0.00%	12.70%
anterior wall	1	0	0	0	0	1
Column %	1.16%	0.00%	0.00%	0.00%	0.00%	----
Row %	100.00%	0.00%	0.00%	0.00%	0.00%	100.00%
Total %	0.79%	0.00%	0.00%	0.00%	0.00%	0.79%
anterior column	10	1	0	0	0	11
Column %	11.63%	4.76%	0.00%	0.00%	0.00%	----
Row %	90.91%	9.09%	0.00%	0.00%	0.00%	100.00%
Total %	7.94%	0.79%	0.00%	0.00%	0.00%	8.73%
transverse	12	1	0	1	0	14
Column %	13.95%	4.76%	0.00%	16.67%	0.00%	----
Row %	85.71%	7.14%	0.00%	7.14%	0.00%	100.00%
Total %	9.52%	0.79%	0.00%	0.79%	0.00%	11.11%
post. wall + post. column	9	2	2	1	0	14
Column %	10.47%	9.52%	16.67%	16.67%	0.00%	----
Row %	64.29%	14.29%	14.29%	7.14%	0.00%	100.00%
Total %	7.14%	1.59%	1.59%	0.79%	0.00%	11.11%
transverse + post. wall	4	1	2	1	0	8
Column %	4.65%	4.76%	16.67%	16.67%	0.00%	----
Row %	50.00%	12.50%	25.00%	12.50%	0.00%	100.00%
Total %	3.17%	0.79%	1.59%	0.79%	0.00%	6.35%
T-type fracture	6	1	2	1	0	10
Column %	6.98%	4.76%	16.67%	16.67%	0.00%	----
Row %	60.00%	10.00%	20.00%	10.00%	0.00%	100.00%
Total %	4.76%	0.79%	1.59%	0.79%	0.00%	7.94%
ant.wall/post.he mitransv.	1	0	0	0	0	1
Column %	1.16%	0.00%	0.00%	0.00%	0.00%	----
Row %	100.00%	0.00%	0.00%	0.00%	0.00%	100.00%
Total %	0.79%	0.00%	0.00%	0.00%	0.00%	0.79%
both column	15	5	1	1	1	23
Column %	17.44%	23.81%	8.33%	16.67%	100.00%	----
Row %	65.22%	21.74%	4.35%	4.35%	4.35%	100.00%
Total %	11.90%	3.97%	0.79%	0.79%	0.79%	18.25%

Heterotopic ossification vs. fracture classification in all patients with acetabular fracture.

Tab. {III-4-3}

heterot.ossif.	Brooker 0	Brooker I	Brooker II	Brooker III	Brooker IV	total
18 Points	32	3	2	0	0	37
Total %	37.21%	14.29%	16.67%	0.00%	0.00%	----
Row %	86.49%	8.11%	5.41%	0.00%	0.00%	100.00%
Total %	25.40%	2.38%	1.59%	0.00%	0.00%	29.37%
16-17 Points	30	9	5	0	0	44
Total %	34.88%	42.86%	41.67%	0.00%	0.00%	----
Row %	68.18%	20.45%	11.36%	0.00%	0.00%	100.00%
Total %	23.81%	7.14%	3.97%	0.00%	0.00%	34.92%
13-15 Points	19	6	3	5	0	33
Total %	22.09%	28.57%	25.00%	83.33%	0.00%	----
Row %	57.58%	18.18%	9.09%	15.15%	0.00%	100.00%
Total %	15.08%	4.76%	2.38%	3.97%	0.00%	26.19%
≤12 Points	5	3	2	1	1	12
Total %	5.81%	14.29%	16.67%	16.67%	100.00%	----
Row %	41.67%	25.00%	16.67%	8.33%	8.33%	100.00%
Total %	3.97%	2.38%	1.59%	0.79%	0.79%	9.52%

Merle d`Aubigné-Score vs. type of heterotopic ossification.

Tab. {III-4-4}

osteoarthrosis hip	I	II	III	IV	total
posterior wall	19	8	1	0	28
Column %	23.75%	25.00%	12.50%	0.00%	----
Row %	67.86%	28.57%	3.57%	0.00%	100.00%
Total %	14.96%	6.30%	0.79%	0.00%	22.05%
posterior column	11	5	0	0	16
Column %	13.75%	15.62%	0.00%	0.00%	----
Row %	68.75%	31.25%	0.00%	0.00%	100.00%
Total %	8.66%	3.94%	0.00%	0.00%	12.60%
anterior wall	1	0	0	0	1
Column %	1.25%	0.00%	0.00%	0.00%	----
Row %	100.00%	0.00%	0.00%	0.00%	100.00%
Total %	0.79%	0.00%	0.00%	0.00%	0.79%
anterior column	8	3	0	0	11
Column %	10.00%	9.38%	0.00%	0.00%	----
Row %	72.73%	27.27%	0.00%	0.00%	100.00%
Total %	6.30%	2.36%	0.00%	0.00%	8.66%
transverse	9	1	1	2	14
Column %	11.25%	3.12%	12.50%	33.33%	----
Row %	71.43%	7.14%	7.14%	14.29%	100.00%
Total %	7.88%	0.79%	0.79%	1.57%	11.02%
post. wall+ column	9	3	2	1	15
Column %	11.25%	9.38%	25.00%	16.67%	----
Row %	60.00%	20.00%	13.33%	6.67%	100.00%
Total %	7.09%	2.36%	1.57%	0.79%	11.81%
transv.+post. wall	6	1	1	0	8
Column %	7.50%	3.12%	12.50%	0.00%	----
Row %	75.00%	12.50%	12.50%	0.00%	100.00%
Total %	4.72%	0.79%	0.79%	0.00%	6.30%
T-type fracture	5	4	1	0	10
Column %	6.25%	12.50%	12.50%	0.00%	----
Row %	50.00%	40.00%	10.00%	0.00%	100.00%
Total %	3.94%	3.15%	0.79%	0.00%	7.87%
ant.wall/post.hemi	0	0	0	1	1
Column %	0.00%	0.00%	0.00%	16.67%	----
Row %	0.00%	0.00%	0.00%	100.00%	100.00%
Total %	0.00%	0.00%	0.00%	0.79%	0.79%
both column	12	7	2	2	23
Column %	15.00%	21.88%	25.00%	33.33%	----
Row %	52.17%	30.43%	8.70%	8.70%	100.00%
Total %	9.45%	5.51%	1.57%	1.57%	18.11%

Type of osteoarthrosis vs. fracture classification acetabulum.

Tab. {III-4-5}

	Clinical result			
classification	poor	moderate	good	excellent
type A isolated	6	27	16	41
Column %	8.00%	21.26%	10.26%	32.80%
Row %	6.67%	30.00%	17.78%	45.56%
Total %	1.24%	5.59%	3.31%	8.49%
type B isolated	10	16	26	36
Column %	13.33%	12.60%	16.67%	28.80%
Row %	11.36%	18.18%	29.55%	40.91%
Total %	2.07%	3.31%	5.38%	7.45%
type C isolated	8	13	19	13
Column %	10.67%	10.24%	12.18%	10.40%
Row %	15.09%	24.53%	35.85%	24.53%
Total %	1.66%	2.69%	3.93%	2.69%
complex pelvic trauma	22	15	17	8
Column %	29.33%	11.81%	10.90%	6.40%
Row %	35.48%	24.19%	27.42%	12.90%
Total %	4.55%	3.11%	3.52%	1.66%
isolated acetabulum	20	43	61	20
Column %	26.67%	33.86%	39.10%	16.00%
Row %	13.89%	29.86%	42.36%	13.89%
Total %	4.14%	8.90%	12.63%	4.14%
acetabulum + pelvic ring	9	13	17	7
Column %	12.00%	10.24%	10.90%	5.60%
Row %	19.57%	28.26%	36.96%	15.22%
Total %	1.86%	2.69%	3.52%	1.45%
Col.Tot.	75	127	156	125
Total %	15.53%	26.29%	32.30%	25.88%

Clinical result versus fracture classification.

Tab. {III-4-6}

	Radiological result		
classification	poor	moderate	good
type A isolated	0	0	57
Column %	0.00%	0.00%	15.32%
Row %	0.00%	0.00%	100.00%
Total %	0.00%	0.00%	13.67%
type B isolated	2	6	73
Column %	11.11%	22.22%	19.62%
Row %	2.47%	7.41%	90.12%
Total %	0.48%	1.44%	17.51%
type C isolated	10	5	37
Column %	55.56%	18.52%	9.95%
Row %	19.23%	9.62%	71.15%
Total %	2.40%	1.20%	8.87%
complex pelvic trauma	4	12	41
Column %	22.22%	44.44%	11.02%
Row %	7.02%	21.05%	71.93%
Total %	0.96%	2.88%	9.83%
isolated acetabulum	0	1	126
Column %	0.00%	3.70%	33.87%
Row %	0.00%	0.79%	99.21%
Total %	0.00%	0.24%	30.22%
acetabulum + pelvic ring	2	3	38
Column %	11.11%	11.11%	10.22%
Row %	4.65%	6.98%	88.37%
Total %	0.48%	0.72%	9.11%
Col.Tot.	**18**	**27**	**372**
Total %	**4.32%**	**6.47%**	**89.21%**

Radiological result vs. fracture classification

Tab. {III-4-7}

	Social reintegration		
classification	poor	moderate	good
type A isolated	27	17	43
Column %	15.52%	12.50%	26.06%
Row %	31.03%	19.54%	49.43%
Total %	5.68%	3.58%	9.05%
type B isolated	25	19	44
Column %	14.37%	13.97%	26.67%
Row %	28.41%	21.59%	50.00%
Total %	5.26%	4.00%	9.26%
type C isolated	27	12	14
Column %	15.52%	8.82%	8.48%
Row %	50.94%	22.64%	26.42%
Total %	5.68%	2.53%	2.95%
complex pelvic trauma	32	17	13
Column %	18.39%	12.50%	7.88%
Row %	51.61%	27.42%	20.97%
Total %	6.74%	3.58%	2.74%
isolated acetabulum	48	53	40
Column %	27.59%	38.97%	24.24%
Row %	34.04%	37.59%	28.37%
Total %	10.11%	11.16%	8.42%
acetabulum + pelvic ring	15	18	11
Column %	8.62%	13.24%	6.67%
Row %	34.09%	40.91%	25.00%
Total %	3.16%	3.79%	2.32%
Col.Tot.	174	136	165
Total %	36.63%	28.63%	34.74%

Social reintegration versus fracture classification.

Tab. {III-4-8}

classification	Pelvic Outcome						total
	poor (2 pts)	poor (3 pts)	moderate (4 pts)	moderate (5 pts)	good (6 pts)	excellent (7 pts)	
type A isolated	0	0	4	17	10	26	57
Column %	0.00%	0.00%	6.15%	16.04%	7.81%	27.66%	
Row %	0.00%	0.00%	7.02%	29.82%	17.54%	45.61%	100.00%
Total %	0.00%	0.00%	0.97%	4.11%	2.42%	6.28%	13.77%
type B isolated	0	1	10	20	22	28	81
Column %	0.00%	5.88%	15.38%	18.87%	17.19%	29.79%	
Row %	0.00%	1.23%	12.35%	24.69%	27.16%	34.57%	100.00%
Total %	0.00%	0.24%	2.42%	4.83%	5.31%	6.76%	19.57%
type C isolated	2	7	8	8	16	11	52
Column %	50.00%	41.18%	12.31%	7.55%	12.50%	11.70%	
Row %	3.85%	13.46%	15.38%	15.38%	30.77%	21.15%	100.00%
Total %	0.48%	1.69%	1.93%	1.93%	3.86%	2.66%	12.56%
complex pelvic trauma	1	7	16	15	12	6	57
Column %	25.00%	41.18%	24.62%	14.15%	9.38%	6.38%	
Row %	1.75%	12.28%	28.07%	26.32%	21.05%	10.53%	100.00%
Total %	0.24%	1.69%	3.86%	3.62%	2.90%	1.45%	13.77%
isolated acetabulum	0	0	19	36	54	16	125
Column %	0.00%	0.00%	29.23%	33.96%	42.19%	17.02%	
Row %	0.00%	0.00%	15.20%	28.80%	43.20%	12.80%	100.00%
Total %	0.00%	0.00%	4.59%	8.70%	13.04%	3.86%	30.19%
acetabulum + pelvic ring	1	2	8	10	14	7	42
Column %	25.00%	11.76%	12.31%	9.43%	10.94%	7.45%	
Row %	2.38%	4.76%	19.05%	23.81%	33.33%	16.67%	100.00%
Total %	0.24%	0.48%	1.93%	2.42%	3.38%	1.69%	10.14%
Col.Tot.	4	17	65	106	128	94	414
Total %	**0.97%**	**4.11%**	**15.70%**	**25.60%**	**30.92%**	**22.71%**	**100.00%**

Pelvic Outcome vs. fracture classification.

Literatur/Literature

1. Bosch, U., T. Pohlemann, et al.
"Klassifikation und Management des komplexen Beckentraumas" Unfallchirurg 95: 189-196. 1992

2. Burgess, A., B. Eastridge, et al.
"Pelvic ring disruption: effective classification systems and treatment protocols" J Trauma 30(7): 848-856. 1990

3. Denis, F., D. Steven, et al.
"Sacral fractures: an important problem, retrospective analysis of 236 cases" Clin Orthop 227: 67-81. 1988

4. Egbers, H. and H. Rieger
"Die äußere Stabilisierung des Beckens" Hans Marseille Verlag GmbH München : 1997

5. Ficat, R.
"Idiopathic bone necrosis of the femoral head. Early diagnosis and treatment." J Bone Joint Surg 67-B: 3-9. 1985

6. Letournel, E. and R. Judet (1993). Fractures of the acetabulum. Berlin Heidelberg New York, Springer-Verlag.

7. Majeed, S. A.
"Grading the outcome of pelvic fractures" J Bone Joint Surg Br 71(2): 304-6. 1989

8. Matta, J. and T. Saucedo
"Internal fixation of pelvic ring fractures" Clin Orthop 242: 83-97. 1989

9. Mucha, P. and M. Farnell
"Analysis of pelvic fracture management" J Trauma 24(5): 379-386. 1984

10. Müller, M., M. Allgöwer, et al. (1991). Manual of internal fixation. Berlin Heidelberg New York, Springer-Verlag.

11. O'Malley, K. F. and S. E. Ross
"Pulmonary embolism in major trauma patients" J Trauma 30(6): 748-50. 1990

12. Oestern, H., H. Tscherne, et al.
"Klassifizierung der Verletzungsschwere" Unfallchirurg 88: 465-472. 1985

13. Pennal, G., M. Tile, et al.
"Pelvic disruption: assessment and classification" Clin Orthop 151: 12 - 21. 1980

14. Pohlemann, T., U. Bosch, et al.
"The Hannover experience in management of pelvic fractures" Clin Orthop 305: 69 - 80. 1994

15. Pohlemann, T., A. Gänsslen, et al.
"Ergebnisbeurteilung nach instabilen Verletzungen des Beckenrings" Unfallchirurg 99(4): 249 - 259. 1996

16. Pohlemann, T. and H. Tscherne
"Fixation of sacral fractures" Techniques in Orthopaedics 9(4): 315 - 326. 1995

17. Ragnarsson, B. and B. Mjöberg
"Arthrosis after surgically treated acetabular fractures, a retrospective study of 60 cases" Acta Orthop Scand 63((5)): 511-514. 1992

18. Reinert, C., M. Bosse, et al.
"A modified extensile exposure for the treatment of complex or malunited acetabular fractures" J. Bone and Joint Surg 70-A(3): 329-337. 1988

19. Routt, M., P. Kregor, et al.
"Early results of percutaneous iliosacral screws placed with the patient in the supine position" J Orthop Trauma 9(3): 207 - 214. 1995

20. Simonian, P., M. Routt, et al.
"Internal Fixation of the unstable anterior pelvic ring: a biomechanical comparison of standard plating techniques and the retrograde medullary superior pubic ramus screw" J Orthop Trauma 8(6): 476 - 482. 1994

Weitere Publikationen zur Arbeitsgemeinschaft Becken:

Gänsslen, A., T. Pohlemann, et al.
"Epidemiology of pelvic ring injuries" Injury Suppl. 1(Part 1): 13 - 20. 1996

Pohlemann, T., H. Tscherne, et al.
"Beckenverletzungen: Epidemiologie, Therapie und Langzeitverlauf. Übersicht über die multizentrische Studie der Arbeitsgruppe Becken" Unfallchirurg 99(3): 160 - 167. 1996

Weinberg, A. and H. Reilmann
"Die Arbeitsgruppe Becken in der DGU und der Deutschen Sektion der AO-International" Orthopäde 21: 449 - 452. 1992

Springer and the environment

At Springer we firmly believe that an international science publisher has a special obligation to the environment, and our corporate policies consistently reflect this conviction.

We also expect our business partners – paper mills, printers, packaging manufacturers, etc. – to commit themselves to using materials and production processes that do not harm the environment. The paper in this book is made from low- or no-chlorine pulp and is acid free, in conformance with international standards for paper permanency.

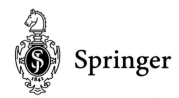

Printing: Druckhaus Beltz, Hemsbach